DAS GEISTIGE PRINZIP DER HOMÖOPATHIE

(THE SPIRIT OF HOMOEOPATHY)

Von

RAJAN SANKARAN

HOMOEOPATHIC MEDICAL PUBLISHERS
20, Station Road, Santa Cruz (W), Mumbai - 400 054

Originaltitel: The Spirit of Homoeopathy

Erste englische Ausgabe	: 1991
Zweite englische Ausgabe	: 1992
Erste deutsche Ausgabe	: 1995
Zweite deutsche Ausgabe	: 1998
Dritte deutsche Ausgabe	: 2000
Erste Neuauflage	: 2003

Printed in India

ISBN - 81-900810-4-7

Übersetzung
Ortrud Lindemann

Printed in India
Vakil & Sons Pvt. Ltd.,
Industry Manor, Appasaheb Marathe Marg, Prabhadevi,
Mumbai 400 025.

Herausgegeben von
HOMOEOPATHIC MEDICAL PUBLISHERS
20, Station Road, Santa Cruz (W), Mumbai - 400 054, India
E-Mail : spirit@vsnl.com
Tel.: + 91 22 2605 0914 • Fax: + 91 22 2604 5637

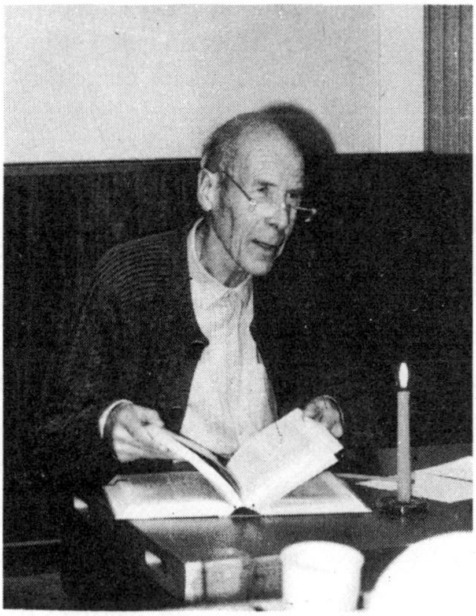

Jost Künzli von Fimmelsberg

VORWORT 1

Dr. Sankaran stellt uns eine sehr eigenständige Arbeit vor. Aber einige Punkte werden Diskussionen hervorrufen. Was mir an diesem Buch am besten gefällt, sind seine Fälle, wie er zur Lösung gelangt, seine intellektuelle Leistung, seine detektivische Vorgehensweise und seine phänomenale Kenntnis seiner Repertorien. All dies zusammen ist der wahre klassische Weg, wie ihn *Hahnemann* uns übergeben hat. Da gibt es für Routine, Faulheit und vorgefertigte Meinungen keinen Raum. Nötig sind offene Sinne, Schärfe des Intellekts, eine sehr genaue Beobachtungsgabe - und ein gutes Gedächtnis. Solange die Homöopathie in dieser Weise ausgeübt wird, ist ihr eine goldene Zukunft gesichert.

St. Gallen, den 24. März 1991

Jost Künzli von Fimmelsberg

VORWORT 2

Dieses Buch ist an ernsthafte Studierende der Homöopathie gerichtet und an diejenigen, die ehrlich nach Antworten betreffs Krankheit, Gesundheit und Heilung suchen. Es bietet keine fertigen Lösungen, sondern widerspiegelt ein aufrichtiges, über Jahre dauerndes Suchen und enthält einige Beobachtungen und Ideen aus meiner Praxis.

Dieses Buch ist in vier Hauptteile gegliedert.

Der erste Abschnitt behandelt den Begriff der Krankheit. Er befaßt sich mit dem Ursprung und der Dynamik von Krankheit. Wir werden der Naturgesetzlichkeit von Heilung und – davon ausgehend – der Entwicklung des homöopathischen Gedankens und dessen praktischer Anwendung nachgehen.

Im zweiten Teil werde ich mich ganz auf das Verständnis des Geistes- und Gemütszustandes des Patienten bzw. der Patientin konzentrieren, ein Aspekt der Homöopathie, über den viel gesprochen wird, der aber noch ganz undurchsichtig ist. Wir werden meinen Weg zum Verständnis der Wahnideen und letztlich des Geistes- und Gemütszustandes als ein Ganzes verfolgen. In diesem Abschnitt werden wir auch die Verbindung von Körper und Geist untersuchen.

Der dritte Abschnitt behandelt den Bereich, der die Kunst der Homöopathie ausmacht, nämlich die Fallaufnahme und der Prozeß, der zum Verstehen des Patienten führt. In diesem Teil werde ich noch einmal den philosophischen Standpunkt hervorheben, bevor ich zu sehr spezifischen und detaillierten Hinweisen und Techniken übergehe.

Im letzten Teil des Buches lege ich den Grundstein zu einem neuen Weg, Arzneimittel zu verstehen, und ich werde einige Mittelbilder als Beispiel vorstellen.

Eingeschoben in die einzelnen Abschnitte sind Gedanken über verschiedenartigste praktische Fragen wie die Wichtigkeit von Pathologie, Beziehung der Arzneien zueinander, homöopathische Prognosen und eine homöopathische Art der Psychotherapie.

Jedes Kapitel wird durch einige klinische Fälle veranschaulicht und birgt außerdem einige anschauliche Beispiele zum besseren Verständnis. Ich habe die fundamentalen Prinzipien der Homöopathie im ersten Kapitel eingeschlossen. Die Sprache ist einfach gehalten, damit auch Anfänger folgen können.

Das zweite Kapitel "Die Geschichte dieses Buches" gibt einen Gesamtüberblick über das ganze Buch.

Ich glaube, daß die Aufgabe eines Lehrers nur in der Anregung des uns innewohnenden Lehrers besteht. Wenn dieses Buch Sie zur Beobachtung und zum Nachdenken veranlaßt, hat es seinen Sinn hinreichend erfüllt.

1. März 1991, Mumbai

Rajan Sankaran

VORWORT ZUR 2. AUFLAGE

Das letzte Jahr war eine Zeit, in der ich persönlich und in meinem Verständnis von Homöopathie gewachsen bin. Trotzdem habe ich mich entschieden, das Buch zu belassen, zumal es von meinen ersten Schritten in der Homöopathie zeugt. Ich habe die Gelegenheit wahrgenommen, das ganze Buch zu überarbeiten, einige subtile Veränderungen vorzunehmen, Fehler zu verbessern, ein Arzneimittelregister zur Verfügung zu stellen und außerdem dem Buch einen besseren Schliff zu geben. Ich bin zufrieden, daß das Buch ehrlich meine Gedanken über die Homöopathie widerspiegelt.

1. August 1992
Mumbai

Rajan Sankaran

Der Tragödie wurde von Aristoteles die Kraft zugesprochen, durch Erregung von Mitleid und Furcht oder Schrecken das Gemüt von diesen und ähnlichen Leiden zu befreien; sie also zu zähmen und auf das rechte Maß zurückzuführen durch jene Art von Wohlbehagen, das beim Lesen oder Zuschauen sich einstellt, wenn solche Leiden gut dargeboten werden. Auch die Natur zeigt in ihren Wirkungen, wie richtig seine Feststellung ist, werden doch in der Heilkunst Substanzen schwarzgalligen Charakters gegen die Melancholie verwendet, Saures um saure, Salz um salzhaltige Körpersäfte zu beseitigen.

John Milton (1608-74)
In seiner Einleitung zu "Samson Agonistes"

DANKSAGUNG

Als erstes und vor allem muß ich in Dankbarkeit die Führung und die Ermutigung anerkennen, die mir durch meine Lehrer zuteil wurde, deren Weisheit und Beispielhaftigkeit mich fortwährend und bis heute inspirieren.

Außerdem möchte ich all meinen Freunden und Kollegen, die mir bei Seminarvorbereitungen und beim Schreiben dieses Buches geholfen haben, meine tiefe Dankbarkeit zum Ausdruck bringen.

Dr. Jayesh Shah hat mit mir zusammengearbeitet und hat mich vom ersten Tag unserer klinischen Zusammenarbeit beruflich und persönlich wesentlich unterstützt.

Herr S. M. Gunavante hat mich immer wie ein Ziehvater seit dem Tag ermutigt, an dem ich zu lehren anfing.

Das Vertrauen, das meine Freunde in England, Dr. Hansjörg Hee aus der Schweiz und Dr. Kees Dam aus Holland in mich setzten, war sehr wertvoll für mich .

Dr. Nandita Shah ist mir stets eine gute Freundin gewesen. Sie hat mir außerdem viel dabei geholfen, die von mir über die letzten drei Jahre aufgezeichneten Notizen ausfindig zu machen und zu ordnen, um sie für dieses Buch fertigzustellen.

Dr. Divya Chhabra und Dr. Prasad Shetye haben mir geholfen, in Entstehung befindliche neue Ideen in Worte zu fassen.

Dr. Sadhana Thakkar hat mich erheblich beim Schreiben dieses Buches sowie bei der Bewältigung meiner Praxis unterstützt.

Dr. Petra Fuchs trug bei zu der Atmosphäre, in der neue Ideen entstehen konnten, und half bei deren Gestaltung und Ordnung mit.

Frau Lucinda Dyer hat die Aufgabe vortrefflich gemeistert, meine Vorlesungsnotizen in eine für ein Buch passende Form zu bringen und dabei gleichzeitig die Sprache zu verbessern. Die letzten Manuskripte wurden von Frau Karen Sage korrekturgelesen.

Dr. Jost Künzli, vor dem ich höchste Achtung habe, hat mir die Ehre erwiesen, das Vorwort zu schreiben. Dr. Künzli starb am 5. April 1992.

Und zu guter Letzt möchte ich diese Gelegenheit nutzen, meiner Mutter zu danken, die mich bei all meinen Vorhaben unterstützt hat.

INHALTSVERZEICHNIS

Sektion III - Fallaufnahme und Arzneimittelfindung

Sektion IV - Materia Medica

Sektion I

Philosophie

1

WAS IST HOMÖOPATHIE

Homöopathie ist ein medizinisches Gedankengebäude, das von dem gefeierten deutschen Arzt Dr. Samuel Hahnemann (1755-1843) aufgestellt wurde. Es basiert auf dem Prinzip der Heilung von Ähnlichem durch Ähnliches: "Similia similibus curentur". In praxi bedeutet das, daß ein Arzneimittel bei einem Gesunden ähnliche Symptome hervorruft, wie sie ein Krankheitsbild hat, das durch dasselbe Mittel geheilt werden kann.

Ähnlichkeitsgesetz

Wenn zum Beispiel ein Gesunder eine Dosis *Arsenicum* nimmt, wird er sich übergeben, Durchfall mit reiswasserartigem Stuhl, schnellen Pulsschlag und Erschöpfung entwickeln. Seine Haut wird kalt und sein Ausdruck ängstlich. In kleineren Dosen oder über einen längeren Zeitraum genommen, wird er Fließschnupfen, einen schweren Kopf, Husten und Bronchitis bekommen. Später wird er noch spezifische Haut- und Nervenerscheinungen entwickeln. Er wird überall ein Brennen empfinden, was durch Wärme erleichtert wird, Durst nach häufigem Schluck Wasser, Todesangst, Ruhelosigkeit und eine Verschlechterung aller Symptome mittags um 12 Uhr und um Mitternacht.

Entsprechend dem homöopathischen Ähnlichkeitsgesetz werden zahllose Patienten mit einem ähnlichen Symptomenbild durch *Arsenicum* geheilt, ungeachtet der Bezeichnung der Krankheit (Cholera, Erkältungen, Ekzem, Asthma usw.). Dieses Prinzip fand schon bei dem alten indischen Poeten Kavi-Kalidasa Erwähnung: "Seit jeher gilt das Prinzip auf der Welt, daß Gift das Heilmittel für Gift ist". Hippokrates postulierte dieses Prinzip in den Worten: "Similia similibus curentur" (Ähnliches heilt Ähnliches).

Die Ausübung der Homöopathie basiert auf bestimmten fundamentalen Prinzipien. Als erstes werden die verwendeten Arzneimittel an freiwilligen Personen (Prüfern) geprüft, um die Symptome hervorzurufen, die zu heilen sie in der Lage sind. Die von den Prüfern erfahrenen Symptome eines jeden Arzneimittels werden in allen Einzelheiten exakt aufgezeichnet, und diese Aufzeichnungen bilden die homöopathische Materia Medica. Die Symptome des Patienten werden in Übereinstimmung mit den Symptomen der verschiedenen Arzneimittel der Materia Medica gebracht, um das einzigartige Mittel zu finden, dessen Symptome am meisten denen des Patienten ähneln (Ähnlichkeitsgesetz).

Potenzierung

Hahnemanns wissenschaftliche Experimente haben ihn auf den Vorgang der Potenzierung gebracht. Eine schrittweise Verdünnung und Verschüttelung des Arzneimittels verstärkt die Wirkung enorm und macht es zugleich harmlos. Dies steht in direktem Kontrast zu den toxischen Mitteln der Schulmedizin und ihren Nebenwirkungen.

Die durch den Homöopathen verabreichten Potenzen reichen von der Urtinktur bis zur 100 000. Potenz. Die sechste Potenz entspricht – grob gesagt – einer Verdünnung eines Tropfens der Ausgangssubstanz in einem See voll Wasser. Jede Potenz ist hundertmal stärker verdünnt als die vorhergehende. Stellen Sie sich die 100 000fache Verdünnung vor!

Niemand war bisher in der Lage, hinreichend zu erklären, wie Arzneimittel wirken können, wenn sie bis zu kaum vorstellbaren Grenzen potenziert werden. Dennoch zeigt sich die Wirkung der Potenzen als sehr stark. Es scheint, als ob durch den Vorgang der Potenzierung die in der Substanz verschlüsselt vorhandene Energie frei wird.

Der innere Heiler

Die Ausübung der Homöopathie überzeugt den Arzt immer wieder davon, den Körper als mehr als die Summe seiner Teile zu betrachten. Im Unterschied zu einer Maschine entwickelt er sich, hält seine Funktionen aufrecht und regeneriert sich. In diesem Sinn trägt jeder seinen eigenen Arzt in sich. Alten Ärzten war diese natürliche Kraft des Organismus, Krankheiten in Schach zu halten, bekannt und sie erfanden dafür den wundervollen Ausdruck "Vis Medicatrix Naturae" (Heilkraft der Natur). Diese natürliche Heilkraft ist ein Teilbereich der Lebenskraft selbst. Hahnemann hat ihr den Namen Lebenskraft gegeben. Krankheit ist eine Störung dieser Lebenskraft. Von zehn Menschen, die im Regen naß werden, bekommt nur einer eine Lungenentzündung. Die meisten Bakterien können uns nur dann etwas anrichten, wenn unsere eigene Selbstheilungs- oder Abwehrkraft schwach ist. Durch die Beseitigung von Bakterien (durch Antibiotika und dergleichen) tun wir nichts für die Behebung dieser Abwehrschwäche. Die homöopathische Medizin zielt dahin, die gestörte Lebenskraft zu stärken, und unterstützt somit die Selbstheilungskräfte des Körpers. Sie zielt nicht darauf ab, die Symptome an den betroffenen Organen zu beseitigen, sondern behandelt die Ursache und stellt dadurch die Gesundheit wieder her. Der Homöopathie zufolge sind Symptome ein Ausdruck der gestörten Lebenskraft.

Krankheit ist wie eine Sitar, deren Saiten nicht mehr richtig gestimmt sind. Natürlich werden alle Töne einer solchen Sitar weit davon entfernt sein, eine schöne Melodie zu erzeugen. Es hat keinen Sinn zu versuchen, die einzelnen Töne zu korrigieren. Die Fehlstimmung selbst muß behoben werden.

Ganzheitliche Behandlung des Menschen

Ein anderes grundlegendes Prinzip der Homöopathie besteht darin, daß sie den Patienten als Ganzes und als Individuum behandelt. Es gibt kein Arzneimittel für eine spezielle Krankheit, sondern es gibt ein Mittel für den Patienten, der an einer Krankheit leidet. "Das Individuum, nicht die Krankheit, ist das, worum es geht", sagte der gefeierte Sir William Osler. Der Homöopath zieht alle Symptome in Betracht, die den Menschen als Individuum auszeichnen und von anderen unterscheidet. Selbst ein Verkäufer von Stangenware muß den Anzug den Maßen eines jeden Individuums entsprechend suchen. Deshalb erkundigt sich der Homöopath nach den Details der Vergangenheit und der familiären Vorgeschichte des Patienten, nach Appetit, Durst, Stuhlgewohnheiten, Schlaf usw., und vor allen Dingen fragt er nach seinem Temperament.

Es ist in letzter Zeit mehr und mehr anerkannt, daß Geist und Körper miteinander verbunden sind. Wir erleben zur Zeit das rapide Anwachsen des ganzheitlichen Krankheitsbegriffes mit Betonung des psychosomatischem Aspektes. Hahnemann hat all dies vor langer Zeit erkannt und betont, daß Körper-, Geistes- und Gemütssymptome zusammengenommen werden müssen und das Bild der Krankheit ergeben. Die homöopathische Materia Medica ist reich an Geistes- und Gemütssymptomen, und wir verwenden besonders sie bei der Auswahl des Arzneimittels.

Das momentane Problem des Patienten ist gewöhnlich nicht ein isoliertes Geschehen. Es ist Teil einer Sequenz; die Familienvorgeschichte und Ereignisse während der Kindheit werden mit einbezogen. Die Homöopathie heilt nicht nur die momentane Symptomatik, sondern greift in die gesamte Abfolge ein und verhindert dadurch das Fortschreiten der Krankheit. Kinder wachsen unter homöopathischer Behandlung zu gesünderen Erwachsenen heran, da sie vom Fluch schlechter Erbanlagen befreit werden.

Es heißt, daß das Kind der Vater des Mannes ist. Deshalb können wir schon bei einem Kind die Anfänge von zukünftiger Krankheit wahrnehmen. Das Kind kann soviel während dem Schlaf am Kopf schwitzen, daß es ein Kissen durchnäßt. Vielleicht schließen sich die Fontanellen langsam. Das Kind mag langsam laufen lernen und spät zahnen und sich angewöhnen, Erde und Kalk zu essen. Es wird dick, bleibt aber kraftlos. Es mag vergrößerte Mandeln entwickeln. Die Menses mag zu früh und zu reichlich sein. Es fühlt sich die ganze Zeit kalt, und es fehlt ihm Energie. Langsam entwickelt sich ein Husten und ein Hauch von Fieber. Das Kind hat ein Verlangen nach Milch und Eiern. Der Husten verschlechtert sich zusehends, und das abendliche Fieber wird ausgeprägt und das Röntgenbild ergibt eine Tuberkulose.

Es ist offensichtlich, daß die Tbc nicht plötzlich aufgetreten ist; sie hat sich von Kindheit an entwickelt. Die Zeichen einer angegriffenen Gesundheit waren alle vorhanden. Sie zeigen das homöopathische Mittel *Calcarea carbonica* an. Wäre dieses Arzneimittel in der Kindheit gegeben worden, hätte das Mädchen die späteren Probleme nicht entwickelt. Aber es ist nie zu spät. Selbst zu diesem Zeitpunkt wird die Homöopathie Gesundheit wiederherstellen. Auf diese Weise wurde vielen Problemkindern durch die Homöopathie zu einer normalen Entwicklung verholfen.

Ein guter Homöopath lernt, Krankheit als einen sich kontinuierlich entwickelnden Prozeß erkennen, der in der Gebärmutter beginnt und im Grabe endet. Es gibt viele Möglichkeiten, den Patienten palliativ zu behandeln und Erleichterung zu verschaffen, aber der Kreislauf geht weiter, wenn man nicht nach homöopathischen Prinzipien behandelt.

In der Tat sind die meisten, wenn nicht alle zu Heilung führenden Therapien (einschließlich einiger Arten von Psychotherapie, Meditation, etc.) auf das Simileprinzip gegründet. Unter Verwendung von genau geprüften Arzneimitteln wendet der Homöopath dieses Prinzip wissenschaftlich und systematisch an.

Manchmal kommt es während der homöopathischen Behandlung zu einem kurzen Wiederauftreten der Krankheiten aus der Vorgeschichte in umgekehrter Reihenfolge, wie ein rückwärts abgespielter Film. Wenn dies passiert, wissen wir, daß nicht nur die gegenwärtige Krankheit, sondern auch deren Ursache in der Vergangenheit behandelt wurde und daß die Zukunft gesichert ist.

Für einen Homöopathen ist die Kenntnis von Anatomie, Physiologie, Innerer Medizin, Chirurgie und Gynäkologie notwendig, da er den Patienten untersuchen und zu einer Diagnose kommen muß. Dies wird ihm helfen, in Kenntnis des natürlichen Verlaufes eines Gebrechens den Fall gut handzuhaben. Aber seine wichtigste Aufgabe ist es, die Individualität eines jeden Patienten vollständig, ganzheitlich und richtig zu verstehen, so daß er das richtige Arzneimittel wählen kann.

Die homöopathischen Arzneimittel

Der Prozeß der Potenzierung bringt die latent vorhandene, heilende Energie in den Substanzen heraus. Durch die Qualität dieses Prozesses kann alles vom Sand (*Silicea*) bis zum Mondlicht (*Luna*) als Arzneimittel in der Homöopathie verwendet werden.

Die Arzneimittel werden aus den folgenden Quellen gewonnen:

Tierreich

z.B. *Tarentula* (Spinne)
Cantharis (Spanische Fliege)
Sepia (Tintenfisch)
Bufo rana (Kröte)

Pflanzenreich

z.B. *Aconitum napellus* (Eisenhut, Sturmhut)
Bryonia alba (Zaunrübe)
Belladonna atropa (Tollkirsche)
Lycopodium (Bärlapp)

Mineralreich

z.B. *Sulfur*
Calcarea carbonica
Acidum nitricum
Natrium muriaticum
(Tafelsalz)

Krankheitsprodukte

z.B. *Tuberculinum*
Pyrogenium
Hydrophobinum
(Speichel eines tollwütigen Hundes)

Gesunde Gewebe und Sekrete (Sarkoden)

z.B. Schilddrüse
Hypophyse

Sonstiges

z.B. Magnetstrahlen
Röntgenstrahlen

Faszinierendes Unterfangen

Was bisher gesagt wurde, ist ein Überblick über das System. Wir werden jetzt jeden Aspekt bis in die Tiefe untersuchen und einen sehr guten Einblick in die homöopathische Sichtweise von Gesundheit, Krankheit und Heilung gewinnen. Wir werden lernen, wie wir den Fall aufnehmen und die Individualität jedes Patienten verstehen, wie wir Arzneimittel wahrnehmen und wie sie praktisch anwenden. Lassen Sie uns dieses faszinierende Unterfangen beginnen.

2

DIE GESCHICHTE DIESES BUCHES

Als StudentInnen der homöopathischen Hochschule fanden wir die homöopathische Materia Medica trocken, das Repertorisieren mechanisch und die Philosophie theoretisch und überholt. In der Tat war Philosophie unser schlimmstes Fach, weil wir sie in keinster Weise auf die Praxis beziehen konnten. Wir fanden die Vorlesungen so langweilig, daß wir im wahrsten Sinne des Wortes hineingeschleift werden mußten. Das war nur der Anfang unserer Schwierigkeiten.

Als wir anfingen zu praktizieren, sahen wir uns dann mit verschiedenen Schulen und unterschiedlichen Herangehensweisen an die Homöopathie konfrontiert. Einige Praktiker verordneten Kombinationsmittel, andere Einzelmittel, manche konzentrierten sich bei der Mittelwahl ausschließlich auf die Pathologie, manche auf Schlüsselsymptome, andere wiederum benutzten in erster Linie das Repertorium. Unter den letztgenannten folgten die einen der Methode Kents, die anderen der Bogers, und einige wenige der Boenninghausens. Einige erachteten die Miasmentheorie als wichtig, andere kritisierten dieselbe. Dies alles trug nicht wenig zu unserer allgemeinen Verwirrung bei.

Erste Schritte

Nach dem Studium begann ich zunächst, mit dem Repertorium zu arbeiten, weil mir dieses Methode bereits geläufig war; mechanisch repertorisierte ich Fälle. Ich repertorisierte vor allem die charakteristischen und auffälligen Symptome, und zwar deshalb, weil in diesen Rubriken weniger Mittel aufgeführt waren und so das Repertorisieren einfacher wurde. Ich wählte ein paar charakteristische Symptome aus, sah mir die relevanten Rubriken im Repertorium an und verordnete dann das allen Rubriken gemeinsame Mittel. In einigen Fällen funktionierte die Methode, aber in vielen Fällen versagte sie.

Ich erinnere mich an einen meiner früheren Fälle: Meine Großmutter hatte Schwierigkeiten beim Schlucken, und ich nahm ihre Symptome auf: "Unverträglichkeit von Kartoffeln" und "Oesophagus, Verschlucken beim Schlucken". Dadurch kam ich zu dem Arzneimittel *Alumina*, was ihr wunderbar half. In vielen Fällen jedoch versagte dieser Ansatz, und so setzte ich all meine Energie in die Suche nach einer Methode, die in jedem Fall zum Erfolg führen würde. Ich wußte, daß die Praxis das beste Übungsfeld war, das ich finden konnte, und wissenschaftliches Denken mein kostbarstes Werkzeug. Das einzige Prinzip, bei dem ich die ganze Zeit geblieben bin, ist, nur *ein* Heilmittel oder *eine* therapeutische Methode zur selben Zeit anzuwenden, und ich habe versucht, alles andere so konstant wie möglich zu halten. Das war mir bei der Auswertung meiner Beobachtungen sehr hilfreich.

Die Vorrangstellung der Geistes- und Gemütssymptome sowie der Allgemeinsymptome

Zusammen mit meinem Kollegen, Dr. Jayesh Shah, begann ich, unsere erfolgreichen und fehlgeschlagenen Fälle zu studieren. Was dabei rasch deutlich wurde, war, daß die Fälle viel besser liefen, bei denen wir auf Geistes- und Gemütssymptome sowie Allgemeinsymptome hin verschrieben, als jene, bei denen wir uns auf ungewöhnliche Symptome verlassen oder die Pathologie als Basis für unsere Verschreibung benutzt hatten.

Wir nahmen diese Beobachtung aus rein praktischer Sicht zur Kenntnis, ohne den Grund dafür wirklich zu verstehen, und fingen an, sie vorsichtig bei einigen unserer Fälle auszuprobieren. Ich erinnere mich noch an einen früheren Fall von Vitiligo (detailiert beschrieben im Kapitel Zentrale Störung). Ich konnte bei dieser Patientin keinerlei Symptome erheben, konnte nur beobachten, daß sie sehr humorvoll and gesprächig war. Außerdem war sie warmblütig und ging gerne in der frischen Luft spazieren. Durch Repertorisieren der folgenden Symptome :

- geschwätzig mit Spaßen;
- Besserung beim Gehen in der frischen Luft;
- Wärme allgemein verschlechtert.

Ich fand das Mittel *Kalium iodatum. Kalium iodatum* war jedoch nicht einmal in der Rubrik "Haut, Farbe, weiße Flecken aufgeführt".

Ich war in einem Dilemma: Wird dieses Arzneimittel wirken? Bisher hatten wir die Arzneimittel aufgrund der Geistes- und Gemütssymptome ausgewählt, aber wir hatten sichergestellt, daß das Arzneimittel auch das lokale Problem abdeckte. Dies war einer der ersten Fälle, bei dem die Pathologie einfach nicht abgedeckt war. Ich entschied mich für das Risiko, die Pathologie zu ignorieren, und gab dieser Frau *Kalium iodatum*. Das Mittel wirkte Wunder.

Ich fing an, mir Fragen zu stellen. Warum hat es gewirkt? Wie hat es gewirkt? Wie konnte das Arzneimittel etwas auskurieren, von dem nicht einmal bekannt ist, daß es das verursachen oder heilen kann? Welches Prinzip war da am Werk? Da wurde mir plötzlich bewußt, daß in einem über die C 12 hinaus potenzierten Mittel nicht ein einziges Molekül der Ursubstanz mehr enthalten ist; was bleibt, ist ausschließlich Energie. Wenn also im Mittel keine Materie mehr nachgewiesen werden kann, kann es auch nicht unmittelbar Veränderungen der Materie bewirken. Es kann keine unmittelbaren physikalischen, chemischen oder physiologischen Veränderungen im Organismus, sondern eben nur dynamische Veränderungen hervorrufen. Mir kam der Lehrsatz: *Potenzierte Arzneimittel haben nur dynamische Wirkungen* in Erinnerung.

Dieser Satz war die Pforte zu einem völlig neuen Verständnis der Homöopathie und mein erster Schritt zu echtem Verstehen von Krankheit. Was genau ist eine dynamische Störung? Das war die Frage. Wir hatten in unserer Praxis gesehen, daß ein Arzneimittel, das die Geistes-und Gemütssymptome und die Allgemeinsymptome abdeckt, die Pathologie heilen kann, selbst wenn diese in der Materia Medica nicht erwähnt wird. Wir fanden, daß es die Geistes- und Gemütssymptome sowie die Allgemeinsymptome waren, die bei den meisten Patienten mit demselben Arzneimittel vorkamen, während die besonderen Symptome oder Lokalsymptome von Person zu Person verschieden waren.

Zentrale Störung

Die Störung des Allgemeinbefindens also (repräsentiert durch die Geistes- und Gemütssymptome sowie die Allgemeinsymptome), die *zentrale Störung,* wie wir sie nennen, besteht vor den Veränderungen in den verschiedenen Organsystemen, abhängig von der pathologischen Tendenz eines jeden Individuums. Pathologie heftet sich an die zentrale Störung wie eine Kletterpflanze an einen Stock. An uns ist es, die zentrale Störung zu beseitigen.

Komponenten: Rubriken, die durch eine Situation verbunden sind

Mit der Fragestellung "Was ist der Geistes- und Gemütszustand" wuchs auch mein Verständnis. Dadurch wurde mir klar, daß das Verständnis des Geistes- und Gemütszustandes einer Person etwas anderes ist, als seine Geistes- und Gemütssymptome aufzulisten. Zu Beginn versuchte ich, den Geistes- und Gemütszustand von Patienten und Arzneimitteln im Sinne von Essenzen oder Kernpunkten zu verstehen, fand aber heraus, daß der Kernpunkt scheinbar nicht das ganze Arzneimittel abdeckt. Das war die Zeit, in der ich auf die Idee kam, Arzneimittel anhand ihrer Komponenten zu verstehen. Nehmen wir zum Beispiel das Symptom "Sagt die Todesstunde voraus" beim Arzneimittel *Aconitum.* Sofort werden zwei Dinge deutlich: Erstens hat *Aconitum* Angst vor dem Tode, und zweitens hat es die Fähigkeit, etwas vorauszusehen (Hellsehen). Diese beiden Komponenten zusammen bilden das Symptom "Sagt den Zeitpunkt seines Todes voraus". Auf diese Weise begann ich, Arzneimittel als charakteristische Kombinationen von Komponenten zu studieren. Diese Vorstellung hat mir viel in der Praxis geholfen, aber dann kam die Frage auf, ob diese Komponenten einfach unzusammenhängende Phänomene sind oder ob es im Hintergrund etwas gibt, das sie verbindet. Einen Hinweis auf die Existenz eines solchen Hintergrunds, der die Symptome verbindet, kann man beim Studium von *Acidum fluoricum* finden. Bei *Acidum fluoricum* finden wir Komponenten wie Gleichgültigkeit gegen geliebte Personen, aber nicht gegen Fremde, eine andere Komponente ist erhöhtes sexuelles Verlangen und eine dritte Mangel an moralischem Empfinden. Wenn wir uns diese drei Aspekte anschauen, scheinen sie auf den ersten Blick unzusammenhängend zu sein. Wir können uns fragen, wie steht erhöhtes sexuelles Verlangen mit Gleichgültigkeit gegen geliebte Personen in Verbindung? Es gibt Fälle, die all diese Komponenten erklären können, zum Beispiel, wenn jemand herausfindet, daß er einen völlig unpassenden Partner geheiratet hat und seine Ehe auflösen muß. In so einer Situation muß er Gleichgültigkeit seiner Familie gegenüber entwickeln und unverantwortlich werden, sein sexuelles Verlangen mag stärker als sonst sein, und er wird Gesellschaft suchen. Ich schaute ins Repertorium und fand die Rubrik: "Wahnidee, muß seine Ehe lösen", und das einzige Mittel ist *Acidum fluoricum.*

Solche Beobachtungen brachten eine ganze Welt neuer Gedanken in mir hervor, und ich stellte die Theorie auf, daß die Komponenten eines Zustandes nicht ohne Verbindung zueinander seien. Die Verbindung besteht darin, daß sie alle in einer bestimmten Situation notwendig sind. Daraus folgt logischerweise, daß dieses Arzneimittel eine bestimmte Situation repräsentiert und daß der Zustand eines jeden Patienten auch von einer bestimmten Situation in der Vergangenheit herrührt, in der die Komponenten seines gegenwärtigen Zustandes zur Bewältigung notwendig waren. Aus diesen Beobachtungen entwickelte sich die Idee, daß Krankheit ein Überlebensmechanismus für eine bestimmte Situation sei. Das Konzept der situationsbedingten Materia Medica war geboren.

Wurzeln von Krankheit

Durch Weiterentwicklung meiner Gedanken sah ich, daß auch Kinder ohne spezifische Probleme in der Vergangenheit und ebenfalls Erwachsene in krankhafte Zustände geraten, die sich aufgrund vergangener Situationen in ihrem Leben nicht erklären lassen. Ich kam zu dem Schluß, daß diese krankhaften Zustände von Generationen vorher vererbt sein müßten. Als ich mir meine Fälle in diesem neuen Licht betrachtete, fand ich eine erstaunliche Ähnlichkeit zwischen dem Zustand der Mutter in der Schwangerschaft und dem des Kindes. Ich habe außerdem Ähnlichkeiten zwischen dem Zustand der Eltern zum Zeitpunkt der Konzeption und dem des Kindes gefunden. So entstand die Idee der Wurzeln von Krankheit. Wurzeln sind krankhafte Tendenzen, die sich durch entsprechende Reizung als spezifische Zustände manifestieren. Diese spezifischen Tendenzen entstehen durch Prägungen durch spezifische Situationen in der Vergangenheit (oder im Leben vorheriger Generationen) und führen dazu, daß ein Mensch so fühlt und reagiert, als ob er sich in jener Situation befände (Täuschung).

Täuschungen: Ihre wahre Bedeutung

Mir wurde auch die Bedeutung des Begriffes der Wahnidee bewußt, denn eine Wahnidee ist eine verzerrte Wahrnehmung der Realität, und ebenso ist Krankheit eine falsche Wahrnehmung der Gegenwart. Der gesamte Geisteszustand einer Person ist ein Ausdruck dieser falschen Wahrnehmung (Täuschung oder Wahnidee).

Verständnis des Geistes- und Gemütszustandes

Mit all diesem Verständnis habe ich nach weiteren Wegen gesucht, den Geistes- und Gemütszustand eines Menschen zu verstehen, und daher einige Techniken entwickelt. Eine davon ist es, Träume zu benutzen, denn ein Traumthema widerspiegelt die herausragenden Elemente des Zustands des Träumers. Ich beobachte außerdem die Art und Weise, wie der Patient sich selbst ausdrückt und sich seinen Mitmenschen gegenüber verhält. Solche Techniken sind als fester Bestandteil in meiner Praxis integriert. Mit neuen Beobachtungen in meiner Praxis wurden viele geboren, Ideen über die Beziehungen von Arzneimitteln untereinander, über die situationsbedingte Materia Medica verschiedener Arzneimittel und über Pathologie und Prognose nach homöopathischer Behandlung. Was jedoch viel wichtiger ist – ich konnte der Frage nachgehen, was Gesundsein wirklich bedeutet. Dies hat nicht nur Bedeutung für die Homöopathie, sondern ist von allgemeinphilosophischem Interesse.

Sinn des Lebens in einem höheren Sinn

Ich erkannte, daß Gesundheit die Freiheit des Menschen bedeutet, im Jetzt zu leben und sein Lebensziel zu erfüllen. Ich wußte dadurch Hahnemanns Vision zu schätzen, daß der Mensch – wie jede Kreatur – ein Instrument des Geistes ist und er somit einer genauen Bestimmung unterliegt (Paragraph 9 des Organon).

Krankheit hindert den Organismus daran, dieser Bestimmung gerechtzuwerden, da sie dem Menschen nicht erlaubt, in der Gegenwart angemessen zu handeln. Sie läßt ihn entsprechend einer Situation aus der Vergangenheit reagieren.

Heilung ist die Wiederherstellung von Gesundheit. Sie wird dadurch erreicht, daß der Mensch sich seiner verzerrten Wahrnehmung der Realität bewußt wird. Dies geschieht durch Konfrontation mit seiner Täuschung. Das ist die Grundlage des Ähnlichkeitsgesetzes, auf das die Homöopathie sich gründet.

Die Praxis wurde einfacher, die Materia Medica lebendiger, und die Rubriken aus dem Repertorium bekamen eine neue Bedeutung. Die Philosophie der Homöopathie, zu der wir zuvor gezwungen werden mußten, wurde eins mit dem Leben.

Das Teilen von Einsichten

Jedes Kapitel beschäftigt sich mit einer bestimmten Fragestellung. Alle in diesem Buch erläuterten Ideen scheinen mir vom jetzigen Standpunkt aus so offensichtlich, aber sie zu erarbeiten war mühevoll. In der Praxis kam mir plötzlich eine Idee oder eine Frage in den Sinn. Dann folgten schlaflose Nächte, in denen mein Geist sich mit dem Problem herumschlug. Eine Lösung tauchte auf und wollte am nächsten Tag von Fall zu Fall überprüft werden. Die Praxis, ein gestrenger und unparteiischer Richter, zerschmettert gnadenlos so manche deiner sorgfältigst erhobenen Theorien. Die Ideen, die dieser Belastungsprobe in der Praxis standhielten, wurden weiterer Überprüfung unterzogen; ich machte weitere Beobachtungen, und dann erst konnte ich einen Schritt weitergehen, wie ein Bergsteiger, der sich des Haltes erst versichert, bevor er höhersteigt. Ein Schritt war schwieriger als der nächste; so kam ich dem Verständnis der Homöopathie schließlich näher.

Ich wollte all diese Einsichten mit Studenten teilen, die sich mit denselben Schwierigkeiten konfrontiert sahen. Zu diesem Zweck gab ich zwischen 1986 und 1990 eine Reihe von Seminaren in Europa und Indien. Für diese Seminare hatte ich einige Aufzeichnungen gemacht, die ich mit neuen Erkenntnissen in Form dieses Buches jetzt zusammengefaßt habe. Dieses Wissen ist möglicherweise nicht neu. Dennoch besteht eine großer Unterschied zwischen einerseits dem Wissen über eine Sache und andererseits der erlebten Erfahrung, daß etwas wirklich richtig und wahr ist.

Im allgemeinen stimmen wohl die meisten klassichen Homöopathen den in diesem Buch vorgestellten Ideen zu. Dennoch sind einige Gedanken neu innerhalb der Homöopathie oder wenigstens noch nie so klar und scharf anderswo ausgedrückt. Dazu gehören das Konzept vom Ursprung der Krankheiten, die Idee von den Komponenenten einer Gemütsverfassung, die Bedeutung und Nutzung der Wahnideen und Träume bei der Mittelfindung, die Vorstellung kompensierter und nicht kompensierter Gefühle, die Homöopsychotherapie und die situative Materia Medica. Meine Sicht der krankhaften Zustände eines Arzneimittels und das Verständnis der Situationen, aus denen sie entstehen, verspricht, die Grundlage für eine neue Materia Medica zu bilden, zu der ich mit diesem Buch den Anfang gemacht habe.

Wenn Sie alle Kapitel durchlesen, glaube ich, daß Sie einen ziemlich genauen Eindruck meiner Gedanken und meines Ansatzes erhalten. Da alle Kapitel unabhängig voneinander geschrieben wurden, wird es zwangsläufig einige Wiederholungen und einen Mangel an logischer Reihenfolge geben. Ich muß außerdem hinzufügen, daß, obwohl meine Erkenntnis der Homöopathie viel klarer geworden ist, ich immer noch das Gefühl habe, nur die Spitze des Eisberges zu sehen. Deshalb erhebe ich keinen Anspruch, daß dieses Buch vollständig oder endgültig ist. Bestenfalls kann ich sagen, daß ich einen ehrlichen Versuch unternommen habe, die Geschichte bis hierhin zu erzählen. Meine Absicht dabei ist es, den Leser zu animieren, seine eigenen Beobachtungen zu machen und eigene Vorstellungen zu entwickeln. Ich vertraue darauf, daß Sie auf diese Weise mit dem wunderbaren Geist der Homöopathie in Berührung kommen. Wahrheit hat die Qualität, etwas in unseren Inneren anzurühren.

3

WAS IST KRANKHEIT

Die allopathische Sichtweise

Im allgemeinen Sprachgebrauch bezieht sich der Begriff “Krankheit” auf das diagnostische Etikett, das einem Patienten gegeben wird. Wir sagen: “Sie hat Diabetes” oder: “Seine Krankheit ist rheumatische Arthritis”. Die Schulmedizin hat Krankheiten auf diese Art klassifiziert und hat jetzt Spezialisten für jede “Krankheit”. Viel Geld wird da hineingesteckt, die Heilung für diese Probleme zu finden, und von Zeit zu Zeit erscheint ein vielversprechendes Medikament, allerdings verschwindet es schnell wieder, oder es erscheinen Veröffentlichungen über seine schädlichen Nebenwirkungen. Insgesamt gesehen ist der einzige Effekt dieser Art Forschung – besonders in chronischen Fällen, Medikamente zu finden, die eine zeitweilig erleichternde Wirkung auf das Problem haben und deswegen trotz ihrer Nebenwirkungen lebenslang in steigender Dosierung eingenommen werden müssen.

Die einer solchen Behandlung zugrundeliegende Vorstellung ist, daß Krankheit ein lokales Problem ist, und daß, wenn wir am Ort des Problems ansetzen, wir das Problem lösen können. Diabetes ist ein Mangel an ß-Zellen der Pankreas, rheumatische Arthritis wird durch eine Fehlfunktion des Immunsystems verursacht, Epilepsie entsteht durch einen erregbaren Fokus im Gehirn und so weiter. Bei einer solchen Sichtweise liegt es auf der Hand zu versuchen, ein Medikament zu finden, das die ß-Zellen stimuliert, die Immunreaktion unterdrückt oder das Gehirn dämpft. Genau das Scheitern dieser Methoden, Heilung oder wenigstens eine signifikante Verminderung des Problems über längere Zeit hätte darauf aufmerksam machen müssen, daß wichtigere und grundlegendere Faktoren beteiligt sind.

Der junge Homöopath, eifrig bemüht, mit den “Entdeckungen” der Schulmedizin Schritt zu halten, mag in die Versuchung kommen, die “homöopathische Heilung” für Beschwerden wie Diabetes oder rheumatische Arthritis herausfinden zu wollen. Er gerät dann in die Falle zu versuchen, ein spezifisches Medikament oder eine Gruppe von Medikamenten finden zu müssen, um das Problem anzupacken. Aber er verengt jetzt sein Gesichtsfeld auf den “befallenen Teil” und lädt den Fehlschlag ein.

Manchmal ist es dem Homöopathen trotz des Wissens über die Philosophie der Homöopathie und ihrer fundamentalen Prinzipien unmöglich zu verhindern, daß dem diagnostischem Etikett, mit dem der Patient sich vorstellt, Wichtigkeit beigemessen wird. Man bekommt Ehrfurcht, weil der Patient nur das loswerden will. Der Homöopath findet sich häufig überfordert, angesichts seines Kenntnisstandes der medizinischen Wissenschaft – der ihm bekannten Ätiologie, Pathologie und Prognose der vorliegenden Krankheit – die Diagnose aus dem Denken zu streichen, währenddessen er das Arzneimittel auswählt. Er versucht, ein Arzneimittel zu finden, von dem bekannt ist, daß es sich bei der Behandlung dieser Pathologie bewährt hat.

Charakteristische Symptome unterscheiden verschiedene Arzneimittel

Selbst dann muß der Homöopath noch eine Auswahl zwischen mehreren Arzneimitteln treffen, weil zu jeder Pathologie mehrere Arzneimittel indiziert sind, die diese heilen können. Dieses Wissen kam nicht aus Prüfungen dieser Arzneimittel (weil Prüfungen auf der Ebene der funktionellen Symptome unterbrochen wurden), sondern wurde später durch klinische Beobachtungen gewonnen. Das Arzneimittel wurde anfangs in der Praxis nicht bei einer bestimmten Krankheit, sondern je nach Symptomen gebraucht, und wenn die Krankheit geheilt oder erheblich gebessert werden konnte, wurde das Arzneimittel als eines der bewährten Mittel für diese Krankheit aufgelistet.

Die Auswahl zwischen den verschiedenen Arzneimitteln, die für diese Beschwerden aufgeführt sind, basiert auf den Unterschieden zwischen den Symptomen eines jeden Patienten. Solche Unterschiede sind für jeden offensichtlich, der nur zwei Patienten mit derselben Diagnose gesehen hat. Zwei Patienten mit Diabetes werden völlig verschiedene Krankheitsgeschichten, Anfänge der Beschwerden, Symptome, Zeichen, Komplikationen, Verläufe, Therapieerfolge usw., haben. Außer ein paar gemeinsamen Zeichen für Diabetes wie vermehrten Durst, häufiges Wasserlassen und erhöhten Blutzuckerspiegel werden sie tatsächlich beinahe nichts gemein haben.

Es ist offensichtlich, daß es nicht diese bei Diabetes üblichen Symptome sind, die uns helfen können, das Arzneimittel auszuwählen (weil die meisten unter dieser Beschwerde aufgeführten Arzneimittel diese Symptome haben werden), sondern daß die individuellen Unterschiede entscheidend für die Mittelwahl sind. Diese Unterschiede schließen die Verschlimmerungszeit der Beschwerden und andere Modalitäten ein, das Ungewöhnliche einer Lokalisation, die Seite und Ausstrahlung der Beschwerde, die genaue Wahrnehmung des Zustandes und der Begleiterscheinungen des Problems. Der Homöopath versucht, die Arzneimittel, die unter einer bestimmten Krankheit aufgelistet sind, aufgrund dieser Faktoren zu unterscheiden.

Geistes- und Gemüts- sowie Allgemeinsymptome als Charakteristika

Langsam aber sicher werden wir jedoch sehen, daß der Hauptunterschied zwischen zwei Individuen, die unter dem gleichen Beschwerdebild leiden, in ihrem Geistes- und Gemütszustand sowie in ihren allgemeinen Symptomen liegt, wie zum Beispiel in der Bevorzugung einer Temperatur oder in Vorlieben für Speisen und im Appetit, im Muster des Schwitzens oder im Schlafverhalten. Diese sind weit weg vom aktuellen Sitz der Pathologie und daher nützlicher bei der Unterscheidung zwischen Arzneimitteln, da sie für den Patienten sehr charakteristisch sind. Zum Beispiel wären zwei Patienten, die an Polyarthritis leiden, die folgenden Zeichen gemeinsam: Gelenkschmerzen mit Deformitäten, positiver Rheumafaktor und erhöhte Blutkörperchensenkungsgeschwindigkeit. Um ein Arzneimittel zu finden, das für diesen Fall paßt, müßte der Homöopath Fragen stellen über die Lokalisation, das Empfinden, die Modalitäten und Begleitsymptome des Schmerzes. Es kann sein, daß er findet, daß der erste Patient mehr Schmerzen auf der rechten Körperseite hat, die sich zwischen 16 und 20 Uhr verschlimmern, daß er warmblütig und diktatorisch ist mit einem Verlangen nach süßem und warmem Essen. Der andere Patient mag brennende Gelenkschmerzen haben, die sich durch Wärme bessern, Kälteunverträglichkeit zeigen und ein furchtbar mißtrauischer, ängstlicher Mensch sein mit ständigem Durst auf kleine Schlucke Wasser.

Die Arzneimittel *Lycopodium* und *Arsenicum* können daher leicht auf der Basis von eigentümlichen Lokal-, Geistes- und Gemüts- sowie Allgemeinsymptomen des Patienten unterschieden werden. Beide Arzneimittel sind bekannt für ihre Nützlichkeit bei der Behandlung von Polyarthritis.

Bis jetzt bewegen wir uns noch auf "sicherem" Boden. Der Homöopath verschreibt ein Arzneimittel, welches bei der Behandlung dieses Krankheitszustandes bewährt ist und welches außerdem die Eigenheiten des Patienten aufweist. Er lernt nach und nach durch Erfahrung, daß er, wenn das von ihm gewählte Arzneimittel die Geistes- und Gemüts- und Allgemeinsymptome des Patienten zusammen mit den lokalen Eigenheiten nicht einschließt, üblicherweise keinen Erfolg hat. Deshalb mißt er diesen Symptomen bei der Arzneimittelwahl Bedeutung bei, vergewissert sich aber, daß das von ihm gewählte Arzneimittel für diese Krankheit aufgelistet ist.

Dann stößt er auf einen Fall, wo die Geistes- und Gemütssymptome wunderbar auf ein Arzneimittel passen, das nicht für die Krankheit aufgeführt ist, mit der der Patient gekommen ist. Wenn er es riskiert und das Arzneimittel gibt, wird er einige überraschende Erfolge haben.

Ich hatte eine etwa vierzigjährige Frau als Patientin, die unter anderem an einem Uterusmyom litt. Sie war eine schmale, dünne Frau, und sie war extrem ängstlich und wählerisch. Das Arzneimittel, das der emotionalen und konstitutionellen Natur dieser Patientin nahelag, war *Arsenicum album*. Als ich nachsah, war *Arsenicum album* nirgends unter Uterusmyom aufgelistet. Trotzdem habe ich es ihr gegeben, und innerhalb weniger Monate fanden wir durch Sonographie bestätigt, daß das Myom verschwunden war.

Den Patienten behandeln, nicht die Pathologie

Wenn wir unser Denken offenhalten, werden solche Erfahrungen zur Regel, nicht zur Ausnahme. Ich habe Patienten mit Arzneimitteln behandelt, die nicht im entferntesten mit dem Problem im Zusammenhang standen, mit dem sie kamen! Ich erinnere mich an einen Fall von Arthritis, den ich erfolgreich mit *Helleborus* behandelt habe (ein Arzneimittel, über das man in einem solchen Fall nicht einmal nachdenken würde); einen Fall von Vitiligo mit dem Arzneimittel *Capsicum*; den Schmerz eines Fersensporns mit *Aconitum* und einen Fall von Angina pectoris, verursacht durch verstopfte Blutgefäße, mit *Bryonia*. Keines dieser Arzneimittel würde normalerweise für die oben beschriebenen Beschwerdebilder in Frage kommen, aber der Geistes- und Gemüts- sowie der Allgemeinzustand des Patienten paßten auf das Arzneimittel, und ich war aufgeschlossen genug, es zu geben.

Heutzutage kümmere ich mich meistens nicht einmal darum nachzuschauen, ob das aufgrund seiner Geistes- und Gemütssymptome und seiner allgemeinen und lokalen Eigenarten von mir gewählte Arzneimittel unter den Beschwerden aufgelistet ist. Durch Erfahrung habe ich ziemliches Vertrauen, daß, wenn ich das Arzneimittel aufgrund der oben angegebenen Kriterien ausgewählt habe, es dem Patienten helfen und die Pathologie automatisch zurückdrängen wird. Wenn andererseits das Arzneimittel nur auf dem Boden der Pathologie ausgewählt ist, ohne die Geistes- und Gemüts- sowie Allgemeinsymptome miteinzubeziehen, wird es gewöhnlicherweise nicht zum Erfolg führen.

Was zeigen diese Erfahrungen? Sie machen deutlich, daß jeder Patient einen spezifischen Geistes- und Gemütszustand mit einem begleitenden spezifischen Allgemeinzustand hat, und daß, wenn wir diesen mit unserem Arzneimittel behandeln, die Pathologie automatisch zurückgedrängt wird.

Krankheit: Vom Zentrum zur Peripherie

Der Zustand kommt zuerst und macht in der Tat die wirkliche Krankheit des einzelnen Patienten aus. Krankheit ist daher nicht etwas Lokales, nicht eine Erkrankung der Teile, sondern ist der Seinszustand des ganzen Menschen zu diesem Zeitpunkt, die ganze Art, wie er fühlt, denkt, sich verhält, was er mag und nicht mag, und was er verträgt und nicht erträgt.

Dies ist der Zustand, der behandelt werden muß, die Lokalsymptome bedürfen keiner Behandlung. Die Einzelteile werden normal funktionieren, wenn der Zustand sich ändert. Wenn wir es auf die andere Art versuchen, das heißt die Lokalsymptome behandeln, wird der Erfolg sowohl von kurzer Dauer als auch schädlich sein.

Das ganze Konzept von Krankheit ändert sich daher von etwas Lokalem zu etwas Allgemeinem, von einem diagnostischen Etikett zu dem Seinszustand eines Individuums. Durch dieses Verständnis ändert sich unser gesamter Ansatz von Behandlung. Wir halten nicht länger Ausschau nach einer spezifischen Heilung für alle Patienten mit gleicher Diagnose. Von jetzt an werden wir zu verstehen suchen, was für jeden Patienten individuell ist. Wir werden verstehen, was der Geistes- und Gemüts- und allgemeine Zustand eines Menschen ist, und wie wir ihn iin jedem einzelnen Fall entdecken können.

Der Geistes- und Gemütszustand

Kein Wunder, daß der Meister geschrieben hat:

> "Dies geht so weit, daß bei homöopathischer Wahl eines Heilmittels der Gemütszustand des Kranken oft am meisten den Aufschlag gibt, als Zeichen von bestimmter Eigenheit, welches dem genau beobachtenden Arzte unter allen am wenigsten verborgen bleiben kann." (§ 211).

In der homöopathischen Materia Medica sind die Geistes- und Gemütszustände der verschiedenen Arzneimittel wunderbar herausgebracht, was diese Wahl leicht macht. Der Zustand eines Patienten muß mit dem Geistes- und Gemüts- sowie Allgemeinzustand der verschiedenen Arzneimittel der Materia Medica verglichen werden, um eines zu finden, welches exakt paßt.

> "Auf diese Haupt-Ingredienz aller Krankheiten, auf den veränderten Gemüts- und Geisteszustand, hat auch der Schöpfer der Heilpotenzen vorzüglich Rücksicht genommen, indem es keinen kräftigen Arzneistoff auf der Welt gibt, welcher nicht den Gemüts- und Geisteszustand des ihn

> versuchenden, gesunden Menschen sehr merkbar veränderte, und zwar jede Arznei auf verschiedene Weise." (§ 212).

Als ich den Geistes- und Gemützustand von Patienten zu studieren begann, konnte ich ihn nur als Ansammlung von Geistes- und Gemütssymptomen sehen. Der Geistes- und Gemützustand der Frau mit dem Myom war zum Beispiel für mich eine Reihe von Geistes- und Gemütssymptomen, welche wählerisch und ängstlich einschlossen. Ich konnte nicht wirklich irgendeine Verbindung zwischen den Symptomen ausmachen, aber da sie beide herausragten, beschloß ich, daß beide zu ihrem Geistes- und Gemützustand gehörten. Die volle Bedeutung dessen, was ein Geistes- und Gemützustand ist, kam mir erst später zu Bewußtsein, und es hat mir die Augen geöffnet für die wirkliche Bedeutung von Krankheit.

Meine Aufmerksamkeit wurde durch einen eigentümlichen Fall eines achtjährigen Jungen erregt, der in unserer Hochschulkantine arbeitete und die Tische abwischte. Der Junge war stumm. Trotzdem war er sehr lebendig, sehr aktiv, immer geschäftig, sehr kommunikativ durch Gesten, immer lächelnd, andere durch seine Aktionen unterhaltend, tanzend und großzügig. Einer meiner Studenten zeigte Mitgefühl und sprach einen meiner Kollegen an, um in Erfahrung zu bringen, ob Stummheit homöopathisch behandelbar sei. Die Geschichte des Jungen war ziemlich tragisch. Sie kam durch verschiedene ausdrucksvolle Gesten heraus. Seine Mutter starb, als er drei war, und sein Vater war ein Trinker, der alle Milchkühe der Familie bis auf eine verkauft hatte. Durch diese Kuh war es dem Jungen gelungen zu überleben. Als er etwa fünf Jahre alt war, fiel er von nicht allzu großer Höhe und verlor seine Stimme. Ein Jahr vor der Zeit, in der mein Student mit diesem Jungen sprach, hatte der Vater die letzte Kuh verkauft und den Jungen in einen Zug nach Bombay verfrachtet, während dieser schlief. Aufgrund seiner Stummheit fand der Junge einige mitleidige Seelen, die ihm niedere Arbeiten gaben, und so landete er schließlich in der Hochschulkantine.

Ein eigentümliches Merkmal, das durch seine Geschichte herauskam, war, daß der Junge häufig eine Vision hatte, daß Gott käme und zu ihm spräche, ihn mit durch das Universum nähme und ihn dann zurückbrächte. Der Junge war sehr religiös und hatte nie seine Gebete ausgelassen, die er täglich mit viel Tanzen und Singen ausführte.

Mein Kollege vermutete, daß die Stummheit hysterisch war. Er gab dem Jungen einige Gaben von Placebo, und innerhalb einer Woche fiel der Junge von einem kleinen Baum und hatte seine Stimme wieder!

Jetzt interessierten sich einige der Hochschule angeschlossene Ärzte für ihn und begannen, ihn lesen und schreiben zu lehren.

Der Zustand entsteht aufgrund der Situation

Dieser Fall gab mir zu denken. Das Arzneimittel, das ich dem Jungen verschrieben hätte, ist aufgrund folgender Symptome *Veratrum album*:

- religiös;
- glaubt, er ist in Verbindung mit Gott (Wahnidee);
- glaubt, er ist stumm ("Wahnidee, kann nicht sprechen");

- aktiv, geschäftig, ruhelos, fleißig;
- Singen;
- Tanzen;
- Lächeln, Lachen, glücklich;
- freigebig;
- gesprächig, "Geschwätzigkeit";
- froh.

Dies sieht wiederum wie eine Reihe von unzusammenhängenden Symptomen aus. Aber die Vertiefung in die Problematik gab mir die Einsicht, nach der ich suchte.

Ich konnte sehen, daß der Junge Sympathie und Aufmerksamkeit gewann, die er unbedingt brauchte. Dieselben oben aufgeführten Symptome waren die, die ihm überleben halfen in der schweren Krise, in der er sich befand. Die Stummheit zog Mitgefühl an, das Gefühl, in Verbindung mit Gott zu stehen, gab ihm Mut und Stärke, und die Aktivität und seine Frohnatur machten ihn nützlich und außerdem bei jedermann beliebt. Diese Qualitäten hatten ihre Nützlichkeit jedoch überlebt, weil seine jetzige Situation nicht so erbarmungslos war. Er war in sicheren Händen unter Menschen, die sich um ihn kümmerten. Sie wollten ihm weiterhelfen, und seine Stummheit stand dem nur im Wege. Deshalb verschwand die Stummheit mit bloßem Placebo.

Ich meine nicht, daß der Junge all dies absichtlich getan hat. Der ganze Zustand war wahrscheinlich unbewußt. Tatsache bleibt, daß sein gesamter Zustand mit allen seinen Symptomen ein passender Überlebensmechanismus für seine Situation war. Als die Notwendigkeit für seinen Zustand abnahm, wandelte er sich automatisch.

Dieser Fall rief eine Revolution meiner Gedanken und meines Krankheitskonzeptes hervor. Ich realisierte, daß *der Krankheitszustand eine Haltung ist, die der Organismus zum Überleben in einer besonderen Situation annimmt.* Solange diese Situation existiert, und solange die Haltung sinnvoll und der Situation angemessen ist, kann die Krankheit sich nicht durch irgendeine Behandlung bessern.

Als ich meine Fälle zu studieren begann, fand ich heraus, daß die Geistes- und Gemütssymptome eines jeden Falles in ein Muster paßten. Jedes Muster ist Ausdruck einer Haltung, die einer bestimmten Situation angemessen ist.

Lassen Sie uns als Beispiel den Fall eines dreijährigen Jungen nehmen, der die folgenden herausragenden Geistes- und Gemütssymptome hatte:

- Verlangen nach Musik;
- Verlangen zu tanzen;
- Verlangen nach Farben;
- Verlangen zu malen;
- sehr aktiv;
- sehr fleißig;

- listig;
- trügerisch;
- mutwillig, boshaft.

Auf der körperlichen Ebene finden wir ähnliche Merkmale:
- Ruhelosigkeit, speziell der Extremitäten;
- choreaartige, tänzerische Bewegungen;
- erhöhte Energie.

Homöopathen verwenden *Tarentula* als das passende Arzneimittel für Patienten mit derart Symptomen. Ich stellte mir die Frage, wie diese Symptome verbunden sind. Es fiel mir auf, daß viele von ihnen mit Verhalten, das Aufmerksamkeit erregen soll, in Zusammenhang stehen. Ein Mensch, der Aufmerksamkeit auf sich ziehen muß, mag die Liebe zur Musik und zum Tanz entwickeln. Wann muß ein Mensch Aufmerksamkeit erwecken? Natürlich dann, wenn er sie nicht bekommt. Dies kann durch eine Situation nicht erwiderter Zuneigung oder Liebe kommen. Solch eine Situation ruft auch Eigenschaften wie Mutwilligkeit, Hinterlist, Aktivität und erhöhte Energie hervor, notwendig, um die Aufmerksamkeit und Zuneigung eines anderen Menschen zu gewinnen. Dadurch konnte ich sehen, daß dieser gesamte Geistes- und Gemütszustand eine Haltung ist, die sich aufgrund der Situation eines Menschen mit unerwiderter Liebe ausgebildet hat. Solange, wie diese Situation besteht, ist keine Behandlung notwendig oder hilfreich. Aber bei diesem Kind gab es nichts in der Situation, das diese Haltung notwendig gemacht hätte.

Krankheit als eine Haltung

Eine Haltung kann wohl ausgewogen und angemessen sein - wie zum Beispiel Angst und die Bereitschaft schleunigst davonzulaufen im Fall eines Menschen, der von einem Löwen verfolgt wird, durchaus angemessen sind, da sein Überleben davon abhängt. Wenn ein Mensch sich jedoch im gleichen Zustand erlebt, ohne daß ihn ein Löwe verfolgt, oder er die gleiche Haltung einnimmt, selbst wenn ein Hund ihn jagt, oder daß er in einer solchen Panik ist, daß er nicht denken kann (eine Reaktion, die das, was die Situation erfordert, bei weitem überschreitet), dann muß dieser Zustand durch Behandlung verändert werden.

Bis jetzt haben wir gesehen, daß Krankheit ein Zustand von Geist und Körper ist und daß dieser Zustand eine Haltung darstellt, die in einer bestimmten Situation passend ist, aber verändert werden muß, wenn:
- eine solche Situation nicht existiert (kein Löwe);
- die Situation jetzt anders ist (nur ein Hund);
- die Reaktion in keinem Verhältnis zur Situation steht (exzessive Panik).

Krankheit wird deshalb als Affektion des gesamten Menschen verständlich, als eine angenommene Haltung, als ein Überlebensmechanismus, der einer besonderen Situation angepaßt ist, die im Moment nicht existiert. Diese Haltung läßt ihn auf die Gegenwart in unangemessener Art und Weise reagieren, die von der falschen Wahrnehmung der Realität herrührt. Eine solche unpassende und unverhältnismäßige Reaktion auf eine Situation verursacht natürlich einen ständigen Streß für den Organismus, und dieser Streß verschlimmert die Pathologie, die ein Mensch hat, oder aktiviert die Tendenz zu einer bestimmten Pathologie. Durch Behandlung dieser Reaktion reduzieren wir auch den Streß für den ganzen Organismus und dadurch seinen verschlimmernden Einfluß auf die Pathologie – dadurch bildet sich die Pathologie automatisch zurück.

Dies führt uns zu der Frage, warum wir auf unangemessene oder unverhältnismäßige Weise reagieren. Um dies zu beantworten, müssen wir die beiden Aspekte getrennt betrachten, erstens unangemessene Haltungen und zweitens unverhältnismäßige Reaktionen. Wir werden diese beiden Aspekte in den nächsten beiden Kapiteln untersuchen.

4

UNANGEMESSENE HALTUNGEN

Wir verstehen Krankheit als einen Zustand von Geist und Körper – einen bestimmten Geistes- und Gemütszustand, der mit einem bestimmten körperlichen Zustand in Zusammenhang steht. Krankheit ist nichts Äußerliches, sie kommt nicht von außen. Sie ist die Haltung, die von einem Organismus eingenommen wird, um in einer falsch wahrgenommenen Situation zu überleben. Der Zustand, den der Organismus annimmt, ist Krankheit. Da gibt es nichts zu beseitigen, sondern man muß etwas verändern. Die Haltung ist eine Anpassung an eine bestimmte Situation, und sie muß wieder in ihre ursprüngliche Form gebracht werden.

Solange die Situation existiert und solange diese Haltung der Situation angemessen ist, kann und sollte sie nicht beseitigt werden. Wenn Sie zum Beispiel eine schwere Tasche heben und Sie mit diesem schweren Gewicht gehen müssen, müssen Sie sich in die entgegengesetzte Richtung der Tasche beugen, so daß Ihr Rücken nicht bricht. Deshalb nimmt Ihr Körper eine Schiefhaltung ein, um mit dieser Situation zurechtzukommen. Diese Haltung ist gesund, wird Ihnen helfen und wird in dieser Situation gebraucht; und solange die Tasche schwer ist, muß die Schiefhaltung beibehalten werden.

Daraus wird ersichtlich, daß Haltung eine Anpassung ist. Solange diese Anpassung im Verhältnis zu der bestehenden Situation steht, solange sie der Situation angepaßt ist und solange diese Situation oder der auslösende Faktor bestehen bleiben, kann und sollte diese Anpassung nicht korrigiert werden.

In unserer Praxis sehen wir, daß diese Anpassung, diese Reaktion auf eine bestehende Situation, meistens unangemessen ist. Unpassende Haltungen können ganz integriert werden. Schauen Sie den Geizkragen an, eine Frau, die niemandem traut und ihr Geld ganz genau bis auf den letzten Pfennig zählt. Sie bewahrt es in einem Safe auf, fühlt sich trotzdem unsicher und kann die Diebe fast in der Nacht um das Haus herumschleichen sehen. Ängstlich lebt diese magere Frau mit kalten Händen, trinkt nervös schlückchenweise Wasser und befindet sich in einem Zustand konstanter Angst. Bei dem geringsten Schmerz in der Brust ist sie sicher, daß der Tod vor der Tür steht. Sie rennt Hals über Kopf zu verschiedenen Ärzten und fühlt sich nach wie vor unsicher. Selbst wenn sie an einen wunderschönen Ort fährt, zählt sie ihr Geld, um es vor Dieben zu schützen, ungeachtet der Schönheit um sie herum. Wenn sie Liebe erfährt, reagiert sie mit Mißtrauen. Sie hat sehr wenig Raum für Menschen und noch weniger Raum für Erfahrungen.

Der Ursprung unangemessener Haltungen

Woher rührt solch ein unangemessener Zustand? Es erscheint logisch, daß diese Frau einmal in der Vergangenheit in einer Situation gewesen sein muß, wo sie von Dieben umringt war, und ihre Haltung deshalb überlebensnotwendig wurde. Es ist wahrscheinlich, daß sie einmal schwer betrogen wurde und deshalb niemandem vertrauen kann. Solch eine Situation hat Spuren in ihr hinterlassen, und wegen dieses Eindruckes aus der Vergangenheit reagiert sie unangemessen auf die Gegenwart.

Wenn ein Mensch sich an etwas über einen langen Zeitraum gewöhnt, kann es einen Eindruck, eine Erinnerung hinterlassen. Das führt dazu, daß dieser Mensch auf die leichteste Provokation unangemessen oder unverhältnismäßig reagiert. Ein Mann zum Beispiel, der in einem von Terror heimgesuchten Gebiet gelebt hat, wo Gewalt und Mord an der Tagesordnung waren, bleibt in Panikstimmung; er befindet sich in einem Angstzustand. Wenn er abends aus einem lebenswichtigen Grund aus dem Haus gehen muß, ist er in solcher Angst, daß er zittert. Er schaut nach hinten und vorne, er fühlt, daß jemand ihm etwas antun wird; er hat das Gefühl, als warte jemand nur darauf, ihn zu attackieren, und wenn jemand ihn ganz leicht berührt, zuckt er zusammen.

Das ist der Zustand, der in einer von Terror regierten Situation erforderlich ist. Wenn man aber lange Zeit in dieser Situation lebt, entsteht dadurch ein bleibender Eindruck oder das, was ich "Wurzel" nenne: auch an einem sicheren Ort bleibt die innere Verwurzelung in der Angst noch bestehen, und wenn es irgendwo die geringste Unruhe gibt, gerät man in extreme Panik. Weil jemand eine Menge Terror durchgemacht hat, ruft eine nur ein wenig ähnliche Situation eine übermäßig starke Reaktion in ihm hervor.

Wurzeln können weitergegeben werden

Als ich meine Fälle unter diesem Gesichtspunkt anzuschauen begann, fand ich einige Fälle, wo ich den Ursprung des gegenwärtigen Zustandes des Patienten auf eine Situation in der Vergangenheit zurückführen konnte. In den meisten Fällen jedoch konnte ich im gesamten Leben des Patienten keine solche Situation finden. Überdies fiel mir auf, daß selbst in Kindern und neugeborenen Babys diese Zustände existieren. Deshalb wurde es notwendig herauszufinden, woher diese Zustände ursprünglich kamen. Da begann ich zu bemerken, daß Kinder sehr häufig einen Zustand haben, der mit dem der Mutter in ihrer Schwangerschaft identisch ist. Bei anderen Kindern bemerkte ich eine auffällige Ähnlichkeit sogar bis in kleinste Details zwischen ihrem Zustand und dem Zustand von einem der Eltern. Hier ist ein Fallbeispiel.

Es ist der Fall eines zehnjährigen Jungen, der mir durch Kollegen für die Behandlung eines sehr schweren und chronischen Hautleidens überwiesen wurde. Der Junge kam mit Furunkeln an den Extremitäten, die sehr schmerzhaft waren und juckten. Im letzten Monat hatte er nicht einmal sitzen oder stehen können. Er wurde in meinen Behandlungsraum getragen, weinend, seine Furunkel voller Eiter.

Die Geschichte der Furunkel ging auf den vierten Lebensmonat des Jungen zurück. Seitdem war er von einigen Ärzten und mit verschiedenen Therapieformen inklusive der Homöopathie behandelt worden, aber ohne Erfolg.

Um den Juckreiz zu beschreiben, sagte mir die Mutter, daß dieser so schlimm war, daß der Junge seine Haut abreißen wollte. Mit geballten Fäusten schrie er fast wie ein

Verrückter vor lauter Juckreiz. Er sagte: "Tötet mich, das ist zuviel für mich, ich möchte nicht leben."

Wenn der Juckreiz zu stark wurde, sagte er: "Gib mir ein Messer, ich möchte in meine Arme stechen." Als Kind war der Junge sehr abhängig von einer bestimmten Gottheit. Zu ihrer Ehre komponierte er Lieder. Durch den Juckreiz wurde der Junge ärgerlich mit der Gottheit: "Ich habe so viel für sie getan, dies ist, was sie mir zugefügt hat." Während er dies sagte, zerriß er das Bild der Gottheit

Er ist sehr empfindlich, sowohl auf geistiger Ebene als auch mit der Haut. Selbst einen Tropfen Wasser kann er nicht ertragen; er mag nicht baden und ist durstlos.

Der Juckreiz mit seiner begleitenden Heftigkeit ist nicht immer vorhanden, sondern nur gelegentlich. Er verhält sich grausam. Er sagt: "Ich werde verrückt werden."

Auf der körperlichen Ebene finden wir eine Abneigung gegen Gemüse, Verlangen nach Schokolade und Abneigung gegen Sonnenhitze.

In diesem Fall können wir die folgenden Geistes- und Gemütssymptome sowie Allgemeinsymptome finden:

- Heftigkeit;
- beschimpfen;
- schlagen;
- Grausamkeit;
- zerreißen, Impuls zu;
- schneiden, Verstümmeln, verlangt andere zu;
- Impuls, ins Fleisch zu stechen;
- empfindlich auf religiöse Musik;
- Verlangen nach Schokolade;
- Abneigung gegen Gemüse;
- Abneigung gegen Wasser.

Die hauptsächlichen Gefühle, die mit diesem Zustand zusammenhängen, sind:

- Verlassenheitsgefühl (durch die Gottheit) – Rubrik: "Wahnidee, ist verlassen".
- Gefühl des Gefoltertseins (durch die Gottheit) – Rubrik: "Wahnidee, er wird gefoltert".
- Gefühl des Erduldenmüssens – Rubrik: "Wahnidee, hat erduldet".

Von diesem Gefühl her rühren die heftigen Reaktionen.

Er hat Hautausschläge und verhält sich wie in einer Situation, in der er gefoltert wird und von der Person verlassen ist, der er dient und von der er abhängig ist (Gottheit).

Das Arzneimittel für einen solchen Zustand ist *Lyssinum* (*Hydrophobinum*). Dies war ein eigentümlicher Zustand, dessen Auftreten durch keine Situation in der Vergangenheit des Jungen erklärbar ist. Der Junge hatte das Problem sogar im frühen Alter von vier Monaten entwickelt. Deshalb habe ich die Geschichte der Mutter während ihrer Schwangerschaft untersucht und folgendes herausgefunden:

Die Mutter hatte starke Zahnschmerzen während der gesamten Schwangerschaft. Dies war ihre zweite Schwangerschaft. Ihr erstes Kind war eine Totgeburt. Seit dem Beginn der zweiten Schwangerschaft hatte die Mutter das Gefühl, daß etwas Schreckliches passieren würde. Sie betete die ganze Zeit. Das Baby war zehn Tage übertragen. Daraufhin entwickelte sie Panik und war sehr angespannt. Sie stand vor dem Bild der gleichen Gottheit mit geballten Fäusten und weinte: "Warum tust du mir dies an?" Sie hatte Angst vor Hunden und ein Verlangen nach Schokolade. Die herausragendsten Symptome der Mutter sind die folgenden:

- Zahnschmerzen während der Schwangerschaft;
- Furcht während der Schwangerschaft;
- Furcht vor Unheil;
- Beten;
- Furcht vor Unglück;
- Furcht, es könnte sich etwas ereignen;
- Gefühl des Gefoltertseins;
- Verlangen nach Schokolade.

Das Gefühl ist das gleiche: "*Bedrängt von jemandem, von dem sie abhängt, ein Empfindung von Unrecht, Verlassenheitsgefühl*". Das Arzneimittel für diesen Zustand ist *Lyssinum*.

Es war für mich eine erstaunliche Erfahrung, sogar bis in die kleinsten Details den Zustand der Mutter während der Schwangerschaft zu erkennen. Der Junge besserte sich unter *Lyssinum* sehr. Einer der wahrscheinlichen Gründe dafür, daß dieses Arzneimittel dem Jungen nie durch die überweisenden Kollegen oder andere Homöopathen verschrieben worden war, ist, daß bei *Lyssinum* ein Bezug zur Haut völlig unbekannt ist. In der Materia Medica gibt es keine Erwähnung von Furunkeln oder anderen Hautbeschwerden. Dieser Fall ist ein weiteres eklatantes Beispiel für die Notwendigkeit des Verständnisses von Krankheit, nämlich daß sie ein Seinszustand des Individuums ist und nicht bloß ein lokales Problem.

Ich begann, dieses Phänomen bei verschiedenen Fällen zu beobachten. Eine meiner ersten Beobachtungen war:

Wenn die Mutter einen sehr intensiven Zustand in ihrer Schwangerschaft hatte, zeigt das Kind fast immer den gleichen Zustand. Als mir erst einmal die Idee des Weitergebens von Krankheitszuständen von einer Generation zu der nächsten gekommen war, begann ich andere Übertragungsmöglichkeiten außer dem durch Schwangerschaft zu untersuchen, durch welche diese Tendenzen zu Krankheitszuständen oder Wurzeln übertragen werden können.

Es fiel mir auf, daß der Zustand der Eltern zum Zeitpunkt der Konzeption, wenn er intensiv war, als Wurzel auf das Kind übertragen wurde.

Die Bildung von Wurzeln

Wurzeln werden auf die folgende Weise gebildet:

- durch die Existenz eines intensiven Zustandes über einen langen Zeitraum bei einem Menschen;
- der intensive Zustand einer Mutter während ihrer Schwangerschaft wird auf das Kind als Wurzel übertragen;
- der vorherrschende krankhafte Zustand von Vater sowie Mutter zum Zeitpunkt der Konzeption wird auch beim Kind als Wurzel erscheinen;
- die Wurzeln von Vater und Mutter zum Zeitpunkt der Konzeption werden beim Kind auch zu Wurzeln werden.

Die Reihenfolge, in der ich diese vier Quellen erwähnt habe, ist auch die Reihenfolge ihrer Erregbarkeit, das heißt, die erste ist am leichtesten erregbar und am ehesten in einen aktiven Krankheitszustand verwandelt.

Dazu gibt es einen Witz: Ein Dieb und eine Taschendiebin heirateten, und ihre Ehe war mit der Geburt eines Prachtkindes gesegnet. Nach der Geburt aber hielt das Baby die Faust geballt und weigerte sich, sie zu öffnen. Als die Eltern das Kind nach Hause brachten, öffnete es seine Faust, und der Ring der Hebamme fiel heraus!

Warum entwickeln Kinder derselben Eltern verschiedene Krankheiten, obwohl sie dieselben Wurzeln haben ?

Der krankhafte Zustand, unter dem wir letztendlich leiden werden, hängt von folgenden Faktoren ab:

- davon, welche Wurzel erregbar ist, und
- von den auslösenden Faktoren.

Der auslösende Faktor spielt eine sehr wichtige Rolle dabei, die Krankheit mitzubestimmen, unter der wir leiden werden. Wenn es zwei Wurzeln von gleicher Erregbarkeit gibt, dann wird ein spezifischer auslösender Faktor die eine mehr als die andere betreffen.

Die situativ bedingten Unterschiede bei beiden Eltern zum Zeitpunkt der Konzeption ihrer verschiedenen Kinder könnte für die Unterschiede bei den Wurzeln der Kinder in Frage kommen. Dies würde erklären, warum Kinder derselben Eltern verschiedene Wurzeln haben oder Wurzeln von verschiedener Stärke. Hier wird es notwendig, zwischen der Stärke und der Erregbarkeit einer Wurzel zu unterscheiden. Die Stärke einer Wurzel (oder Tiefe) hängt davon ab, wie lange der Zustand, bis zurück in vergangene Generationen, angehalten hat. Wenn der Krankheitszustand schon eine lange Zeit bestanden hat (durch verschiedene Generationen hindurch), wird sich eine starke (tiefe) Wurzel bilden. Die Erregbarkeit einer Wurzel – was bedeutet, wie leicht sie durch äußere Faktoren erregt werden kann – hängt davon ab, vor wie kurzer Zeit der Krankheitszustand aktiv gewesen war. Je kürzer der aktive Krankheitszustand zurückliegt, desto erregbarer die Wurzel. Ich habe zum Beispiel herausgefunden, daß der Zustand der Mutter während der Schwangerschaft die erregbarste Wurzel für das Kind bildet. Um ein Beispiel zu nennen: Vor der Schwangerschaft brauchte eine

Frau *Calcarea*, aber während der Schwangerschaft wurde sie ängstlich und schreckhaft und entwickelte einen sehr starken *Stramonium*-Zustand; wahrscheinlich hatte sie überhaupt keine *Stramonium*-Wurzel. Für das Kind wäre die erregbarste Wurzel nicht *Calcarea*, sondern es wäre die Wurzel von *Stramonium*. Dieses Wissen war unseren Vorfahren bekannt, denn sie bestanden darauf, daß die Mutter während der Schwangerschaft ruhig und glücklich sein sollte, damit auch das Kind diese Eigenschaften entwickle. Die Idee von Wurzeln zeigt uns auch, warum bestimmte Arzneimittel bei bestimmten Nationen häufiger indiziert sind. Ich verstehe zum Beispiel, warum in England *Stramonium* (mit Terror und Beten) häufig indiziert ist. Einer der möglichen Gründe dafür könnte der Weltkrieg sein, der einen Zustand von Panik und Terror im ganzen Land hinterlassen hat, und die Wurzeln dieses Zustandes wurden auf Generationen von Menschen übertragen, die zu diesem Zeitpunkt geboren wurden.

Wir finden ziemlich häufig, daß Zwillinge verschiedene Arzneimittel brauchen. Das ist darauf zurückzuführen, daß, obwohl sie dieselben Wurzeln geerbt haben, ihre Erziehung und Behandlung verschiedene Wurzeln erregt und dadurch verschiedene Zustände in ihnen hervorgerufen haben.

Erziehung erschafft also nicht die Wurzeln, sondern erregt die vorher angelegten Wurzeln. Wenn zum Beispiel ein Geschwisterteil besser behandelt wird als das andere und beide Kinder Wurzeln für Eifersucht haben, wird nur die Wurzel des schlechter behandelten erregt werden.

Unterschwellige und dominierende Zustände

Bei meinen Patienten fiel mir auf, daß ein Zustand besonders herausragte. Während der Behandlung verschwand dieser Zustand mehr und mehr und ein anderer manifestierte sich. Nach Behandlung dieses zweiten Zustandes kam ein dritter recht klar hervor. Als dieser behandelt war, kam der erste Zustand wieder hoch; er war weniger intensiv und der Patient war gesünder, seine Symptome gingen in Richtung Heilung. Einer der ersten Fälle, wo ich das beobachten konnte, war der einer Frau, die mit vielen Beschwerden kam: Rückenschmerzen, Brustschmerzen, Bluthochdruck usw. Bei der Fallaufnahme konnte ich den Zustand des Arzneimittels *Kalium bichromicum* erkennen. Als ich ihr *Kalium bichromicum* gegeben hatte, besserte sie sich, brachte aber neue Symptome hervor, die ein anderes Arzneimittel indizierten, nämlich *Kalium carbonicum*, was ihr weitere Besserung brachte, jetzt aber das Bild eines dritten Arzneimittels, nämlich das von *Sulfur*, hervorrief. *Sulfur* tat ihr gut, aber bald danach konnte ich das *Kalium bichromicum*-Bild wieder sehen. Auf diese Art bewegte sie sich in Zyklen, und mit jedem Zyklus besserte sich schrittweise ihre Gesundheit.

Es ist, wie wenn man eine Wendeltreppe heruntergeht: Mit jeder Runde kommen wir zum alten Punkt, aber eine Ebene tiefer.

Ähnliche Zyklen von Arzneimittelzuständen sind in der homöopathischen Literatur wohlbekannt. Der bekannteste ist der *Sulfur/Calcarea carbonica/Lycopodium*-Zyklus. Ein anderes Trio besteht aus *Causticum/Colocynthis/Staphysagria*. Es müssen nicht immer drei Zustände sein, sondern jede Zahl ist möglich. Die Idee ist die der Existenz von verschiedenen Zuständen in einer Person, von denen einer zu einem bestimmten Zeitpunkt herausragt.

Sehen Sie dazu folgende Abbildungen: (I.d.Z. = Intensität des Zustandes):

Ausgangsposition

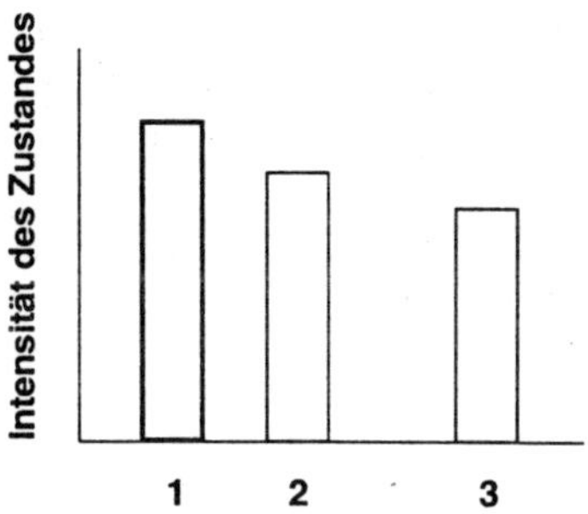

Abbildung A

Position nach Behandlung von Zustand 1

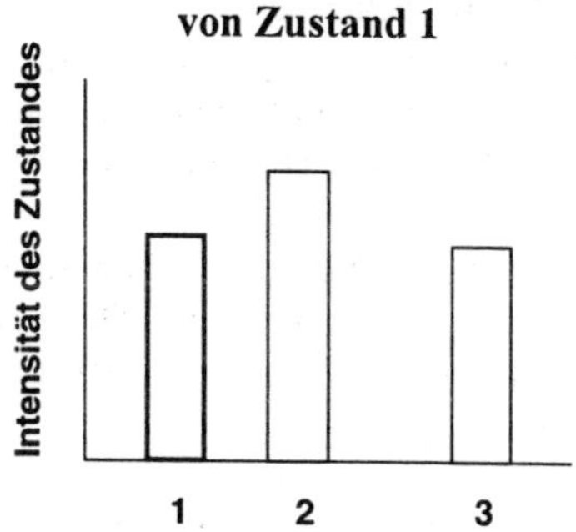

Abbildung B

Position nach Behandlung von Zustand 2

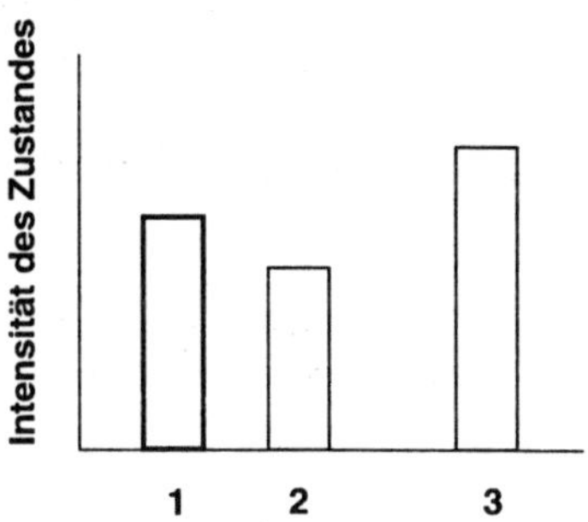

Abbildung C

Position nach Behandlung von Zustand 3

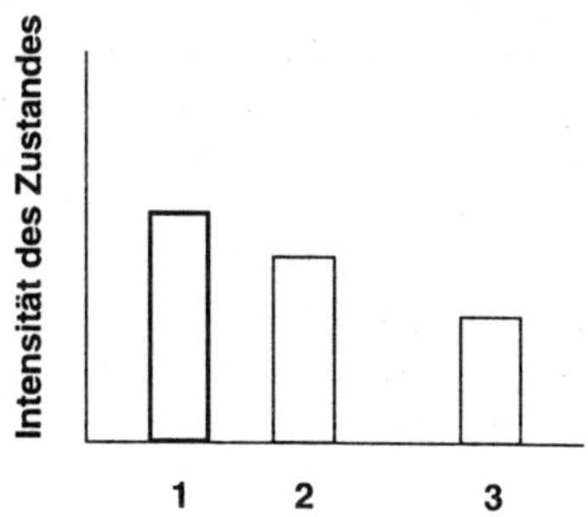

Abbildung D

Wenn Zustand 1 herausragend ist, nenne ich Zustand 2 und 3 unterschwellig und Zustand 1 beherrschend (Abbildung A). In Abbildung B wird der zweite Zustand zum beherrschenden. Man kann das mit dem Parlament einer Nation vergleichen. Die Mehrheitspartei regiert und erlegt ihre Grundsätze der Nation auf. Die anderen Parteien bestehen, sind aber machtlos. Wenn die Anzahl der Mandate der Mehrheitspartei reduziert wird auf weniger als die der nächstgrößeren Partei, übernimmt die zweite Partei die Führung. Wenn diese Partei Mandate verliert, kommt eine dritte Partei an die Macht. Wenn deren Mandate reduziert werden, kommt eine dritte Partei an die Macht. Schließlich kommt die ursprüngliche Mehrheitspartei wieder an die Macht. Aber mit jedem Zyklus dieses Wechsels haben die Parteien weniger Mandate, und ihre Fähigkeit, entscheidende Veränderungen zu bewirken, nimmt konsequenterweise ab.

Der Unterschied zwischen einem unterschwelligen Zustand und einer Wurzel

Dies kann wie folgt erklärt werden. Wenn Sie Angst um die Gesundheit als hauptsächliches Merkmal des Geistes- und Gemütszustandes haben, ist dies der gegenwärtig beherrschende Zustand. Sie hören plötzlich ein Geräusch und Sie spüren, daß ein Dieb in Ihr Haus eingedrungen ist. In dieser Situation wird der Zustand unterschwellig, und ein neuer Zustand wird beherrschend. Deshalb gibt es Angst um die Gesundheit, auch wenn man sie nicht sehen kann. Wenn Sie jetzt die Polizei anrufen, die den Dieb fangen soll, entdecken Sie plötzlich Rauch und denken, daß da irgendwo im Haus Feuer ist. Hier wird wiederum die Furcht vor dem Dieb unterschwellig, und die Angst vor Feuer wird beherrschend.

Wenn Sie die Feuerwehr anrufen und das Feuer gelöscht ist, dann wird die Furcht vor Dieben wieder beherrschend. Die Angst vor dem Dieb und die Angst um die Gesundheit waren die ganze Zeit da, jedoch unterschwellig. Deshalb werden sie "unterschwellige Zustände" genannt.

Unterschwellige Zustände sind keine Wurzeln, denn wären sie Wurzeln und keine Zustände, würde – in Abwesenheit des auslösenden Faktors – kein Zustand übrigbleiben, wenn Furcht vor Feuer verschwunden wäre; es sei denn, es gäbe einen auslösenden Faktor. Falls aber ohne auslösenden Faktor ein Restzustand vorhanden bleibt, ist dieser nicht Wurzel.

Lassen Sie uns ein anderes Beispiel nehmen. Ein Mensch hat das Talent, Arzt, Anwalt oder Bauer zu werden. Er hat diese drei Talente in sich. Er hat Wurzeln, jeden dieser drei Berufe zu ergreifen, aber zu diesem Zeitpunkt wird in seiner Gegend ein Arzt am meisten gebraucht; dies ist der auslösende Faktor für ihn, Arzt zu werden. Er wird deshalb Arzt, und einige Zeit lang übt er die Medizin aus.

Dann gibt es Krieg in dem Land, und jeder wird in die Armee eingezogen. Also wird dieser Arzt jetzt Soldat. "Soldat" ist jetzt sein beherrschender Zustand, und "Arzt" ist sein unterschwelliger Zustand.

Wir sehen, daß in diesem Fall das Arztsein ein unterschwelliger Zustand ist, weil der Mensch nach Kriegsende wieder zum Arzt wird; der Zustand war in ihm die ganze Zeit vorhanden, wenn auch unterschwellig.

Der Unterschied zwischen einer Wurzel und einem unterschwelligen Zustand liegt also darin, daß sich ein unterschwellliger Zustand auch ohne auslösenden Faktor wieder als Krankheit manifestiert, sobald ein vorherrschender Zustand an Kraft verloren hat, während eine Wurzel immer einen spezifischen auslösenden Faktor braucht, um sich als Krankheit zu manifestieren.

Wenn wir eine Wurzel wie folgt darstellen: und eine Krankheit wie folgt:

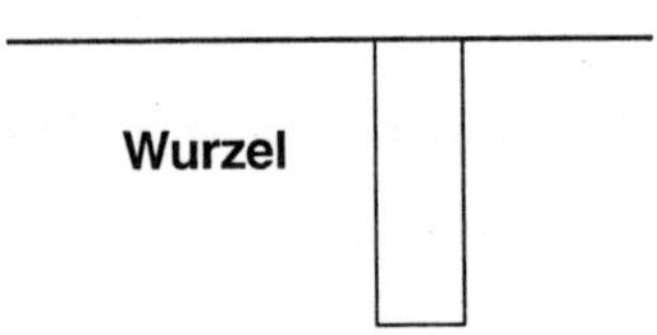

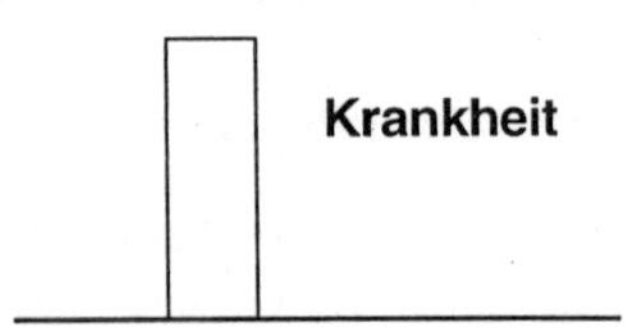

können wir für jedes Individuum ein Bild haben wie das folgende:

Modell von Krankheitszustand und Wurzeln bei einem Menschen

Wir sind jetzt in der Lage, dieses Bild von Krankheiten und Wurzeln zu verstehen. Wir können haben:

- Krankheiten mit Wurzeln (A, C),
- Krankheiten ohne Wurzeln (B),
- Wurzeln ohne Krankheiten (D, E).

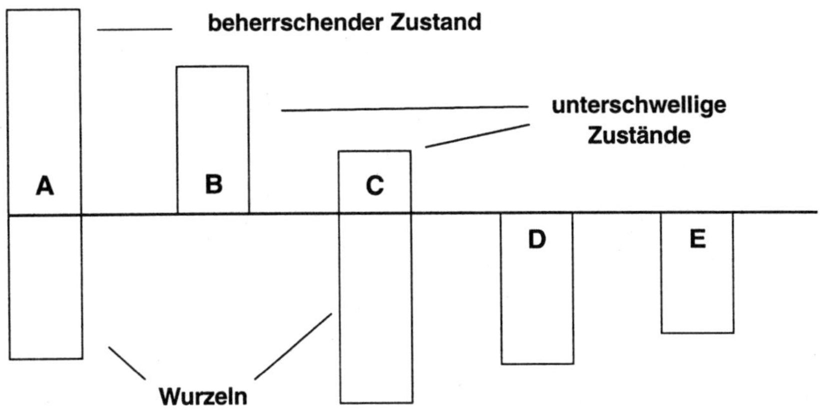

5

UNVERHÄLTNISMÄSSIGE REAKTIONEN

In den vorangegangenen beiden Kapiteln haben wir Krankheit untersucht und als eine Haltung verstehen gelernt, die der Organismus einer bestimmten Situation angemessen annimmt. Wenn diese Haltung entweder unangemessen oder unverhältnismäßig zu der gegenwärtigen Situation ist, muß sie behandelt werden. Wir haben die Gründe für die Entwicklung von unangemessenen Haltungen im einzelnen untersucht und gesehen, daß sie von Erinnerungen an vergangene Situationen herrühren; solche Erinnerungen nennen wir Wurzeln.

In diesem Kapitel werden wir den Grund für unverhältnismäßige Reaktionen zu verstehen versuchen. Unverhältnismäßige Reaktionen kann man einige Male jeden Tag begegnen; man könnte sogar sagen, daß eine Reaktion, die im rechten Verhältnis zum Streß steht, eher die Ausnahme als die Regel bildet. Nehmen Sie irgendeinen Streß; zum Beispiel ein Feuer im Haus oder sogar nur Rauch, der aus einem Zimmer kommt. Wieviele von uns werden angemessen darauf reagieren? Unsere Panik, Verwirrung und Ängstlichkeit werden bei weitem das übersteigen, was erforderlich ist, und das schadet mehr als es nützt. Solch eine Überreaktion ruft im Organismus viel mehr Streß als nötig hervor, und dieses Übermaß an Streß kann in einigen Fällen einen lebenswichtigen Faktor ausmachen, wie wir später sehen werden.

Wir nehmen wieder das bekannte Beispiel des Menschen, der von einem Löwen verfolgt wird. Solange der Löwe ihn jagt, ist er in panischer Angst. Dies hindert ihn daran klar zu denken, was wiederum die Panik anwachsen läßt, und dieser Teufelskreis bringt ihn in einen Zustand, in dem seine Reaktion jenseits aller Angemessenehit zur Situation ist. Das schafft soviel Streß in ihm, daß er eher daran stirbt als durch den Löwen selbst!

Dieses Außer-Kontrolle-geraten kann durch Einsatz der Willenskraft gemindert werden. Der Mann, der wegen Rauch in Panik gerät, kann seine unverhältnismäßig starke Reaktion dadurch abschwächen, daß er sich kraft seines Willens zurückhält und zu denken beginnt. Wenn er sich zurückhält und sagt: "Ich darf nicht überreagieren", kann sein Streß bis zu einem gewissen Ausmaß reduziert werden.

Das ganze Phänomen kann wie folgt beschrieben werden: *Durch eine erregende Ursache (Streßfaktor) gerät ein Zustand gewöhnlich außer Kontrolle, aber eine solche Reaktion kann manchmal durch Einsatz der Willenskraft verzögert werden.*

Die Wirkungsweise dieses Phänomens ist etwas unterschiedlich bei Krankheiten mit Wurzeln und denen ohne, und wir werden diese beiden getrennt betrachten.

Krankheiten ohne Wurzel

Manche Krankheiten sind ohne Wurzel. Sie treten aufgrund eines sehr starken Faktors auf. Die großen Epidemien treten zum Beispiel aufgrund hochpathogener Keime auf, die die Abwehr überwältigen und ihren eigenen Zustand herstellen, egal in welchem Zustand der Organismus ist. Bei solchen Epidemien ist normalerweise der Zustand bei den meisten kranken Individuen der gleiche.

Eine solche Choleraepidemie fand zu Hahnemanns Lebzeiten statt, und er konnte ausmachen, daß diese Epidemie spezielle Arzneimittel erforderte. Diese Arzneimittel konnten erfolgreich zahllose Patienten behandeln, die an Cholera litten. Wir können das gleiche epidemieartige Phänomen bei verschiedenen akuten Beschwerden wie Verbrennungen, Dehydratation, Blutverlust, massiver Verletzung, schwerem emotionalen Schock, usw., beobachten. Die Heftigkeit der Streßfaktoren versichert hier wiederum die Gleichförmigkeit der Reaktion. Die meisten Menschen werden durch diese Faktoren in ähnliche Zustände kommen und werden auf ähnliche Mittel ansprechen. Diese Arzneimittel können sehr oft den entscheidenden Unterschied zwischen Leben und Tod ausmachen.

Die Frage stellt sich, wodurch das homöopathische Arzneimittel in einer solchen Situation den Unterschied bewirkt. Wir haben schon erwähnt, daß, wenn der Krankheitszustand im Verhältnis zum Streßfaktor steht, er nicht behandelt werden kann. So weit, so gut. Wenn deshalb ein Arzneimittel die Reaktion reduzieren hilft, muß das heißen, daß die Reaktion über den Streßfaktor hinausgeht und auf eine Stufe zurückgeführt wird, die angemessen ist. So bewirkt das homöopathische Arzneimittel den lebenswichtigen Unterschied und verhindert den Tod, der durch eine exzessive Reaktion hätte verursacht werden können.

Wenn der Streßfaktor zu intensiv ist und der Körper damit nicht fertig wird, wird das sicher zum Tod führen. In vielen Fällen ist der Streßfaktor jedoch nicht so intensiv, sondern die in keinem Verhältnis stehende Reaktion verursacht einen heftigen Streß, den der Körper nicht bewältigen kann.

Solch eine exzessive Reaktion besteht aufgrund des vorher beschriebenen Phänomens, nämlich: *Unter dem Einfluß des Streßfaktors gerät der Zustand gewöhnlich außer Kontrolle*.

Krankheiten mit Wurzel

Bis jetzt haben wir die Wirkungsweise des Phänomens von exzessiver Reaktion bei Krankheiten ohne Wurzel untersucht, wo sie einfach zu verstehen ist. Das gleiche Phänomen trifft jedoch auf Krankheiten mit Wurzel zu, wenn auch auf eine kompliziertere Art. Der Unterschied besteht darin, daß Faktoren, die bei gesunden Menschen (das sind Menschen ohne Krankheitswurzel) harmlos sind, beim Vorliegen einer Wurzel zu krankheitsauslösenden Faktoren werden. Je erregbarer die Wurzel, desto größer die Wahrscheinlichkeit von immer kleineren Faktoren, die den krankhaften Zustand auslösen können. Wenn wir daher das Phänomen einer exzessiven Reaktion bei diesen Menschen betrachten, sehen wir, daß sie unter ständigem Einfluß des auslösenden Faktors stehen (auslösend für sie), und und deshalb ist ihr Zustand (aufgrund ihrer Wurzel) nicht nur unpassend für die gegenwärtige Situation, sondern auch unverhältnismäßig stark. In den meisten chronischen Fällen sehen wir daher nicht nur unpassende Reaktionen – das sind Reaktionen, die in einer anderen Situation richtig wären, sondern auch den Verhältnissen völlig unangemessene Reaktionen.

Um noch einmal unser Beispiel von dem Mann zu wiederholen, der von einem Hund verfolgt wird und reagiert, als ob er von einem Löwen gejagt würde: Wir können erkennen, daß er nicht nur reagiert, als ob ein Löwe ihn jagt, sondern daß seine Reaktion, selbst wenn es ein Löwe wäre, unverhältnismäßig stark ist.

Schlußfolgerung

Mit Hilfe der letzten drei Kapitel haben wir verstanden, daß Krankheit eine Haltung ist, die vom Organismus zum Überleben in einer bestimmten Situation angenommen wird. Üblicherweise ist es so, daß diese Situation nicht existiert und/oder die Reaktion exzessiv ist. Dies kann ein Streß für den gesamten Organismus sein und wird die Pathologie/die pathologischen Tendenzen eines Menschen verschlimmern. Im nächsten Kapitel wollen wir untersuchen, was Krankheiten in unserem Leben bedeuten und was für Auswirkungen sie auf unsere Gedanken, Gefühle und Tätigkeiten haben. Wir werden außerdem nachvollziehen, daß das homöopathische Konzept dem anderer Disziplinen sehr ähnlich ist.

6

GESUNDHEIT UND KRANKHEIT

PSYCHOLOGISCHE UND PHILOSOPHISCHE ÜBERLEGUNGEN

Krankheit besteht aus zwei Elementen, aus einer generalisierten Störung des ganzen Organismus und aus Lokalsymptomen. Es ist erkennbar, daß generalisierte Störungen (die physikalische, allgemeine und psychologische Änderungen einschließen) der Lokalisation eines Problems vorangehen. Diese generalisierte Störung ist vermutlich das, was Hans Selye (*die* Autorität zum Thema Streß) als das allgemeine Anpassungssyndrom beschrieben hat. Die gesamte generalisierte Störung oder Veränderung kann als angepaßte Haltung zum Überleben in einer bestimmten Situation verstanden werden. Es ist offensichtlich, daß, wenn die Situation existiert und intensiv genug ist, solch eine Anpassung das Überleben sicherstellen würde und daher nicht behandelbar ist. Wenn andererseits eine solche Situation nicht existiert oder ihre Intensität in keinem Verhältnis steht, ist die gesamte Anpassung eine Fehlanpassung und muß korrigiert werden.

Krankheit als eine Haltung

Zusammengefaßt ist Krankheit eine Haltung, ein Seinszustand, der einer bestimmten, aber gegenwärtig nicht vorhandenen Situation angemessen und angebracht ist. Krankheit entsteht aus schwerwiegenden Situationen, die diese Haltung oder diesen Seinszustand für das Überleben erfordern. Dieser Zustand hinterläßt einen Eindruck, den wir Wurzel nennen können, die später aktivierbar ist.

Krankheit setzt Bedingungen für das Wohlbefinden. Wenn wir uns vorstellen, daß uns ein Löwe jagt, fühlen wir uns nicht o.k., wenn wir nicht rennen. Wenn Ihre Krankheit in gleicher Manier in der Situation entstand, wo Sie erfolgreich sein mußten, um geliebt zu werden oder zu überleben, werden Sie sich nicht o.k. fühlen, wenn Sie nicht erfolgreich sind. Diese Bedingungen beschränken Ihr Leben in der Gegenwart und das auf die Situation angemessene Reagieren. Der Geizhals hat ständig das Bedürfnis, nach seinem Geldbeutel zu schauen. Er wird dies auch tun, wenn er den Taj Mahal besucht, statt dessen Schönheit zu bewundern. *Krankheit setzt daher viele Bedingungen für das Wohlbefinden.* Sie hat die Qualität: "Ich bin nur o.k. wenn..." Solche Bedingungen für unser Wohlbefinden (Zwangshandlungen) entstehen üblicherweise durch unsere Gefühle oder Ängste und insbesondere unsere fixen Ideen beim Betrachten gegenwärtiger Situationen (Zwangsvorstellungen). Die Angst des Geizhalses rührt von der fixen Idee her, daß er von den Menschen um ihn herum betrogen wird. Zwangsvorstellungen oder fixe Gefühle werden in einer bestimmten Situation gebraucht, in der wir glauben zu sein. Wir betrachten die meisten Situationen durch die Brille unserer zugrundeliegenden Täuschung, und das ist unsere Krankheit, – ein Überbleibsel einer vergangenen Situation, die einen Eindruck bei uns hinterlassen hat (Wurzel).

Bedingungen für das Wohlbefinden

Aufgrund dieser Bedingungen (Zwangshandlungen) und Zwangsvorstellungen (fixe Gefühle) wird unsere Fähigkeit, auf eine Situation zu reagieren, eingeschränkt. Diese Einschränkung ist ein Maß für unsere Krankheit. Wenn eine solche Einschränkung stattfindet, bleiben wir für das, was vor uns liegt, nicht länger offen. In den meisten Situationen fühlen wir uns nicht einfach wohl, sondern fühlen uns nur dann wohl, wenn unsere Bedingungen zum Wohlbefinden befriedigt sind. Der Erfolgsmensch fühlt sich in all denjenigen Situationen unsicher, die nichts mit seinem Erfolg zu tun haben. Man kann sagen, daß er eine solche Situation viel notwendiger braucht als die Situation ihn braucht. Ein Erfolgsmensch braucht die Situation, in der er erfolgreich sein kann, viel mehr, als den Erfolg selbst, und entscheidet sich daher für keine andere Situation. Ein kranker Mann ist wie jemand, der das Gefühl hat, daß die Gänge seines Autos bis auf den ersten alle nicht funktionieren, und deshalb muß er den bergauf führenden Weg wählen, weil dies die einzige Situation ist, in der er sich o.k. fühlen kann. Auf jeder anderen Straße würde er weit hinter den anderen zurückbleiben. Gefühle, nicht o.k. zu sein, und Bedingungen von Wohlbefinden sind die auffälligsten Auswirkungen von Krankheit.

Demgegenüber steht die Tatsache, daß Gesundheit ein Zustand von bedingungslosem o.k.-sein ist; man fühlt sich o.k. ohne jegliche Bedingungen. Sie erlaubt uns, im Moment zu leben und angemessen und wohl ausgewogen auf die Situation zu reagieren, der man sich gegenübergestellt sieht. Wenn Leistung gefordert ist, ist man bereit zu Leistung, wenn Passivität gebraucht wird, kann man passiv sein. Man muß nicht um des eigenen Wohlbefindens willen Leistung erbringen oder passiv bleiben. Man ist wie jemand, der weiß, daß bei seinem Auto alle Gänge funktionieren. Man muß sich nicht immer auf Bergstraßen bewegen, sondern kann frei herumreisen. *Gesundheit bedeutet Freiheit, Spontaneität und Leben in der Gegenwart; der uns innewohnende Geist ist in der Lage, den Anforderungen einer Situation gerecht zu werden.* Ein kranker Mann kann nur jene speziellen Situationen bewältigen, in denen seine Bedingungen für sein Wohlbefinden erfüllt sind. Gesundheit beschreibt außerdem den Raum, in dem ein Mensch die Freiheit Freiheit, sich selbst zu sein und sich auszudrücken. Er kann andere annehmen, ohne daß sie so oder so sein müssen. Deshalb kann man Gesundheit durch jene berühmten Worte von Thomas Harris: "Ich bin o.k., du bist o.k." ausdrücken. Der Philosoph Sosan (dritter Zenpatriarch) sagt:

> "Der Pfad der Erleuchtung ist nicht schwierig für die, die keine Vorlieben haben; wenn es weder Liebe noch Haß gibt, wird alles klar und unverhüllt. Mach jedoch die geringste Unterscheidung, und Himmel und Erde sind auf immer voneinander getrennt. Wenn du die Wahrheit erkennen willst, dann bilde dir keine Meinung, weder dafür noch dagegen. Der Kampf zwischen dem, was du magst und was du nicht magst, ist die Krankheit des Geistes."

Im gesunden Zustand hat der Mensch deshalb keine Vorlieben, keine Zwangshandlungen, und er akzeptiert die Dinge wie sie sind.

Der gesunde Mensch als ein Instrument für den Geist

Hahnemann schrieb im Paragraph 9 des Organon:

> "Im gesunden Zustand des Menschen waltet die geistartige, als Dynamis den materiellen Körper (Organismus) belebende Lebenskraft (Autokratie) unumschränkt und hält alle seine Teile in bewunderungswürdig harmonischem Lebensgange in Gefühlen und Tätigkeiten, so daß der uns inwohnende, vernünftige Geist sich dieses lebendigen, gesunden Werkzeugs frei zu dem höheren Zwecke unseres Daseins bedienen kann."

Rabindranath Tagore dachte ähnlich und schrieb:

> Der mich unendlich schuf,
> hat daran seinen Gefallen.
> Diese kleine Flöte aus Schilf
> trugest Du über Berg und Tal
> und bliesest da hinein
> immer neue Melodien.
> Dieses zerbrechliche Gefäß
> leerest Du immer wieder neu
> und füllest es wieder und wieder
> immer mit frischem Leben.

All diese Zitate spiegeln dieselbe Idee wider. Der menschliche Organismus ist nur ein Instrument des Geistes. Gesundheit hat die Qualität, vollkommen offen für Aufgaben zu sein. Dieses Instrument kann bis zu seinem vollen Ausmaß gebraucht werden; es ist nicht blockiert. Krankheiten schließen eine Blockade für ihren Gebrauch ein. Eine gesunde Flöte ist eine, die klar ist, ihre Löcher sind offen, und sie kann für jede Melodie verwendet werden, die zur Situation paßt. Krankheit der Flöte würde bedeuten, daß einige ihrer Löcher blockiert sind, und sie daher nur ein oder zwei Töne spielen kann. Sie kann in allen Situationen zur Anwendung kommen, aber nur in solchen Situationen, wo diese Töne maßgebend sind; sie kann als Pfeife gebraucht werden. Die kranke Flöte unterliegt dem Zwang, nur als Pfeife brauchbar zu sein.

Das Maß von Gesundheit ist davon abhängig, wie sehr jemand eine Situation braucht, um sich o.k. zu fühlen und wie sehr die Situation von ihm erfordert, auf diese besondere Art und Weise zu handeln. Die Lebensgeschichte gesunder Menschen sieht so aus, daß die Situation sie mehr erfordert hat als sie die Situation gebraucht haben. Das Maß des Wohlbefindens macht die Gesundheit des Menschen aus. Er kann bedingungslos und angemessen in allen Situationen reagieren und braucht keine bestimmte Situation, um sich o.k. zu fühlen.

Blockierung ist eine Täuschung

Warum ist die Flöte blockiert? Warum ist sie nur o.k. als Pfeife? Ist sie wirklich blockiert? In der Realität gibt es keine Blockierung. Die Flöte, die zu irgendeinem Zeitpunkt in der Vergangenheit blockiert war, "lebt" in der Vorstellung, immer noch blockiert zu sein.

Diese Täuschung schafft Bedingungen für sie, sich o.k. zu fühlen, und sie erlaubt dem Flötisten nicht, die anderen Töne zu gebrauchen (von denen die Flöte annimmt, daß sie blockiert sind). Deshalb ist die Blockierung nichts anderes als eine Bedingung, sich o.k. zu fühlen. Jemand fühlt sich nicht o.k., wenn bestimmte Bedingungen nicht erfüllt sind. Diese Bedingungen entstammen seiner Täuschung über sich selbst und seine Situation. Er fühlt zum Beispiel: "Nur wenn ich erfolgreich sein kann, werde ich umsorgt und geliebt." Die Täuschung hält uns davon ab, die Dinge zu sehen, wie sie sind. Der Leser wird um die folgende Übung gebeten: Sehen Sie sich dort um, wo Sie sitzen, und zählen Sie alle grünen Sachen. Wir versuchen, Ihre Beobachtung auf die Probe zu stellen. Nun beantworten Sie die folgende Frage: Wieviele blaue Dinge haben Sie gesehen? Wenn Sie Ihr Augenmerk auf etwas Besonderes richten, wird alles andere von Ihrer Wahrnehmung ausgeschlossen werden.

Krankheit ist eine Sichtbeschränkung, es ist eine eingeengte Art, die Dinge zu betrachten. Nur das Bewußtwerden dieser Täuschung kann sie beseitigen, so wie Licht Dunkelheit beseitigt. Täuschungen verschwinden nur durch Bewußtwerdung. Vieles von dem, mit dem Meditation, Philosophie und Psychoanalyse zu tun haben, ist die Schaffung von Bewußtwerdung der falschen Wahrnehmung der Realität. Auch die Homöopathie gründet sich darauf. Ein Bewußtwerden Ihrer Täuschung wird mit Hilfe des Arzneimittels derart hergestellt, daß Sie in Berührung mit der ursprünglichen Situation kommen, aus der diese Täuschung entstanden ist. Deshalb gründet es sich auf die gleiche Wahrheit: Krankheit ist Täuschung, Bewußtwerdung ist Heilung.

All dies mag esoterisch und theoretisch klingen, solange der Leser sich nicht selbst in dem Licht dessen betrachtet, was er bis jetzt verstanden hat. Wenn Sie sich ernsthaft selbst beobachten, werden Sie sehen, wie unwohl Sie sich in vielen Situationen fühlen und wie Sie sich an bestimmte Rollen klammern, in denen Sie sich o.k. fühlen. Diese Situationen, in denen Sie sich o.k. fühlen, erfüllen Ihre Bedingungen für Ihr Wohlgefühl. Sie sind gezwungen, in einer bestimmten Art und Weise zu handeln, obwohl eine andere Handlungsart angemessen wäre. In den meisten Situationen haben Sie die Wahl, sich zu entscheiden, wie Sie reagieren wollen, aber Sie entscheiden sich fast immer für eine oder zwei Arten von Reaktionen, gleichgültig wie die Situation ist. Diese fixe Art zu reagieren (Zwangshandlung) kommt durch die fixe Art, in der Sie sich selbst und die Situation, vor der Sie stehen, sehen (Zwangsvorstellung). Sowohl die Zwangsvorstellung als auch die Zwangshandlung kommen von der Wahrnehmung, die Sie von sich selbst in der Situation haben; dies ist ihre zugrundeliegende Täuschung.

Irgendwann in der Vergangenheit oder in einer früheren Generation findet sich, daß jemand durch eine Situation gegangen ist, die diese Art von Verhalten notwendig gemacht hat. Häufiger als Sie denken, können Sie herausfinden, daß Sie empfangen wurden, als einer Ihrer Eltern genau durch solch einen Zustand gegangen ist, oder eine solche Situation könnte Ihrer Kindheit entstammen. Wenn ein Waisenkind von niemandem Liebe bekam oder das Gefühl hatte, daß sich niemand um es kümmere, dann war es bedeutungslos, seine Gefühle anderen gegenüber auszudrücken. Diese Reaktion war in seiner Kindheit angemessen, da sie ihm half zu überleben. Wenn diese Haltung aber in seinem Erwachsenenzustand anhält, wird der Mensch unfähig zu kommunizieren. Er hat das zwanghafte Bedürfnis, nicht zu sprechen, sogar in Situationen, wo man ihm zuhört. Wenn er Liebe empfängt, kann er sie nicht akzeptieren, er hat das Gefühl (Zwangsvorstellung), daß er allen gleichgültig ist, und verharrt daher in der Zurückhaltung (Zwangshaltung). Dies kommt von seiner fixen Vorstellung, daß ihn niemand liebt. Dieses Überbleibsel aus der Vergangenheit wird ihn alle Situationen auf die gleiche Weise bewerten lassen, obwohl er sich in einigen Situationen befinden mag, in denen man sich um ihn kümmert, in denen er gewollt, respektiert und geliebt ist. Er wird weiterhin auf dieser Art Reaktionen beharren. Er wird sich vorzugsweise dort aufhalten, wo er keine Liebe bekommt, was wiederum sein Gefühl bestärkt, nicht gewollt zu sein. Wenn er geliebt wird, mag er sogar wegziehen.

Selbstreflexion

Die Absicht hinter diesem Beispiel ist, Sie zur Selbstbeobachtung aufzufordern und sich darüber klarzuwerden, was Ihre Zwangsvorstellungen und Zwangshandlungen sind, wo Sie sich beschränkt fühlen und in welchen Situationen Sie sich wohler fühlen und warum. Hierdurch werden Sie einen Eindruck Ihrer eigenen fixen Ideen, Ihrer eigenen Handlungen und Zwangshandlungen bekommen, und Sie können eine Ahnung davon bekommen, wie Sie Ihre Gesamtsituation wahrnehmen und entdecken, daß Ihre Wahrnehmung verzerrt ist. Solch eine Bewußtwerdung kann eine Veränderung herbeiführen.

Gesundheit als Anpassung

Wenn wir die Qualitäten eines gesunden Menschen untersuchen, finden wir allgemeine und psychologische Qualitäten und anatomische und physiologische Gegebenheiten. In seinem allgemeinen und psychologischen Zustand werden wir sowohl gesunde als auch eher kranke Eigenschaften wahrnehmen, zum Beispiel betreffs Körpertemperatur, Schweißneigung, Appetit, Puls und Atemfrequenz, Blutdruck, Haltung, Schlafverhalten, menstruellem Zyklus und Sexualverhalten. Im Geistes- und Gemütsbereich ist ein messendes Erfassen von emotionalen und intellektuellen Qualitäten schwieriger, dennoch können wir beurteilen, daß es einen gewissen Normalbereich für Ärger, Angst, Gedächtnis, Intelligenz, logisches Denken, Zuneigung usw. gibt. Auch für den Lokalbereich gibt es Normalbereiche wie den Säuregehalt im Magen oder Funktionswerte von Nieren und Leber. Auch die Daten der Körperstruktur – Grüße, Gewicht, Form der Hände und Füße usw. – bewegen sich in solchen Normalbereichen. Jede Veränderung der strukturellen Ausrichtung kann als anormal oder ungesund betrachtet werden.

Im gesunden Zustand des Menschen sehen wir auch eine bestimmte Geistes- und Körperhaltung. Diese Haltung ist das Ergebnis eines Anpassungsprozesses an eine bestimmte Situation. Der Mensch stammt vom Affen ab und hat seine ihm eigene individuelle Haltung entwickelt, um in einer neuen Situation zu überleben. Der Affe lebt auf Bäumen und ißt Früchte. Zu einem gewissen Zeitpunkt machte die Situation (vermutlich Zerstörung von Wäldern in einigen Regionen) es erforderlich, daß der Affe von den Bäumen herunterkam und zu jagen begann, um zu überleben. Dies ist die ursprüngliche Situation des Menschen, für die eine Veränderung notwendig war, eine Anpassung. Der Mensch mußte sich eine Zufluchtsstätte bauen, obwohl er kein natürliches Talent dafür hatte, da er gewohnt war, auf Bäumen zu leben. Um Häuser zu bauen, sich selbst gegen natürliche Gefahren zu schützen und zu jagen (auch das ohne jegliche natürliche Vorteile wie Geschwindigkeit oder Krallen), brauchte der Mensch:

- Intelligenz und Kreativität;
- das Leben in einer Gruppe und eine Gruppenidentität;
- die Aufrechterhaltung des Friedens innerhalb der Gruppe, und starken Schutz für sie und ihr Territorium vor anderen Gruppen;
- die Entwicklung von Werkzeugen und Waffen, die beim Jagen und Bauen halfen.

All das, was er um seines Überlebens willen tun mußte, brachte die Veränderungen hervor, die wir die Evolution des Affen zum Menschen nennen. Er mußte deshalb:

- den aufrechten Gang erlernen, um seine Instrumente zu gebrauchen;
- Geschicklichkeit mit seinen Händen entwickeln;
- über Intelligenz und Kreativität verfügen;
- ein Sozialgefüge und Frieden innerhalb der Gruppe haben und sich trotzdem verteidigen.

Die gesamte allgemeine und spezielle Anpassung an die neue Situation ergaben die menschliche Lebensform, und in dieser Lebensform sind der Geistes- und Gemütszustand sowie der Allgemeinzustand in vollkommener Harmonie mit der Funktion und Struktur aller Teile und Systeme. Sie sind aufeinander abgestimmt, füreinander geschaffen und als Anpassung auf die gleiche Situation entstanden.

Auch in völliger Gesundheit hat der Mensch Bedingungen für sein Wohlbefinden. Eine der Bedingungen zum Beispiel ist: "Ich fühle mich nicht o.k., wenn mein Leben in Gefahr ist", und: "Ich fühle mich o.k., wenn ich eine gewisse Position oder Sicherheit erreiche." Eine andere Bedingung könnte sein: "Ich fühle mich nicht o.k., wenn die Gruppe um mich herum in Aufruhr ist", und: "Ich fühle mich o.k., wenn innerhalb meiner Gesellschaft alles glatt geht." Deshalb hat selbst der gesunde Mensch Bedingungen für sein Wohlbefinden. Aber es gibt einen großen Unterschied zwischen diesen Bedingungen und den Bedingungen eines kranken Menschen.

Der Unterschied zwischen situativ bedingtem Streß und dem Streß in einem krankhaften Zustand

Wenn Streß rein situativ bedingt ist, steht der Zustand in einem Verhältnis zu diesem Streßfaktor und paßt dazu, so daß, wenn die Situation vorbei und eine andere eingetreten ist, der gesunde Mensch seine Haltung völlig ändern kann, um der neuen zu begegnen. Ein Hauptunterschied zwischen situativ bedingtem Streß und Streß durch Krankheit ist, daß beim situativ bedingten Streß (das heißt, wenn der Mensch gesund ist) er sich mit sich selbst wohl fühlt und keinen Unterschied zwischen sich und den anderen wahrnimmt. Im krankhaften Zustand fühlt er sich isoliert und das besonders auf eine negative Art und Weise. Lassen Sie uns das folgende Beispiel nehmen:

Mahatma Gandhi und sein Sohn Harilal

Gandhi schreibt in seiner Autobiographie, daß er – im Streben, ein Gleichstellung mit den Briten herbeizuführen – anfangs britische Sitten und Gebräuche nachahmte. Trotz seiner

Anstrengungen war ohne Zweifel zum Zeitpunkt der Geburt seines Sohnes Harilal sein Gefühl von Selbstrespekt recht unbefriedigt. Gandhi ging später nach Südafrika und wurde aus dem Zugabteil der Weißen geworfen, wodurch sich sein Gefühl, ein Unrecht zu erleiden, verschlimmerte, und ihm bewußt wurde, daß sich nichts ändern würde, wenn er nicht dagegen ankämpfen und den Gehorsam verweigern würde. Seine Hauptmerkmale waren:

- Empfindlichkeit gegen Unrecht;
- empfindliches Ego gegen Verletzungen;
- ungehorsam.

Diese Merkmale waren fast völlig durch seine Umstände gerechtfertigt und deshalb ziemlich gesund. In der Tat wissen wir, daß die Umstände viel mehr Gandhi benötigten als Gandhi die Umstände.

Die Geschichte von Harilal ist jedoch eine ganz andere. Geboren mit der Wurzel von seines Vaters Zustand (der *Staphysagria*-Wurzel) entwickelte er die gleichen Gefühle (von Unrecht und verletztem Ego) und die gleichen Zwangshandlungen (Widerstand zu leisten und Ungehorsam auszuüben), aber es gab keinen situativ bedingten Grund, der diesen Zustand gerechtfertigt hätte.

Harilal hatte ohne Zweifel einen strengen Vater, aber Gandhi war, anders als die Briten, wohlmeinend. Harilal hätte das leicht sehen können und darauf nicht so stark zu reagieren brauchen. Aber die Wurzel in ihm führte, durch die Situation ausgelöst, den gleichen Zustand herbei, obwohl die Situation es eigentlich nicht erforderte.

Harilal sagte sich von seinem Vater los, wurde Muslim, fing zu trinken an, ging nicht einmal zur Bestattung seines Vater und starb sechs Monate später in einem Bordell. Er hatte die gleichen Symptome:

- Empfindlichkeit gegen Unrecht;
- empfindliches Ego auf Verletzungen;
- ungehorsam.

Harilal reagierte auf Gandhi auf die gleiche Art, wie Gandhi auf die Briten reagierte. Aber Gandhi war gesund, sein Zustand war situativ bedingt, er hat sich daher mit sich selbst wohl gefühlt; er hatte außerdem auch Raum für andere. Harilals Zustand war auf seine Täuschung über seine Situation gegründet. Um sich selbst zu rechtfertigen, versuchte er, eine bestimmte Situation zu schaffen. Er fühlte sich wahrscheinlich nicht wohl und hatte konsequenterweise sehr wenig Raum für andere.

Ego und Täuschung

Es gibt viele Situationen, die eine Neuorientierung überlebensnotwendig machen. In solchen Situationen fühlt sich der Mensch o.k., weil er sich, obwohl er im Nachteil ist, mit der ganzen Welt eins fühlt. Der Mensch, der sich isoliert erlebt, ist nicht eins mit einer benachteiligten Welt, sondern mit der Täuschung über einen Nachteil.

Ein Lahmer hat einen speziellen Nachteil, verglichen mit dem Rest der Welt, aber er erlebt sich nicht isoliert vom Rest der Welt. Er fühlt sich genauso wie jeder andere, nur daß er lahm ist. Er wird einen Überlebensmechanismus entwickeln, aber während er ihn entwickelt, fühlt er sich immer noch wohl mit sich selbst. Er befindet sich nicht wirklich in einer intakten Situation, aber er fühlt sich wohl mit sich selbst. Er weiß, daß er grundlegend o.k. ist, bis auf diesen bestimmten Nachteil. Es ist nicht er, der nicht o.k. ist, sondern seine Situation. Die Situation ist das Problem und nicht er selbst. Sein Zurechtkommen oder der Anpassungsmechanismus, den er annimmt, sind noch o.k. Weil er o.k. ist, hat er Raum für andere Menschen, er stellt keine Bedingungen an sie und kann sie deshalb sein lassen.

Die Tragödie besteht darin, daß jemand mit einer echten Benachteiligung sich wohler fühlt als jemand, der nicht benachteiligt ist. Ein Mensch mit zwei Füßen, fähig zu gehen und zu rennen, aber mit dem Gefühl des Lahmseins, hat ein großes Problem. Er ist sich seines eigenen Gefühls lahm zu sein nicht bewußt. Wenn er das wüßte, würde er sich nicht mehr lahm fühlen. Die Täuschung ist versteckt, nie klar und deutlich. Der Mensch fühlt sich auf irgendeine Weise benachteiligt, aber er weiß nicht, auf welche. Alle seine Muster und Reaktionen kommen von einer ihm verborgenen Vergangenheit.

Täuschung

Der Lahme mit dem Verhalten eines Lahmen hat einen Sohn, und dieser Sohn nimmt das Verhaltensmuster eines Lahmen an, obwohl er nicht lahm ist. Er fühlt sich benachteiligt, weiß aber nicht warum. Er bittet andere Menschen um Hilfe; er hat Bedingungen für andere; er hat Ängste, Zwangsvorstellungen und Zwangshandlungen, die er alle nicht verstehen kann. Er hat ein festgesetztes Reaktionsmuster ohne Grund. Wenn er sich benachteiligt fühlt, ohne zu wissen warum, stellt sich ein starkes Gefühl, nicht o.k. zu sein, bei ihm ein. Ohne sich dessen bewußt zu sein, fühlt er sich wie ein Lahmer, ohne es zu sein. Deshalb muß etwas mit ihm nicht stimmen und nicht mit der Situation. Er fühlt sich immer isolierter vom Rest der Welt. Um sich mit diesen Gefühlen wohl zu fühlen, hat er starke Bedingungen für andere Menschen, und beim Auftreten von Bedingungen für andere ist der Raum für sie verschwunden, er kann ihnen nicht länger erlauben, so zu sein, wie sie sind, und es ist für ihn allein wichtig, was sie ihm geben oder nehmen können.

Ego

Die Täuschung hängt sich an das Ego. Das Ego fühlt sich benachteiligt mit Verlust von Identität, Individualität, Sicherheit, Prestige, usw., weiß aber nicht warum. Dann versucht das Ego, die Situation exakt so herbeizuführen, daß seine Gefühle und Bedingungen gerechtfertigt sind. Es hat Gefühle und Bedingungen ohne Rechtfertigung; es versucht daher, eine Rechtfertigung zu finden durch Herbeiführung genau dieser Situation.

Die Situation erschuf den Zustand, der Zustand schuf das Verhaltensmuster, das Verhaltensmuster beeinflußte das Ego, und das Ego erschuf die Situation so, daß dieses Verhalten gerechtfertigt werden kann. So entsteht ein Teufelskreis. Wie sehr auch immer das Ego die Situation zu schaffen versucht, es wird nie völlig dazu in der Lage sein, und deshalb bleiben die Gefühle immer ungerechtfertigt und unverhältnismäßig. Außerdem weiß der Mensch irgendwo innerlich, daß er die Situation geschaffen hat. Bewußtwerdung der

Bedeutung der eigenen Ängste, Zwangshandlungen und Zwangsvorstellungen, die die Situation betreffen, die solch ein Verhalten rechtfertigen, kann zur Heilung führen.

Um zusammenzufassen: Eine Situation, in der ein Mensch benachteiligt ist, schafft eine Haltung, ein Verhalten und Denkmuster mit gewissen Ängsten, Zwangshandlungen und Zwangsvorstellungen. Dies hilft dem Menschen, in jener Situation zu überleben. Wenn die Situation vorüber ist, wird das Verhaltensmuster mit seinen Zwangsvorstellungen und Zwangshandlungen bleiben. Deshalb hat der Mensch das Gefühl, daß sein Überleben bedroht ist, wenn er sich nicht auf diese Art und Weise verhält. Aus dieser Täuschung heraus entwickelt er seine Gefühle und Zwangshandlungen, und das ist seine Krankheit. Dies trifft sowohl auf Körper als auf Geist zu. Wir haben dieses Krankheitskonzept vorher als "unangemessene Reaktion" bezeichnet.

Krankheit hängt sich sehr leicht an das Ego. Warum und mit welchem Effekt? Ego ist der Teil eines Menschen, der ihn sich individuell oder getrennt fühlen läßt; es verleiht ihm das Gefühl von Identität. Es ist gesund, weil es ihm außerdem die Motivation verleiht, selbst etwas zu tun, um Fortschritte zu machen. Eine Kuh käut wieder und liegt friedlich da; ob man sie bei dem einen oder anderen Namen ruft, egal ob englische oder indische, Königs-, Königinnen- oder Dienerkuh, sie wird auf die gleiche Art ohne jegliche Veränderung wiederkäuen. Sie kümmert sich einfach nicht um ihre Getrenntheit, Individualität, Namen oder Identität, und deshalb bleibt die Kuh über Millionen von Jahren so wie sie ist, ohne Häuser oder Atomwaffen zu bauen. Die Qualität ihrer Milch wird sich nicht verändern; sie wird sie nicht pasteurisieren oder Molkereien aufbauen! Dieses Beispiel ist dazu geeignet, die Rolle des Menschen in der Entwicklung zu beleuchten – sie gibt ihm das Gefühl, etwas Besonderes zu sein. Sie gibt außerdem das Bedürfnis, seine Identität zu schützen und macht ihn mit anderen vergleichbar, wenn nicht überlegen, und genau das bringt ihn dazu, Namen oder Identität höher einzustufen als sein Leben. Der Mensch ist dafür geschaffen, seine Gesundheit, sogar sein Leben für den Schutz seiner Identität, seines Namens oder Egos zu vernachlässigen. Die individuelle Identität wird stark beschützt – ganze Länder ziehen dafür in den Krieg, und Millionen sind dafür gestorben. *Meine* Religion, *mein* Land, *mein* Name, *meine* Familie – all dies kann wichtiger werden als das Leben selbst.

Wenn wir dies einmal verstanden haben, können wir erkennen, daß es im Zustand von Krankheit ein Muster von Zwangshandlungen und Zwangsvorstellungen gibt. Der Mensch entwickelt zum Überleben Ängste und Bedingungen oder Zwangshandlungen. Jemand, der von Dieben umringt gewesen ist, entwickelt Angst vor Diebstahl und den Zwang, bei Nacht alle Türen zu verschließen. Dieses Muster bleibt. Wenn sein Geld gestohlen wird, wird er arm sein und mag deshalb nicht in der Lage sein zu essen. Der Überlebenstrieb bringt Vorsicht mit sich: Dies ist allen Wesen gemein, aber der viel größere Streß stammt vom Ego. Wenn ich arm werde, was wird mit meinem Namen und meiner Position passieren? Was werden andere über mich denken? Also wird die Ego-Frage mindestens genauso wichtig, wenn nicht wichtiger, was einen viel größeren Streß hervorruft. Er fühlt sich mehr und mehr benachteiligt, er wird sich durch diese Angst immer getrennter fühlen, und auch das hat mit seinem Ego zu tun.

Tiere haben dieses Ego-Problem nicht, und deshalb betrifft Krankheit sie nur auf der Ebene des Überlebens. Sie wird nur die Folge von übergroßem Überlebensstreß sein. Wenn ein Tier über eine lange Zeit der Verfolgung ausgesetzt ist, wird es Angst entwickeln, und das Muster mag sich festsetzen. Aber es wird nicht das Gefühl entwickeln: "Ich werde meine Position verlieren, weil ich verfolgt werde, und ich bin daher speziell benachteiligt." Es wird nur fühlen: "Ich werde gejagt; was wird aus mir?" Beim Menschen beinhaltet das viel mehr, weil ihn diese Ängste im Vergleich zu anderen Menschen speziell benachteiligen. Sein Ego ist leicht erregbar; denn sein Ego versucht, immer mit anderen gleichzuziehen; seine Individualität und Identität sind wichtig. Das Gefühl ist: Ich bin nicht so gut wie andere; ich bin nicht o.k., wenn ich dieses oder jenes nicht tue, und ich muß o.k. sein, weil es um mein Ego geht.

Menschen haben daher viel mehr krankhafte Zustände als Tiere; die Materia Medica für Tiere würde kleiner ausfallen, weil die Situationen, denen die Tiere ausgesetzt sind, weniger unterschiedlich und streßbelastet sind; sie haben nur mit Überleben zu tun.

Bei einem Tier geht es darum, wie es in einer Situation überleben kann; aber bei einem Menschen ist die Aufrechterhaltung des Egos sehr wichtig. Eine Frau wird im Haus ihrer Schwiegereltern beleidigt, aber sie ist sicher genug, sie hat genug zu essen; es geht also nicht um ihr Überleben, sondern um ihr Ego. Ihre Bedeutung, ihr Name, ihre Identität sind wichtig, und dies schafft Probleme für sie.

Einige unserer Probleme sind Ego-Probleme, andere sind Probleme des Überlebens. Aber viele involvieren beides. Im gesunden Zustand läßt das Ego den Menschen sich individuell, aber nicht speziell fühlen. Er hat eine Identität und einen Namen, ist aber nicht anderen über- oder unterlegen. Er ist o.k. Er fühlt sich wie die anderen und grundlegend wohl mit sich selbst – das ist Gesundheit. Gesundheit wird durch eine Täuschung beeinträchtigt, die Isoliertheit hervorruft; man fühlt sich nicht o.k. und benachteiligt und muß Bedingungen erfüllen, um mit anderen gleichzuziehen.

Wir haben dann gesehen, daß Krankheit eine Täuschung ist, aber es gibt eine größere Täuschung als das, und diese Täuschung ist das Ego. Das Ego ist eine Täuschung, selbst im gesunden Zustand. Wir können daher sagen, daß das Ego eine gesunde Täuschung ist. Sie ist gesund, weil sie zu Fortschritten des Menschen führt, aber in Wirklichkeit ist das Ego ein Teil des Überlebensmechanismus der menschlichen Rasse. Beim Menschen hat jeder sein eigenes Überleben und sein Ego, aber das Ego ist ein Teil des Überlebensdranges für die ganze Rasse; es läßt die Rasse überleben. Ego, Intellekt, Sexualität und der Überlebensinstinkt sind in den Menschen eingebaute Mechanismen zum Überleben der Rasse, und dieses Überleben ist ein Teil des universellen Planes. In der Realität ist unser Sinn für Identität die Täuschung, die diese Maschinerie besser arbeiten läßt. Der Mensch ist wie ein Auto, das von seinem Erbauer einen Namen erhalten hat und daraus das Gefühl bezieht, daß es anders ist und speziell, so daß es schneller und besser läuft.

Wir haben daher zwei Identitäten; eine als Mensch mit einer Individualität oder dem Ego, und die zweite ist unsere tiefere Identität als geistiges Wesen oder Bewußtheit oder Energie, die mit der Energie des gesamten Universums zusammenschwingt. Auf dieser zweiten Ebene ist das Ego eine Täuschung, und auf der ersten Ebene ist die Krankheit eine Täuschung. Auf der Ebene, auf der Ego eine Täuschung ist, geht es nicht um körperliche Gesundheit, sondern um Spiritualität. Um gesund zu sein, muß man nicht spirituell sein, man kann und muß ein Ego haben. Das Ego ist kein ungesunder Teil von uns. Genauso wie wir Krankheit durch Bewußtwerdung transzendieren können, kann die Täuschung des Egos durch Bewußtwerdung transzendiert werden. Der Unterschied zwischen den beiden Prozessen der Bewußtwerdung liegt darin, daß man im ersten Fall, nämlich um Krankheit als eine Täuschung wahrzunehmen, das Denken selbst verwenden kann; im zweiten Fall, um zu sehen, daß das Ego selbst eine Täuschung ist (spirituelle Bewußtwerdung), muß das Denken selbst transzendiert werden, und das Bewußtsein muß sich seiner selbst bewußt sein, seiner Täuschung bewußt werden. Man muß das Mentale zur Ruhe bringen, dann kann die Täuschung des Ego gesehen und erfahren werden.

Dies ist Spiritualität – es geht um Erfahrbares. Krankheit ist eine Täuschung; wenn man Krankheit heilt, kommt man zur Gesundheit; im Zustand der Gesundheit gibt es das Ego. Das Ego ist eine Täuschung, Körper ist eine Täuschung, das Gefühl von Identität ist eine Täuschung – transzendiere diese und du wirst die höchste Ebene von Spiritualität erreichen. *Die Aufgabe des Arztes ist, kranke Menschen gesund zu machen, was man heilen nennt.* Es ist genug zu verstehen, daß es einen Unterschied zwischen spirituellem Bewußtsein und Bewußtwerdung über die eigene Krankheit gibt.

7

DAS NATURGESETZ VON HEILUNG

Alle wissenschaftlichen Entdeckungen und Fortschritte in der Kunst, Literatur, Spiritualität, Philosophie, Politik, Technologie und anderen Gebieten menschlichen Bestrebens passen in ein Muster. In ähnlicher Weise fanden Fortschritt in der Medizin und medizinische Entdeckungen zu einem Zeitpunkt statt, wo sie am meisten gebraucht wurden.

Die früheste vernünftige medizinische Praxis bestand darin, das Symptom oder den Schmerz des Patienten zu erleichtern. Wenn ein Finger verbrannt ist, tauchen wir ihn automatisch in kaltes Wasser. Dies ist ein natürlicher Reflex. Wenn Schmerz in einem Körperteil unerträglich wird, suchen wir natürlich Erleichterung auf die eine oder andere Art. Bei Blutungen gibt es eingebaute Mechanismen, die sie zu stillen versuchen. Bei starken Schmerzen werden vom Körper selbst schmerzstillende Substanzen produziert. Mit dem Fortschritt menschlicher Technologie traten auch mehr Streß, mehr Unfälle und daher mehr Schmerz auf. Die Natur selbst konnte damit nicht fertig werden und veranlaßte daher den menschlichen Einfallsreichtum, Erweiterungen schmerzstillender Methoden zu erfinden. Ein Teil der modernen Medizin hat daher mit Medikamenten zu tun, die auf sofortige Erleichterung zielen. Auch die Chirurgie ist eine Erweiterung einer Idee der Natur. Bei einem Schnitt in der Haut werden natürliche Prozesse, die Wunde zu schließen und zu heilen, in Bewegung gesetzt. Bei einem Fremdkörper im Körper wird das System versuchen, ihn abzusondern. Es ist, als ob der Körper einen eingebauten Chirurgen hat. Der menschliche Fortschritt verlangte mehr als die Fähigkeiten dieses eingebauten Chirurgen, und so entstand die Chirurgie. Ursprünglich war auch der Kampf gegen Infektionen die Domäne der Natur selbst, aber als durch menschliche Zivilisation mehr und mehr Menschen zusammendrängten, nahmen die Infektionen in einer Intensität zu, die jenseits der Bewältigungsmöglichkeiten der Natur allein lag. Antibiotika wurden notwendig, und dies führte zu Dr. Alexander Flemings Entdeckung von Penicillin, dem ersten Antibiotikum.

Trotz des Fortschritts bei Schmerzmitteln, Antibiotika und in der Chirurgie blieb das größte und grundlegendste Problem der menschlichen Gesundheit ungelöst. Was ungelöst blieb, war die Krankheit selbst, der dynamische, ungesunde Zustand des ganzen Wesens.

Im vorherigen Kapitel haben wir gesehen, daß Krankheit eine Haltung ist, ein Seinszustand eines Menschen, der unangemessen in seiner momentanen Situation ist. Wie heilen wir uns natürlicherweise selbst in solchen Zuständen? Nehmen Sie das Beispiel eines Menschen, der zu einem Vorstellungsgespräch erscheinen muß. Sie sehen ihn vor Angst zittern, auf- und abgehen, Panik in allen seinen Zügen. Was erzählen Sie ihm? Sie erzählen ihm: "Warum haben Sie solche Angst? Werden Sie einem Löwen gegenübertreten?" Auf die Frage hin sehen Sie ihn vielleicht für einen Moment noch angespannter, dann wird er sich entspannen.

Lassen Sie uns untersuchen, wie dies passiert. Als erstes realisieren wir, daß der Mensch unverhältnismäßig stark auf seine Situation reagiert hat. Durch die Frage: "Werden Sie einem Löwen gegenübertreten?" haben Sie ihm in Wahrheit gesagt: "Sie reagieren, als ob Sie einem Löwen gegenübertreten – aber das ist jetzt nicht die Situation." Durch Konfrontation mit einer imaginären Situation, auf die seine gegenwärtige Reaktion angemessen gewesen wäre, lassen Sie ihn wahrnehmen, daß die Wirklichkeit anders ist. Diese Wahrnehmung macht ihn auf seine Überreaktion aufmerksam.

Lassen Sie mich ein persönliches Beispiel erwähnen. Eines Tages startete ich mein Auto und hörte ein komisches Geräusch im Motor. Der Wagen bewegte sich ruckartig vorwärts. Ich zögerte weiterzufahren, denn ich hatte Angst, ich könnte unterwegs liegenbleiben. Als ich mir meine Angst anschaute, fand ich sie der Situation unangemessen. Ich fragte mich: "Ich fahre schließlich in die Stadt und bewege mich nicht weit von zu Hause weg – warum verhalte ich mich, als ob ich mitten in einen afrikanischen Dschungel fahre?" Dadurch entspannte ich mich, und ich konnte mit meinem Wagen ohne großes Zögern oder Angst fahren.

Hier hat auch der gleiche Prozeß gewirkt. Durch Bewußtwerden meiner falschen Wahrnehmung der Realität (Wahnidee, als ob die Stadt ein Dschungel wäre) wurde meine unangemessene und übertriebene Antwort überprüft und umgekehrt.

Wir können jetzt diese Beispiele auf unser Lieblingsbild anwenden, nämlich den Mann, den Hund und den Löwen.

Wenn jemand, der von einem Hund gejagt wird, rennt, als ob er vor einem Löwen davonlaufen würde, ist dies sein Geisteszustand (Krankheit). Wie heilt er sich auf natürliche Weise selbst? Er tut dies, indem er zu sich sagt: "Heh! Warum laufe ich vor diesem Hund weg, als ob es ein Löwe wäre?" Das erlaubt ihm, sich zu beruhigen. Palliative oder entgegengesetzte Maßnahmen werden nicht helfen, ihm Mut zuzusprechen oder ihm einen Witz zu erzählen, wird nichts Gutes bewirken. Die einzige Art, wie er geheilt werden kann, ist die homöopathische, die darin besteht, ihm eine imaginäre (nicht existente) Situation vor Augen zu führen, auf die seine Reaktion angemessen gewesen wäre. In anderen Worten, wenn er zu sich selbst sagt: "Warum renne ich, als ob es ein Löwe wäre?", realisiert er, daß er (ohne jeglichen äußeren Grund) in seiner Imagination eine Situation schafft, für die seine Handlungen angemessen wären, und sobald er das tut, realisiert er, daß er überreagiert, und der Heilungsprozeß beginnt.

Bis jetzt waren unsere Beispiele aus dem Bereich der Geistes- und Gemütsprozesse. Das mag den Eindruck erwecken, daß das Heilungsgesetz nur auf Zustände von Geist und Gemüt zutrifft. Dies ist nicht so. Der gleiche Prozeß, den wir leicht im Geistes- und Gemütsbereich benennen können, findet auch im gesamten Organismus statt, ohne daß wir ein Bewußtsein darüber haben. Wenn der Körper überreagiert, findet der gleiche Prozeß statt, genau wie im Fall der Überreaktion des Geistes. Wenn die Entzündung zum Beispiel in keinem Verhältnis zum verursachenden Faktor steht, überprüft der Organismus diese Überreaktion durch Bewußtwerdung.

Es ist in der Tat so (wie wir in späteren Kapiteln, besonders in "Geist und Körper" sehen werden), daß Körper und Geist nicht getrennt sind, sondern einen Teil der darunterliegenden Einheit bilden, die reines Bewußtsein ist. Auf dieser Ebene kommt es zu wahrem Bewußtwerden und Wahrnehmung, und Heilung verhält sich nach dem Gesetz der Ähnlichkeit. Dies ist der Weg der Natur, und es ist die heilende Methode seit undenkbarer Zeit gewesen. Die Homöopathie gründet sich exakt auf diesen natürlichen Heilungsprozeß. Ein homöopathisches Arzneimittel ist eines, das in der Lage ist, einen ähnlichen Zustand zu produzieren, in dem sich der Mensch schon befindet. Durch Hervorrufen eines solchen Zustandes schafft es einen Eindruck oder ein Bild der ursprünglichen Situation, auf die dieser Zustand eine angemessene Antwort gewesen wäre. Das ist genauso, wie wenn ich dem Mann, der vor seinem Vorstellungsgespräch zittert, die Vorstellung eines Löwen vor Augen führe oder, oder wie wenn ich, ängstlich, mein anfälliges Auro zu fahren, mir die Vorstellung eines afrikanischen Dschungels vor Augen führe. Das homöopathische Arzneimittel wirkt auf die gleiche Weise, das heißt dadurch, daß dem Organismus seine Täuschung bewußt gemacht wird, woraus eine Überprüfung seiner Überreaktion resultiert. Dadurch ist die Homöopathie die menschliche Anwendung des Naturgesetzes von Heilung durch den Menschen, einem Gesetz, das lange vor Hahnemann existiert hat, wie das Gesetz von der Schwerkraft vor Newton existiert hat. Menschlicher Fortschritt und Gesellschaft haben zu intensive und tiefe dynamische Störungen geschaffen, die der Organismus allein nicht bewältigen kann. Die Entdeckung und daher Anwendung der Methode der Natur, eine (dynamische) Krankheit zu heilen war kein Zufall.

Die Zeit war reif für die Entdeckung des Gesetzes der Homöopathie (Ähnliches heilt Ähnliches), und sie führte Hahnemann dahin, das dynamische Krankheitskonzept wahrzunehmen, das die Grundlage für das Verständnis von Krankheit und ihrer Heilung bildet.

Hahnemanns Hauptbeitrag war die Entdeckung, daß Arzneimittel spezifische Seinszustände hervorrufen, die sie heilen können, wenn sie Menschen in einem ähnlichen Zustand gegeben werden. Hier können wir einen Vergleich zwischen Psychotherapie und Homöopathie ziehen. Das Ziel von beiden ist, den Patienten gesünder zu machen. Beide erkennen, daß Krankheit ein emotionaler Seinszustand ist, und daß sie einen Überlebensmechanismus darstellt, der in einer bestimmten Situation gut ist, aber bestehen bleibt, nachdem die Situation vorbei ist. Die Idee Freud'scher Analyse scheint zu sein, daß Heilung durch Wiedererleben der Erfahrung oder Situation und dadurch Verstehen des Ursprungszustandens möglich ist. Andere Methoden der Psychotherapie sind auch auf ähnliche Prinzipien gegründet. Diese Methoden stellen wahrscheinlich eine Art der Anwendung des Ähnlichkeitsgesetzes dar. Soweit ich sehen kann, liegt einer der großen Nachteile der Methode in der Behandlung von (ererbten) emotionalen Zuständen, wo die Ursprungssituation, die den Zustand herbeigeführt hat, nicht im Leben des Menschen selbst liegt, sondern im Leben seiner Eltern, oder sogar auf frühere Generationen zurückgeht. Daher ist der Mensch mit einem gewissen Zustand geboren, und schon als Kind manifestiert er ohne jegliche vorangehende Situation große Ruhelosigkeit, Gereiztheit, Angst, Eifersucht usw. Gleichwohl es lächerlich erscheint, ein solches Kind Psychotherapie zu unterziehen, sehen wir häufig, daß sich derselbe Zustand bis ins Erwachsenenalter fortsetzt. In diesem Fall ist die Homöopathie der Psychotherapie überlegen, da sie sich nicht nur mit Zuständen befaßt, die zu Lebzeiten dieses Menschen entstanden sind, sondern auch damit, was von früheren Generationen herrührt.

Die homöopathische Methode beschäftigt sich eher damit, *was* ist, als *warum* etwas ist (was oft nicht leicht zurückzuverfolgen ist). Die Totalität des emotionalen Zustandes des Patienten wird als Faktum genommen, und es ist nicht zwingend notwendig, genau zu wissen, warum er existiert, um das richtige Arzneimittel zu finden. Das erspart viel Theoretisieren und Interpretieren; verschiedene Schulen der Psychologie haben verschiedene Theorien über den Ursprung bestimmter Zustände.

Der dritte und vermutliche größte praktische Vorteil ist, daß die Homöopathie körperliche Allgemeinsymptome des Patienten benutzt, um den Eindruck über seinen Gemütszustand zu bestätigen. Mehr als in jeder anderen Methode haben wir hier einen geprüften Zusammenhang zwischen dem Gemüts- und dem körperlichen Zustand. Dies macht es nicht nur leichter, das ähnliche Arzneimittel zu finden, sondern vergrößert auch sehr den Umfang der Möglichkeiten, Beschwerden mit hauptsächlich körperlichen Problemen in die Therapie miteinzuschließen. Daher wirkt die Homöopathie in den meisten Fällen schneller, sicherer und sanfter als Psychoanalyse und Psychotherapie, und ihre Anwendungsmöglichkeit ist viel weiter gesteckt.

Die Homöopathie tut ihre Wirkung und führt dazu, daß der Mensch sich selbst und die Umstände anschaut, die er sich geschaffen hat. Sie erlaubt ihm, mehr in der Gegenwart zu leben, und dies ist das wahre Maß für Gesundheit.

8

DIE ENTWICKLUNG DER HOMÖOPATHIE

Hahnemanns berühmtes Experiment mit der Chinarinde war der Anfang einer neuen Behandlungsmethode. Es fand im Jahre 1790 statt. Hahnemann entdeckte, daß Chinarinde, die für ihre heilende Wirkung auf Malaria berühmt war, in ihm Symptome ähnlich der Malaria produzierte, als er sie in gesundem Zustand nahm. Es gab ihm den Schlüssel dazu, daß Arzneimittel *das* im Kranken zu heilen vermögen, was sie beim Gesunden bewirken können.

Durch diese Idee begann Hahnemann verschiedene Arzneimittel an sich und einigen Freiwilligen auszuprobieren, um herauszufinden, welche Effekte sie beim Gesunden auslösten, so daß er diese Arzneimittel benutzen konnte, wenn er ähnliche Symptome bei kranken Menschen fand. Diese Versuche werden Prüfungen genannt. Anfänglich benutzte Hahnemann Ursubstanzen (materielle Dosen) von Arzneimitteln für Prüfungen und zur Behandlung.

Lokale Arzneimittelwirkungen

Im Jahre 1796 veröffentlichte Hahnemann seinen ersten Artikel "Abhandlung über ein neues Prinzip zur Bestätigung der Heilwirkung von Arzneimitteln". Wenn man diese Abhandlung liest, ist es augenscheinlich, daß Hahnemanns Ideen zu diesem Zeitpunkt bei weitem nicht ausgereift waren. Er glaubte, daß Arzneimittel hauptsächlich auf Organe wirken und funktionelle und strukturelle Veränderungen lokal hervorrufen. Er versuchte, diese neue Idee in Beziehung zu individuellen Organen zu nutzen.

Lassen Sie mich einige Beispiele zitieren:

> "Da *Conium* Drüsenschmerzen hervorruft, kann es das beste Arzneimittel für schmerzhafte Verhärtungen von Drüsen und Krebs sein."

Besonders ein Zitat ist erwähnenswert (S. 271, P.3 – alle Zitate in diesem Kapitel sind von Hahnemanns "Kleineren Schriften"):

> "Der Wasserschierling (*Cicuta virosa*) bewirkt unter anderen Symptomen heftiges Brennen im Hals und Magen, Tetanus, tonischen Krampf, wahre Epilepsie; alles Krankheiten, für die wir wirkungsvolle Arzneimittel brauchen, deren einer, so man hoffen kann, in dieser stark wirkenden Wurzel gefunden wird in den Händen des vorsichtigen, aber mutigen Arztes."

Hier können Sie sehen, daß Hahnemann selbst Tetanus, Erysipel und Epilepsie als Krankheiten betrachtet hat. Er scheint sich über den Unterschied zwischen den Begriffen "Krankheit" und "Symptome einer Krankheit" nicht klar zu sein.

Er sagt auch: "Kaffee produziert und heilt daher Kopfschmerz". Hier ist wieder nicht unterschieden zwischen der Heilung des Symptomes und der des Patienten.

Er versucht auch die Arzneimittelwirkungen in pathologischen Ausdrücken zu erklären; zum Beispiel: "*Belladonna* produziert Trägheit des lymphatischen Systems", und: "*Conium* produziert erregende Wirkung auf das lymphatische System". Obwohl er den Begriff "Totalität der Symptome" gebraucht, verweist er hauptsächlich auf Einzelsymptome, die durch ein Arzneimittel verursacht und geheilt werden.

Auf Seite 281, Paragraph 2, sagt er:

> "Das süße Veilchen, *Viola tricolor*, verstärkt erst Hautausschläge und zeigt daher seine Kraft, Hautkrankheiten zu produzieren und im Gefolge dieselben effektiv und permanent zu heilen."

Er gebraucht das Wort "Hautkrankheiten", welches in seinen späteren Werken ein Greuel für ihn wurde, wo er darauf besteht, daß es keine Hautkrankheiten gibt, sondern nur Krankheiten, die sich auf der Haut manifestieren. 1796 versucht er noch, die Prüfungssymptome in Krankheitsmuster einzupassen. Er sagt zum Beispiel von *Nux vomica*: "Es kann hilfreich bei Apoplexie und intermittierendem Fieber sein." Er gebrauchte die *Nux vomica* zuerst in Fällen von Durchfall mit Bauchkrämpfen. Es ist offensichtlich, daß seine Prüfungen mit Ursubstanzen gemacht waren. Zu dieser Zeit benutzte Hahnemann auch für seine Behandlungen ziemlich große Dosen von Arzneimitteln. Wir müssen jedoch sehen, daß er selbst in diesem frühen Stadium und bei den verschiedenen Beispielen, die er gegeben hat, hauptsächlich auf die Auswirkungen auf das Nervensystem und die Geistes- und Gemütsebene der Arzneimittel und nur manchmal auf die Organbeziehungen hingewiesen hat. Und noch etwas wird durch diesen Artikel deutlich. In den anfänglichen Prüfungen war er nicht besonders genau im Aufzeichnen der Symptome. Er war zufrieden, die groben Arzneimittelwirkungen, wie Kopfschmerzen, Krämpfe, Fieber usw., zu bestätigen. Er spricht außerdem viel über die pathologischen Arzneimittelwirkungen wie zum Beispiel: "*Arsenicum* vermindert den Muskeltonus durch Verminderung des Verhältnisses von Zusammenhalt und Gerinnung der Blutlymphe." Obwohl er die "Lebenskraft" erwähnt, ist er ungenau im Umgang damit. Er sagt zum Beispiel: "Daher scheint *Arsenicum* im allgemeinen eher durch Auslöschen der Lebenskraft und Empfindsamkeit zu töten als durch seine zerstörende und entzündliche Kraft."

Auf diese Art versuchte Hahnemann, die Pathologie von Arzneimitteln in Ursubstanz zu erforschen, und versuchte, die Pathologie zu erraten, für die sie sich durch Ähnlichkeit der Wirkung hilfreich erweisen könnten.

Entdeckung der Potenzierung

Im Jahre 1798 verschreibt Hahnemann nach wie vor Arzneimittel in Ursubstanzen. Bei einer Fieberepidemie verordnet er *Arnica* in wenigen Granen und *Ignatia* in zwei bis drei Granen. Im Jahre 1801 dann gibt Hahnemann in einem Artikel über "Heilung und Vorbeugung von Scharlach" den ersten Hinweis auf einen neuen Prozeß der Arzneimittelzubereitung, der jetzt Potenzierung genannt wird.

Seite 375, Paragraph 1:

> "Zur äußerlichen Anwendung wendete ich eine Tinktur an, die durch Hinzufügen eines Teiles von fein pulverisierter Ursubstanz von *Opium* zu

> 20 Teilen von schwachem Alkohol gebildet wurde, ließ es für eine Woche an einem kühlen Ort stehen und schüttelte es von Zeit zu Zeit, um die Löslichkeit zu fördern. Zur innerlichen Anwendung nahm ich einen Tropfen dieser Tinktur und vermischte sie gründlich mit 500 Tropfen von verdünntem Alkohol, und einen Tropfen dieser Mischung mit wiederum 500 Tropfen von verdünntem Alkohol, das ganze gut schüttelnd. Von dieser verdünnten *Opium*-Tinktur (welche in jedem Tropfen ein fünfmillionstel Teil eines Granes *Opium* enthält) war ein Tropfen innerlich gegeben, reichlich zufriedenstellend in dem Fall eines vierjährigen Kindes und zwei Tropfen in dem eines zehnjährigen Kindes, um den obengenannten Zustand zu beseitigen."

Durch dieses Zitat wird offensichtlich, daß Hahnemann das verdünnte Arzneimittel als schwächer in der Wirkung ansah. Die Einsicht hatte ihn noch nicht ereilt, daß er über eine der größten Entdeckungen der Wissenschaft gestolpert war.

Der Grund für diesen plötzlichen Wechsel der Dosis ist nicht sehr klar. Die allgemein anerkannte Meinung ist, daß Hahnemann die toxikologische Wirkung des Arzneimittels verringern wollte und darüber experimentiert hat, um herauszufinden, bis zu welcher Verdünnung ein Arzneimittel günstig wirken könne.

Dieser Zustand hielt sich bis ins Jahr 1810, als die erste Ausgabe seines Buches "Das Organon" veröffentlicht wurde. In diesem "Organon" gibt es keine Erwähnung des Wortes "dynamisch" oder selbst "Potenz". Er erwähnt jedoch den Begriff "Lebenskraft".

Im Jahre 1809 schrieb er einen brillanten Artikel, der sich "Beobachtungen der drei gegenwärtigen Behandlungsmethoden" nannte. In diesem Artikel unterscheidet er klar zwischen:

- Behandlung der Diagnose,
- Behandlung des Symptoms und
- Behandlung der Ursache.

Er hält uns dazu an, für die Ursache einer Krankheit zu verschreiben, nicht auf ihre Symptome oder ihren Namen hin.

Dynamisches Krankheitskonzept

Die Jahre zwischen 1809 und 1813 waren entscheidend, da sie eine Veränderung und Entwicklung von Hahnemanns Denken bezeugten. 1813 schrieb er in "Der Geist der homöopathisch-medizinischen Doktrin":

> "Daher ist es offensichtlich, daß die durch den dynamischen und speziellen Einfluß krankmachender Agentien erregten Krankheiten nur als dynamische Störungen des lebendigen Charakter des Organismus beschrieben werden können."

Zwei der wichtigsten Paragraphen enthalten diese Aussagen:

> "Wenn also die Verfassung des Organismus und sein gesunder Zustand ausschließlich vom Zustand des Lebens, welches ihn belebt, abhängt, folgert

daraus in gleicher Weise, daß der veränderte Zustand, welchen wir Krankheit nennen, aus einer Verfassung besteht, die ursprünglich nur in ihren vitalen Empfindlichkeiten und Funktionen verändert ist, unabhängig von allen chemischen oder mechanischen Prinzipien; kurz gesagt, sie muß aus einer veränderten, dynamischen Verfassung bestehen, einer veränderten Art des Seins, während eine Veränderung der Eigenschaften der materiellen Bestandteile des Körpers später bewirkt wird, was die notwendige Konsequenz der krankhaft veränderten Verfassung des lebenden Ganzen in jedem individuellen Fall ist.

Darüberhinaus ist der Einfluß der krankmachenden, schädlichen Agentien, die meistens von außen die verschiedenen Krankheiten in uns auslösen, im Allgemeinen so unsichtbar und so immateriell, daß er unmöglich sofort entweder mechanisch stört oder die Bestandteile unseres Körpers in ihrer Anordnung und Substanz durcheinanderbringt, oder eine schädliche, saure Flüssigkeit in unsere Blutgefäße ergießt, wodurch die Menge unserer Körperflüssigkeiten chemisch verändert oder zerstört werden kann – eine unzulässige, unzutreffende, grobe Erfindung mechanischen Geistes. Vielmehr wirken die auslösenden Ursachen von Krankheit mittels ihrer besonderen Eigenschaften auf den Zustand unseres Lebens (auf unsere Gesundheit), nur auf dynamische Weise, sehr ähnlich der geistigen Art, und in dem Maße, wie sie erst die Organe höheren Ranges und die Lebenskraft stören, tritt durch diesen Zustand eine Störung, durch diese dynamische Veränderung des lebenden Ganzen eine veränderte Empfindung (Unwohlsein, Schmerzen) und eine veränderte Aktivität (unnormale Funktion) eines jeden individuellen Organes und aller zusammen auf, wobei notwendigerweise Veränderungen der Säfte in unseren Gefäßen und unnormale Sekrete nachfolgend auftreten müssen, die unausweichliche Konsequenz des veränderten vitalen Charakters, der sich jetzt vom gesunden Zustand unterscheidet."

Zwei Krankheitsstadien

Diese beiden Paragraphen sind die wichtigsten für die praktische Anwendung. Hier teilt Hahnemann Krankheit in zwei Stadien auf:

- Anfängliche Störung von Organen höherer Rangordnung und der Lebenskraft.
- Daraus resultiert veränderte Funktion anderer körperlicher Organe.

Diese Zitate stellen einen sehr großen Wechsel in Hahnemanns Denken dar. Erinnern Sie sich, daß er 1796 sagte, daß *Ipecac* eine Wirkung auf die Magennerven ausübt und *Viola* Hautkrankheit hervorruft, das heißt daß Arzneimittel lokal wirken. Und jetzt sagt er, daß Arzneimittel nicht lokal wirken können, sondern über das Zentrum wirken.

Wie kam es zu diesem Wechsel im Denken? Es erscheint mir offensichtlich, daß dieser Wechsel mit seiner Entdeckung zusammenfällt, daß Arzneimittel selbst dann wirken, wenn sie über einen Punkt hinaus verdünnt sind, wo sie noch irgendwelche physiologischen oder toxikologischen Eigenschaften haben können. Sie wirken nicht nur, sondern die Arzneimittelwirkung wird durch jeden Verdünnungsschritt und jede Verschüttelung (heftiges Schütteln) stärker und stärker. Wenn Arzneimittel noch in diesen Verdünnungen und so kraftvoll wirken, wie wirken sie dann oder wo wirken sie dann?

Etwa zu der Zeit, in der Hahnemann das Ähnlichkeitsgesetz entdeckte, gab es ein Wiedererstehen der vitalistischen Idee im medizinischen Gedankengut. Die Idee des Vitalismus datiert ihren Ursprung sehr weit zurück und war von Zeit zu Zeit wieder an die Oberfläche getreten. Die ganze Idee dreht sich um die Anwesenheit einer Lebenskraft. Die Anwesenheit dieser Kraft unterscheidet Lebendiges von Nicht-Lebendigem und diese Kraft versucht, den Organismus gesundzuhalten, zusammenzuhalten, zu dirigieren und die Funktion der verschiedenen Organsysteme zu koordinieren. Diese Kraft ist unsichtbar und nicht meßbar, sie kann nur an ihren Auswirkungen gemessen werden.

Die Lebenskraft

Krankheit ist keine Erkrankung der Organe, sondern eine Störung der Lebenskraft. Solange die Lebenskraft die Kontrolle hat, kann kein Teil des Körpers erkranken. Diese Idee der Lebenskraft steht dem immer noch weit verbreiteten Konzept entgegen, das individuelle Organe als den Grund von Krankheit impliziert und dadurch zu der Praxis führt, in ihnen Veränderungen herbeizuführen oder sie sogar manchmal zu entfernen.

Erst seit kurzer Zeit wandelt sich langsam das medizinische Denken, und es entsteht ein holistisches Konzept vom Menschen und seiner Gesundheit, was bedeutet, daß Schritt für Schritt ins Bewußtsein gelangt, daß der Mensch als Ganzes erkrankt, daß alle Organsysteme des Körpers in komplizierter Weise miteinander verbunden sind, und daß der Körper selbst eine enorme Heilkraft besitzt.

Die medizinische Philosophie kommt mehr und mehr zum Schluß, daß die bloße Behandlung von Symptomen und Organen nur zeitweise helfen kann, und daß es die Heilkraft des ganzen Körpers ist, die verbessert werden muß. Aber es ist ihr unklar, wie dies geschehen kann.

Im Jahre 1796 war die Schulmedizin viel schlechter, als sie es heutzutage ist. Aderlaß und solche anderen schädlichen Behandlungsformen waren sehr beliebt. Aber selbst zu der Zeit haben einige medizinische Philosophen in der Tat die Idee der Existenz einer Lebenskraft in Betracht gezogen. Einer von ihnen war Reil. Reil hat im Jahre 1796 in "Hufelands Journal" einen Artikel veröffentlicht mit dem Titel: "Dissertation über die Lebenskraft". Im selben Jahr hat Hahnemann im selben Journal seine erste größere Abhandlung publiziert, mit dem Titel "Abhandlung über ein neues Prinzip...".

Es besteht kein Zweifel, daß Hahnemann diesen Artikel gelesen haben muß und wahrscheinlich mit ihm übereinstimmte. Aber 1796 hatte er immer noch nicht die Bedeutung der Potenzierung entdeckt. Die Idee der Lebenskraft muß ihm im Gedächtnis geblieben sein, als er zu fragen begann, wie und wo ein potenziertes Arzneimittel wirkt.

Da er Chemiker war, muß er gewußt haben, daß jenseits einer bestimmten Verdünnung kaum noch Arzneimittelsubstanz vorhanden ist. Wahrscheinlich muß er die Schlußfolgerung gezogen haben, daß die Verdünnung auf einer anderen Ebene wirkt. Die einzige andere Ebene als die materielle ist die energetische Ebene. Die Arzneimittel müssen daher nach Verdünnung und Verschüttelung irgendeine Energie oder Kraft freisetzen. Da eine Kraft nur auf eine andere einwirken kann, muß es eine Kraft im Körper geben, auf die diese Arzneimittel wirken. Diese Kraft kann keine andere als die Lebensenergie sein. Als logische Folge davon kann Krankheit nur als eine Störung dieser Kraft verstanden werden, da Arzneimittel künstliche Krankheiten erzeugen.

Dies war die Veränderung in Hahnemanns Denken – von der Betrachtung von Krankheit als einer materiellen Wirkung zur Anschauung von ihr als einer Störung der Lebenkraft. Von dieser Zeit an hat er Arzneimittel nicht mehr als etwas beschrieben, was eine lokale Auswirkung auf die Organe hat. Er hat von Krankheiten nicht mehr als Krankheitsentitäten oder als Affektionen von Körperteilen gesprochen. Von da an ändert sich die gesamte Ebene homöopathischen Denkens.

Dynamische Arzneimittelwirkungen

Im Jahre 1830 war er zu dem Schluß gekommen, daß die Heilwirkung eines Arzneimittels nicht in ihrem lokalen Organeffekt liegt, sondern eher in ihrem dynamischen Effekt, das heißt ihrem Effekt auf die Lebenskraft. Die anfängliche Störung, sagte er, ist in den Organen höherer Rangordnung. Er wollte damit sagen, daß die Lebenskraft primär durch bestimmte kontrollierende Organsysteme wirkt. Das Arzneimittel hindert die Lebenskraft daran, funktionelle Störungen dieser Systeme auszulösen, und nur dadurch hat ein Arzneimittel lokale Wirkungen auf die verschiedenen Organe. Hahnemann definierte nicht genau, welche die Organe "höherer Rangordnung" sind.

Wahrscheinlich bezieht sich Hahnemann auf diejenigen Organsysteme, die einen kontrollierenden Einfluß auf den Rest des Körpers haben, und deren Störungen einen allgemeinen Effekt auf den ganzen Körper erzeugen. Welche Organsysteme sind dies? In anderen Worten, welches sind die Organsysteme, deren Störung eine generalisierte Wirkung erzeugt?

Nach dem gegenwärtigen medizinischen Wissen können wir vier solcher Organsysteme benennen:

1. *Der Geist oder die Psyche*, deren Störungen weitreichende Wirkungen auf Herz, Lunge und fast jeden einzelnen Teil des Körpers erzeugen kann. Wenn wir zum Beispiel erschreckt sind, führt das zu Herzklopfen, Atemlosigkeit, Schwitzen, Zittern, häufigerem Wasserlassen usw.;
2. *Das Nervensystem*, dessen Störung verschiedene Arten von Mißempfindungen, Schmerzen, Empfindlichkeiten usw., in verschiedenen Organen und Teilen des Körpers erzeugt;
3. *Das Hormonsystem*: Wir wissen, daß Störungen des Hormonsystems (Vermehrung oder Verminderung von Hormonen) Veränderung in verschiedenen Teilen des Körpers erzeugen können. Das Wachstumshormon kann zum Beispiel Veränderungen in den Knochen hervorrufen, die männlichen und die weiblichen Geschlechtshormone erzeugen Veränderungen wie in der Pubertät, Menopause usw. Auch Cortison kann unterschiedliche Veränderungen im System erzeugen.

4. *Das immunologische System*, dessen Störung zu Allergien und Autoimmunkrankheiten führen, sowie zu der Tendenz zu rezidivierenden Infekten in verschiedenen Körperteilen.

PNEI-Achse

Der Geist wirkt auf den Körper durch die anderen drei Systeme (Neuro-Endokrino-Immunologie). Diese vier System sind kompliziert miteinander verbunden, so daß spezielle Veränderungen in der Psyche (P) mit spezifischen Symptomen im NEI-System in Zusammenhang gebracht werden können, und diese Systeme bilden zusammen eine Achse, welche wir die PNEI-Achse nennen.

Diese Achse kontrolliert und reguliert die anderen Körpersysteme. Eine spezifische Störung in dieser Achse wird einen spezifischen Zustand des gesamten Organismus hervorrufen. Die dynamische Störung, welche ein homöopathisches Arzneimittel bewirken kann, muß gemäß dieser Achse wirken. Die gemäß dieser Achse erfahrenen Symptome werden daher zuerst, vor den Lokalsymptomen, beobachtet.

Jeder Mensch wird mit Tendenzen zu bestimmten spezifischen Organpathologien geboren (oder erwirbt sie sich während seiner Lebenszeit). Ein Mensch mag zum Beispiel mit der Tendenz zu ischämischer Herzkrankheit oder rheumatoider Arthritis geboren sein. Diese Tendenzen werden nicht aktiviert, wenn die PNEI-Achse normal funktioniert. Wenn es jedoch Veränderungen in dieser Achse gibt – das ist der Fall, wenn eine ungesunde Psyche auf eine gestörte Funktion des Nerven-, endokrinen oder immunologischen Systems trifft –, werden diese Tendenzen natürlich aktiviert und führen zu Pathologie.

Zentrale Störung

Die Symptome der PNEI-Achse stellen zusammen das dar, was ich gerne die "zentrale Störung" nenne. Diese zentrale Störung wird natürlich Störungen in jedem Organsystem in einem größeren oder kleineren Ausmaß erzeugen. Die Organsysteme, bei denen größte Unruhe hervorgerufen wird, hängen nicht nur von der Natur der Störung ab, sondern sie werden auch variieren je nach Organanfälligkeit oder Schwäche von verschiedenen Menschen.

Obwohl das Arzneimittel *Bryonia* für seine Affinität zur Pleura bekannt ist, kann es, wenn ein Mensch eine hervorherrschende Tendenz zu Schilddrüsenproblemen hat, auf eine Thyreoiditis herauslaufen. Aber die Thyreoiditis wird die Charakteristika der *Bryonia*-Störung haben, wie zum Beispiel Schmerz in der Schilddrüse verschlimmert durch die geringste Bewegung. Obwohl *Bryonia* bisher im Fall einer Thyreoditis nicht angezeigt gewesen sein mag, wird es dennoch einen solchen Fall heilen. Daher sagen wir daß, *wenn ein Arzneimittel die zentrale Störung abdeckt, es dann auch die Besonderheiten und die Patholgie heilen kann, selbst wenn diese Pathologie für das Arzneimittel nicht typisch ist.*

Wir werden jetzt untersuchen, welche Symptome als Symptome des PNEI- Systems oder der zentralen Störung in klinischen Begriffen in Betracht gezogen werden können.

1. *Geistes- und Gemütszustand* – Über diese Symptome schreibt Hahnemann im Paragraph 211 des Organons, daß für einen genau beobachtenden Arzt die

Symptome des Geistes- und Gemütszustandes die offensichtlichsten Symptome der Krankheit sind. Sie bestimmen oft hauptsächlich die Arzneimittelwahl.

2. *Die Allgemeinsymptome* umfassen folgende Bereiche:
   – allgemeine Modalitäten, zum Beispiel Reaktionen auf Hitze und Kälte, Geräusche, Bewegung usw. Sie sind auf die Empfindlichkeit der Nerven zurückzuführen und zeigen die eigentümliche Empfindsamkeit des Nervensystems.
   – Veränderungen von Appetit und Durst stellen auch eine generelle Veränderung des Körpers dar.
   – Verlangen und Abneigung können auch ein eigentümliches Verlangen des gesamten Wesens darstellen.
   – Schlaf und Träume sind Funktionen der Psyche und des Nervensystems.
   – Schweißmuster sind abhängig vom autonomen Nervensystem; der Geruch und die Färbung des Schweißes sind auf generalisierte metabolische Veränderungen zurückzuführen und stellen keine Pathologie der Schweißdrüsen dar. Schweißsymptome sind daher Allgemeinsymptome.
   – Störungen der sexuellen Funktion und Impulse, wie zum Beispiel menstruelle und klimaktererische Symptome bei der Frau oder vermehrte oder verminderte Libido bei beiden Geschlechtern, gehören zum endokrinen System sowie zur Psyche und zum Nervensystem.
   – Tendenzen, sich Infektionen, Erkältungen, Warzen und Allergien zuzuziehen usw., beruhen auf immunologischen Veränderungen. Diese Symptome sind auch in die Allgemeinsymptome eingeschlossen.
3. *Hochgradig eigentümliche und charakteristische Symptome* – die keine organische Basis haben, repräsentieren auch direkt die zentrale oder PNEI-Störung.

Gewisse Symptome bestimmter Körperteile dürfen nicht als Lokalübel angesehen werden, sie müssen als eine Manifestation der zentralen Störung behandelt werden. Zum Beispiel die Empfindung von brennenden Fußsohlen (wie bei *Sulfur*) repräsentiert keine Pathologie der Füße, sondern ist eher eine spezifische Veränderung im Nervensystem. In ähnlicher Weise repräsentiert der stinkende Urin von *Acidum nitricum* nicht eine Nierenerkrankung, sondern ist eine Manifestation metabolischer Veränderungen, die durch die zentrale Störung erzeugt werden. Dies können wir verstehen, wenn wir mit in Betracht ziehen, daß *Acidum nitricum* denselben Uringeruch beim Schweiß hervorruft.

In ähnlicher Art und Weise repräsentieren die durch Sonne bedingten Kopfschmerzen von *Natrium muriaticum* die Empfindlichkeit der Nerven auf Sonne, wobei die Nerven des Kopfes am anfälligsten sind. Ebenso sind die schwitzigen Handflächen von *Silicea* oder *Calcarea carbonica* Manifestationen der zentralen Störung. So sind viele wichtige Charakteristika von Arzneimitteln nicht Ausdruck von Lokalübeln, sondern eher eine Manifestation der zentralen Störung.

4. *Die Eigenheiten* – Obwohl die drei oben genannten Beispiele die zentrale Störung vertreten, wird man häufig finden, daß die Eigenheiten der Lokalübel in Einklang mit der zentralen Störung sind. In andern Worten wird das Arzneimittel, das die zentrale Störung abdeckt, auch bei den lokalen Eigenheiten der Pathologie zu finden sein.

Schwellung der Schilddrüse ist zum Beispiel ein Lokalsymptom. Es könnte auf Grund der Tendenz oder Anfälligkeit dieses Menschen bestehen, Schilddrüsenprobleme zu entwickeln. Wenn wir aber sagen, daß der Schmerz durch die geringste Bewegung verschlimmert wird, können wir sehen, daß ein eigentümliches Symptom des Nervensystems hinzugefügt wird, daß durch keine Logik und auch wohl kaum durch die Anfälligkeit des Organs oder die Tendenz des Patienten zu dieser Anfälligkeit erklärt werden kann. Daher muß diese Modalität als eigentümliches Element des Nervensystems, als ein lokaler Ausdruck der zentralen Störung betrachtet werden. Auf dieselbe Weise muß notwendigerweise jedwede Modalität oder Empfindung, die durch die lokale Organpathologie nicht erklärbar ist, als Vertreter der zentralen Störung verstanden werden.

Bedeutung der zentralen Störung

Wenn wir daher zentrale Störungen zu benennen suchen, sollten wir erst Geistes- und Gemüts-, dann die Allgemein- und dann die charakteristischen Symptome betrachten. Erst danach sollten wir überprüfen, ob die lokalen Eigenheiten zum Mittel passen. Schließlich können wir aus Neugier noch sehen, ob der Typ von Pathologie durch dieses Arzneimittel bekanntermaßen heilbar ist oder schon durch dieses Arzneimittel geheilt wurde. Selbst wenn dies nicht der Fall ist, ist es genug, wenn die zentrale Störung dazu paßt.

Wir sehen oft, daß ein Arzneimittel, das die zentrale Störung bei einem Fall abdeckt, auch die Lokalsymptome einschließt, da beide von derselben Störung hervorgerufen sind. Wenn wir aber finden, daß es in einem Fall nicht so ist, ist es sicherer, das Arzneimittel zu geben, was die zentrale Störung abdeckt. Wir können annehmen, daß in einem empfindlichen Prüfer ein Arzneimittel dieselben lokalen Symptome erzeugt haben würde, sofern die Prüfung gründlich gewesen wäre. Das ist so, weil die zentrale Störung zuerst kommt und nicht auf die Anfälligkeit individueller Organe des Prüfers angewiesen ist. Die einzigen Ausnahmen davon sind die Arzneimittel, von denen wir nur ein paar wenige Besonderheiten kennen, während die Geistes-, Gemüts- und Allgemeinsymptome nicht gut herausgekommen sind. Wenn die lokalen Eigenheiten durch ein solches Arzneimittel abgedeckt sind, müssen wir ernsthaft darüber nachdenken. Selbst ein Hinweis darauf, daß es einen ähnlichen Geistes- und Gemütszustand erzeugen könnte, ist Grund genug, es zu verschreiben. Natürlich müssen wir in diesem Falle sicherstellen, daß die Geistes-, Gemüts- und Allgemeinsymptome des Patienten nicht allzu deutlich zu einem anderen Arzneimittel passen.

Wenn wir den Geistes- und Gemütszustand des Patienten deutlich ausgemacht haben, kommt das Arzneimittel in der Regel recht klar zum Vorschein und wird zusätzlich bestätigt durch seine Ähnlichkeit auch mit den allgemeinen und charakteristischen besonderen Symptomen. Im nächsten Kapitel werden wir gründlich die Art und Weise untersuchen, den genauen Geistes- und Gemütszustand von Arzneimitteln und Patienten zu bestimmen.

Fußnoten

1. Einige sogenannte Organaffinitäten einiger Arzneimittel sind nicht auf ihren dynamischen Effekt (Prüfungen mit Potenzen) begründet, sondern sind als Überbleibsel durch ihre toxikologischen Eigenschaften mit aufgezeichnet.

Zum Beispiel, die lokale Reizwirkung auf die Blase und Uretha der Ursubstanz von *Cantharis* hat viele Autoren dazu verleitet, den harnableitenden Trakt als Hauptaktionskreis zu erwähnen. Das ist sehr irreführend. In potenzierter Dosis hat *Cantharis* nicht genügend Substanz, um eine solche Reizwirkung zu erzeugen. *Cantharis* wird ein Arzneimittel, wenn seine dynamischen Wirkungen herausgefunden werden. Es kann nirgendwo eine direkte lokale Wirkung haben, es kann nur den Effekt auf und durch den zentralen Zustand erzeugen. Potenzierte Arzneimittel haben keinen Wirkungskreis außer auf die Lebenskraft, *wie durch Geist und Gemüt und die drei kontrollierenden Systeme ausgedrückt.* In potenzierter Form verliert ein Arzneimittel seinen toxikologischen und lokalen Effekt, gewinnt aber an allgemeiner, eben dynamischer Wirkung.

Bakterien in großer Anzahl entlocken eine vitale Reaktion und produzieren außerdem lokale Organpathologie. Aber wenn sie im Impfstoff abgetötet sind, verlieren sie ihre Organpathologie und behalten nur die Kraft, eine vitale Reaktion zu stimulieren (sie verlieren Pathogenität und erzeugen Antigenität).

2. Trotz des Unterschiedes zwischen den toxikologischen und dynamischen Eigenschaften eines Arzneimittels sind viele Symptome unserer Materia Medica aus den toxikologischen Wirkungen als auch Prüfungen mit der Ursubstanz entnommen.

Durch Hahnemanns anfängliche Erfahrungen mit Homöopathie (das heißt von 1790 - 1796) können wir auch erkennen, daß eine zweite Art von Homöopathie möglich ist; nämlich die Organhomöopathie oder Homöopathie mit Ursubstanzen. Hier kann ein Arzneimittel auf der Basis verschrieben werden, daß es in Ursubstanz eine direkte Wirkung auf das erkrankte Organ hat. Es erscheint wahrscheinlich, daß das Arzneimittel lokal wirken kann – wenngleich nicht in einer homöopathischen Art und Weise – und die lokale Organpathologie für einige Zeit erleichtern kann. Da die lokale Pathologie der zentralen Störung entstammt, wird diese Wirkung des lokalen Arzneimittels von kurzer Dauer sein. Was auch möglich ist, ist, daß die lokale Pathologie verschwinden könnte und die Krankheit sich selbst in einem wichtigeren Organ auswirkt und dadurch den ganzen Fall weiter kompliziert.

Die Frage stellt sich, ob die gesamte Toxikologie für einen Homöopathen nutzlos ist. Gibt es irgendwelche Symptome, die von der Toxikologie als dynamische Symptome des Arzneimittels genommen werden können? Die Antwort ist einfach. Wir haben bereits den dynamischen Effekt als die funktionelle Wirkung des Arzneimittels auf das PNEI-System definiert, deshalb sind selbst in der Toxikologie die funktionellen Wirkungen eines Arzneimittels (sogar in Ursubstanz oder toxischer Dosis) auf das PNEI-System als dynamische Symptome des Arzneimittels zu nehmen. Wir können bei der Mittelverschreibung für Patienten nur diese Symptome in Erwägung ziehen. Dieselben Symptome werden allein übrigbleiben, wenn das Arzneimittel potenziert geprüft wird. Bei *Opium* können wir aus der toxikologischen Wirkung zum Beispiel nicht seine Wirkung auf die Niere, Milz, usw., entnehmen, sondern die Stumpfheit und Schläfrigkeit, die es im Nervensystem, und den freudigen Zustand, den es in Geist und Gemüt erzeugt. Diese Symptome werden von potenziertem *Opium* hervorgebracht zusammen mit jedweder Pathologie oder funktionellen Störung, die damit einhergeht.

9

ZENTRALE STÖRUNG

Wesentlich für die Entwicklung einer homöopathischen Sichtweise ist das Verständnis dessen, was bei Krankheit zu heilen ist. Dies bedeutet, zu der Wahrnehmung in der Lage zu sein, zu spüren und wirklich zu wissen, daß Krankheit nichts Lokales, sondern eine Störung des gesamten Wesens ist. Es bedeutet, die unerschütterliche Überzeugung zu haben, daß, wenn wir die Störung im Zentrum behandeln, die lokalen Probleme besser werden. Es bedeutet zu verstehen, daß potenzierte Arzneimittel allein die zentrale Störung erzeugen.

Diese Punkte können nicht oft genug wiederholt, erklärt und mit Beispielen versehen werden, so daß sie ein Teil unseres Gedankenprozesses werden. Diese und nur diese Überzeugung kann uns als erfolgreiche Homöopathen standhaft machen und die geistigen Verwirrungen tilgen, die in der Praxis entstehen. Diese Sichtweise wird verschiedene Dinge klarstellen, Regeln und Prinzipien der Homöopathie werden absolut logische Schlußfolgerungen werden und nicht länger Dogmen bleiben. Fragen über die Gewichtigkeit von Geist und Gemüt, die Unterschiede in den verschiedenen Ansätzen zur Totalität, die Bewertung von Symptomen, die Bedeutung von Pathologie, den Wirkort eines Arzneimittels, die Auswahl der Potenz und die Prognose des Falles – all diese Fragen werden recht leicht zu lösen sein, wenn sich diese Sichtweise entwickelt. Aus diesem Grund schreibe ich das folgende Kapitel.

Wir werden dieselbe Idee wie in den vorhergehenden Kapiteln untersuchen, aber dieses Mal aus einem neuen Winkel, nämlich dem von Beobachtungen aus der Praxis. Wir werden mit einer der profundesten Beobachtungen Hahnemanns beginnen, die er im Paragraph 211 des "Organons" erwähnt, nämlich daß der Geistes- und Gemütszustand oft hauptsächlich die Auswahl eines Arzneimittels bestimmt. Wir werden untersuchen, was ein Geistes- und Gemütszustand bedeutet. Wir werden über eigentümliche und charakteristische Symptome sprechen und darüber, wie auch sie die zentrale Störung verkörpern. Wir werden denselben Hintergrund bei Kents, Bogers und Bönninghausens Philosophie erkennen. Wir werden Falldarstellungen benutzen, um alles zu belegen.

Geistes- und Gemütszustand, nicht Geistes- und Gemütssymptome

Paragraph 211 des "Organons" sagt:

> "Dies geht soweit, daß bei homöopathischer Wahl eines Heilmittels der Gemütszustand des Kranken oft am meisten den Ausschlag gibt, als Zeichen von bestimmter Eigenheit, welches dem genau beobachtenden Arzte unter allen am wenigsten verborgen bleiben kann."

Beachten Sie die Wortwahl. Es heißt Gemützustand, Zustand, nicht Symptome. Hahnemann schrieb nicht: "Dies geht soweit, daß bei homöopathischer Wahl eines Heilmittels die Gemütssymptome des Kranken oft am meisten den Ausschlag geben." Versuchen Sie zu verstehen. Er hat uns nicht gebeten, die Symptome aufzuzeichnen, er hat uns gebeten, den Zustand von Geist und Gemüt eines Patienten zu verstehen. Schreiben Sie nicht: "Verträgt keinen Widerspruch" oder "Diktatorisch". Dies alles sind bloße Symptome. Verstehen Sie den Geistes- und Gemütszustand, aus dem diese Symptome entstehen. Wenn Sie die Symptome betrachten, werden Sie auf viele Arzneimittel stoßen. Aber wenn Sie den Zustand betrachten, wird es nur eins geben.

Jedes Arzneimittel hat eine unterschiedliche Disposition

Paragraph 212:

> "Auf diese Hauptingredienz aller Krankheiten, auf den veränderten Gemüts- und Geisteszustand, hat auch der Schöpfer der Heilpotenzen vorzüglich Rücksicht genommen, indem es keinen kräftigen Arzneistoff auf der Welt gibt, welcher nicht den Gemüts- und Geisteszustand des ihn versuchenden, gesunden Menschen sehr merkbar veränderte, und zwar jede Arznei auf verschiedene Weise."

Jedes Arzneimittel hat einen eigentümlichen Zustand von Geist und Gemüt, welches für es charakteristisch ist. Jedes Arzneimittel erzeugt einen Zustand. Jeder Patient hat einen psychischen Zustand. Wenn Sie auf der Symptomebene bleiben, werden Sie wie im Dschungel verloren sein. Wenn Sie den Zustand verstehen, werden Sie herausfinden, daß es nur ein Arzneimittel gibt, welches den Zustand erzeugt.

Paragraph 211 sagt:

> "Der Gemütszustand... als Zeichen von bestimmter Eigenheit, welches dem genau beobachtenden Arzte unter allen am wenigsten verborgen bleiben kann."

Betrachten Sie die Worte: Wir sagen, Geistes- und Gemütssymptome sind am schwierigsten zu bekommen, und Hahnemann sagt: "Es kann unter allen am wenigsten verborgen bleiben". Wem? "Dem genau beobachtenden Arzte". Das Wort ist "beobachten". Wenn Sie in der Lage sind zu beobachten, kann kein Patient seinen Geistes- und Gemütszustand vor Ihnen verbergen. Er hat nicht geschrieben: "Dem genau befragenden Arzte unter allen am wenigsten verborgen bleiben." Der Arzt ist ein Beobachter. Der Geistes- und Gemütszustand muß hauptsächlich durch Beobachtung gefunden werden, und nicht durch Befragung. Sie müssen schauen, Sie müssen erkennen, Sie müssen verstehen und Sie müssen den Zustand spüren. Sie müssen die Erfahrung des Patienten erfahren. Dies ist die Kunst der Fallaufnahme, speziell bei Geistes- und Gemütssymptomen. Es ist nicht Fragenstellen wie: "Sind Sie ärgerlich?, Sind Sie traurig?, Sind Sie depressiv?"

> "Die Disposition des Patienten bestimmt oft hauptsächlich die Wahl des homöopathischen Arzneimittels."

Die Bedeutung hiervon kann wunderschön durch ein Fallbeispiel illustriert werden.

Fall

Eine Frau mit einer totalen Leukodermie kam zu mir mit der Geschichte, daß sie früher eine dunkle Hautfarbe gehabt hat. Vor elf Jahren war sie für drei bis vier Monate in Amerika gewesen. In diesen drei bis vier Monaten begann die Hautfarbe, sie wußte nicht wie, an beiden Armen, beiden Beinen und beiden Gesichtshälften zu verschwinden. Langsam, über zwei bis drei Monate verschwand alle Farbe und sie wurde absolut weiß.

Als ich sie sah, hatte sie nicht mehr einen einzigen dunklen Flecken (ihrer normalen, natürlichen Hautfarbe). Sie war bei vielen Hautspezialisten gewesen, und nachdem sie mehrere Therapien ausprobiert hatte, sagten sie ihr, daß ihre Melanozyten komplett zerstört worden wären, und daß sie keine Hoffnung hätte, je ihre normale Hautfarbe wiederzubekommen. Sie könne das vergessen, da es keine Behandlung dafür gäbe. Sie hatte es aufgegeben, aber nach neun Jahren entwickelte sie einen Ausfluß, der sehr scharf war und intensives Jucken verursachte. Sie versuchte, den Ausfluß mit allopathischen Arzneimitteln zu behandeln, aber ohne Erfolg. Sie kam deshalb für die Behandlung ihres Ausflußes zu mir. Als ich fragte, ob dies ihre normale Hautfarbe sei, sagte sie: "Nein, Herr Doktor, aber vergessen Sie es. Nichts kann getan werden, also kümmern Sie sich nicht um die Behandlung meiner Haut. Geben mir Sie mir nur eine Medizin für den Ausfluß."

Ich habe ihr den homöopathischen Ansatz erklärt und ihr gesagt, daß unsere Behandlung ganzheitlich sei,und daß sie ihre Hautfarbe fleckenweise wiederbekommen könne. Sie sagte: "Es ist mir recht, wenn die Hautfarbe wiederkommt." Ich sagte ihr, daß es auch nicht allzu gut sein könne, da sie gescheckt wie ein Leopard sein würde, aber sie war eine vernünftige Frau: "Wenn es mich heilt, macht es mir nichts aus, für einige Zeit wie ein gescheckter Leopard auszusehen." Dann begann ich mit ihrer Fallaufnahme. Ich bat sie, mir von ihrem Appetit, Durst, Stuhlgewohnheiten, Schlaf, Schweiß usw., zu erzählen, bekam aber keine Angaben. Einfach keine Symptome, überhaupt nichts! Was sollte ich jetzt tun? Ich hatte ein paar Symptome bekommen. Eines war, daß sie eine sehr warmblütige Patientin war, das zweite, daß ihr Ausfluß beißend und juckend war und das dritte, daß sie gerne lange Spaziergänge unternahm.

Dies waren die einzigen drei Symptome, die ich ihr entlockte. Nach anderthalb bis zwei Stunden Befragung waren meine Seiten leer bis auf diese drei Symptome. Was sollte ich tun? Die Seiten waren leer, mein Geist war leer. Es gab kein Arzneimittel!

Ich fragte sie:

— Sagen Sie mir, sind Sie reizbar?

und sie sagte:

— Manchmal.

— Sind Sie ängstlich?

— Nein, nicht besonders.

Aber da bemerkte ich etwas. Ich beobachtete, daß die Befragung sehr schön voranschritt und daß ich sie sehr genoß. Es war sehr angenehm, mit dieser Frau zu reden. Sie war sehr gesprächig, aber nichts, was sie sagte, konnte als Symptom verwendet werden. Sie war sehr ausdrucksstark, und in ihrem Sprechen gab es eine Menge an Humor und Witzen. Ich stellte ihr eine Frage, und sie gab mir eine humorvolle Antwort. Ich lachte, sie lachte, mein Assistent lachte, aber es gab keine Symptome auf dem Papier.

Ich fragte sie:

— Wie ist ihr Schlaf?

Sie sagte:

— Manchmal ist er gestört.

— Um welche Zeit?

— Etwa um zwei Uhr am Morgen. Manchmal wache ich auf und kann ein oder zwei Stunden nicht mehr einschlafen.

— Was tun Sie zu dieser Zeit?

— Oh, Herr Doktor! Was kann man tun! Ich sitze und spreche mit Gott! Wir haben in der Tat eine sehr angenehme Unterhaltung!

Deshalb sagte ich zu ihr:

— Glauben Sie nicht, daß es falsch ist, Gott zu diesen ungewöhnlichen Uhrzeiten zu stören?

Schauen Sie die Antwort, die kam – schnell und spontan. Sie sagte:

— Herr Doktor, Sie haben das falsch verstanden. Ich glaube, wenn Gott nicht schläft, weckt er mich auf, um ihm Gesellschaft zu leisten.

Die Befragung war wunderbar. Aber keine Symptome. Was sollte ich tun?

Wahrnehmung des Geistes- und Gemütszustandes

Und dann hatte ich es plötzlich. Sie hatte das schönste Symptom ihres Falles ausgedrückt und das war: "Geschwätzigkeit mit Spaßen" (Synthetisches Repertorium). Ich nahm deshalb diese beiden Symptome – Geschwätzigkeit mit Spaßen – und fügte dann die Symptome hinzu: beißender Ausfluß, heißer Patient und Verlangen nach Bewegung in frischer Luft.

Hierdurch kommen Sie zu dem Arzneimittel *Kalium iodatum*, und Sie können sich ihrer Verschreibung sicher sein. Ich fand außerdem in Phataks Repertorium, daß *Kalium iodatum* in der Rubrik "Symmetrische Erkrankungen" verzeichnet ist.

"Geschwätzigkeit mit Spaßen" ist eine der Facetten des Geistes- und Gemütszustandes, der durch *Kalium iodatum* erzeugt wird. Wenn Sie auf das besondere Symptom "Haut, Farbe, weiße Flecken" in Kents Repertorium verweisen, werden Sie finden, daß *Kalium iodatum* fehlt.

Das ist der Punkt, den ich betonen möchte. Wenn Sie mit dieser Rubrik beginnen, werden Sie gewiß *Kalium iodatum* verpassen. Das ist der Punkt, warum Hahnemann schreibt: "Dies geht soweit, daß bei homöopathischer Wahl eines Heilmittels der Gemütszustand des Kranken oft am meisten den Ausschlag gibt."

Prinzip 1 – Unterstützt von der Praxis

Das erste Prinzip, das wir von diesem Fall ableiten, ist also:

Ein Arzneimittel, das den Geistes- und Gemütszustand und die Allgemeinsymptome abdeckt, hat eine größere Wahrscheinlichkeit der Heilung, als eines, das die Besonderheiten abdeckt, ohne die Geistes- und Gemüts- sowie Allgemeinsymptome abzudecken.

Dies ist eine der Lehren, die ich aus der Praxis gezogen habe. In so vielen Fällen habe ich auf Geistes- und Gemüts- sowie Allgemeinsymptome hin verschrieben, die besonderen Symptome im Repertorium ausgelassen und bin erfolgreich gewesen. Aber wann immer ich es andersherum versucht habe, habe ich versagt.

In den Folgekonsultationen dieses Falles konnten fortschreitende Veränderungen ihrer Haut beobachtet werden. Langsam kam auf beiden Seiten die Hautfarbe symmetrisch zurück.

Fall

Ein anderes gutes Fallbeispiel kommt von Dr. Jayesh Shah. Es war ein Fall von Schilddrüsenschwellung, die extrem schmerzhaft war. Sie war akut entstanden. Man hatte die Blutuntersuchungen gemacht und festgestellt, daß es sich um eine Autoimmunthyreoditis (Typ Hashimoto) handelte; diese ist sehr schwierig zu behandeln. Die Patientin kam das erste Mal zu ihm und sie schrieb die Symptome auf, weil Sprechen zu schmerzhaft für sie war. Sie schrieb: “Ich kann nicht schlucken, es schmerzt mich sehr, sehr stark in der Schilddrüse.”

Er öffnete also das Repertorium: “Äußerer Hals, Struma, schmerzhaft beim Schlucken”. Betrachten Sie dieses schöne Symptom. Er fand dort ein Arzneimittel: *Spongia tosta* und sagte sich: “Wunderbar, was kann ich mehr erwarten. Kent hat mir ein Geschenk gemacht.” Er gab *Spongia 200* und fühlte sich seiner Verschreibung sicher. Am nächsten Tag kam die Patientin wieder, und sie schrieb: “Vorher konnte ich den Speichel ausspeien, aber jetzt kann ich nicht einmal das tun, es ist so schmerzhaft. Er hat sich in der Intensität verdoppelt – der Schmerz. Absolut keine Erleichterung!”

Und dann wurde Dr. Jayesh plötzlich bewußt, daß das, was sie ausdrückte, das Symptom war: “Verschlechterung von der geringsten Bewegung”. Wenn Sie schlucken, bewegt sich die Schilddrüse hoch und runter. Wenn sie also schluckte, bewegte sich die Schilddrüse, und wenn sie spuckte oder sprach, gab es eine Erschütterung der Schilddrüse. Die leichteste Bewegung, die geringste Bewegung, jegliche Bewegung verursacht nicht bloß Schmerz, sondern *intensiven Schmerz*. Die geringste Bewegung verursacht intensiven Schmerz. Diesen Ausdruck finden wir nicht bei *Spongia*. Dies ist nicht das Allgemeinsymptom von *Spongia*. *Spongia* hat Struma, schmerzhaft beim Schlucken. Aber wenn die Patientin sagt: “Wenn ich diesen Teil ein klein wenig bewege, verursacht es solch intensiven Schmerz”, das ist nicht der Ausdruck von *Spongia*. Diese Modalität hat *Bryonia alba*. Er gab *Bryonia*, und innerhalb vierundzwanzig Stunden gab es eine dramatische Verbesserung. *Bryonia* fehlt total in der Rubrik “Struma” in Kents Repertorium!

Das Arzneimittel, das das Lokalsymptom abdeckt, ohne das Allgemeinsymptom abzudecken, heilt nicht; es wirkt nicht.

Erinnern Sie sich, dieses Arzneimittel *Bryonia* beinhaltet nicht bloß Verschlimmerung durch Bewegung. Wenn ein Patient eine akute Knieentzündung hat und seinen kleinen Finger bewegt und der Knieschmerz schlechter wird, dann ist es *Bryonia*. Jeder Patient mit entzündetem Knie, wird ihnen erzählen, daß er bei Bewegung Schmerz hat. Das ist nicht *Bryonia*. Sie sollten wissen, wie das Symptom auszuwählen ist. Es ist Verschlechterung durch *jegliche Bewegung*. Unsere Lehrer haben das wie folgt beschrieben: Der Patient mit entzündetem Knie liegt auf dem Bett, der Vorhang bewegt sich und er ruft: "Oh, halten Sie den erst fest!" Das ist das Ausmaß der Verschlechterung bei der der kleinsten Bewegung durch *Bryonia*. Wenn diese Modalität in irgendeinem Teil des Körpers gefunden wird, ist es nur *Bryonia* von der ganzen Materia Medica, und kein anderes Mittel. Das ist der Grund, warum *Spongia* versagt hat.

Dieses Symptom war kein bestimmtes Symptom. Es war die allgemeine Modalität von *Bryonia*, ausgedrückt bei der Struma.

Fall

Ich werde Ihnen einen weiteren Fall beschreiben. Dies ist der Fall eines neunjährigen Jungen. Er kam mit einem Husten, und es war ein paroxysmaler Husten, den er seit vier Monaten hatte. Ich hatte ihm *Drosera*, *Cuprum metallicum* und verschiedene andere Arzneimittel gegeben, aber sie hatten ihm nicht geholfen.

Was kann ein Homöopath tun, wenn das indizierte Arzneimittel versagt? Er muß den Fall noch einmal betrachten und verschreiben. Das ist das, was ich gelehrt wurde: Wenn das indizierte Arzneimittel versagt, war es nicht indiziert. Geben Sie das Richtige, und es wird wirken. Mir wurde nicht gesagt: Wenn das indizierte Arzneimittel versagt, gib *Tuberculinum* oder gib *Sulfur*. Meine Lehrer haben diese Ausweichmöglichkeiten nicht vertreten. Sie erzählten uns: "Zerbrechen Sie sich Ihren Kopf wie eine Kokosnuß, und der Fall wird sich öffnen." Das ist, was wir tun.

Ich bestellte den Jungen eines Tages in meine Praxis ein, um etwa acht Uhr dreißig am Abend, nachdem ich meine Praxis beendet hatte, und ließ ihn sich setzen. Ich erzählte ihm, daß es heute um die Wurst ginge und daß er sich nicht von diesem Flecken bewegen könne, bis ich das Arzneimittel gefunden habe. Ich beobachtete ihn vierzig Minuten lang, und dann bemerkte ich plötzlich etwas Verwunderliches. Der Junge hustete in einer sehr eigentümlichen Art und Weise. Er hielt die Seite seines Stuhles fest, und jedes Mal, wenn er hustete, gingen die Knie hoch und der Kopf herunter. Ich öffnete das Kapitel Husten in Kents Repertorium, um dieses besondere Symptom nachzuschauen und las von der ersten bis zur letzten Seite, da ich nicht wußte, wo danach zu suchen sei. Vermutlich das ganze Kapitel, weil ich erst auf der letzten Seite die Rubrik: "Husten, heftig, krampfartiges Zucken des Kopfes nach vorne und der Knie nach oben" fand! Das Arzneimittel, das erwähnt ist, ist *Theridion*.

Nun war ich mir nicht sehr sicher mit *Theridion*. Ich fragte seine Mutter, ob er immer so huste. Sie sagte: "Immer, selbst, wenn er auf der Seite im Bett liegt, kommt sein Körper während des Hustens zusammen, krümmt sich, und so ist es von Anfang an gewesen."

Als die Mutter mir all dies erzählte, war ihre Stimme recht laut, und das Kind sagte zu ihr: "Sei ruhig, mir wird schlecht."

Ich schaute dieses zweite Symptom in Kents Repertorium nach: "Übelkeit durch Geräusche". Dort sind nur zwei Mittel aufgeführt: *Cocculus* und *Theridion*, beide im zweiten Grade. Jetzt hatte ich den Mut, *Theridion 200* zu geben, weil es die Ganzheit des Falles abgedeckt hat, die allgemeine Modalität des Falles, und das war Verschlechterung durch Geräusche. Erstaunliche Empfindlichkeit auf Geräusche, so sehr, daß es zu Übelkeit führt. *Theridion* heilte innerhalb von vierundzwanzig Stunden. Erstaunlich! Ich beobachtete dieses Kind sechs Jahre lang, und es gab keinen Husten mehr. *Dem nächsten Kind, das kam und so hustete, gab ich Theridion* mit einer Menge an Vertrauen und versagte schändlichst. Der Grund: Es gab keine Geräuschempfindlichkeit noch irgendein anderes Begleitsymptom, um es zu indizieren.

Prinzip 2 – Logische Schlußfolgerung aus dem ersten Prinzip

Wir können daher sagen:

Wenn ein Arzneimittel die Besonderheiten abdeckt, ohne die Allgemein- sowie Geistes- und Gemütssymptome abzudecken, muß es zwangsläufig versagen.

Die meisten von Ihnen stimmen mir zu, daß die beiden Prinzipien, die ich hier angegeben habe, nichts völlig Neues sind. Sie sind durch viele Meister und Homöopathielehrer betont worden.

Was ist die Erklärung für diese Beobachtungen? Die Erklärung ist der Schlüssel, mit der viele Türen unserer Philosophie geöffnet werden können und die Unterschiede zwischen verschiedenen Ansätzen und Gedankenschulen der Homöopathie reduziert werden können.

Ein Prinzip der Logik ist, daß aus Unwissen Kontroversen entstehen. Wo es Wissen gibt, gibt es keinen Streit, weil Wahrheit einheitlich ist. Bei Menschen, die Streit haben, muß es daher Unwissen geben. Wir werden versuchen, die Konflikte zwischen verschiedenen Schulen zu lösen, und eine einzige Erklärung wird ihrer viele lösen.

Wissen, was an Krankheit heilbar ist

Im dritten Paragraphen des Organon beschreibt Hahnemann etwas sehr Fundamentales. Der dritte Paragraph ist vermutlich einer der wichtigsten des ganzen "Organon". Er sagt:

> "Sieht der Arzt deutlich ein, was an Krankheiten das ist, was an jedem einzelnen Krankheitsfalle insbesondere zu heilen ist (Krankheits-Erkenntnis, Indikation), sieht er deutlich ein, was an den Arzneien, an jeder Arznei insbesondere, das Heilende ist (Kenntnis der Arzneikräfte), und weiß er nach deutlichen Gründen das Heilende der Arzneien dem, was er an dem Kranken unbezweifelt Krankhaftes erkannt hat, so anzupassen, daß Genesung erfolgen muß, anzupassen sowohl in Hinsicht der Angemessenheit der für den Fall nach ihrer Wirkungsart geeignetsten Arznei (Wahl des Arzneimittels, Indikat), als auch in Hinsicht der genau erforderlichen Zubereitung und Menge derselben (rechte Gabe) und der gehörigen Wiederholungszeit der Gabe: Kennt er endlich die Hindernisse der Genesung in jedem Falle und weiß sie hinwegzuräumen, damit die Herstellung von Dauer

> sei, so versteht er zweckmäßig und gründlich zu handeln und ist ein echter Heilkünstler."

Verstehen Sie die Bedeutung davon: "Sieht der Arzt deutlich ein, was an Krankheiten... zu heilen ist." Macht das Sinn? Krankheiten müssen geheilt werden. Hahnemann schreibt in seinem ersten und zweiten Paragraphen:

> "Des Arztes höchster und einziger Beruf ist, kranke Menschen gesund zu machen, was man heilen nennt." (Paragraph 1).
>
> "Das höchste Ideal der Heilung ist eine schnelle, sanfte, dauerhafte Wiederherstellung der Gesundheit, oder Hebung und Vernichtung der Krankheit in ihrem ganzen Umfange auf dem kürzesten, zuverlässigsten und unnachteiligstem Wege, nach deutlich einzusehenden Gründen." (Paragraph 2).

Heilung ist Beseitigung von Krankheit. Die Krankheit muß daher geheilt werden. Dann schreibt er in seinem dritten Paragraphen: "Was an Krankheiten... zu heilen ist."

Ich betrachte dieses Wort *an* als sehr wichtig. Ein Mensch, der weiß, was an einer Krankheit geheilt werden muß, wird Erfolg haben. Ich wiederhole diesen Punkt immer wieder, weil er betont werden muß. Wenn wir ein klares Konzept dessen besitzen, was an einer Krankheit zu heilen ist, werden wir heilen. Wenn nicht, werden wir nicht heilen.

Schritt für Schritt werden wir unsere Logik dafür einsetzen zu versuchen, die Antworten zu dieser Frage zu verstehen. Die erste ist Paragraph 116:

> "Einige Symptome werden von den Arzneien öfterer, das ist, in vielen Körpern, andere seltener oder in wenigen Menschen zuwege gebracht, einige nur in sehr wenigen gesunden Körpern."

Dies bezieht sich auf Prüfungen. Wenn ein Arzneimittel geprüft wird, erzeugt es einige Symptome, die allen Prüfern gemein sind, einige Symptome, die Symptome individueller Prüfer sind.

Dies bedeutet, daß ein Arzneimittel, das man 100 Prüfern gibt, einige Symptome produzieren wird, die allen von ihnen gemein sind, einige, die 30-40 haben, und es wird einige Symptome geben, die nur durch einzelne Prüfer herauskommen.

Was sind nun diese allgemeinen Symptome, die alle Prüfer bekommen werden? Wenn Sie die reine Arzneimittellehre lesen, hat Hahnemann in der Einleitung zu *Bryonia* und *Rhus toxicodendron* beobachtet, daß, wer immer der Prüfer, was immer das Symptom sein mag, *Bryonia* durch Bewegung verschlechtert und *Rhus toxicodendron* durch sie gebessert werden wird. Dies sind reine Daten durch Beobachtung.

Geistes- und Gemütszustand im Gegensatz zu Geistes- und Gemütssymptomen

Dies bedeutet, daß allgemeine Modalitäten allen Prüfern gemeinsam sind. Im Paragraph 212 haben wir schon gelesen, daß alle Arzneimittel einen Geistes- und Gemütszustand in allen Prüfern erzeugen, der für dieses Arzneimittel eigentümlich ist. Wer auch immer der Prüfer sein mag, *Aconitum* wird Heftigkeit in Geist und Gemüt, *Stramonium* Terror und *Pulsatilla* eine weinerliche Disposition erzeugen. Hahnmann schreibt von *Aconitum*, daß man es nicht einem ruhigen Menschen geben kann. Das zweite, was ein Arzneimittel erzeugt und das allen Prüfern gemein ist, ist ein Geistes- und Gemütszustand.

Lassen Sie uns diesen Geistes- und Gemütszustand ein wenig mehr verstehen. Warum hat er nicht "Geistes- und Gemütssymptome" geschrieben? Besteht ein Unterschied zwischen "Geistes- und Gemütszustand" und "Geistes- und Gemütssymptomen"? Im Paragraph 211 sagt Hahnemann, daß alle Patienten einen Geistes- und Gemütszustand haben, auf den hin ein Arzneimittel zu verschreiben ist. Das bedeutet, daß jeder Patient, worunter er auch immer leiden mag, einen bestimmten Geistes- und Gemütszustand hat. In viel späteren Paragraphen spricht Hahnemann von "Geisteskrankheiten". Er sagt, daß die Symptome von Geisteskrankheiten einseitig lokale Krankheiten sind, die den Geist befallen. Deswegen gebe es dort Symptome und diese Symptome wären Geistes- und Gemütssymptome, aber sie seien nicht wichtig, weil sie bestimmte Symptome sind, Lokalsymptome, einseitige Symptome. Sie gehören zu "Geisteskrankheiten" und nicht dem "Geistes- und Gemütszustand". Einen "Geistes- und Gemütszustand" gibt es bei jedem, jedem einzelnen Menschen, worunter er auch immer leidet, an Ekzem oder Asthma, er wird einen "Geistes- und Gemütszustand" haben, und von diesem Zustand her werden Sie ihr Arzneimittel auswählen.

Ich möchte ein wenig mehr auf diesen Unterschied eingehen. Bei Kindern werden Sie sehr ausgeprägte Geistes- und Gemütssymptome bekommen. Wenn Sie Fälle mit Furcht vor der Dunkelheit und vor dem Alleinsein von *Calcarea carbonica* bekommen wollen, werden wir sie am deutlichsten bei Kindern finden. Wenn Furcht vor der Dunkelheit und vor dem Alleinsein eine Erkrankung (Pathologie) auf der Ebene von Geist und Gemüt repräsentieren – wenn sie für eine Geisteskrankheit stehen, dann können wir diese Kinder als sehr krank einstufen, da ihre höchste Ebene intensiv erkrankt ist. Sind sie wirklich so schwer krank, obwohl sie voller Vitalität sind? Wenn die Furcht vor der Dunkelheit und vor dem Alleinsein für eine Geisteskrankheit stehen, dann müssen diese Kinder die kränkesten Menschen auf dieser Erde sein, und der Mensch, der an Krebs stirbt, muß der gesündeste sein, wenn er nur ein paar wenige Geistes- und Gemütssymptome hat.

Ich versuche, darauf hinzuweisen, daß Geistes- und Gemütssymptome nicht notwendigerweise mit einer Erkrankung des Geistes gleichzusetzen sind. Geist und Gemüt ist ein "Zustand", der bei allen Krankheiten und Prüfern erzeugt wird. In Kents "Philosophie" erwähnt er, daß Sie ein *Calcarea carbonica* – Kind finden werden, daß viele Jahre lang keine Pathologie haben wird. Nur wenn Sie das Kind unbehandelt lassen, wird es Pathologie entwickeln.

Dies heißt, daß diese anfänglichen Symptome sich nicht auf der Ebene von Geist und Gemüt bewegen; sie stellen einen Zustand dar, der zuerst besteht und in dessen Folge erst die Pathologie auftritt. *Der Zustand kommt zuerst und wird das letzte sein, was verschwindet. Die Geisteskrankheit kommt zuletzt in der Hierarchie und wird das erste sein, was verschwindet.*

Die Vorstellung, daß, wenn die Geistes- und Gemütssymptome nicht verschwinden, der Mensch nicht geheilt ist, ist falsch. Es ist falsch, wenn wir denken, daß er nicht in die Richtung der Heilung fortschreitet.

Ein Mensch kommt mit Mangel an Selbstvertrauen und Ekzem. Er sagt, daß sein Ekzem verschwunden ist, aber daß sein Mangel an Selbstvertrauen noch besteht. Wie können wir das interpretieren?

Der Mangel an Selbstvertrauen ging dem Ekzem voraus. Zuerst kam der *Lycopodium*-Zustand und später das Ekzem, genau wie bei dem Kind, das gesund und voller Vitalität ist, bei dem jedoch der *Calcarea carbonica*-Zustand nach wie vor da ist und die Pathologie später kommt.

Was passiert also bei einer Prüfung? *In einer Prüfung erzeugt ein Arzneimittel einen Seinszustand, zuerst einen Zustand auf der Ebene von Geist und Gemüt und einen Zustand auf der Ebene von Allgemeinsymptomen. Abhängig von individueller Anfälligkeit produziert es dann Symptome in verschiedenen Organen.*

Zuerst tritt die zentrale Störung auf, später die Erkrankung von Körperteilen

Das Zentrum muß zuerst errungen werden. Dies ist das Gesetz von Krankheit: Es kann keine Erkrankung der Teile ohne Erkrankung des Ganzen geben. Es kann keine Erkrankung in den Organen ohne zentrale Störung geben.

Unsere Arzneimittel sind potenziert. Das bedeutet, daß nichts Materielles in ihnen übriggeblieben ist. Es gibt keinen physiologischen Effekt. *Digitalis* hat in der Physiologie eine Auswirkung auf das Herz, nicht in der Homöopathie. In der Homöopathie wird potenziertes *Digitalis* zu einem dynamischen Wirkstoff, das eine zentrale Störung auf der Ebene von Geist und Gemüt und von Allgemeinsymptomen zuerst verursacht, und wenn es dann eine Tendenz zu Herzkrankheiten gibt, dann wird es erkranken; wenn die Prostata anfällig ist, wird diese erkranken; wenn die Leber der Schwachpunkt ist, dann wird die Leber erkranken, und wenn eine Tendenz zu Geisteskrankheit besteht, wird der Mensch geisteskrank werden. *Digitalis* ist nicht mehr ein Mittel für Herzerkrankungen.

Kent schreibt, daß es eines der besten Arzneimittel für Prostataerkrankungen ist. Jemand anderes schreibt, daß es ein gutes Arzneimittel für Leberstörungen und Gelbsucht ist. Ein anderer schreibt: "Schwindel durch Hunger ist *Digitalis*." *Digitalis* ist nicht Schwindel, nicht Herz, nicht Leber noch Lunge noch Milz. *Digitalis* ist eine dynamische Störung, welche in allen Prüfern erzeugt wird.

Potenzierte Arzneimittel haben nur dynamische Wirkungen – keine lokalen

Der Ausdruck "Lokalmittel", wenn er für ein potenziertes Arzneimittel verwendet wird, ist eine Fehlbezeichnung. Es gibt keine Lokalmittel, wenn sie potenziert sind. Es steht im "Organon" klar geschrieben, daß Arzneimittel *nur* eine dynamische Wirkung haben. *Potenzierte Arzneimittel haben nur eine dynamische Wirkung*. Es gibt keine physiologische, keine pathologische, keine Organwirkung. Die einzig lokale Wirkung hat es auf die Zunge – es schmeckt süß –, und auf die Nase – es riecht nach Alkohol!

Was ist deshalb die lokale Affinität von Arzneimitteln? Was ist ihr Wirkungsbereich? Dieser Punkt muß klar verstanden werden.

Bestimmte Symptome hängen von der Anfälligkeit von Prüfern ab – sind daher unvollständig

Ein gut geprüftes Arzneimittel wird nach weiterer Prüfung viel mehr besondere Symptome ergeben, aber nicht mehr so viel Allgemeinsymptome. All die besonderen Symptome können fehlen. *Kalium iodatum* war weder geprüft noch als Arzneimittel einem Menschen gegeben worden, der eine Tendenz zu Leukodermie hat. Daher haben wir es verfehlt. Aber das Verlangen nach frischer Luft, beidseitig symmetrische Erkrankungen und der Geisteszustand mit Geschwätzigkeit und Spaßen wurden in den meisten Prüfern erzeugt.

Wenn daher ein Arzneimittel klare Geistes- und Gemüts- sowie Allgemeinsymptome erzeugt, können Sie annehmen, daß dieses Arzneimittel dieselben besonderen Symptome erzeugt hätte (lokale Wirkungen). Aber wenn Sie ein Arzneimittel sehen, das besondere Symptome erzeugt, können Sie dann annehmen, daß es dieselben Geistes- und Gemüts- sowie Allgemeinsymptome erzeugt? Unmöglich. Weil es die Möglichkeit hatte und sie nicht produziert hat.

Das ist der Grund dafür, daß ein Arzneimittel, das Geistes- und Gemüts- sowie Allgemeinsymptome abdeckt, viel größere Wahrscheinlichkeit hat zu heilen als eines, das bestimmte Symptome abdeckt, ohne Geistes- und Gemüts- sowie Allgemeinsymptome abzudecken.

Es ist die "zentrale Störung", die zuerst auftritt, dann wird diese zentrale Störung verschwinden und eine Auswirkung auf solche Organe haben, die anfälliger sind, und wird lokale Beschwerden erzeugen, für die der Patient anfälliger ist, aber mit dem modus operandi (Art von charakteristischer Wirkung) der zentralen Störung.

Wenn zum Beispiel ein Mensch anfällig für Gastritis ist, und Sie prüfen bei ihm *Arsenicum album*, wird *Arsenicum* all seine Allgemeinsymptome erzeugen und ein Brennen im Magen, das durch Wärme verbessert wird. Wenn derselbe Prüfer *Phosphorus* nimmt, wird er Gastritis mit Brennen im Magen haben, was sich durch kalte Getränke bessert.

Modalitäten stehen für zentrale Störung

Steht also Modalität für die zentrale Störung oder die Pathologie? Die eigentümliche Modalität steht für die zentrale Störung und nicht für die Pathologie. Die eigentümliche Modalität wird ihnen zeigen, wer der Schuldige, der Verursacher ist, *Arsenicum* oder *Phosphorus*.

Nehmen wir einmal an, Ihr Haus ist anfällig für Raub, und der Überfall hat stattgefunden. Gibt Ihnen diese Information den Namen des Schuldigen? Nein. Die Art und Weise, in welcher der Überfall ausgeführt wurde, wird Ihnen die Identität des Typen zentral verraten, der all diesen Ärger verursacht. Der Name der Pathologie wird nur auf die Tendenz des Individuums hinweisen.

Was ist zu heilen an Krankheiten. *Es ist die zentrale Störung, die an Krankheiten geheilt werden muß, und nicht die Pathologie.* Das ist das Geheimnis.

Ich vergleiche Krankheiten gern mit der Mafia. Die Mafiaorganisation (so können wir annehmen) ist von bestimmten festgelegten Regeln und Prinzipien regiert. Die erste Regel der Mafia ist: Nur ein Don kann im Zentrum regieren. Der Don kann nicht in der Peripherie wirken, es sei denn, er kontrolliert das Zentrum. Die Umkehrung trifft nicht zu. Sie werden keinem zweiten Paten erlauben, in Aktion zu treten. Es wird nur einen Paten geben, und er muß das Zentrum beherrschen, sonst kann er seine Schmuggeleien und anderen Gaunereien nicht durchführen.

Die zentrale Störung ist das, was wir im vergangenen Kapitel als PNEI-Störung bezeichnet haben. Wenn Sie einmal die zentrale Störung heilen, wird ihr verschlimmernder Einfluß auf die Pathologie der Peripherie verschwinden. Wenn Sie einmal die zentrale Störung, die PNEI-Störung beseitigt haben, wird ihr verschlechternder Einfluß auf die Pathologie der Peripherie verschwinden. Wenn Sie den Mafia-Boß beseitigen, werden alle Schmuggeleien und anderen Aktivitäten automatisch aufhören. Versuchen Sie, die Schmuggelei auf lokaler Ebene zu beenden – nichts wird passieren. Versuchen Sie, das Drogengeschäft zu beenden, und es mag für einige Zeit aufhören, aber es wird wiederkommen. Wenn Sie den Chef erkennen und seinen Kopf haben, dann wird alles aufhören.

Solange Sie Einzelheiten gesondert behandeln, werden Sie keinen Erfolg haben. In dem Moment, in dem Sie den zentralen roten Faden eines Arzneimittels erwischen, den zentralen roten Faden des Patienten, seine PNEI-Störung, wird alles klar werden.

Das andere, was deutlich wird, ist, daß es nur eine zentrale oder PNEI-Störung gibt. Alle vier Systeme müssen denselben Arzneimittelzustand anzeigen.

Das heißt, wenn ein Mensch einen Geistes- und Gemütszustand hat, können Sie nicht nur daraufhin verschreiben. Sie müssen Begleitsymptome im Neuro-Endokrino-Immunologischen System erwarten. Wenn Sie ein Symptom des Nervensystems haben, können Sie nicht daraufhin allein verschreiben, es sei denn, es gibt keinen Widerspruch auf der Ebene des Psycho-Endokrino-Immunologischen Systems.

Kents nicht-pathognomonische Symptome

Wenn Sie dies verstehen, werden drei der tödlichsten Verwirrungen und Kontroversen der Homöopathie verschwinden. Als erstes sagte Kent: Schreiben Sie die Symptome bei Ihrer Bewertung in zwei Spalten untereinander – alle diejenigen auf eine Seite, die bei der Pathologie häufig sind, und diejenigen auf die andere Seite, die bei der Pathologie selten vorkommen. Er nannte sie pathognomonische und nicht-pathognomonische Symptome. Die Symptome, die die Pathologie nicht vertreten, sind wichtig. Warum? Weil sie die zentrale Störung darstellen. Dies hat er damit gemeint.

Ich sage, behandeln Sie die zentrale Störung. Was ist ihre Bedeutung? Bei einer lokalen Beschwerde müssen all die Symptome, die nicht zur Pathologie gehören, zur zentralen Störung gehören.

Verallgemeinerung von Boger

Was sagte Boger? Boger sagte, all die Symptome, die charakteristisch sind (charakteristisch heißt selten) und all die Modalitäten, die charakteristisch sind – verallgemeinere sie. Sie sind nicht lokal, sondern allgemein.

In dem vorher zitierten Fall war das Charakteristikum von *Bryonia* nicht eine lokale Modalität, weil sie eigentümlich war. Wir können sie verallgemeinern und die allgemeine Modalität nehmen, "Geringste Bewegung verschlechtert", und *Bryonia* geben. Das war Bogers Ansatz. Er verallgemeinerte. Was meint er mit dem Begriff "verallgemeinern"? Er meint, daß die charakteristischen der Lokalsymptome nicht mehr Lokalsymptome sind, sondern Symptome der zentralen Störung. Wir können sie als unsere Ratgeber nehmen.

Begleitsymptome von Bönninghausen

Bönninghausen gebraucht den Begriff "Begleitsymptome". Was meint er? Er meint, daß, wenn Sie einen besonderen Geistes- und Gemütszustand finden, Sie allein daraufhin nicht verschreiben können, es sei denn, Sie haben ein Begleitsymptom aus einem anderen Bereich. Damit meinte er, daß es nur eine Störung gibt, der "Geistes- und Gemütszustand" wird notwendigerweise Begleitsymptome in anderen Bereichen haben (derselbe Don muß überall agieren. Überall müssen wir nur ihn sehen). Das ist die Basis von Bönninghausens Doktrin der Begleitsymptome.

Das Begleitsymptom ist für die Totalität, was die Modalität für das Symptom ist: Es ist der differenzierende Faktor. Im Symptom (Gelenkschmerz) unterscheidet die Modalität der Verschlechterung oder Verbesserung durch Bewegung Arzneimittel. Auf ähnliche Weise wird bei der Auswahl von zwei oder mehr Arzneimitteln mit einem gemeinsamen Symptom in einem Bereich das Begleitsymptom von einem anderen Bereich die Wahl deutlich machen.

Fall

Dies ist das Fallbeispiel eines dreiundzwanzigjährigen Mannes. Er sagte: "Herr Doktor, wenn ich morgens Tee trinke, fällt mir die Tasse aus der Hand." Das war seine Hauptbeschwerde. Ich fragte ihn: "Wie fällt sie? Lassen Sie die Dinge fallen oder fühlen Sie sich schwach oder tapsig?" Er entgegnete: "Nein, Herr Doktor, nur wenn ich die Tasse halte, zuckt meine Hand und sie fällt." Ich fragte: "Passiert das jedes Mal, wenn Sie Tee trinken?" Er sagte: "Nein, nein, es passiert nur am Morgen nach dem Aufstehen." Dann fragte ich ihn: "Passiert das jeden Tag am Morgen?" und er sagte: "Nein, Herr Doktor, es passiert nur, wenn ich die vorangegangene Nacht nicht genug geschlafen habe. Normalerweise gehe ich nachts um halb zwölf ins Bett, aber wenn ich bis ein oder zwei Uhr nicht schlafen kann, und ich am nächsten Morgen zu meiner normalen Zeit aufstehen muß, um zur Arbeit zu gehen, dann wird an dem Tag, wenn ich aufwache, mit hundertprozentiger Sicherheit die Tasse einen Satz aus meiner Hand machen." Ich fragte ihn: "Wie lange dauert dieses Zucken?" Er sagte: "Es hält nur eine Stunde an, danach verschwindet es."

Er war bei berühmten Neurologen in Bombay gewesen. Ein Neurologe sagte, daß er es nicht wirklich verstehen könne. Er nannte diese Erkrankung: "Myoklonus, myoklone Zuckungen" und riet zum Gebrauch von Plastiktassen!

Was ist also das Arzneimittel? Lassen Sie uns annehmen, es gäbe in diesem Fall keine weiteren bedeutenden Symptome. Diese Information führte mich zu dem Mittel. Ich stellte mir selbst die Frage: "Wenn es durch Schlafmangel verschlechtert wird, warum hält es exakt eine Stunde an – was kann das erklären?"

Was passiert, wenn Sie in der vorangehenden Nacht zuwenig schlafen und morgens zur selben regelmäßigen Zeit aufstehen, was ist Ihr Zustand? Sind Sie noch schläfrig, und wenn ja, wie lange? Etwa eine Stunde. Diese eine Stunde ist die Zeit, in der Sie schläfrig sind; danach kommen Sie in eine Routine und wachen auf. Aber diese eine Stunde lang sind Sie groggy – Sie sind nicht ganz wach. In dieser Zeit hatte der Patient Zuckungen. Das Symptom ist nicht genau "Schlafmangel verschlechtert", sondern es ist: "Verschlechtert, wenn halb schläfrig". Nicht ganz schläfrig, nicht ganz wach. Zu dieser Zeit ist sein Nervensystem am empfindlichsten und erzeugt Zuckungen.

Ich bestätigte dieses Symptom durch eine weitere Frage. Ich fragte ihn: "Kann es vorkommen, daß Sie viel früher als gewöhnlich aufwachen mußten, sagen wir um vier oder fünf Uhr morgens, wenn Sie jemanden am Flughafen oder Bahnhof abholen müssen, und wenn Sie dort sitzen und auf ihn warten, und zu dieser Zeit fühlen Sie sich schläfrig, können aber nicht schlafen (das ist auch halb schläfrig) – passiert es zu dieser Zeit auch?" Er antwortete sofort: "Ja, Herr Doktor, wie wußten Sie das? Ich zucke auch dann. Das ist die einzige andere Zeit außer morgens, zu der ich diese Zuckungen bekomme. Wenn ich lange Zeit wachbleiben muß und fühle mich schläfrig, kann aber nicht schlafen – in dieser Zeit habe ich die Zuckungen."

Jetzt war es klar, er war verschlechtert, wenn er halb schläfrig war. Ich nahm nicht "Zuckungen, wenn halb schläfrig". Ich verallgemeinerte dieses Symptom – Bogers Verallgemeinerung – zu der allgemeinen Modalität "Verschlechtert, wenn halb schläfrig". Es gibt sie nicht in Kents Repertorium. Es gibt sie in Phataks Repertorium. Vier Arzneimittel sind aufgeführt, von denen ich, aufgrund einiger anderer Symptome, eines auswählte, nämlich *Acidum nitricum*.

Wir verallgemeinerten diese Modalität, weil sie so eigentümlich ist. Es ist sein "Zucken", das schlechter ist, wenn er halb schläfrig ist. Es ist die Modalität seiner zentralen Störung, seine eigentümliche Empfindlichkeit der Nerven, die schlechter ist, wenn er halb schläfrig ist.

Sobald Sie verstehen, daß es keine lokalen Übel gibt, daß Arzneimittel eine allgemeine Wirkung erzeugen, aber die Wirkung lokal sein kann, und wenn Sie die allgemeine Wirkung selbst durch lokale Modalitäten verstehen können, können Sie verallgemeinern und Bogers Ansatz benutzen.

Phataks Repertorium ist auf Bogers Ansatz begründet. Das Buch "Zusammenfassender Schlüssel" ist auch auf diesem Ansatz begründet und auch Bönninghausens "Therapeutisches Handbuch". Bogers Buch und Bönninghausens "Charakteristika und Repertorium" muß mit dieser Methode gebraucht werden: *Durch Generalisierung der Charakteristika, die lokal sind.* Die lokalen Charakteristika sind keine lokalen Symptome, sondern sie gehören zur zentralen Störung. Dies ist die Philosophie. Es ist die zentrale Störung, die geheilt werden muß.

Zusammenfassung

Um zusammenzufassen: Wir müssen uns in jedem Fall auf die zentrale Störung konzentrieren. Es ist der entscheidende Faktor hinter allen lokalen Problemen. Er kann speziell durch den Geistes- und Gemütszustand und die Allgemeinsymptome erkannt werden. Die lokalen

Eigenheiten sind auch Anzeichen für das Wesen der zentralen Störung und können daher generalisiert werden (Boger). Da die zentrale Störung überall dieselbe ist, können wir begleitende Hinweise auf sie in mehr als einem Bereich finden (Bönninghausen). Die leichteste Art, sie zu erkennen (speziell bei Krankheiten mit körperlicher Pathologie), besteht darin, den Geistes- und Gemütszustand zu verstehen (Kent). Im nächsten Kapitel werden wir uns auf diese letzte Methode konzentrieren und Wege zu finden versuchen, bis in Geist und Gemüt der Patienten vorzudringen.

10

KRANKHEITSDYNAMIK

Die folgenden Zitate aus Hahnemanns "Organon" werfen ihr Licht in Hülle und Fülle auf die verschiedenen Ebenen des Organismus, auf die sich Krankheit auswirkt, und auf die relative Bedeutung dieser Ebene, dahingehend, daß sie uns zu einem Verständnis des Wesens von Krankheit und einer Behandlung führen. Diese Paragraphen wollen gründlich studiert, ja wiederholt durchgearbeitet sein, um ihre Bedeutung voll zu erfassen.

Im Paragraph 201 der 6. Auflage des Organon heißt es:

> "Offenbar entschließt sich (instinktartig) die menschliche Lebenskraft, wenn sie mit einer chronischen Krankheit beladen ist, die sie nicht durch eigene Kräfte überwältigen kann, zur Bildung eines Lokal-Uebels an irgend einem äußern Teile, bloß aus der Absicht, um, durch Krankmachung und Krankerhaltung dieses zum Leben des Menschen nicht unentbehrlichen äußern Teils, jenes außerdem die Lebensorgane zu vernichten und das Leben zu rauben drohende, innere Uebel zu beschwichtigen und, so zu sagen, auf ein stellvertretendes Lokal-Uebel überzutragen, es dahin gleichsam abzuleiten. Die Anwesenheit des Lokal-Uebels bringt auf diese Art die innere Krankheit vor der Hand zum Schweigen, ohne sie jedoch weder heilen, noch wesentlich vermindern zu können. Indessen bleibt immer das Lokal-Uebel weiter nichts als ein Teil der Gesamtkrankheit, aber ein von der organischen Lebenskraft einseitig vergrößerter Teil derselben, an eine gefahrlosere (äußere) Stelle des Körpers hin verlegt, um das innere Leiden zu beschwichtigen. Es wird aber, wie gesagt, durch dieses, die innere Krankheit zum Schweigen bringende Lokal-Symptom von Seiten der Lebenskraft für die Minderung oder Heilung des Gesamt-Uebels so wenig gewonnen, daß im Gegenteil dabei das innere Leiden dennoch allmählich zunimmt und die Natur genötigt ist, das Lokal-Symptom immer mehr zu vergrößern und zu verschlimmern, damit es zur Stellvertretung für das innere, vergrößerte Uebel und zu seiner Beschwichtigung noch zureiche. Die alten Schenkelgeschwüre verschlimmern sich bei ungeheilter, innerer Psora, der Schanker vergrößert sich bei noch ungeheilter, innerer Syphilis und die Feigwarzen vermehren sich und wachsen, so lange die Sykosis nicht geheilt ist, wodurch die letztere immer schwieriger und schwieriger zu heilen wird, so wie die innere Gesamtkrankheit mit der Zeit von selbst wächst."

Paragraph 205 (Fußnote):

> "Ich kann daher zum Beispiel nicht zur örtlichen Ausrottung des

> sogenannten Lippen-oder Gesichts-Krebses (einer Frucht weit entwickelter Psora? nicht selten mit Syphilis in Vereinigung?) durch das kosmische Arsenik-Mittel raten, nicht nur weil es äußerst schmerzhaft ist und öfter mißlingt, sondern mehr deshalb, weil wenn ja dieses Mittel die Körperstelle von dem bösen Geschwüre örtlich befreit, das Grund-Uebel doch hierdurch nicht zum kleinsten Teile vermindert wird, die Lebens-Erhaltungs-Kraft also genötigt ist, den Herd für das innere große Uebel an eine noch edlere Stelle (wie sie bei allen Metastasen tut) zu versetzen und Blindheit, Taubheit, Wahnsinn, Erstickungs-Asthma, Wasser-Geschwulst, Schlagfluß usw., folgen zu lassen. Diese zweideutige, örtliche Befreiung der Stelle von dem bösen Geschwüre, durch das topische Arsenik-Mittel, gelingt aber obendrein nur da, wo das Geschwür noch nicht groß und wo es nicht venerischen Ursprungs, die Lebenskraft auch noch sehr energisch ist; aber eben in dieser Lage der Sache ist auch die innere, vollständige Heilung des ganzen Ur-Uebels noch ausführbar.
>
> Eine gleiche ist, ohne vorgängige Heilung des inwohnenden Miasms, die Folge des bloß durch den Schnitt weggenommenen Gesichts- oder Brust-Krebses und der Ausschälung der Balg-Geschwülste; es erfolgt etwas noch Schlimmeres darauf, wenigstens wird der Tod beschleunigt. Dies ist unzähliche Male der Erfolg gewesen, aber die alte Schule fährt doch bei jedem neuen Falle in ihrer Blindheit fort, gleiches Unglück anzurichten."

Fußnote zu Seite 26 der Einleitung des "Organons": "...Da dann die dynamisch angegriffene Nervenkraft im materiellen Produkte sich gleichsam zu entladen scheint."

Seite 26: "Nur durch Zerstörung und Aufopferung eines Teils des Organismus selbst vermag die sich allein überlassene Natur des Menschen sich aus akuten Krankheiten zu retten, und, wenn der Tod nicht erfolgt, doch nur langsam und unvollkommen die Harmonie des Lebens, der Gesundheit, wieder herzustellen."

Seite 32: "...Bei milderer Einwirkung auf das vielleicht noch neue Lokalübel vertrieb er damit durch eine Art übel angebrachten äußeren Homöopathismus das von der Natur bewerkstelligte Lokalsymptom von der Stelle, erneuerte so das innere, gefährlichere Übel, und verleitete durch diese Vertreibung des Lokalsymptoms die Lebenskraft zur Bereitung eines schlimmeren Metaschematismus auf andere, edlere Teile..."

Seite 33: "Zuweilen erregt die Lebenskraft, um das innere Siechtum zu erleichtern, kalte Geschwülste äußerer Drüsen."

Seite 35: "...Mit Blei- und Zink-Oxyden, die große innere Leiden zu beschwichtigen von der Lebenskraft veranstalteten, jauchenden Schenkel-Geschwüre auszutrocknen, usw. – aber mit welchen traurigen Folgen? zeigen tausend Erfahrungen."

Seite 35: "...Daß alle die zur Beschwichtigung des ursprünglichen, chronischen Leidens von der sich selbst überlassenen, verstandlosen Lebenskraft veranstalteten und unterhaltenen Lokaluebel, Ausleerungen und anscheinenden Ableitungsbestrebungen..."

Nach den obengenannten Zitaten ist Hahnemanns Idee von der Funktion der Lebenskraft offensichtlich folgendermaßen:

- Die primäre Funktion der Lebenskraft ist es, den Menschen in einem Zustand von Gesundheit zu bewahren.
- Wenn der Mensch durch ein krankmachendes Agens, für das er anfällig ist (zum Beispiel Infektion, Medikamente oder starke Gefühle), angegriffen wird, gibt es anfangs eine allgemeine Reaktion; in anderen Worten, eine funktionelle Störung des gesamten Körpers folgt (zum Beispiel Fieber, Schwäche, verminderter Appetit, vermehrter Durst, Gereiztheit). Diese allgemeinen und Geistes- und Gemütssymptome werden je nach Wesen des krankmachenden Agens variieren. Sie sind funktionelle Symptome der PNEI-Systeme. Diese Systeme werden zuerst gestört.
- Die Lebenskraft versucht, die Störung so weit wie möglich auf die allgemeine Ebene begrenzt zu halten, um nicht pathologische Veränderungen in den Organsystemen zustandekommen zu lassen.
- Wenn die Intensität der Störung die Schwelle überschreitet, die für den Körper erträglich ist (wenn zum Beispiel das Fieber zu stark erhöht ist, als daß es der Körper noch aushalten könnte), erlaubt sie der Störung, lokale organische Erkrankungen zu erzeugen.
- Die Schwelle der allgemeinen Störung, die für den Körper erträglich ist, hängt von dem Zustand des Körpers selbst und seiner wichtigen Organe ab.

Bei den Fällen von Kindern, bei denen die Organe normalerweise in einem sehr guten Zustand sind und die eine Menge an allgemeiner funktioneller Störung aushalten können (zum Beispiel ein Herz, das sehr hohes Fieber aushalten kann), kann die Lebenskraft eine starke allgemeine Störung vertragen und muß sie nicht in eine lokale Pathologie umleiten. Das ist der Grund, warum Sie bei Kindern häufig Fälle mit einer sehr starken allgemeinen Störung, aber sehr wenig Pathologie finden.

Die besten Geistes- und Gemüts- sowie Allgemeinsymptome wie Ängste, Verlangen und Abneigungen können Kindern entlockt werden. Wenn die Organe schwächer und zerbrechlicher werden, wird ihre Fähigkeit geringer, starke allgemeine Störungen zu ertragen. Deshalb ist bei älteren Menschen die Lebenskraft gezwungen, die allgemeine Störung auf niedrigster Stufe zu halten. Sie kommt dem nach, indem sie eine Menge in Pathologie umleitet. Das ist der Grund, warum Sie unter älteren Menschen viele Fälle haben werden, in denen es kaum Geistes- und Gemüts- sowie Allgemeinsymptome gibt, aber starke pathologische Veränderungen.

- Dieser Prozeß, die Störung auf die lokalen Teile zu verlagern, hängt auch von der Dauer der Störung ab. Der Körper mag in der Lage sein, eine gewisse Intensität der Störung zu ertragen, aber nicht für eine allzu lange Zeit.
- Wenn solch eine Situation erreicht ist, wird die Lebenskraft der Störung erlauben, sich lokal zu manifestieren, aber nur in den Teilen, die sowenig wichtig wie möglich sind.
- Selbst wenn sie zuläßt, daß Teile erkranken, läßt sie die Störung nicht völligen Einfluß auf diese Erkrankung haben. Das bedeutet, daß sie die Pathologie so gering wie möglich zu halten versucht.

- Wenn sie der Störung erlaubt, sich auf bestimmte Teile auszuweiten, gelingt es ihr für eine Weile, den Grad der Störung im Zentrum zu reduzieren. In Wirklichkeit opfert sie das Organ für das Wohlergehen des gesamten Organismus.

Die ganze Dynamik scheint mir der Dynamik eines Landes sehr ähnlich, das mit kriminellen Elementen fertig zu werden hat (Mafia-Boß). Anfänglich kann die Mafia nur eine allgemeine Störung erzeugen. Die Regierung wird jeden Versuch zu lokalen kriminellen Aktivitäten unterbinden, aber wenn die durch den Mafia-Boß erzeugte allgemeine Stimmung für das Land nicht mehr auszuhalten ist, wird die Regierung den am wenigsten wichtigen Teil des Landes an die Mafia abtreten und versucht damit, den Druck, unter dem sie steht, zu reduzieren.

Um ein anderes Beispiel zu nennen: Es gibt einen Damm, der das in einem Reservoir enthaltene Wasser davon abhält, die lebendigen Strukturen darumherum zu schädigen. Wenn der Druck des Wassers für den Damm zu stark wird und und ein Dammbruch droht, dann werden die verantwortlichen Autoritäten einen Teil des Wassers in Gebiete umleiten, die keine lebendigen Strukturen beherbergen. Dadurch opfert sie diese Gebiete für das Wohlergehen des Staates.

Eine vertrautere Szene ist die, wenn ein Schläger ein Restaurant betritt. Er sucht Streit mit dem Eigentümer. Der Streit eskaliert mehr und mehr. Wenn nun eine Stufe erreicht wird, bei der durch die Schlägerei Wertgegenstände des Restaurants beschädigt werden könnten, bittet der Eigentümer den Schläger, mit hinauszugehen, und die Schlägerei zwischen ihnen geht dort weiter, wo der geringste Schaden an Wertgegenständen des Restauraunts entstehen kann.

- Die gesamte Intensität an Krankheit zu einem Zeitpunkt wird die Summe der Störung im Zentrum und der Störung sein, die sich in lokalen Organerkrankungen ausdrückt (funktionell und pathologisch).
- Wenn die Intensität einer Krankheitswucht sehr stark ist (der Wasserdruck zu stark ist) oder die Toleranzschwelle des Körper abnimmt (der Damm schwach wird) oder die Störung von einem lokalen Organ weggeleitet wird (das Wasser wird der Region entnommen, in die es durch die verantwortlichen Autoritäten geleitet war), ist unter diesen drei Bedingungen die Lebenskraft gezwungen, der Störung zu erlauben, sich auf lebenswichtigere Teile auszuweiten.
- Welche Teile erkranken, hängt von zwei Faktoren ab:
  1. von den Prädilektionsstellen des allgemein störenden Faktors; zum Beispiel, wird ein Arzneimittel, das kolikartigen, krampfhaften Schmerz erzeugt, natürlicherweise Organe wie den Darm oder die Ureteren beeinträchtigen,
  2. von den individuell ererbten oder erworbenen Organschwächen; obwohl zum Beispiel die *Bryonia*-Störung eine Affinität für die Pleura hat, wird ein Mensch, der hauptsächlich eine Affinität für die Schilddrüse hat, eine Schilddrüsenerkrankung mit *Bryonia*-Modalitäten entwickeln.

  Wenn die Lebenskraft einen lokalen Körperteil der Störung überläßt, wird die Störung eine Wirkung in Übereinstimmung mit den Schwächen und Tendenzen dieses Teiles erzeugen. Aber selbst dann wird die Störung ihre eigenen eigentümlichen Charakteristika zeigen.

Wenn zum Beispiel der Mafia-Boß ein Verbrechen in einem bestimmten Gebiet begeht, wird die Art des Verbrechens nicht nur von seinem Wesen abhängen, sondern auch von den lokalen Gegebenheiten. Obwohl der Boß normalerweise gerne Drogenhandel betreiben mag, wird er Schmuggel betreiben, wenn die Gegend dafür sehr geeignet ist. Aber die Art und Schmuggelmethode werden für ihn charakteristisch sein.

- Wenn die Krankheit weiter fortschreitet, wird ein Stadium erreicht werden, wo die Lebenskraft Teile des Gemüts, des Nerven-, endokrinen und immunologischen Systems an Pathologie abtritt, was in diesen wichtigsten Teilen nicht bloße funktionelle Störungen, sondern manifeste Pathologie hervorruft.
- Der Stand des Kampfes zwischen der Lebenskraft und der Krankheitswucht gibt Auskunft über die Stärke der Vitalität. Wenn Sie bei einer starken zentralen Störung sehr wenig Pathologie finden, ist die Vitalität stark. Wenn Sie – andersherum – bei einer schwachen zentralen Störung schwere Pathologie finden, bedeutet das, daß die Vitalität gering ist; und in diesen Fällen ist die Prognose zurückhaltend zu stellen.
- Durch das bisher Gesagte haben wir gelernt, daß es zwei verschiedene Stufen von Krankheit gibt: (a) zentral oder allgemein und (b) peripher oder lokal.
- Mit *zentraler Störung* meinen wir Veränderungen in den Funktionen des PNEI-Systems. Sie manifestieren sich als Geistes- und Gemütssymptome, Allgemeinsymptome und auch in spezifischen Veränderungen in einigen Körperteilen. Sie werden mit der zentralen Störung zusammen verschwinden oder sich verändern, wenn sich die zentrale Störung verändert. Sie werden direkt durch zentrale Modalitäten beeinflußt, und sie sind ausgesprochen charakteristische Symptome. Sie stellen nicht den Sitz der Krankheit dar. Es sind die ersten Symptome, die auftauchen, und die letzten, die verschwinden, während die pathologischen Symptome als letzte erscheinen und als erste verschwinden. Diese Symptome der zentralen Störung erscheinen als Begleitsymptome zur Pathologie (Kopfschmerzen in der Sonne als Begleitsymptom zu Ekzem, oder Übelkeit als Begleitsymptom zu Kopfschmerz) und sind daher mehr ein Ausdruck der zentralen Störung als lokale, pathologische Symptome. Das ist der Grund, warum Bönninghausen die Begleitsymptome so sehr betont hat.
- Es ist offensichtlich, daß es bei der lokalen Pathologie einige Symptome gibt, die sehr häufig sind. Wenn der Mafia-Boß ganz in der Schmuggelei aufgeht, werden einige gemeinsame Merkmale der Aktivitäten zu finden sein, egal, wer die Schmuggeleien vornimmt. Wenn die lokale Pathologie zum Beispiel ischämische Herzkrankheit ist, werden Schmerzen im Brustkorb durch Belastung ein häufiges Symptom der Pathologie darstellen und kaum die Natur der zentralen Störung genauer anzeigen.
- Es ist außerdem offensichtlich, daß, da es sich um die zentrale Störung handelt, die in lokale Pathologie umgesetzt wird, die Lokalsymptome bis zu einem Ausmaß in Übereinstimmung mit der zentralen Störung stehen. Sie finden die lokalen

Eigenheiten (die Symptome, die bei der Pathologie nicht häufig vorkommen) durch dasselbe Arzneimittel abgedeckt, das die zentrale Störung abdeckt. Ein bestimmter Patient mit ischämischer Herzkrankheit leidet unter Schmerzen im Brustkorb, verschlimmert durch Anstrengung und besser durch Wärme und Ruhe. Die Schmerzen im Brustkorb, schlimmer durch Anstrengung und gebessert durch Ruhe, sind ein häufiges Phänomen bei der ischämischen Herzkrankheit und sind ein diagnostisches Zeichen, aber die Eigenheit, nämlich Besserung durch Wärme, die für ischämische Herzkrankheit ungewöhnlich ist, muß die zentrale Störung darstellen und daher ein Anzeichen für das heilende Arzneimittel sein. Dadurch erkennen wir die Weisheit von Boger, der alle eigentümlichen Aktivitäten und Empfindungen als Allgemeinsymptome betrachtete.

– Diese einfache Erklärung ist sehr hilfreich in der Praxis, aber der aufmerksame Leser kann einen Fehler erkennen, weil sie davon ausgeht, daß die Lebenskraft und die Krankheitswucht zwei verschiedene Instanzen darstellen wie Regierung und Mafia. Von unserem bisherigen Verständnis wissen wir, daß Krankheit keine eigene Instanz ist, sondern nur eine Störung der Lebenskraft. Hahnemann war sich dessen ganz bewußt. Die Lebenskraft hat auch eine lebenserhaltende Funktion und das Ziel, die Aufgabe des Gesamtorganismus zu erfüllen. Wenn sie gestört wird, versucht sie, diese Störung davon abzuhalten, wichtigere Organe zu befallen (wichtig in bezug auf sowohl das Leben wie auf den Zweck des Lebens) und zwar, solange sie kann. Wenn wir also sagen, daß die Lebenskraft versucht, Krankheit auf die am wenigsten wichtigen Körperteile zu beschränken, meinen wir damit, daß sie ihre eigene Störung vom Befall wichtiger Strukturen abzuhalten versucht. Als Beispiel dafür können wir eine zerstrittene Regierung heranziehen, die soweit wie möglich zu verhindern sucht, daß wichtige Organisationen wie Armee und Nahrungsmittelversorgung von ihrer eigenen Zerstrittenheit in Mitleidenschaft gezogen werden.

Dynamik der Behandlung

1. Wenn ein Arzneimittel gegeben wird, das die zentrale Störung abdeckt, dann wird die Pathologie (die nichts als eine Lokalisation der zentralen Störung ist) automatisch gebessert und konsequenterweise verschwinden.
2. Wenn ein Arzneimittel nach dem Ähnlichkeitsgesetz nur auf die Lokalsymptome paßt, mag es die Lokalsymptome eine Zeitlang etwas bessern oder erleichtern. Wenn die zentrale Störung eines Patienten zum Beispiel *Calcarea carbonica* ist, und seine lokalen Gelenkbeschwerden die Modalitäten von *Rhus toxicodendron* besitzen (diese Modalitäten sind sehr häufig bei den meisten Fällen von Gelenkschmerzen), wird *Rhus toxicodendron* eine zeitweise Erleichterung bringen.
3. Da die lokale Pathologie nur ein Ventil für die zentrale Störung darstellt, ist die bloße Beseitigung desselben (durch potenzierte oder Tiefpotenzhomöopathie, Allopathie oder Chirurgie) entgegen der Vorgehensweise der Natur. Sie wirft die Störung auf das Zentrum zurück. Die Wirkung ist zeitlich begrenzt und die Lebenskraft versucht, dasselbe Ventil wieder zu gebrauchen. Solch ein Zurückdrängen läuft daher im Laufe der Zeit auf eine geschwächte Vitalität hinaus, die dann

gezwungen ist, die Störung auf ein wichtigeres Organ zu übertragen. Dieser Prozeß, Unterdrückung genannt, ist selbst mit homöopathischen Arzneimitteln möglich, wenn das Arzneimittel auf Lokalsymptome hin ausgewählt ist und nicht nach dem Ähnlichkeitsgesetz mit der zentralen Störung.

4. Eine der wichtigsten Auswirkungen der obengenannten Ideen ist, daß, wenn wir uns um die zentrale Störung kümmern, die Lebenskraft alles andere in die Hand nimmt. Krankheit ist eine Störung des Zentrums. Unsere Arzneimittel sollten immer auf die Behandlung der zentralen Störung hin ausgerichtet sein. Wenn ein Mensch verletzt ist und Lokalsymptome von *Arnica* entwickelt, wird die Lebenskraft das leicht bewältigen. Es ist nicht notwendig, *Arnica* zu geben, es sei denn, die zentralen Symptome hätten sich auch dahingehend geändert, daß sie *Arnica* indizieren.

Selbst bei akuten Krankheiten (zum Beispiel Erkältung, Verstauchung oder gefühlsmäßiger Verstimmung) wird die Lebenskraft damit fertig. Wir müssen nur erkennen, was die zentrale Störung zu dem Zeitpunkt ist und das ihr ähnliche Arzneimittel verschreiben. Ob es sich nun um eine akute oder chronische Erkrankung handelt, die einzige Indikation für den Wechsel eines Arzneimittels ist eine Veränderung im Zentrum, oder in anderen Worten, eine Veränderung der anzeigenden oder charakteristischen Symptome. Wenn zum Beispiel ein Patient, dessen chronischer Zustand sich unter *Pulsatilla* verbessert hat, Gelbsucht entwickelt, müssen wir untersuchen, ob die Symptome, auf die hin *Pulsatilla* verschrieben wurde, noch bestehen. Wenn er dieselben Indikationen, denselben Geistes- und Gemütszustand, dieselben Allgemeinsymptome und dieselben Modalitäten selbst während der Gelbsucht beibehält, dann bleibt das Arzneimittel dasselbe. Er wird einige für die Gelbsucht übliche Symptome haben; solange aber die Symptome im Zentrum dieselben bleiben, dürfen wir das Arzneimittel nicht ändern.

Es mag vorkommen, daß während einer Gelbsucht der ursprüngliche *Pulsatilla*-Patient einen enormen Durst entwickelt, eine völlige Abneigung gegen Bewegung und Unterhaltung, fehlenden Appetit außer für heiße Getränke und Schmerzen in der Leber, verschlimmert durch die geringste Bewegung und besser durch Liegen auf der rechten Seite – in diesem Fall sind die ursprünglichen Charakteristika zeitweise überlagert. Die gesamte zentrale Störung ist anderer Natur, wie sich in der völligen Veränderung im Geistes- und Gemütszustand und in den Allgemeinsymptomen zusammen mit lokalen Eigenheiten zeigt. Nur eine solche Veränderung kann ein Ändern des verschriebenen Arzneimittels rechtfertigen, selbst in Akutsituationen. Der Satz, den ich oft und gern wiederhole, ist:

Die Indikation für einen Wechsel ist eine Änderung der Indikation.

11

WAS IN DER MEDIZIN IST HEILSAM

In diesem Kapitel werden wir zu verstehen versuchen, was ein Arzneimittel wirklich ist und was zu heilen es fähig ist. Dies ist noch für viele verwirrend, und in meinen Seminaren konnte ich den Sachverhalt durch den folgenden im Video dokumentierten Fall klarstellen. Auch der Leser wird davon profitieren, diesem interessanten Fall zu folgen und entsprechende Lehren aus ihm zu ziehen.

Fall

Dies ist der Fall eines 1½ jährigen Mädchens mit viraler Enzephalitis. Ich bekam die folgende Geschichte.

Aus völligem Wohlbefinden heraus entwickelte das Kind Erbrechen und Durchfall (Gastroenteritis), wofür es in ein allopathisches Krankenhaus aufgenommen wurde. Es erhielt eine Infusion, entwickelte ein wenig Temperatur und hatte einen Krampfanfall. Nach diesem Krampfanfall versank es plötzlich in einen Stupor und wurde halb bewußtlos. Der Pädiater sagte, daß die Überlebenschancen des Kindes trostlos seien. Es war fast bewußtlos, als ich es sah, und reagierte nur auf sehr starke Schmerzreize. Wenn wir es sehr stark kniffen, gab es nur ein leichtes Weinen von sich und ging dann zurück in diesen Zustand halber Bewußtlosigkeit. Nach dem ersten Krampfanfall hatte es keine weiteren mehr. Es hatte Untertemperatur von 36,1 °C. Man brachte es in unser homöopathisches Krankenhaus mit allen möglichen Strippen und Schnüren um es herum, und ich glaube, ein venöser Zugang war auch schon gelegt worden.

Ich mußte ein Mittel auswählen, um dieser ernsten Lage zu begegnen – anhand dieser rar gesäten Symptome. Keine anderen charakteristischen Symptome waren herauszubekommen. Das Arzneimittel, was ich auswählte, war *Helleborus niger*. Warum habe ich dieses Arzneimittel ausgewählt?

Differenzierung von Arzneimitteln

Das charakteristische Merkmal in diesem Fall war nicht das, was jetzt zu sehen war, sondern wie es angefangen hatte. Bei *Aconitum* oder *Belladonna* hätte es mit Heftigkeit angefangen. Bei *Apis* wäre ein heftiges, schrilles Schreien mit einem nach hinten ins Kissen gebohrten Kopf zu erwarten gewesen. Andererseits wäre bei *Opium* völlige Bewußtlosigkeit mit Pupillenstarre und schneller Atmung zu finden gewesen.

Es gibt ein anderes Arzneimittel, das differenziert werden muß, und das ist *Zincum metallicum*. *Zincum* und *Helleborus* sind einander sehr ähnlich. Der Unterschied besteht nur darin, daß *Zincum* zu Beginn der Krankheit sehr nervös und aufgeregt ist; ein Krampf nach dem anderen, Zuckungen und Bewegungen und Koma. Also haben wir zuerst heftige, nervöse Erregung, und dann, wenn die Nerven müde werden, kommt es zu Lähmungen, Stupor und Koma. *Zincum* würde nicht in diesen Zustand verfallen, in der Art, wie es bei unserer Patientin der Fall war. Die zentrale Störung von *Zincum* ist erhebliche nervöse Erregung. Selbst im Zustand von Koma werden wir bei einem *Zincum*-Fall häufig Zuckungen sehen.

In seinen Vorlesungen über die Materia Medica beschreibt Kent *Helleborus* wie folgt:

> "*Helleborus* ist nützlich bei Erkrankungen des Gehirns und des Rückenmarks, des allgemeinen Nervensystems und Geistes und Gemüts, aber besonders bei akuten Entzündungen von Gehirn, Rückenmark und den Hirnhäuten und bei Störungen, die an Geisteskrankheit grenzen. Es gibt eine eigentümliche Art von Imbezilität und Betäubung des Körpers und Geistes; der Extremzustand ist Bewußtlosigkeit. Völlige Bewußtlosigkeit in Zusammenhang mit zerebraler Kongestion. Selbst zu Beginn der Krankheit fehlt bei *Helleborus* die Wildheit und das akute Delirium, was wir bei *Stramonium* und *Belladonna* finden."

Helleborus ist passiv. Passivität, Betäubung, "Verminderte Willenskraft über den Körper". Ein Mensch gerät in eine passiven Zustand, ohne eine aktive Phase gehabt zu haben. Das ist das Charakteristikum von *Helleborus*.

Wir gaben ihr deshalb *Helleborus* C 1000, eine einzige Dosis. Was würde geschehen? Lassen Sie uns sehen, was Kent sagt:

> "Ich habe Kinder gesehen, nachdem sie durch ein einigermaßen akutes, aber eher passives Stadium gegangen waren; sie lagen da in diesem Zustand von Dumpfheit, hätten *Helleborus* Wochen eher gebraucht, als sie es bekamen. Als es gegeben war, begann der Heilungsprozeß nicht sofort, sondern nach und nach. Das Arzneimittel wirkt langsam in diesen langsamen, hartnäckigen, benommenen Fällen von Gehirn- und Rückenmarksproblemen. Machmal gibt es keine sichtbare Veränderung bis zum Tag nach der Arzneimittelgabe oder sogar der Nacht darauf, wenn ein Schweiß entsteht, ein Durchfall oder ein Erbrechen – eine Reaktion. Man darf sie nicht stören, kein Arzneimittel darf gegeben werden. Es sind Zeichen einer Reaktion. Wenn das Kind genug Vitalität hat, um gesund zu werden, wird es jetzt gesund werden."

Führung des Falles

Dies ist wie homöopathische Chirurgie. Wir sagen, daß dieses Kind schwer krank ist. Ihre Krankheit ist schlimm. Sie hat das Gehirn befallen. Wir werden das Arzneimittel geben und wollen eine Reaktion sehen. Die Vitalität mag zu schwach sein, um die Reaktion auszuhalten. Das ist das Risiko, was wir auf uns nehmen müssen; das Kind kann sterben. Aber es ist sowieso am Sterben. Dies ist seine einzige Chance, gesund zu werden.

Kent sagt weiter:

> "Wenn das Erbrechen durch irgendein Arzneimittel beeinflußt wird, das es zum Stillstand bringt, wird *Helleborus* antidotiert werden. Lassen Sie das

> Erbrechen oder den Durchfall oder den Schweiß in Ruhe und es wird im Lauf des Tages verschwinden. Das Kind wird warm werden und nach ein paar Tagen zu Bewußtsein zurückkehren – und was wird dann passieren? Stellen Sie sich nur einmal diese benommenen Finger und Hände und Gliedmaßen vor, diese benommene Haut überall. Was wäre das Natürlichste, was sich als Beweis für das Erwachen dieses benommenen Kindes entwickeln kann?... Nun, die Finger dieses Kindes werden zu kribbeln beginnen, Nase und Ohren kribbeln, und das Kind beginnt zu schreien und sich heftig hin- und herzuwerfen und über das Bett zu rollen. Die Nachbarn werden hereinkommen und sagen: "Ich würde den Doktor wegschicken, wenn er nichts verschreibt, um dem Kind zu helfen"; aber wenn Sie das tun, können Sie sicher sein, innerhalb von vierundzwanzig Stunden ein totes Baby zu haben. Dieses Kind erholt sich, lassen Sie es alleine. Sie werden niemals in der Lage sein, einen von diesen Fällen zu behandeln, wenn Sie nicht mit dem Vater allein in einem Nebenraum besprechen, wie genau sich der Fall weiter entwickeln wird. Nehmen Sie nicht die Mutter, sagen Sie ihr kein Wort – es sei denn, es ist eine ungewöhnliche und besondere Mutter –, denn dies ist ihr Kind, und weil sie mitfühlend ist, wird sie weinen, wenn sie ihr Kind weinen hört; sie wird ihren Kopf verlieren und darauf bestehen, daß der Vater Sie des Hauses verweist. Wenn Sie aber den Vater vorher zur Seite nehmen und ihm erzählen, was passieren wird, wenn Sie es ihm erklären, dann wird er es selbst sehen; und sagen Sie ihm, wenn sich dies nicht so entwickeln kann, wenn die Wirkung des Arzneimittels gestört wird, wird er sein Kind verlieren."

Dies ist Kents Beschreibung, was nach der Gabe von *Helleborus* geschehen würde. Ich gab *Helleborus* C 1000 und wartete vierundzwanzig Stunden, aber nichts passierte. Die Lage der Patientin war sehr kritisch und ich wollte sofort eine Reaktion sehen, deshalb gab ich *Helleborus* C 100 000. Ich wollte nicht mit C 10 000 und C 50 000 warten.

Innerhalb 1 ½ Stunden nach der Gabe von *Helleborus* C 100 000 ging ihre Temperatur auf 39,4 °C hoch und dann auf 40,7 °C. Dies war ihr höchstes Fieber, und es blieb das erste Mal vierundzwanzig Stunden lang so. Sie hatte bei diesem Fieber eine Art Krampfanfall, aber nachdem dieser vorbei war, war ihre Reaktion auf einen Schmerzstimulus viel, viel besser, und ihr Bewußtseinszustand hatte sich gebessert. Das Mittel hatte ausgewirkt, und deshalb wiederholten wir das Arzneimittel in C 100 000 nach zwei Tagen und innerhalb einer Stunde nach der Wiederholung begann sie laut zu schreien, und so ging das 12 bis 14 Stunden weiter; das Fieber stieg auch immer weiter und blieb dann zweiundsiebzig Stunden lang so. Während der Dauer dieses Fiebers besserte sich ihr Bewußtseinszustand zusehends. Jedesmal, wenn wir ihr eine Dosis gaben, hielt die Wirkung ein wenig länger an als die vorhergehende Dosis und ließ dann völlig nach. Aber nach jedem Anstieg und Abfall des Fiebers besserte sich ihr Bewußtseinszustand immer ein wenig mehr, und die Symptome, die man gewöhnlich *Helleborus* zuschreibt, kamen hoch.

Nachdem also *Helleborus* gegeben war, und ihre Genesung eingesetzt hatte, und der Bewußtseinszustand sich besserte, und das Gehirn weniger betroffen war – erst da konnten wir die klassischen Symptome von *Helleborus* sehen, aber nicht zu Beginn. Dies ist ein sehr bedeutsamer Punkt.

Dieser Fall ist typisch für *Helleborus*, wie er in den Büchern beschrieben wird. Symptom für Symptom, Beobachtung für Beobachtung, es ist ein klassischer *Helleborus*-Fall.

Sie begann, ihre Fäuste zu ballen und die Arme auszustrecken. Sie stöhnte ständig und rollte ihren Kopf hin und her. Schauen Sie diese Rubriken in Kents Repertorium nach:

— Kopf, Bewegung, Kopf rollen, Tag und Nacht, mit Stöhnen.

Ihre Augen starrten auch in eine Richtung.

— Augen, Starren, während Stupor.

Ein Arm und ein Bein waren ständig in Bewegung. Dies ist das typische Schlüsselsymptom von *Helleborus*.

– Extremitäten, Bewegung, unwillkürlich, ein Arm und ein Bein.

Das charakteristische Merkmal ist, daß die andere Seite gelähmt ist.

Dann begann sie, reichlich zu schwitzen, speziell an Kopf und Oberlippe. Das Schwitzen war so stark, daß es ihr Kopfkissen durchnäßte. Sie begann, dünnen Stuhlgang zu bekommen, fünf oder sechs grünliche Stühle mit häufigem Wasserlassen. Wir bemerkten, daß sie sehr ruhelos war, und ständig ein Bein bewegte, während das andere Bein passiv blieb. Ihre Nasenflügel waren geweitet mit Bewegung der Nasenflügel ("Nase, erweiterte Nasenflügel").

Als wir in ihr passives Bein kniffen, versuchte sie, mit ihrer aktiven unteren Gliedmaße die Hand wegzustoßen. Sie konnte das Bein passiv zurückziehen, aber nicht aktiv bewegen. Wir hatten also eine deutliche Kraftlosigkeit in einer unteren Gliedmaße mit energischen Bewegungen auf der anderen Seite. Wir bemerkten auch, daß sie ihre Augen nicht viel bewegte; sie blieben still stehen, als ob sie starrte. Sie konnte nicht mit ihren Augen sehen; wenn wir eine Hand nahe vor sie hielten, blinzelte sie nicht einmal. Sie hatte auch kaum eine Reaktion auf Geräusche.

Auch dieses Stadium besserte sich weiter, und sie kehrte zu völligem Bewußtsein zurück, *aber sie konnte nicht sehen und sie konnte nicht hören*. Langsam kam ihr Gehör zurück, aber dabei blieb es dann; sie war bei vollem Bewußtsein – sie konnte hören, essen, schlafen, weinen –, aber sie konnte nicht sehen.

Zweifel an völliger Gesundung

Wir überwiesen sie an einen Augenarzt, um zu sehen, ob es irgendeine Augenerkrankung gäbe, aber er sagte, daß die Augen völlig klar seien. Jeder dachte, daß die Enzephalitis ihre Spuren zurückgelassen hätte, daß sie für den Rest ihres Lebens blind bleiben würde. Ich selbst hatte ähnliche Zweifel.

Was war jetzt zu tun? Sollte ich das Arzneimittel wechseln? Dann las ich bei Nash: "*Helleborus* erzeugt diese Dumpfheit der Sinne, daß die Augen normal sind, aber er kann nicht sehen; und seine Ohren sind normal, aber er kann nicht hören." Als ich dies las, war ich voller Freude. Ich gab ihr weiterhin *Helleborus* auf diese Indikation hin. Wann immer die Reaktion nachließ, gab ich ihr eine weitere Dosis, und auf diese Art wurde sie behandelt.

Alle zwei oder drei Tage ging ich zum Krankenhaus, um zu sehen, ob ihr Sehen zurückgekommen war, und einige Zeit lang, etwa zwei oder drei Wochen, gab es kein Zeichen. Eines Tages holte ich dann mein Taschentuch heraus (ich hatte das immer getan, um ihr Sehen zu überprüfen) und schwenkte es vor ihren Augen hin und her, und zum ersten Mal versuchte sie, danach zu greifen. Sie konnte etwas Verschwommenes sehen. Langsam, aber sicher besserte sich ihr Sehen, bis es sich völlig erholt hatte.

Was für eine Lehre können wir aus diesem Fall ziehen? Lassen Sie uns die Pathologie von *Helleborus* betrachten. Welche Pathologie erzeugt und heilt es? Hier ist eine Auswahl.

Enzephalitis ist eine Entzündung des Gehirns, und Meningitis ist die Entzündung der Hirnhäute. Es gibt einen dritten Begriff, bekannt als Enzephalopathie, wo ein anderes Körperorgan schwer beschädigt ist, zum Beispiel die Leber, und wegen Leberversagens sammeln sich Toxine im Gehirn und verursachen Koma. So können sie hepatische Enzephalopathie haben.

Hat *Helleborus* die Pathologie erzeugt?

Welche von diesen Erkrankungen erzeugt *Helleborus* nun?

Es mag durch diesen Fall deutlich geworden sein, daß es Enzephalitis erzeugt. Das heißt, daß *Helleborus* keine Auswirkung auf die Hirnhäute hat, sondern auf die Hirnsubstanz. Man könnte annehmen, daß *Apis*, das diese schrillen Schreie erzeugt (Cri encephalique) für Meningitis nützlich sein könnte. Es scheint daher deutlich, daß *Apis* das Mittel für Meningitis ist, *Helleborus* das Mittel für Enzephalitis, und *Opium* das Mittel für Enzephalopathie.

Jetzt stellt sich die Frage: Erzeugt *Helleborus* akute Entzündung, subakute Entzündung oder chronische Entzündung?

Wäre es von der Erfahrung mit diesem Fall her richtig zu sagen, daß es subakute Entzündung erzeugt?

Aconitum ist dafür bekannt, akute Entzündungen zu erzeugen, und *Helleborus* kann jetzt für die Erzeugung subakuter Entzündungen bekannt werden, und die chronische Entzündung wird durch chronische Arzneimittel wie *Sulfur* erzeugt. Die Pathogenese von *Helleborus* scheint jetzt klar zu sein: Daß es subakute Entzündung des Gehirns erzeugt und heilt.

Wir können uns damit aber nur so lange zufrieden geben, bis wir in Kents Repertorium *Helleborus* im dritten Grade unter Meningitis aufgeführt finden, während es im zweiten Grade unter Entzündung des Gehirns aufgeführt ist. Was sollen wir nun mit dieser Information tun? Produziert *Helleborus* Meningitis oder Enzephalitis? Es steht unter beidem. Glauben Sie, daß das ein Fehler ist? Wenn nicht, was ist dann *Helleborus*? Was ist sein Wirkort?

Im Kapitel Geist und Gemüt im Repertorium gibt es eine Rubrik: "Liebe, Folgen von, enttäuschter", und wiederum ist *Helleborus* in dieser Rubrik aufgeführt, im zweiten Grade. Bedeutet das, daß wir es in den Fällen von Enzephalitis und Meningitis geben sollten, die durch enttäuschte Liebe entstanden sind? Sollten wir es nur in den Fällen von enttäuschter Liebe gebrauchen, die in Meningo-Enzephalitis übergehen?

Diese Denkungsart wird uns verwirren. Faktum ist:

Helleborus erzeugt keine Meningitis, und es erzeugt keine virale Enzephalitis. Virale Enzephalitis wird durch einen Virus hervorgerufen, und Meningitis wird durch Organismen hervorgerufen, die Meningitis verursachen, und nicht durch *Helleborus*. Enttäuschte Liebe ist nicht durch *Helleborus* verursacht, sonders durch etwas anderes! *Helleborus* erzeugt nichts von alledem. *Helleborus* erzeugt einen Seinszustand, einen zentralen Zustand, dessen Hauptcharakteristikum *die Dumpfheit des Sensoriums* ist. Seine Sinne werden dumpf. Seine Augen sind offen, aber er kann nichts sehen. Dies ist der zentrale Zustand von *Helleborus*, und wo immer man es finden mag, in welchem Patient auch immer, für welchen Namen von Krankheit auch immer, mag es nun Meningitis oder Enzephalitis sein, *Helleborus* und nur *Helleborus* wird heilen.

Wenn es Meningitis ist, mit dieser Dumpfheit des Sensoriums, wird *Helleborus* heilen. Wenn es virale Enzephalitis mit Dumpfheit des Sensoriums ist, wird *Helleborus* heilen. *Zincum metallicum* erzeugt Erregung des Nervensystems. Sei es nun "Petit mal" Epilepsie, Meningitis oder Enzephalitis mit Erregung des Nervensystems, *Zincum* wird heilen. Wenn enttäuschte Liebe in Übererregung des Nervensystems übergeht, wird *Zincum*, und nur *Zincum*, heilen.

Jedes Arzneimittel erzeugt seine eigene Art von zentraler Störung

Helleborus erzeugt keine Pathologie – es befällt weder das Gehirn noch die Hirnhäute; es erzeugt einen zentralen Zustand, eine zentrale Störung, eine Dumpfheit des Sensoriums.

Wo immer man das findet, wird nur *Helleborus* heilen. Es gab einen Menschen, der nach enttäuschter Liebe an einem Ort gesessen und gedankenlos in den Raum gestarrt hat. Seine Ohren waren normal, aber er konnte nichts hören, seine Augen waren normal, aber er konnte nichts sehen. Er hatte keine Meningo-Enzephalitis, aber er hatte diesen Zustand.

Dann gab es jemand, der die Homöopathie kannte und wußte, was *an* einer Krankheit geheilt werden kann. Er gab ihm *Helleborus* mit der Überzeugung, ihn zu heilen, und übertrug seine Erfahrungen ins Repertorium.

Sehen Sie also: Wenn Ihr Geist mit Pathologie beschäftigt ist, damit, welches Arzneimittel welche Pathologie hervorruft, dann werden Sie einen Fehler machen; "*Aconitum* erzeugt Entzündungen". Unsinn! *Aconitum* erzeugt einen Aufruhr, Heftigkeit ist der zentrale Zustand. Ob diese Heftigkeit auf einen Schreck hin entstand, ob diese Heftigkeit bei Geisteskrankheit, Meningitis oder Enzephalitis besteht, ob es bei Typhus oder bei einer schmerzhaften Entzündung eines Fußes ist, *Aconitum* und nur *Aconitum*, wird heilen.

Wenn Sie einen Mann mit Schmerzen in seinem kleinen Zeh vor sich haben, so schmerzhaft, daß er sagt: "Herr Doktor, tun Sie etwas, oder ich sterbe", werden Sie nicht nachschauen, um zu sehen, ob der Wirkungsbereich von *Aconitum* den kleinen Zeh einschließt.

Aconitum hat keinen Wirkungsort. Kein Arzneimittel in der Homöopathie hat einen Wirkungsort. Es geht nicht irgendwohin und sitzt an einem Ort. Potenzierte Arzneimittel haben nur dynamische Wirkung. Ihre Wirkung ist zentral. Die zentrale Störung muß geheilt werden, keine Pathologie.

Sie können die Materia Medica viel freier gebrauchen, Sie können sie öffnen und ihre Horizonte bis zum weitestmöglichen Grad ausdehnen, Sie können jedes Arzneimittel in jedem Zustand gebrauchen – wenn die zentrale Wirkung paßt. Und Sie werden Erfolg haben.

12

DIE WISSENSCHAFTLICHE TIEFE DER HOMÖOPATHIE

(EINE GANZHEITLICHE METHODE)

Das folgende ist ein Interview, das im Juni 1990 im "Homoeopathic Heritage" erschienen ist (mit ein paar kleineren Korrekturen). Es ergab sich aus einer kontroversen Diskussion, die vom Herausgeber, Dr. S.P. Koppikar, einem älteren Kollegen und guten Freund meinerseits, angeregt worden war. Das Problem, das er aufwarf, drehte sich um die Praktikabilität des ganzheitlichen und psychosomatischen Ansatzes bei der homöopathischen Verschreibung. Er ging soweit zu sagen, daß die Verschreibung nach Geistes- und Gemüts- und Allgemeinsymptomen zu idealistisch und dem (überbeschäftigten) Durchschnitts-Praktiker nicht möglich sei. Mein Freund, Mr. Gunavante, war durch diese Darstellung recht aufgebracht, und sah sich genötigt, den Standpunkt der klassischen Homöopathie zu erklären, um so ihre Logik darzustellen. Er wollte auch, daß ich durch einige klinische Fälle demonstrieren solle, daß unsere fundamentalen Prinzipien wahrhaftig und solide sind, und daß wir unsere Fertigkeiten entwickeln müssen, um sie nützlich zu gebrauchen, anstatt sie als unwissenschaftliche Patentlösungen abzutun.

Verschiedene Homöopathen haben das Interview sehr geschätzt, was mir gezeigt hat, daß noch Zweifel über die Praktikabilität und Fundiertheit unserer Prinzipien bestehen.

Interview mit Dr. R. Sankaran durch S.M. Gunavante, veröffentlicht in "The Homoeopathic Heritage" (Juni 1990)

In seinem Leitartikel in der Ausgabe Februar 1990 des "Homoepathic Heritage" hat Dr. Koppikar einige fundamentale Probleme in Bezug auf die Anwendung der Homöopathie aufgeworfen, welche meiner Meinung nach diskutiert gehören. Ich glaubte, der Sache am besten zu dienen, indem ich den Standpunkt von Dr. Rajan Shankaran einholte, den ich sowohl als fähigen homöopathischen Arzt, als auch als Denker und Lehrer gut kenne. Anfänglich war er der Meinung, daß es besser sei, nicht in eine solch kontroverse Diskussion einzusteigen, aber nachdem ich ihn davon überzeugt hatte, daß die Diskussion im Interesse der Homöopathie stattfindet, war er damit einverstanden. Er sagte folgendes:

Meiner Erfahrung nach ist die Homöopathie ein erstaunliches Werkzeug, um die Vitalität zu stimulieren und den wahren Heilprozeß einzuleiten. Wenn wir jedoch darauf abzielen, bloß eine Erleichterung einiger Symptome herbeizuführen, schöpfen wir ihr Potential nicht voll aus. Wenn irgendjemand sagt, daß die Verschreibung auf Lokalsymptome hin oder die Verschreibung von Arzneimitteln als "Spezifica" für bestimmte Krankheiten einen größeren Heilerfolg verspricht als die Verschreibung auf Geistes- und Gemüts- sowie

Allgemeinsymptome hin, dann muß unsere gesamte Philosophie, unser Verständnis von Gesundheit, Krankheit und Heilung geändert werden. Aber ich bin sicher, daß das nicht der Fall ist, weil dieser Ansatz nicht funktioniert. Viele kleinere Probleme verschwinden von selbst; sie bessern sich von selbst, ohne Arzneimittel. Wenn jedoch ein akutes Problem ernsthaft genug ist, eine lokale Beschwerde, wird man es mit Lokalmitteln in den Griff bekommen? Ist der Patient nicht insgesamt krank und benötigt dafür Behandlung?

Jeder, der die Homöopathie gewissenhaft ausübt, konnte schon erfahren, wie frustrierend es ist, ein Arzneimittel nach dem anderen zu geben und zu sehen, daß sich nichts wirklich ändert, bis er das eine absolut richtiges Arzneimittel findet, was dem Patienten wie ein Handschuh paßt. Wenn nämlich die gesamte Homöopathenschaft nicht ganzheitlich behandelt getreu ihrer Philosophie, tut es mir leid, aber dann wird die Homöopathie nicht ihren höchsten Standard erreichen. Sie ist in allen möglichen Kombinationen, Veränderungen, schnellen Wechseln des Mittels und mit allen Arten von "Spezifika" und symptomatischer Behandlung ausgeübt worden. Sobald man das Wort "Blähungen" hört, tendiert man dazu, die Auswahl auf *Lycopodium*, *Chinarinde* oder *Carbo vegetabilis* einzuschränken. Für Verdauungsprobleme denken wir gewöhnlich nicht weiter als *Nux vomica*, *Pulsatilla* oder *Lycopodium*. Ich habe Fälle gesehen, in denen, wenn der Verschreiber nur ein wenig über die lokale Beschwerde hinausgesehen hätte, er den ganzen Fall hätte entschlüsseln können, aber es kümmerte ihn nicht, das zu sehen. Er gab immer weiter Lokalmittel, eines nach dem anderen, und erzielte nur zeitweilige Wirkung und manchmal nicht mal das.

Die Prinzipien der Homöopathie sind dahingehend klar, daß es nicht ein Arzneimittel für den ganzen Patienten und je ein anderes für jeden seiner Körperteile geben kann. Ein Arzneimittel kann heilend wirken, wenn es die Geistes- und Gemüts- sowie die körperlichen Allgemeinsymptome abdeckt. Nur ein Arzneimittel, das auf den Organismus als Ganzes wirkt, kann heilend auf einen bestimmten Körperteil wirken. Behandler, die bestimmte Symptome eines Arzneimittels weniger gut kennen, tun gut daran, sich auf die Geistes- und Gemütssowie Allgemeinsymptome zu verlassen. Ein Meister mag einen *Tarentula*-Husten erkennen, ber die meisten von uns haben dieses Stadium nicht erreicht und müssen sich daher auf Geistes- und Gemüts- sowie Allgemeinsymptome verlassen. Dies ist auch deshalb sicherer, weil die Prüfungen und klinischen Erfahrungen der Lokalsymptome nicht so vollständig sind wie die der Geistes- und Gemüts- und Allgemeinsymptome. Eines ist gewiß, daß ein Arzneimittel, das die Geistes- und Gemütssymptome (mit oder ohne Wissen des Behandlers) nicht abdeckt und bloß auf die Lokalsymptome paßt, häufig versagt. Wir heißen jegliche gegenteiligen Erfahrungen willkommen. Wann immer jedoch ein charakteristisches Lokalsymptom gefunden wird, können wir uns die Mühe machen, das Arzneimittel zu studieren, um herauszufinden, was die Geistes- und Gemüts- sowie Allgemeinsymptome sind, besonders dann, wenn kein anderes Arzneimittel deutlich ist. Auf diese Weise können wir sogar ein "kleines" Arzneimittel finden. Lassen Sie mich klarstellen, daß ich nicht dafür stimme, charakteristische Lokalsymptome außer acht zu lassen. Im Gegenteil, ich bemühe mich nur um eine ausgewogene Sichtweise. Aber die Erfahrungen zeigen, daß Geistes- und Gemüts- sowie Allgemeinsymptome oft maßgeblich das Arzneimittel bestimmen, und diese Überzeugung hat sich für uns als extrem wertvoll erwiesen.

Warum waren die Meister erfolgreich? Vermutlich war ihre Arzneimittelkenntnis so gründlich, daß sie ein Arzneimittel dadurch finden konnten, daß sie einen Teil des Patienten betrachteten. Sie konnten Arzneimittel – sagen wir – anhand der Zunge von *Acidum nitricum*, *Acidum fluoricum* usw., differenzieren und mit Gewißheit auf Lokalsymptome hin verschreiben. Ihre Kenntnis war so gut, daß sie das richtige Arzneimittel durch Betrachtung der Teile herausfinden konnten, ein Arzneimittel, das ohne ihr Wissen die Geistes- und Gemüts- und Allgemeinsymptome abdeckte; aber da unsere Kenntnisse nicht so gut sind, verlassen wir uns lieber auf die Geistes- und Gemüts- sowie Allgemeinsymptome. Lassen Sie mich einige Erfahrungen, einige allgemeine Fälle vorstellen.

Vor kurzem wurde ich zu einer Patientin mit Pneumonie gerufen. Diese Frau hatte während der letzten drei Wochen ständig Fieber gehabt, und das Fieber war trotz Antibiotika und verschiedener homöopathischer Arzneimittel nicht gesunken. Ich wurde durch einen homöopathischen Arzt zu ihr gebracht, der schon verschiedene Arzneimittel verschrieben hatte. Sie hatte einen Schatten auf der Lunge, obwohl das Fieber ähnlich wie bei Malaria war. Ich konnte keine charakteristischen Symptome des Fiebers oder der Fieberanfälle bekommen. Ich war daher gezwungen, mich ausschließlich auf ihre konstitutionellen Symptome zu verlassen. Sie war eine Lehrerin und sehr ängstlich darum bemüht, wieder zu arbeiten. Sie war gesprächig und ziemlich witzig; sie hatte immer Lebendigkeit mitgebracht. Sie war eine sehr warme Patientin, ging gerne sehr lange spazieren und genoß die frische Luft. Verschiedene Angelegenheiten, die mit ihrer Familie zu tun hatten, versetzten sie in Sorge. Wenn wir diese Symptome nehmen, "Geschwätzigkeit mit Spaßen" (Synthetisches Repertorium), "Besserung durch Gehen an der frischen Luft" und Patient "Warm", mit "Angst", kommen wir auf *Kalium iodatum*. Ich gab es ihr zweimal, C 1000 und C 10 000. Nach der zweiten Gabe schwitzte sie reichlich. Zwei Monate sind inzwischen vergangen, und sie ist wohlauf.

Diese Art von Erfolg ist nicht ungewöhnlich. Normalerweise hatte die früher übliche Behandlung mit lokalen Mitteln versagt (mit Mitteln, die ausschließlich auf Grund von den Lokalsymptomen ausgewählt waren, die für die Krankheit typisch waren). Als wir *Kalium iodatum* auf Allgemeinsymptome hin verschrieben wie "Geschwätzigkeit mit Spaßen", selbst bei einem Fall von schwerer Leukodermie, waren wir sehr erfolgreich, obwohl "Weiße Flecken auf der Haut" von diesem Arzneimittel nicht abgedeckt waren. Was verstehen wir unter ganzheitlicher Behandlung? Was steckt hinter der Gabe von *Kalium iodatum* bei Leukodermie, einem Fall von Pneumonie oder einem Fieber unbekannter Herkunft als Idee? Die Idee, die hinter der Gabe steht, ist die, daß das, was wir behandeln wollen, nicht Leukodermie oder Fieber ist. Das Krankheitskonzept in der Homöopathie ist dies, daß Krankheit alle Ebenen von Körper und Psyche mit einbezieht. Es gibt keine lokalen Krankheiten. Dies hat Hahnemann im "Organon" immer wieder betont, nämlich daß Krankheit nichts als eine Störung der Lebenskraft ist. Er schreibt nie, daß wir bei Typhus Typhus behandeln müssen oder bei Pneumonie Pneumonie. Wir müssen immer den Menschen behandeln, das bedeutet seine gestörte Lebenskraft, die sich durch die Totalität von Zeichen und Symptomen und bloß durch lokale Zeichen und Symptome darstellt.

Bei einem Fall von Cholera werden wir uns gewiß nicht hinsetzen und den Patienten zu seinem Charakter in der Kindheit befragen. Bei Cholera, wie bei jedem akuten Fall, nehmen wir den momentanen Inbegriff der Symptome. Wenn ein Mensch sterbenskrank ist und schwer atmet, Angst, Todesfurcht und Ruhelosigkeit hat, werden wir die Arzneimittel in Betracht ziehen, welche diese Symptome in hohem Grade haben. Wir werden nicht immer fragen, ob er diktatorisch oder mild war, bevor er diesen Zustand entwickelt hat. Das ist bedeutungslos, wenn das momentane Bild selbst vollständig und klar ist. Was behandelt werden muß, ist die momentane Krankheit in ihrer Ganzheit. Wenn wir dieses Prinzip vergessen und Teilaspekte behandeln, ohne daß das Arzneimittel das Gesamtbild abdeckt, gibt es zwei Möglichkeiten: Entweder heilt das Arzneimittel überhaupt nicht oder nur teilweise. Wenn es teilweise hilft, wirkt es unterdrückend, und Unterdrückung führt immer zu Schaden. Das ist reine Logik und sie ändert sich nicht, egal wieviele Behandler dieser Praxis folgen mögen.

Herr S.M.G.: Erzähl uns einen weiteren Fall. Ich weiß, daß du zahllose Fälle hast, aus denen du schöpfen kannst.

Dr. Rajan: Es geht nicht bloß um zahllose Fälle, sondern jeder einzelne Fall, den wir behandeln, basiert darauf. Ein Fall aus der letzten Zeit: Eine Frau beschwerte sich über starke Kopfschmerzen, die mit der Sonne begannen und aufhörten. Auslöser konnte auch das Auslassen einer Mahlzeit sein. Die Schmerzen waren ziemlich stark. Sie nahm täglich etwa zwölf Tabletten Aspirin. Ich fragte sie, warum sie das tat. Sie sagte: "Einige sind gewiß für meine Kopfschmerzen, aber neuerdings habe ich angefangen, diese Tabletten gerne zu nehmen. Auch wenn ich sie nicht wirklich brauche, macht es mir Vergnügen, sie zu nehmen. Ich schwitze danach etwas und habe ein gutes Gefühl. Wenn ich sechs Tabletten brauche, nehme ich zwölf . Und bitte, geben auch Sie mir nicht ein oder zwei Gaben pro Tag, geben Sie mir sechs oder acht Gaben." Das beeindruckte mich so sehr, daß ich im Synthetischen Repertorium die Rubrik "Medizin einnehmen will, große Dosen von" nachschaute, und ich fand *Cactus*, das auch auf ihre Kopfschmerzsymptome paßte. Ihre Verschlechterung durch Sonne und Verschlechterung durch Auslassen einer Mahlzeit finden sich auch bei *Cactus*. *Cactus* C 200 hat ihren Kopfschmerz vollständig geheilt.

Ich möchte Ihnen einen anderen Fall vorstellen. Ein Patient kam mit Fieber seit über einer Woche. Seine Temperatur war etwa 39 °C. Er war ein alter Mann von mehr als siebzig Jahren. Er kam mit seinem Sohn in meine Praxis. Eine weibliche Assistentin war auch dabei. Er war nicht sehr ordentlich angezogen. Er setzte sich hin und sagte (in ziemlichem Kommandoton): "Herr Doktor, ich weiß, daß dieses Fieber von den Rissen auf meinem Penis herrührt." (Er meinte die Vorhaut). "Daher kommt es. Es ist diese Infektion, die das Fieber hervorgerufen hat. Wenn Sie sie behandeln, werde ich gesund. Ich weiß das. Versuchen Sie nicht, etwas anderes zu behandeln." Hierdurch konnte ich drei herausragende Symptome erkennen. Erstens Egoismus, zweitens Theoretisieren und drittens die Risse auf seiner Vorhaut, die nichts mit dem Fieber zu tun hatten, obwohl er darauf bestand, daß das das Fieber davon herrührte. Wenn Sie "Theoretisieren", "Selbstüberhebung" und "Risse auf der Vorhaut" nehmen, kommt nur *Sulfur* heraus. Die Art, wie er es in Anwesenheit meiner weiblichen Assistentin und seines Sohnes sagte, zeigte eine Art Gleichgültigkeit gegen sein persönliches Äußeres. Es störte ihn nicht, wie er aussah. Es war nicht wirklich schamloses Verhalten, sondern eine Art "Gleichgültigkeit gegen sein Äußeres" nicht nur auf seine Kleidung bezogen. Ein *Sulfur* sagt: "Es kümmert mich einen Dreck, was Sie von mir denken" oder "Ich tue das, was ich will." Hierauf gegründet gab ich ihm eine Gabe *Sulfur* C 1000. Bald darauf haben sich Fieber und alles andere gelegt. Man muß nicht viele Gaben geben. Wenn Sie so verschreiben, sind eine oder zwei Gaben genug. Schauen Sie sich den Zustand zu diesem Zeitpunkt an. Es ist unwahrscheinlich, daß er schon zehn Jahre früher *Sulfur* benötigt hätte, sondern er brauchte es zu genau diesem Zeitpunkt, sogar während seines Fiebers. Jedes andere Arzneimittel, was wir zu dieser Zeit gegeben hätten, hätte entweder nichts bewirkt, oder es hätte unterdrückt. Sie müssen sich nur der Tatsache bewußt sein, daß *Krankheit eine Erkrankung der Lebenskraft* ist; nur eine Erkrankung kann zu einem Zeitpunkt existieren. Wenn seine Erkrankung *Sulfur* ist, ist es *Sulfur* und sonst nichts. Ein Mensch kann zu einem Zeitpunkt nur in einem Zustand sein.

Herr S.M.G.: Gibt es irgendeine Möglichkeit, daß er nach einigen Monaten mit einer Beschwerde kommt, die ein Arzt anders einschätzen wird?

Dr. Rajan: Ja, man muß das Arzneimittel wechseln, wenn sich die Geistes- und Gemüts- sowie Allgemeinsymptome ändern. Was meinen wir mit Geistes- und Gemüts- sowie Allgemeinsymptomen? Damit meinen wir die Dinge, die keinen Bezug zu pathologischen oder pathognomonischen Symptomen haben. Das können auch Schlüsselsymptome sein. Was sind Schlüsselsymptome? Sie haben keinen Bezug zur Pathologie der Krankheit. Wenn du etwas als Schlüsselsymptom nimmst, was zur Pathologie der Krankheit gehört, begibst du dich in Schwierigkeiten. Aber wenn du Symptome auswählst, die für diesen spezifischen Patienten charakteristisch sind, die einen Patienten von einem anderen unterscheiden, dann werden sie als Schlüsselsymptome nützlich sein. Natürlicherweise sollten sie zu den Geistes- und Gemüts- sowie Allgemeinsymptomen passen. Du kannst keinen Patienten mit einem Schlüsselsymptom von *Bryonia* und den Geistes- und Gemütssymptomen von *Rhus toxicodendron* haben, oder ein Schlüsselsymptom von *Sulfur* und die Geistes- und Gemütssymptome von *Veratrum*. Sie müssen zusammenpassen. Du kannst entweder durch Schlüsselsymptome oder durch Geistes- und Gemütssymptome einen Zugang gewinnen, aber der Kreis muß sich schließen. Manche Menschen finden das rechte Mittel leichter mit Schlüsselsymptomen, aber diejenigen, die denken, daß sie auf Lokalsymptome, Schlüsselsymptome oder pathognomonische Symptome hin verschreiben können, liegen schwer im Irrtum. Wenn ich einen *Sulfur*-Patienten untersuche, mag er natürlich Verschlechterung durch Bedecken seiner Füße nachts haben. Er mag außerdem Unverträglichkeit von Fasten sowie Verschlechterung durch Stehen haben. All dies sind Schlüsselsymptome, die in Allens Schlüsselsymptomen dreiwertig auftauchen. Was sind das für Schlüsselsymptome? Es sind alles Symptome, die unabhängig vom Krankheitsprozeß existieren. Durst während des Fiebers ist kein Schlüsselsymptom.

Schlüsselsymptome sind ungewöhnliche Symptome. Ungewöhnliche Symptome zeigen den Allgemeinzustand an, das Wesen der Störung der Lebenskraft, und daher die Geistes- und Gemüts- sowie Allgemeinsymptome. Es gibt keine Unstimmigkeit zwischen ihnen. Sie müssen zueinander passen. Wenn wir in der Lage sind, die Schlüsselsymptome mit Geistes- und Gemüts- sowie Allgemeinsymptomen zu bestätigen, bestätigt sich die Verschreibung 100%ig; und dann kann bei unserem Fall nichts mehr schiefgehen. Wir beharren auf Geistes- und Gemüts- sowie Allgemeinsymptomen, weil es dabei keine Möglichkeit gibt, pathognomonische und nicht-pathognomonische Symptome miteinander zu verwechseln. "Selbstüberhebung", "Theoretisieren" und "Gleichgültigkeit gegen sein Äußeres" können nicht Teil seiner Fieberpathologie sein, egal wie sehr wir unsere Phantasie bemühen. Selbst in der verwegensten Vorstellung kann in einem Fall mit vorwiegend körperlichen Symptomen ein Geistes-, Gemüts- oder Allgemeinsymptom nicht ein Teil der Pathologie sein. Das ist der Grund, warum das Vertrauen auf Geistes- und Gemüts- sowie Allgemeinsymptome sicherer ist. Aber wenn jemand sehr gut in der Wahrnehmung dessen ist, was charakteristisch oder nicht ist, kann er selbstverständlich jene Lokalsymptome verwenden. Hahnemann sagt in Paragraph 153, daß die ungewöhnlichen, eigentümlichen Symptome am wichtigsten sind. Aber wieviele Verschreibungen gründen sich darauf? Wenn jemand *Arsenicum sulfuratum flavum* wiederholtermaßen für Vitiligo gibt, verschreiben wir dann auf etwas Ungewöhnliches hin? Aber das tun viele Homöopathen so. Wenn wir für jeden Fall von HWS-Syndrom ein oder zwei bestimmte Arzneimittel verschreiben, ist dies etwa das Vermächtnis von Hahnemann? Und die Frage stellt sich: War Hahnemann ganzheitlich? Er war es gewiß. Können wir in Hahnemanns "Schriften" ein einziges Wort finden, mit dem er sagen wollte: "Verschreiben Sie nicht auf charakteristische Symptome hin, verschreiben Sie nicht auf Geistes- und Gemütssymptome hin"?

Im Gegenteil, in Paragraph 211 sagt er: "Dies geht so weit, daß der Gemütszustand des Kranken oft am meisten den Ausschlag gibt." Hahnemann kam in der Tat zu seinen Schlußfolgerungen nach einigen Jahren Erfahrung. Jeder, der sagt, daß *Aconitum* gegen Fieber gut ist, *Cantharis* für Probleme beim Wasserlassen, *Rhus toxicodendron* bei Gelenkschmerzen, *Mercurius* gegen Durchfall, spricht über absolute Pathologie. Er folgt Hahnemann nicht und ignoriert die Lehre der erfolgreicheren Ausüber derselben, die ihm gefolgt sind.

Letzten Monat hatte ich einen Fall von Iridocyclitis, für den ich *Iodum* verschrieben habe. Warum? Weil der Patient alle drei Stunden Hunger hatte; er hatte eine Art von Ängstlichkeit, die ihn umhergehen ließ. Er mußte schnell in der frischen Luft spazierengehen, um seine Angst loszuwerden. Er fühlte sich extrem heiß. Ihm wurde gesagt, daß er blind würde, wenn er nicht Cortison nähme. Er wurde durch *Iodum* C 200 jedoch komplett geheilt. Ich habe mir nicht einmal die Mühe gemacht, nachzusehen, ob *Iodum* irgendeins der Augensymptome abdeckt.

Sie können Ihrer Verschreibung absolut gewiß sein, wenn die Geistes- und Gemütssowie Allgemeinsymptome dazu passen. Alles andere hat mit Zufall zu tun. Deshalb sind von Hahnemann bis zu Bönninghausen, Boger, Kent, Sir John Weir, Margaret Tyler alle namentlich bekannt. Die eine wahre Methode, auf den Inbegriff der Symptome hin zu verschreiben, Geistes- und Gemüts- sowie Allgemeinsymptome des Patienten zu verstehen, sowie seine Eigenarten und die Individualität seines Seins, nur diese Methode hat den Zahn der Zeit überlebt, weil jede andere Methode auf Zufall gegründet ist.

Ich habe einen Fall von Uterusmyom mit *Arsenicum album* C 200 behandelt, und dieser Tumor ist verschwunden. Und *Arsenicum* ist nicht einmal einwertig für Myome erwähnt. Warum? Weil die Patientin wählerisch war, eine Zwangsneurose sowie extreme Angst um ihre Gesundheit hatte, sehr verfroren und mager war. All diese Symptome paßten zu *Arsenicum*, ausgenommen das Myom. Wenn ich mit den Arzneimitteln begonnen hätte, die für Myome bekannt sind, wäre diese Frau niemals gesund geworden. Heutzutage haben wir das Glück (oder Pech), viele Patienten zu behandeln, die nach Gabe von unzähligen homöopathischen Arzneimitteln kommen. Manchmal haben sie das richtige Arzneimittel bekommen, aber es wurde schnell gewechselt. Das passiert, wenn wir versuchen, ein Symptom nach dem anderen zu behandeln. Selbst wenn die Homöopathen das richtige Arzneimittel treffen, haben sie kein Vertrauen. Sie haben auf einige Symptome hin verschrieben, und wenn sich das Symptom nicht gebessert hat, wechseln sie. Aber wenn sie wüßten, daß das Arzneimittel zu den Geistes- und Gemüts- sowie Allgemeinsymptomen paßt, hätten sie nicht gewechselt, und dieses Arzneimittel hätte schließlich den Fall geheilt.

Ich kann weitere Beispiele dafür nennen, daß Geistes- und Gemütssymptome allein zur heilsamen Verschreibung geführt haben. Ein Fall von Hypophysentumor sollte operiert werden. Der Patient, ein Minister in der Regierung von West-Bengalen, entwickelte Symptome von Herzversagen jedesmal, wenn er in den Operationssaal gefahren wurde, und man mußte ihn deshalb nach Hause entlassen. Dr. B. N. Chakravarty hat uns erzählt, daß er *Gelsemium* erfolgreich für die Furcht vor Herzversagen verschrieben hat. Feigheit, Erwartungsangst, Furcht vor der Operation waren andere Symptome. Von *Gelsemium* ist nicht bekannt, daß es Tumore jemals geheilt hat, es hat das dennoch bewirkt, da es aufgrund von Geistes- und Gemütssymptomen verschrieben wurde.

Dr. Sarabhai Kapadia hatte einen Fall von Mollusca contagiosa. Er hatte die gesamte Anamnese aufgenommen, konnte aber keine charakteristischen Symptome herausfinden. Nach einer Stunde der Fallaufnahme sah er, wie das Kind sich am Kopf kratzte. Die Mutter sagte, daß das Kind dies tue, wenn es müde sei. Auf der Basis von Kents Repertorium: "Kopf, Juckreiz der Kopfhaut, wenn er ins Bett geht" verschrieb Dr. Sarabhai *Agnus castus* (vermutlich C 1000), und die Mollusken verschwanden, obwohl bei dem Arzneimittel diese Beschwerden nicht bekannt waren.

In seinem Artikel "Für das Verständnis und die Erhaltung der Homöopathie notwendige Gedankenrichtung" (Kents "Kleinere Schriften", Seite 589) hat Kent einige Fallbeispiele aus seiner Praxis vorgestellt, um seine Vermutung zu untermauern: "Finden Sie das Arzneimittel für den Patienten, und es wird ihn heilen. Und die Besonderheiten werden verschwinden, obwohl keine von ihnen zum Arzneimittelbild gehörte." Er sagt weiter: "Die meisten Fälle von Beschwerden mit dem Hüftgelenk, die ich in den letzten fünfundzwanzig Jahren geheilt habe, wurden von Arzneimitteln geheilt, die nicht unter der Rubrik der Hüftgelenksbeschwerden aufgelistet waren." Weiterhin hatte ein Patient, dem man wegen eines Rektalulkus zur Totaloperation geraten hatte, durchgängig das Geistes- und Gemütssymptome enorme Selbstbeherrschung, um sich vor Selbstzerstörung zu schützen. *Natrium sulfuricum* hat dieses Symptom, aber es ist nicht bei rektalem Ulkus bekannt. Ein paar andere Symptome zusammen mit diesem hochwertigen Geistes- und Gemütssymptom führten zur Verschreibung von *Natrium sulfuricum*, und er hatte keine weiteren Hämorrhoiden. Zum Schluß sagt Kent noch einmal ausdrücklich: "Geleitet von den Symptomen des Patienten können Sie die Entzündung jeden Teiles heilen, selbst wenn dieses Arzneimittel noch keine Entzündung dieses Teiles hervorgerufen hat."

Eine deutsche Zeitschrift berichtete einmal einen Fall, es war der Fall eines Uterustumors, der aufgrund von zwei Symptomen mit *Aethusa* behandelt wurde: Erstens bekam die Patientin immer, wenn sie ihre Augen zum Schlafen schließen wollte, ein starkes Gefühl, daß sie am nächsten Morgen nicht aufwachen werde, und zweitens hatte sie Atemnot, wenn sie im Dunkeln aufstand.

Ein Fall von schwerem Husten bei einem Jungen hat mich viel über die Bedeutung von Geistes- und Gemütssymptomen gelehrt. Der Husten ließ nicht nach, selbst nachdem verschiedene Arzneimittel ausprobiert wurden. Die Eltern bekamen Angst. Das Kind war ruhelos, sehr eigenwillig und tat genau das Gegenteil von dem, was man ihm sagte. Auf der Basis, daß *Tuberculinum* ein gutes Arzneimittel bei dauernden Beschwerden mit den

Atemwegen, Ruhelosigkeit und Dickköpfigkeit ist, wurde es gegeben, aber es schaffte keine Abhilfe. Eines Tages, als der Junge in meiner Praxis saß, tat er etwas sehr Lustiges. Er rief mir zu: "He, Sankaran, deine Arzneimittel sind nutzlos. Gib mir besser das richtige Mittel, sonst komme ich nicht nochmal her." Dies von einem fünfjährigen Jungen, herausgebracht in einem heftigen, drohenden Tonfall, war schockierend. Ich verstand von den Eltern, daß sein Verhalten zu Hause lustig war. Er war ungehorsam, schreiend, spöttisch, streitsüchtig. Er war enorm ruhelos. Er warf Dinge oder zerstörte sie. Er reagierte jedoch gut auf Musik, tanzte zu Liedern. Ich war nicht daran gewöhnt, bei Husten an *Tarentula* zu denken. Ich war in einsichtiger Stimmung. Vielleicht, dachte ich, wenn *Tarentula* die Geistes- und Gemütssymptome so gut abdeckt, könnte es für die restlichen Symptome auch gut sein. Die Antwort auf *Tarentula* war – innerhalb von zwei Tagen – magisch, während ich wochenlang mit anderen Arzneimitteln den Husten bekämpft und verloren hatte. Selbst sein Verhalten besserte sich. Dieser Fall machte mir deutlich, wie unser auf Lokalmittel ausgerichtetes Denken das richtige Arzneimittel übersieht.

Es ist der Mühe wert, auf Dr. Sehgals Methode der "Revolutionierten Homöopathie" hinzuweisen. Er verschreibt ausschließlich auf Geistes- und Gemütssymptome hin, während wir die körperlichen Allgemeinsymptome oder Begleitsymptome miteinschließen. Der erste Fall, von dem Dr. Sehgal gelernt hat, war ein Malariafall. Das Kind wollte erbrechen, aber es konnte nicht. Es war gereizt, und *Nux vomica* versagte. Dr. Sehgal beobachtete, daß das Kind nicht aus dem Bett kommen wollte, dabei hatte es jedoch keine einzige Beschwerde. Rubrik: "Gleichgültigkeit, beklagt sich nicht", "Bett, will im Bett bleiben". *Hyoscyamus* C 30 heilte den Knaben. Homöopathie ist nichts Mechanisches. Es ist eine Kunst. Es ist eine Kunst der Beobachtung und des Verständnisses des Prozesses, der in einem Menschen vor sich geht, der Krankheit. Es ist nicht umsonst so, daß der eine Fall, den man von Hahnemann berichtete, ein Fall mit Warzen war, der mit *Chamomilla* geheilt wurde. Können wir dann Zweifel daran hegen, ob Hahnemann ganzheitlich war oder nicht? Hahnemann ist der Mann, der den Grundstein für ganzheitliche Behandlung in der Geschichte der Medizin gelegt hat. Er war der erste, der den Geist mit dem Körper verband; der erste, der sagte, daß Krankheit eine Erkrankung des Ganzen, nicht des Teiles ist; der erste, der sagte, daß die Behandlung der Haut allein eine Unterdrückung ist. Er war der Initiator der ganzheitlichen Behandlung in der Geschichte der Medizin. Wir sind stolz, daß wir einen so Hellsichtigen als unseren Meister haben. Arzneimittel für die Behandlung besonderer Krankheiten (Therapeutika) wurden selbst in Hahnemanns Zeit vertreten, und er war ein starker Kritiker dieser Herangehensweise. Lassen Sie uns dieses göttliche Werkzeug zum höheren Zwecke gebrauchen, der sich Hahnemann offenbarte.

13

DER ZUSTAND UND DIE PATHOLOGIE

Wir haben gesehen, daß, wenn die zentrale Störung die Grenze überschreitet, die von den lebenswichtigen Teilen des Körpers toleriert werden kann, diese zentrale Störung auf die lokalen Teile verlegt wird und Pathologie hervorruft. Die Art und Lokalisierung der Pathologie hängt von folgenden Faktoren ab:

1. *Das Wesen des Zustandes selbst.* Jeder Zustand wird eine besondere Art von Pathologie als seine Lieblingspathologie auswählen. Wenn *Belladonna* zum Beispiel die Wahl hätte, Warzen oder Blinddarmentzündungen zu produzieren, würde *Belladonna* die Blinddarmentzündung wählen, weil es hier seine Charakteristika viel mehr als bei einer Warze zeigen kann. *Colocynthis* würde eher die Gedärme befallen als einen Schnupfen produzieren, weil es kolikartige und spastische Schmerzen als Wesensart hat. Wenn wir nicht Arzneimittel nehmen, sondern die Charakteristika eines Zustandes, würde ein Zustand, der eine Heftigkeit hat, eine Art von Pathologie vorziehen, die Heftigkeit mit sich bringt. Bei *Zincum* mit seinen Zuckungen und Chorea würde sich normalerweise eher die Epilepsie als das Ekzem verschlechtern.

Daher hängt die Art der Pathologie von dem Wesen des Zustandes ab, aber das ist nicht der einzige bestimmende Faktor, es gibt andere und wichtigere Faktoren.

2. *Die angeborene oder erworbene Tendenz zur Pathologie.* Die angeborene Tendenz ist genetisch festgelegt, während die erworbene Tendenz innerhalb des Lebens eines Menschen dazukommt. Obwohl *Belladonna* normalerweise eher Appendizitis als Warzen verschlimmert, ist es trotzdem so, daß *Belladonna* keine andere Wahl hat, wenn der Mensch absolut keine Tendenz zur Appendizitis, sondern eine enorme genetische Disposition zu Warzen hat, als den Zustand der Warzen zu verschlechtern.

3. *Das Maß an Vitalität.* Wenn die Vitalität stark ist, wird sie der Pathologie nicht erlauben, die wichtigsten Teile erkranken zu lassen, sondern sie auf weniger wichtige Teile beschränken.

Die Art der hervorgerufenen Pathologie hängt daher von einem sehr empfindlichen Gleichgewicht zwischen dem Wesen des Zustandes, der angeborenen oder erworbenen Krankheitsneigung und dem Maß an Vitalität ab. Deshalb können Sie zwei Arten von Pathologie haben.

- *Pathologie ohne erworbene oder angeborene Tendenz.* Dies passiert bei akuten Krankheiten, speziell bei Infektionen wie Typhus und Pneumonie, wo ohne jegliche

Tendenz zu Erkrankungen der Lunge oder des Verdauungstraktes die Virulenz so stark ist, daß sie Pathologie hervorruft.

- *Pathologie mit einer genetischen – das heißt angeborenen – Vorbelastung oder einer erworbenen Tendenz.* In dem Fall haben wir wiederum zwei Arten: 1) eine leicht erregbare Tendenz und 2) eine Tendenz, die weniger leicht erregbar ist. Wenn also ein Mensch eine starke oder leicht erregbare Tendenz hat, kann diese durch fast jeden Zustand in dem Menschen verschlimmert werden. Wenn zum Beispiel ein Mensch eine starke genetische Vorbelastung mit Bluthochdruck hat, kann fast jeder Zustand (sei es *Baryta carbonica, Belladonna* oder *Hepar sulfuris*) diese Tendenz verschlechtern. Selbst wenn der Zustand selbst nicht so intensiv ist, wird er diese pathologische Tendenz verschlechtern, da sie so leicht erregbar ist. Wenn andererseits die Tendenz nicht so stark oder nicht so leicht erregbar ist, benötigt sie intensive und gewisse spezifische Zustände, um sie zu verschlechtern. Wenn ein Mensch zum Beispiel eine sehr schwache Tendenz zur Epilepsie hat, können nicht alle Zustände dieselbe auslösen, nur gewisse Zustände können das, und selbst diese müssen von hoher Intensität sein.

Was bedeutet dies alles? Es bedeutet, daß, obwohl wir einige Arzneimittel mit einer bestimmten Pathologie assoziieren, wir wissen müssen, ob ein Mensch eine starke angeborene oder erworbene Tendenz zu einer bestimmten Pathologie hat, denn dann kann jeder Zustand dazu führen, daß diese Pathologie verschlimmert wird. Wir können dann nicht zurückgehen und sagen, daß dieses Arzneimittel nicht dazu in der Lage ist, diese Pathologie zu verschlimmern und daß wir deshalb eines auswählen müssen, das dazu in der Lage ist. Es braucht zum Beispiel gewöhnlich einen starken Mann, um einen Baum zu fällen, aber wenn der Baum schwach oder schon halb gefällt ist, kann selbst ein schwacher Mann ihn zu Fall bringen. Wenn wir den Baum nicht zu Fall bringen wollen, müssen wir den Mann entfernen, der den Baum fällt. Es ist nutzlos zu sagen: "Oh, der Typ, der den Baum fällt, ist nicht in der Lage, den Baum zu fällen. Er kann der Schuldige nicht sein, weil er nicht über die Fähigkeiten verfügt." Das tun wir, wenn wir das über die Symptome indizierte Arzneimittel finden, aber es dann ausschließen, weil es unserer Meinung nach die Pathologie nicht hervorrufen kann. Das heißt wenn die angeborene oder erworbene Tendenz zu einer Pathologie sehr stark ist, kann fast jede Störung der Lebenskraft sie erregen, und wir müssen sehen, was die innere Störung der Lebenskraft ist und unsere Behandlung danach ausrichten.

Lassen Sie uns zum Beispiel das Arzneimittel *Spigelia* nehmen. *Spigelia* hat viele neuritische Schmerzen, und wenn dieser Zustand sich bei einer Person mit einer Tendenz zu Kopfschmerzen findet, bekommt sie natürlich den typischen *Spigelia*-Kopfschmerz: Der Schmerz geht vom Hinterkopf zum linken Augapfel und ruft das Gefühl hervor, als ob der Augapfel aus der Höhle hervorkommen würde. Diese Tendenz, Kopfschmerzen zu begünstigen, ist so stark bei *Spigelia*, daß selbst, wenn ein Mensch nur eine leichte Tendenz zu Kopfschmerzen hat, er garantiert heftig diese Art Kopfschmerzen bekommen wird. Aber nehmen wir an, der *Spigelia*-Zustand besteht bei einem Menschen, der absolut keine Tendenz zu Kopfschmerzen hat, was passiert dann? Der Zustand wird die Art von Pathologie verstärken, zu der der Patient eine Tendenz hat, zum Beispiel Asthma. Sie können bei einem Menschen mit Asthma den Geistes- und Gemütszustand von *Spigelia* finden, die Modalitäten und

Charakteristika von *Spigelia*, sogar die Allgemeinsymptome von *Spigelia*, aber nicht den Kopfschmerz.

Nehmen wir zum Beispiel *Aesculus*. Es hat venösen Stau, welcher bei einem empfänglichen Menschen die typisch schmerzhaften und geschwollenen Hämorrhoiden hervorrufen wird. Aber was geschieht, wenn der *Aesculus*-Zustand sich bei einem Menschen ohne eine Tendenz zu Hämorrhoiden findet, aber mit einer Tendenz zu Konjunktivitis? In diesem Fall mag es wohl sein, daß Sie gestaute Venen in den Augen statt im Rektum finden. Es ist sehr wahrscheinlich, daß Sie das Arzneimittel hier verfehlen, weil Ihr Denken daran gewöhnt ist, *Aesculus* mit Hämorrhoiden und *Spigelia* mit Kopfschmerzen in Zusammenhang zu bringen.

Andererseits können wir große Fehler machen, wenn wir Pathologie allein als Leitfaden zu einem Arzneimittel gebrauchen. Es kann sein, daß wir einen Fall von Hämorrhoiden mit Lokalsymptomen, die für *Aesculus* hinweisend sind, bekommen, dieser Patient aber einen allgemeinen zentralen Zustand von *Spigelia* hat. Da er eine starke Tendenz zu Hämorrhoiden hat, mag er sie haben, obwohl *Spigelia* normalerweise nicht für die Behandlung von Hämorrhoiden bekannt ist. Dies passiert, da *Spigelia* nicht durch einen Prüfer mit einer solchen Tendenz geprüft sein mag. Wir wissen daher nicht, ob *Spigelia* von jemand mit einer solchen Tendenz geprüft wurde. Wir wissen daher nicht, ob *Spigelia* diese Tendenz verstärken kann, und wenn das so ist, was die lokalen Charakteristika dessen sind, die es hervorbringen kann. Selbst wenn die lokalen Charakteristika einer Pathologie ein Arzneimittel klar indizieren, müssen wir es noch durch Begleitsymptome, den Geistes- und Gemütszustand sowie die Ebene der Allgemeinsymptome belegen, sonst wird es nicht wirken.

Eine sehr wichtige Bemerkung ist, daß eine gegebene Pathologie sich bei verschiedenen Zuständen und unter verschiedenen Arzneimitteln in der einen oder anderen Form finden läßt. Wenn einige Arzneimittel nicht gegen diese besondere Pathologie aufgelistet sind, mag es auf der Tatsache beruhen, daß das Arzneimittel nicht von einem Prüfer mit einer Tendenz zu dieser spezifischen Pathologie geprüft oder nicht bei einer Patientin mit einer solchen Krankheit angewendet wurde. Wenn wir finden, daß die Geistes- und Gemüts-, Allgemein- oder charakteristischen Symptome passen, ist es bei weitem sicherer, das entsprechende Arzneimittel zu geben als eines, das allein auf die Pathologie paßt. Die Pathologie kann nur als Hinweis auf bestimmte Arzneimittel bewertet werden, um zu sehen, ob eines dieser zu den Patienten passt. *Die sicherste Vorgehensweise ist die Auswahl eines Arzneimittels, das die Geistes- und Gemüts- sowie die Allgemeinsymptome abdeckt. Das Vorgehen in der umgekehrten Richtung, das heißt der Beginn mit Lokalsymptomen oder mit bewährten Indikationen ist gefährlich und kann in die Irre führen.*

Eine weitere Sache will untersucht sein, und das ist die Prognose des Falles. Unsere Vorstellung von Prognose ist von der allopathischen ziemlich verschieden. Unsere Prognose wechselt von Fall zu Fall. Es ist notwendig, die Prognosen in verschiedene Untergruppen zu unterteilen:

- *Fälle mit Pathologie, die sich auf eine Tendenz gründen, die nicht so leicht erregbar ist, oder in anderen Worten, nur durch einen spezifischen und intensiven Zustand erregbar ist.* Diese Fälle haben die beste Prognose. Wenn wir die Intensität des Zustandes bessern, wird die Pathologie sich wunderbar zurückbilden.

- *Fälle, wo die Pathologie nicht so intensiv ist, aber der Zustand sehr intensiv ist, und dieser intensive Zustand eine Verschlechterung der Pathologie hervorruft.* In diesen Fällen ist die Prognose ebenfalls ausgezeichnet. Wir können fast sicher sein, die Pathologie zum Verschwinden zu bringen.
- *Die Fälle, wo die Pathologie ziemlich stark ist und durch fast jeden Zustand jedweder Intensität verschlechtert werden kann.* Hier ist die Prognose sehr schlecht, weil selbst wenn wir den Zustand bis zu einem großen Ausmaß bessern, die Pathologie weiterhin durch den Rest verschlechtert wird.
- *Die Fälle, wo es Pathologie gibt, wo es aber keine Tendenz dazu gibt wie bei akuten Krankheiten.* Hier ist die Prognose ebenfalls ausgezeichnet; mit Aufhebung des Zustandes wird die Pathologie verschwinden.

Wie bestimmen wir, ob die pathologische Tendenz intensiv erregbar ist oder nicht? Die pathologische Tendenz ist stark, wenn sie durch einen Zustand verschlechtert werden kann, der nicht so intensiv ist; wenn es zum Beispiel eine schwache zentrale Störung gibt und die Pathologie sich verschlimmert. In diesen Fällen finden Sie, daß die pathologischen Symptome vorrangig sein werden.

Um die gesamte Diskussion zusammenzufassen: Wenn wir beobachten, daß die Pathologie durch eine intensive, spezifische zentrale Störung verschlimmert wird, ist die Prognose gut, ist die Pathologie behebbar. Wenn wir andererseits beobachten, daß die Pathologie durch eine schwache, nicht spezifische zentrale Störung verschlimmert wird – egal, wie die Störung sein mag, sie verschlechtert die Pathologie – dann werden wir finden, daß die Prognose sehr schlecht ist. Die Pathologie ist irreversibel, weil der Patient eine starke Tendenz zu dieser Pathologie hat.

14

MODALITÄT, EMPFINDUNG UND LOKALISATION

Modalitäten

Krankheit ist Täuschung. Krankheit schafft Bedingungen, die wiederum die Bewegungsfreiheit einschränken. Je ähnlicher ein Faktor der Ausgangssituation eines Arzneimittels ist, desto mehr wird er den Zustand verschlimmern. Je weiter er von der Situation des Arzneimittels entfernt ist, desto mehr wird er abmildern. Der stärkste Verschlimmerungsfaktor für *China* wird Flüssigkeitsverlust sein, da dies die Ausgangssituation ist, aus der der *China*-Zustand erwächst. Eine der Hauptbedingungen für den *China*-Zustand, sich wohlzufühlen ist: "Ich darf keine Flüssigkeiten verlieren."

Die Ausgangssituation beim Geistes- und Gemütszustand von *Lycopodium* ist, daß er das Gefühl hat, keine Macht zu haben. Deshalb wird ihn alles verschlimmern, was mit Machtverlust zu tun hat, und alles verbessern, was mit Machtgewinn zu tun hat. Was zeigen also Verbesserung und Verschlechterung? Sie zeugen von Beschränkung, der Notwendigkeit auf eine besondere Weise zu sein oder nicht zu sein, um sich wohlzufühlen. Dies steht in direktem Zusammenhang mit der Wahrnehmung der Situation.

Deshalb stehen Modalitäten in direktem Zusammenhang mit der Ursprungssituation, das heißt der zugrundeliegenden Täuschung, und aus diesem Grund sind sie sehr wichtig. Modalitäten haben außerdem am wenigsten Verbindung mit Pathologie. Eine Situation hat zum Beispiel eine besondere Lokalisation und eine bestimmte klopfende Empfindung, aber es wird schwierig sein, eine Erklärung dafür zu finden, warum sie um zwei Uhr nachmittags auftritt. Deshalb findet man in schulmedizinischen Lehrbüchern kaum Modalitäten. Modalitäten stehen mehr mit dem Zustand als mit der Pathologie in Verbindung.

Empfindungen

Im Gemüt sind Empfindungen Gefühle oder Emotionen. Im Körper handelt es sich um verschiedene Schmerzwahrnehmungen und Sinnesempfindungen oder Sensationen. Diese Empfindungen stehen immer im Einklang mit der zugrundeliegenden Täuschung, sie sind immer der Ursprungssituation des Zustandes angemessen. Wenn die Ursprungssituation zum Beispiel die eines sinkenden Schiffes im Meer ist, dann werden natürlicherweise die damit in Verbindung stehenden Gefühle die sein, die dem Menschen überleben helfen. Wie Modalitäten können sie durch die Pathologie nicht erklärt werden. Der Unterschied besteht jedoch darin, daß sie schwieriger zu beschreiben sind als die Modalitäten. (Sie mögen sich nicht sicher sein, was genau Sie fühlen, aber wann und unter welchen Umständen Sie es fühlen, wissen Sie meist).

Modalitäten und Empfindungen haben weiterhin darin eine Gemeinsamkeit, daß sie sich beide auf Geist und Gemüt sowie den Körper beziehen. Modalitäten verbinden üblicherweise Geist und Körper, da sie beiden gemein sind. Ein Mensch zum Beispiel, der sich geistes- und gemütsmäßig durch Bewegung verschlechtert, fühlt sich auch körperlich schlechter bei Bewegung. In ähnlicher Weise, aber in einem geringeren Ausmaß, können die Empfindungen Bezug zueinander haben. Solch eine Verbindung ist viel schwerer im Fall von Lokalisationen zu beobachten.

Lokalisationen

Mit einer starken Tendenz zur Pathologie hat ein Zustand sehr wenig Wahl, was die Pathologie, die er hervorruft, betrifft. Man kann sagen, daß die Tageskarte sehr begrenzt ist. Er hat dennoch eine Wahl des Körperteils und der Ausstrahlung der Pathologie, und es hat sicherlich einen Grund, daß er sich den einen oder anderen Ort aussucht. Bei einem Fall von Leukodermie mag diese sich zum Beispiel auf dem Gesicht oder auf den Armen zeigen, oder bei einem Fall von Lähmung mag sie auf der rechten oder linken Seite auftreten oder mit den Armen oder den Beinen beginnen. Der ausgewählte Ort wird im Einklang mit der zentralen Störung sein. Der einzige Unterschied zwischen dieser Lokalisation und den Modalitäten und Empfindungen ist, daß das individuelle Element sehr herausragend wird, das heißt daß die Lähmung eines Armes eines Schriftstellers oder eines Athleten eine unterschiedliche Bedeutung hat. Wenn die zentrale Störung damit zu tun hat, der Arbeit ein Ende zu setzen, dann bekommt der Schriftsteller wahrscheinlich eine Lähmung des Armes. Das zeigt, daß die Ursprungssituation eine Beendigung der Arbeit als Überlebensmechanismus erforderlich machte. Während bei einem Athleten die gleiche zentrale Störung eine Lähmung der unteren Gliedmaßen hervorrufen wird. Wenn wir daher die Eigenart oder die Individualität der Lokalisation einer jeden besonderen Krankheit sehen, müssen wir die Frage stellen, was diese besondere Lokalisation für das betreffende Individuum bedeutet, wie es nämlich seinen Raum oder seine Bewegungsfreiheit einschränkt. Es wird dann wie ein Modalität oder eine Empfindung.

Die zweite Art von Lokalisation ist eine, die sich nicht auf Pathologie gründet, das heißt ein Schwächegefühl in den unteren Extremitäten. In diesen Fällen wird es viel bedeutungsvoller, da es direkt mit der Ursprungssituation zu tun hat, mit den Bedingungen, sich wohlzufühlen und den Bewegungseinschränkungen, die durch eine solche Lokalisation hervorgerufen werden. Daher können Sie sehen, daß die Eigentümlichkeit der Lokalisation (sei sie pathologisch oder nicht) die Einschränkung der Bewegunsfreiheit zeigt, die zum Wohlbefinden notwendigen Bedingungen, das heißt die Anpassung an die Ursprungssituation des Zustandes. *Deshalb ist die Lokalisation selbst eine Empfindung und auch eine Modalität, und in der Realität gibt es keinen Unterschied zwischen diesen dreien.* Alle gründen sich auf dasselbe, nämlich die zugrundeliegende Täuschung, und alle drei stellen die Bedingungen dar, sich wohlzufühlen. In dem Ausmaß, in dem sie dies tun, sind sie von Bedeutung, und sie werden es in dem Ausmaß tun, in dem sie sich nicht auf Pathologie gründen. Obwohl alle drei ein Ausdruck desselben sind, können Sie sehen, daß die Modalitäten am leichtesten hervorzubringen und üblicherweise die am wenigsten pathognomonischen der drei sind. An Wichtigkeit stehen ihnen die Empfindungen und dann die Lokalisation nach. Trotz dieser Unterscheidung müssen wir unsere Fähigkeit behalten, all diese drei als ein und dasselbe zu sehen. Ein Mensch zum Beispiel mit dem Verlangen, ruhig zu sein, Verschlechterung durch Reden und dem Gefühl, daß seine Stimmbänder gelähmt sind, drückt dasselbe auf drei verschiedene Weisen aus, nämlich, daß seine Ursprungssituation erfordert, daß er nicht reden soll. Er mag das als eine Lokalisation, eine Empfindung oder eine Modalität erwähnen, aber im Grunde ist es ein und dasselbe.

15

BEGLEITSYMPTOME

Während einer Prüfung erzeugt ein Arzneimittel eine Reihe von Symptomen, Empfindungen und Modalitäten in verschiedenen Teilen des Körpers. Dies geschieht sehr ausgeprägt innerhalb weniger Minuten, Stunden oder Tage. Wenn Symptome erzeugt werden, hört man mit weiteren Arzneimittelgaben auf, so daß sich eine Pathologie nicht entwickeln kann. Es ist daher offensichtlich so, daß diese Symptome nicht auf Pathologie beruhen, sondern auf einer funktionellen Störung des Nervensystems. Die Atemnot von *Carbo vegetabilis* ist zum Beispiel nicht im Zusammenhang mit Links-Herzversagen in den Prüfungen zu sehen, sondern es ist ein rein funktionelles Phänomen des Nervensystems.

Wegen unserer Kenntnisse der Pathologie interpretieren wir diese Symptome auf bestimmte Art und Weise und schreiben den Arzneimitteln dann Lokalisationen zu. Zum Beispiel erzeugt *Cactus* Engegefühl in der Brust und so nehmen wir an, daß dies Folge einer Herzkrankheit ist, daß es Ischämie oder Angina pectoris hervorruft. Diese Schlußfolgerung ist nicht logisch. Wir wissen, daß *Cactus* in der Prüfung nicht bis zu dem Punkt geprüft wurde, wo es Pathologie hervorgerufen hätte. Dieser Beklemmungsschmerz ist also ein Phänomen des Nervensystems; wir nehmen lediglich an, daß es sich um eine Pathologie des Herzens handelt.

In ähnlicher Weise ist das Gefühl des Herabdrängens bei *Sepia* eine Empfindung des Nervensystemes und nicht die Folge eines Uterusprolapses (ich bin ziemlich sicher, daß die *Sepia*-Prüferin in den wenigen Tagen keinen Uterusprolaps bekommen hat). So sehen wir, daß die charakteristischen Symptome eines Arzneimittels lediglich Empfindungen des Nervensystems sind, daß wir sie aber den Organen und Pathologien zugeschrieben haben.

Ich schlage vor, daß *Symptome wichtiger werden, wenn wir keine Erklärung auf organischer oder pathologischer Basis finden können, oder wenn sie als Begleitsymptome oder unabhängig von der Pathologie auftreten.* Diese Symptome werden uns dann bei der Wahl des richtigen Arzneimittels leiten.

Bei der Fallaufnahme müssen wir nach den Symptomen suchen, die ausschließlich auf einem Phänomen des Nervensystems beruhen und in keiner Weise mit der Hauptpathologie in Verbindung stehen. Ein Arzneimittel, das ein solches Phänomen in einer Prüfung hervorgerufen hat, sollte sehr gut untersucht werden.

Bei einem Fall mit Angina pectoris mag der Beklemmungsschmerz allein das Arzneimittel nicht anzeigen, wenn der Patient jedoch erfolglosen Stuhldrang bei diesem Schmerz hat, mag dies sehr wohl eine sehr wichtige Indikation sein. Wenn wir dieses Konzept verstehen, werden die Symptome eine verschiedene Bedeutung für uns haben. Der punktförmige Schmerz von *Kalium bichromicum* wird zum Beispiel nicht nur eine Indikation für ein Magenulkus aus dem Mittel machen, sondern wir können das bei Erkrankungen beobachten, wo ein solcher Schmerz ungewöhnlich oder charakteristisch ist.

Der wichtigste Vorteil dieser Idee ist, daß sie uns direkt zu den sogenannten kleinen oder weniger verwendeten Arzneimitteln führt, die häufig als Lokalmittel betrachtet werden. Die Lokalsymptome werden jetzt viel weiter interpretierbar sein, und diese Arzneimittel werden als tiefwirkende und nicht bloß als Lokalmittel verwendet werden. *Berberis vulgaris* zum Beispiel, das Ausstrahlungsschmerzen von einem Punkt zum anderen hat, wurde fast ausschließlich für Nierenprobleme verwendet. Wir können ein großes Wirkungsspektrum für dieses Arzneimittel entdecken, wenn diese Schmerzen Begleitsymptome für eine andere Erkrankung sind, ohne daß der Patient jene Nieren- oder Uterussteine hat. Andere Beispiele solcher Symptome sind:

- Verengung an der Cardia des Magens bei *Phosphorus*.
- Atemlosigkeit bei *Carbo vegetabilis*.
- Empfindung der Einengung bei *Lachesis*.

Es gibt vier Arten von Begleitsymptomen:

- Körperliche Begleitsymptome von Gefühlen. Zum Beispiel Brennen zwischen den Schulterblättern bei Aufregung.
- Körperliche Begleitsymptome zu körperlichem Schmerz. Bei Asthmaanfällen zum Beispiel kann ein Patient Licht oder viele Menschen im Raum nicht ertragen, oder er mag reichlichen Schweiß bei Schwäche haben. Klopfende Scheitelschmerzen während einer Asthmaattacke sind ein anderes Beispiel.
- Psychische Begleitsymptome einer körperlichen Beschwerde. Zum Beispiel Selbstmordgefühle bei Schmerz oder Gewalttätigkeit bei Schmerz.
- Psychisches Begleitsymptom einer Beschwerde von Geist oder Gemüt. Zum Beispiel Traurigkeit mit Depression, aber dennoch Bereitschaft sich auszudrücken und zu reden. Dann ist Geschwätzigkeit ein Begleitsymptom, da es ein Begleitsymptom, da es durch die Trauer nicht erklärt werden kann.

Begleitsymptome müssen nicht immer Allgemeinsymptome sein. Sie existieren manchmal an einem bestimmten Körperteil, bestehen aber ohne pathologisch erklärbaren Grund. Mein Lehrer hat *Agnus castus* bei einem Kind mit Mollusca contagiosa erfolgreich unter Verwendung des Symptomes Jucken der Kopfhaut beim Schlafengehen verschrieben.

16

URSACHE

Jedes Arzneimittel der Materia Medica hat Zustände, die durch einige spezifische Faktoren verursacht sind, die im Repertorium unter "Beschwerden infolge von" aufgeführt sind. Diese "Beschwerden infolge von" kommen aus zwei Hauptquellen:

- Prüfungen: *Arnica* produziert zum Beispiel Wundheits-, Zerschlagenheitsgefühl, als ob er geschlagen worden wäre. Daher wird *Arnica* unter der Rubrik "Beschwerden infolge von Verletzungen" geführt.
- Klinische Quellen: Man hat herausgefunden, daß Symptome eines Arzneimittels bei Patienten nach streßverursachenden Gefühlen auftreten, zum Beispiel "Beschwerden infolge von Kummer" bei *Ignatia*.

Bei diesen beiden Fällen kommen die "Beschwerden infolge von" nicht direkt von Prüfungen, sondern eher klinischen Anwendungen des Arzneimittels. *Man kann sich daher in der täglichen Praxis bei der Findung des Arzneimittels nicht darauf verlassen, sondern es bestenfalls zur Bestätigung verwenden.*

Die Verschreibung eines Arzneimittels muß sich auf Symptome gründen, und nur dann wird es heilen. Selbst wenn es nicht in der spezifischen Rubrik "Beschwerden infolge von" aufgeführt ist, wird es heilen, vorausgesetzt, daß es die charakteristischen Symptome abdeckt. Ein Arzneimittel aus der Rubrik "Beschwerden infolge von" wird einen Fall nicht heilen, wenn die charakteristischen Symptome nicht dazu passen. Wenn wir ein bestimmtes Symptom bekommen, das aus einer bestimmten "Beschwerde infolge von" erwachsen ist, sollten wir die Arzneimittel untersuchen, die im Repertorium aufgeführt sind, um zu sehen, ob eins von ihnen den Fall vollständig abdeckt. Wenn das bei keinem der Fall ist, müssen wir die Rubrik verlassen und ein Arzneimittel finden, das die Symptome des Falles abdeckt.

Das Studium der Ursachen, die für ein Arzneimittel aufgeführt sind, ist sehr hilfreich. Es lehrt uns eine Menge über das bestimmte Arzneimittel. Wenn wir zum Beispiel lesen, daß *Arnica* "Beschwerden infolge von einer stumpfen Verletzung" hat, können wir diese Art von Empfindung verstehen, nämlich daß *Arnica* "Wund- und Zerschlagenheitsgefühl erzeugt, und Wundheitsgefühl der Teile, auf denen man liegt". Wenn wir das einmal verstanden haben, können wir *Arnica* für viele verschiedene Situationen gebrauchen, wie zum Beispiel typhusartiges Fieber, sogar ohne daß eine Verletzung passiert sein muß.

Egal, welche Situation ein Patient haben mag, wird er sehr wahrscheinlich *Arnica*-Symptome manifestieren, wenn er einer stumpfen Verletzung ausgesetzt ist. Es wird daher sein temporäres Arzneimittel dieser Phase. Wir betrachten nicht mehr seine eigentümlichen, individuellen Symptome, um sein Arzneimittel zu bestimmen. Wenn der Patient dieselben Symptome jedoch manifestiert: 1) lange nach der Verletzung; 2) selbst ohne eine Verletzung in der Vergangenheit; oder 3) dieselben Symptome nach einer kleinen Verletzung entwickelt (im Unverhältnis zur Verletzung stehend), dann ist in diesen Fällen *Arnica* nicht als Akutmittel, sondern als tiefwirkendes Arzneimittel indiziert.

Symptome, die unter den folgenden Umständen beobachtet werden, werden die zentrale Störung des Menschen ausdrücken, und das für sie ausgewählte Arzneimittel wird eine tiefere und länger andauernde Wirkung haben, 1) wenn die Symptome sich ohne jede "Beschwerde infolge von" finden; 2) wenn sie aus einer anderen Causa heraus entstehen (zum Beispiel Kummer, Ärger, körperliche Anstrengung usw.); 3) wenn der Zustand des Patienten durch ein unverhältnismäßig kleines Vorkommnis verursacht ist, wie zum Beispiel Mangel an Schlaf selbst für ein, zwei Stunden.

In ähnlicher Weise weist ein *Ignatia*-Bild ohne einen sehr starken oder kürzlichen Kummer in der Anamnese sehr hin darauf, daß *Ignatia* das Konstitutionsmittel ist. So kann uns die Rubrik "Beschwerden infolge von" bei einem Arzneimittel umgekehrt hilfreich sein, das heißt wenn ein Arzneimittel selbst in der Abwesenheit einer "Beschwerde infolge von" bei einem Patienten indiziert ist, wiegt die Indikation doppelt schwer.

Auf dieselbe Weise wirken gewisse Situationen wie "Beschwerde infolge von" – wie *Sepia*, das "Beschwerden in Folge der Geburt von vielen Kindern" hat. Wenn sich in einer solchen Frau der *Sepia*-Zustand findet und der Zustand dem Grund angemessen ist, wird das Arzneimittel für eine gewisse Zeit wirken, und das auch nur gesetzt den Fall, daß der die Pathologie unterhaltene Faktor entfernt wird. Wenn sich aber derselbe Zustand bei einem jungen Mädchen findet (das heißt ohne Grund), wird *Sepia* bei ihr sehr lange und andauernd wirken. Ein anderes Beispiel: Ein Kind hat alle Symptome von *Cina*: Zähneknirschen, Juckreiz am Anus und griesgrämige Verstimmtheit. Sie werden natürlich Würmer vermuten. Die Eltern erzählen Ihnen, daß wiederholt Stuhluntersuchungen auf Würmer durchgeführt wurden und sich keine Zeichen für Würmer fanden. *Cina* ist jetzt eher indiziert, als wenn es Würmer gegeben hätte. Bei einem Fall von Würmern wären diese Symptome häufig, verursacht durch die Würmer selbst. Aber in einem Fall ohne Würmer werden diese Symptome zu den zentralen Symptomen des Falles (da es keine lokale Causa für sie gibt). Daher werden sie Indikationen für das Konstitutionsmittel.

Eines der besten Beispiele, das ich gesehen habe, ist *Cocculus*. *Cocculus* hat "Beschwerden infolge von Schlafmangel" und "Sorge für die Kranken". Das heißt de facto, daß diese zentrale Störung von *Cocculus* von einem Zustand herrührt, in dem ein Mensch einige Nächte mit sorgenvoller Ängstlichkeit um einen kranken Angehörigen wachbleibt (zum Beispiel eine Mutter, die sich um ihr krankes Kind kümmert). Stellen Sie sich ihren Zustand nach vier, fünf Nächten voll solch ängstlicher Schlaflosigkeit vor. Das Nervensystem ist betroffen. Das Gefühl ist eines von großer Schwäche, Dumpfheit, Schwindeligkeit, Gleichgewichtstörungen und Übelkeit. Diese Schwäche ist von einer enormen Empfindlichkeit des Nervensystems begleitet, "die Nerven liegen bloß". Der Zustand des Geistes und Gemüts ist gekennzeichnet durch große Empfindsamkeit und Erregbarkeit, Empfindlichkeit auf das kleinste Geräusch, auf Gerüche und auf Anschauen von sich bewegenden Gegenständen.

Im Falle einer Frau, die sich um ihr krankes Kind gekümmert hat, wird dieser Zustand durch *Cocculus* gebessert. *Wenn derselbe Zustand jedoch ohne Grund bei einem Menschen gefunden wird (Schlafmangel mit Angst usw.)*, wird *Cocculus* zweifach indiziert sein.

17

POTENZWAHL

In der Homöopathie ist die Potenzwahl immer eine sehr umstrittene Frage gewesen. Viele der Ideen sind empirischer Natur, und daraus wurden Regeln aufgestellt. In diesem Kapitel werden wir die Grundlagen der Potenzwahl untersuchen und mit Hilfe der Logik einige Regeln zu formulieren versuchen.

Grundlage der Potenzwahl

Wir müssen zu unserem Verständnis von Krankheit zurückgehen. Krankheit besteht aus zwei unterschiedlichen Anteilen: 1) zentraler Störung und 2) peripherer Störung. Mit zentraler Störung meinen wir die allgemeine Anpassung eines Menschen, die der Lokalisation einer Störung vorangeht. Dieser Anpassungsprozeß des ganzen Menschen auf einen bestimmten Streß hin erstreckt sich auf alle Teile und Organe des Körpers, was lokale Störungen hervorruft, welche wir Pathologie nennen können. Zum Verständnis der Dynamik von Krankheit müssen wir verstehen, daß der Organismus sich soweit wie möglich bemüht, die Störung auf das Zentrum beschränkt zu halten und ihr nicht zu erlauben, lokalisierte Veränderungen zu erzeugen. Dieses Phänomen können wir sehr gut bei Kindern beobachten, bei denen die Lokalsymptome minimal sind, obwohl sie sehr starke Geistes- und Gemütssymptome wie Ruhelosigkeit, Reizbarkeit, Dickköpfigkeit oder Eifersucht haben mögen. Bei den meisten Kindern haben wir also eine sehr intensive zentrale Störung mit sehr wenig lokalisierter Pathologie.

Warum passiert dies? Lassen Sie uns den gegensätzlichen Zustand überlegen. Bei alten Leuten finden wir keine so starke zentrale Störung, finden wir statt dessen schwere lokalisierte Pathologie. Man kann Krebs, Bluthochdruck usw., sehen, aber sehr wenig zentrale Störung, das heißt sehr wenige Geistes- und Gemüts- sowie Allgemeinsymptome. Dies läßt sich dadurch erklären, daß die zentrale Störung eine Störung des gesamten Menschen hervorruft und all seine Organsysteme in funktioneller Weise beeinträchtigt, so daß das Herz schneller schlägt, die Atmung schneller wird, der Blutdruck steigt usw. Wenn lebenswichtige Organe wie das Herz, die Lunge oder die Leber die Intensität der Störung nicht aushalten können, dann wird der Organismus versuchen, die zentrale Störung auf ein Maß zu beschränken, wo die lebenswichtigen Organe dies ohne nachteilige Auswirkung ertragen können. Wenn zum Beispiel der Streß von Mikroorganismen das System beeinträchtigt, ist die erste Antwort eine generalisierte. Man mag Appetitverlust, Unwohlsein, Schwäche, Abneigung gegen Störungen und Fieber haben. Wenn die Temperatur 40 °C oder sogar 41°C erreicht, dann können die lebenswichtigen Organe wie das Herz nicht schnell genug arbeiten, und das hohe Fieber selbst kann den Organismus schädigen. Die zentrale Störung ist also auf ein gewisses Maß beschränkt, dem Fieber wird nicht erlaubt, noch höher zu steigen, und die Störung wird auf einen lokalisierten Teil wie die Lungen, Leber oder Knie (durch Erzeugung von jeweils Pneumonie, Glomerulonephritis oder Arthritis) abgelenkt. Das Maß der zentralen Störung ist also durch die Menge an Streß bestimmt, die die lebenswichtigen Körperorgane zu einem bestimmten Zeitpunkt aushalten können.

Wenn wir dies verstehen, ist es auch einfacher einzusehen, daß die Lebenskraft bei Kindern es sich leisten kann, die zentrale Störung auf einem sehr hohen Niveau zu halten und die lokalisierte Störung auf ein niedriges Maß zu beschränken. Denn bei Kindern sind die lebenswichtigen Organe in guter Verfassung, das Herz kann eine Menge Streß aushalten, die Lungen können viel schneller atmen, und der Körper kann viel höheres Fieber aushalten. Das ist der Grund, warum wir bei Kindern viele Geistes- und Gemüts- sowie Allgemeinsymptome und weniger Lokalsymptome sehen.

Anwendung dieser Idee

Die Potenz (Kraft) eines Arzneimittels besteht in seiner Fähigkeit, eine zentrale Störung zu erzeugen; je höher die Potenz, desto stärker die Störung, die es erzeugen kann.

Wir müssen die Potenz also so wählen, daß sie auf einem Niveau gerade über dem momentanen Niveau der zentralen Störung des Patienten liegt. Wenn die Potenz viel tiefer ausgesucht wird, wird sie sehr wenig Wirkung haben und deshalb ziemlich häufig wiederholt werden müssen. Wenn die ausgewählte Potenz viel höher ist, dann kann es sein, daß sie ein Maß an Störung erzeugen kann, das größer als das ist, das der Körper im Moment hat. Da das Maß der körperlichen Störung genau das sein kann, das die Organe tolerieren können, könnte das Erzeugen einer viel stärkeren Störung zu einer starken Verschlimmerung führen und sogar schädlich sein. Die Potenzwahl muß sich also auf die Intensität der zentralen Störung gründen (die durch die Geistes- und Gemüts- sowie Allgemeinsymptome vertreten wird). Die Intensität der Geistes- und Gemüts- sowie Allgemeinsymptome kann durch das Maß an Klarheit ihrer Ausprägung erkannt werden. *Wenn die Geistes- und Gemüts- sowie Allgemeinsymptome klar und heftig sind, muß die Potenz hoch gewählt werden, wenn Sie eine schnelle Antwort wollen.*

Ich habe gehört, daß wir bei schwerer Pathologie keine Hochpotenz geben können. Viele Leute vertreten dies als Vorsichtsmaßnahme. Ich kann solche Regeln nicht unterschreiben. Wenn die zentrale Störung stark ist, bedeutet das, daß die Organe in der Lage sind, eine Hochpotenz zu tolerieren. Wenn Sie also in einem solchen Fall eine Hochpotenz geben, wäre es auch dann nicht schädlich, wenn die Pathologie ausgeprägt wäre.

Darauf basierend habe ich Hochpotenzen in Fällen mit schwerer Pathologie gegeben, ohne irgendeine Verschlechterung der Pathologie zu bemerken. Natürlich waren in diesen Fällen die Geistes- und Gemüts- sowie Allgemeinsymptome ziemlich ausgeprägt. Im Zweifelsfalle mag es jedoch besser sein, mit einer Potenz zu beginnen, die genau eine Stufe tiefer ist, als die, die wir letztlich geben wollen, und sie dann später, wenn wir die Wirkung gesehen haben, erhöhen.

Potenz und Täuschung

Wir haben schon gesehen, daß eine höhere Potenz eine intensivere zentrale Störung hervorruft, das heißt eine intensivere Geistes- und Gemüts- sowie allgemeine Störung. Wenn solch intensive Geistes- und Gemüts- sowie Allgemeinsymptome erzeugt werden, werden die Täuschungen ziemlich spezifisch und ausgeprägt. Wenn wir also über die C 6, C 30, C 200, C 1000, C 10 000, C 50 000 und C 100 000ste Potenz sprechen, was heißt das? Wenn wir ein Arzneimittel wie *Acidum nitricum* anschauen, sehen wir, daß es Symptome hat wie Angst um seine Gesundheit, Bosheit, Ärger, Reizbarkeit, Haß auf Personen, die ihn beleidigt haben, und Ungerührtheit durch Entschuldigungen. All dies kommt von der Situation eines Menschen, der vor Gericht kämpft, oder der eine langjährige Fehde hat, und dessen Überleben davon abhängt, daß er widerspenstig, voller Haß und boshaft ist, und daß er auf Entschuldigungen nicht reagiert.

In tiefen Potenzen ruft *Acidum nitricum* Angst im Prüfer hervor. Dies ist unspezifische Angst, frei schwebende Angst mit etwas Reizbarkeit. Wenn wir bis zur C 30-Potenz gehen, wird die Angst ein wenig spezifischer. Er empfindet Angst um sich selbst, und etwas Haß tritt auf. In der C 200 wird die Angst um seine Gesundheit klarer und der Haß ausgeprägter. Je höher wir gehen, sagen wir bis zu C 10 000, umso klarer wird, daß er Haß auf Personen hat, die ihn beleidigt haben, und daß er durch Entschuldigungen ungerührt bleibt.

Wenn wir noch höher gehen, zur C 50 000, wird ihm die Täuschung umso klarer, daß er scheinbar vor Gericht kämpft und in einen langjährigen Krieg verwickelt ist, in dem er nicht nachgeben kann. Man kann daher sagen, daß mit Erhöhung der Potenz die Täuschung klarer wird und die Ursprungssituation des Zustandes sich klarer enthüllt.

Anwendung dieser Idee

Wenn das Arzneimittel, das wir für einen Patienten auswählen, nicht gut indiziert ist, wenn das Bild nicht klar ist, oder wenn Sie auf etwas Allgemeines wie allgemeine Angst und Reizbarkeit hin verschreiben, ist es notwendig, eine tiefe Potenz des Arzneimittels wiederholt zu geben und auf Änderung zu hoffen, weil das ausgewählte Arzneimittel einen Zustand von undefinierter Angst und Reizbarkeit erzeugen wird.

Je klarer der Geistes- und Gemütszustand eines Patienten wird, und je sicherer wir uns des indizierten Arzneimittels sind (wir sogar in der Lage sind, die genaue Täuschung zu finden), desto schneller können wir zu den höheren Potenzen gehen, vorausgesetzt natürlich, daß die zentrale Störung intensiv ist. Wenn die zentrale Störung intensiv ist, das gefundene Arzneimittel jedoch nicht genau das richtige ist, müssen wir eine Tiefpotenz verwenden, weil die höhere Potenz eines nichtindizierten Arzneimittels den Fall nicht berühren wird. Wenn zum Beispiel der Mensch, der im *Acidum nitricum*-Zustand, nämlich mit der Wahnidee eines Gerichtsprozesses (dies ist seine spezifische Täuschung), ein anderes Arzneimittel wie *Lycopodium* bekommt, das auch Angst und Reizbarkeit hat, dann sollten Sie ihm C 30 oder C 6 geben. Wenn Sie ihm *Lycopodium* C 10 000 oder C 50 000 geben, wird es die spezifische Täuschung erzeugen, daß er nicht die Fähigkeit hat, sein Ziel zu erreichen, und deshalb wird er die Botschaft sofort zurückweisen. Sein System wird *Lycopodium* C 10 000 direkt zurückweisen, weil es genau die Täuschung hervorruft, daß er die Fähigkeit, sein Ziel zu erreichen, nicht hat, und sie wird zurückgewiesen, wenn eine solch genaue Botschaft gegeben wird und dies nicht die Botschaft in dem Patienten selbst ist. Wenn Sie jedoch *Lycopodium* C 6 oder C 30 geben, wird er sich mit seiner Angst und Reizbarkeit o.k. fühlen. Diese Botschaft wird angenommen, weil sie häufig ist. Je spezifischer die Indikation wird, desto höher können Sie mit der Potenz gehen, aber wenn ihre Arzneimittelwahl weit gestreut ist, müssen Sie tiefere Potenzen verwenden. Dies ist wahrscheinlich der Grund, warum die biochemischen Arzneimittel in Tiefpotenzen verschrieben werden, sogar in Dezimalpotenzen. Da es nur zwölf dieser Arzneimittel gibt, können sie nicht spezifisch sein, und die Wirkung wird weit gestreut sein, so daß die tiefste Potenz, viermal täglich gegeben, einige Wirkung hat.

Änderung der Potenz

Nach Gabe des indizierten Arzneimittels sind wir bei einem chronischen Fall nach ein paar Monaten, bei einem akuten Fall nach ein paar Tagen, manchmal sogar nach ein paar Stunden in der Lage, eine Änderung des Zustands des Körpers selbst zu erzeugen, dadurch daß die Lebenskraft zunimmt. Der Körper ist jetzt in der Lage, eine stärkere zentrale Störung zu tolerieren als die, die er vor der Behandlung tolerieren konnte. Das Niveau der zentralen Störung hebt sich einen Bruchteil mit jeder Besserung peripherer Pathologie. Meine Erfahrung hat daher bei chronischen Fällen gezeigt, daß nach sechs bis sieben Monaten oder manchmal nach einem oder sogar zwei Jahren dieselbe Potenz nichts Gutes mehr bewirkt, ich sie also erhöhen muß. Das heißt, daß das Niveau der zentralen Störung, das toleriert werden kann, jetzt gehoben ist. Üblicherweise finden wir innerhalb ein oder zwei Jahren, daß die periphere Pathologie beträchtlich zurückgegangen ist.

Die Gefahr beim Verschreiben auf Lokalsymptome hin

Wir können auf Lokalsymptome und lokale Modalitäten hin verschreiben. Ein Mensch hat zum Beispiel eine *Calcarea carbonica*-Konstitution, aber Gelenkschmerzen mit *Rhus toxicodendron*-Modalitäten, das heißt verschlechtert am Anfang der Bewegung, verbessert durch fortgesetzte Bewegung, besser durch Wärme usw. Dies sind häufige Symptome von Gelenkproblemen – es sind pathologische Symptome und nicht Symptome der zentralen Störung, wie sie sich lokal ausdrückt. Wenn wir in diesem Fall *Rhus toxicodendron* in jedweder Potenz geben, speziell in einer höheren, werden wir kaum eine Wirkung auf den ganzen Menschen haben (weil es zu der Gesamtheit nicht paßt), aber es wird eine Wirkung auf das Gelenk haben, weil das Gelenk die Modalitäten von *Rhus toxicodendron* hat. Es erzeugt daher eine lokale homöopathische Wirkung. Durch Verbesserung der Gelenkbeschwerden wird der Patient eine zeitweise Erleichterung haben, aber auf lange Sicht gesehen ist es schädlich, weil durch *Rhus toxicodendron* keine Besserung der Geistes- und Gemüts- sowie Allgemeinsymptome auftritt, was anzeigt, daß es nicht das richtige Arzneimittel für den Patienten ist. Selbst diese Wirkung auf das Gelenk ist zeitlich sehr beschränkt und wird daher häufige Wiederholung notwendig machen.

Durch weitere Besserung der Gelenkbeschwerden mit hohen Potenzen hat der Körper keine Wahl, als das Gelenkproblem auf tiefere Organe oder Systeme des Körpers zu verlagern. Wir haben gesehen, daß der Organismus die Krankheit auf das am wenigsten wichtige Organ zu beschränken versucht, aber wenn wir der Störung nicht erlauben, sich dort zu lokalisieren, hat er keine Wahl, als sich auf ein wichtigeres Organ zu verlagern, weil er es sich nicht leisten kann, das Niveau der zentralen Störung zu erhöhen. Durch Verlagerung auf wichtige Organe verursachen wir eine Unterdrückung. Wenn Sie eine Hochpotenz, deren Wahl auf lokalen Modalitäten begründet gewesen war, über einen langen Zeitraum wiederholen, wird das Resultat Unterdrückung sein.

Um oben Gesagtes zusammenzufassen, seien hier noch einmal die Regeln für die Potenzwahl genannt:

- Je höher die zentrale Störung, desto höher die Potenz.
- Je klarer die Geistes- und Gemüts- sowie Allgemeinsymptome, desto höher die Potenz.
- Je näher wir dem exakten Arzneimittel des Menschen kommen, desto höher die erforderliche Potenz.

Eine kleine Kontroverse

Als ich in meinen Seminaren erwähnte, daß nach einer Behandlung die zentrale Störung sich im Niveau anheben könne, während die periphere Pathologie geringer werde, waren die Zuhörer verwirrt. Die Verwirrung bestand darin, daß nach dem Heringschen Gesetz der Richtung von Heilung die Heilung vom Zentrum zur Peripherie fortschreitet, und man dachte, daß ich zu sagen versuchte, daß im Heilungsprozeß die Richtung von der Peripherie zum Zentrum hin gerichtet sei.

Ich möchte diese Verwirrung beheben. Es gibt keinen Widerspruch zwischen meinen Ideen und Herings Gesetz, meine Ideen sind sogar auf Herings Gesetz begründet. Lassen Sie uns zuerst Herings Gesetz verstehen. Es besagt, daß bei der Heilung die Krankheit von wichtigeren zu weniger wichtigen Organen, von oben nach unten, von innen nach außen und in der umgekehrten Reihenfolge ihres Auftretens ihren Weg nimmt. Hering nahm hier auf Pathologie Bezug.

Beim Auftreten einer Krankheit existiert die zentrale Störung zuerst. Hering hat nicht gemeint, daß man anfangs eine Erkrankung des kleinen Fingers bekommt und sie dann beginnt, Geistes- und Gemütssymptome zu produzieren. Er hat gemeint, daß die zentrale Störung zuerst auftritt und daß der Körper die Pathologie dann auf einer peripheren Ebene zu halten versucht. Der Körper versucht, die Krankheit zuerst auf der Ebene der Fingergelenke zu halten, dann auf der Ebene der Lungen und dann auf der Ebene des Herzens. Dies ist die Richtung der Erkrankung bei Pathologie. Zuerst besteht die zentrale Störung, und dann, weil die zentrale Störung den Streß nicht mehr tolerieren kann, das heißt deren Niveau jenseits der Ertragensgrenze gestiegen ist, lokalisiert sie ihre Wirkung in den Gelenken, schreitet zur Lunge fort und dehnt sich schließlich auf das Herz aus. Wenn Heilung eintritt, nimmt Krankheit den entgegengesetzten Weg, sie wird zuerest das Herz verlassen, dann die Lungen und schließlich die Gelenke. Das ist das, was Hering gemeint hat.

Unglücklicherweise sind Herings Worte über das Voranschreiten von Pathologie falsch verstanden worden, so als treffen sie für die Krankheit des ganzen Organismus zu.

Meister wie Stuart Close und H.A. Roberts haben betont, daß die funktionelle Störung der Entwicklung von Pathologie vorangeht. Heißt das dann nicht, daß die zentrale Störung (funktionelle Störung von Geist und Gemüt und Körper) zuerst betroffen ist und dann Störungen des Körpers (der Peripherie) folgen. Herings Gesetz erklärt zu diesem Punkt Entwicklungen.

Die Krankheit schreitet immer von der zentralen Störung zur Peripherie fort. Bei der Pathologie geht sie von der Peripherie zum Zentrum über, dies ist die Idee. In heilender Richtung verschwindet die Krankheit zuerst von einem wichtigen Organ, das von Pathologie befallen ist, und die letzte Störung, die weggehen wird, ist die des am wenigsten wichtigen betroffenen Organs. Erst dann wird die zentrale Störung sich bessern. Wenn Sie einen *Lycopodium*-Patienten haben, wird er zuerst Mangel an Selbstvertrauen haben, das heißt den zentralen Zustand von *Lycopodium*, dann in der Folge, wenn seine zentrale Störung darauf nicht beschränkt werden kann, wird er Ekzem und Asthma entwickeln. Wenn Heilung eintritt, wird Asthma zuerst, das Ekzem als nächstes verschwinden, aber Mangel an Selbstvertrauen wird weiterhin zu finden sein. Wenn der Mangel an Selbstvertrauen verschwindet, gibt es keine Grundlage mehr für das Ekzem und Asthma. Ohne zentrale Störung kann es keine periphere Pathologie geben, weil die periphere Pathologie nur eine Ableitung der zentralen Störung ist. Wenn sich das Niveau von Gesundheit bessert, wird der Organismus stark genug sein, eine größere zentrale Störung zu tolerieren (dies dauert eine lange Zeit). Es ist nicht so, daß ich *Lycopodium* gegeben habe, das Ekzem verschwunden und ein Mangel an Selbstbewußtsein behoben ist – dies passiert nicht. Wenn das Asthma verschwindet, bleibt ein Mangel an Selbstbewußtsein derselbe; und wenn ein Ekzem verschwindet, bleibt ein Mangel an Selbstbewußtsein auch derselbe. Woher wissen wir das? Weil dieselbe Potenz wirkt, diesselbe Potenz effektiv ist und an einem gewissen Punkt die Potenz aufhört zu wirken und eine höhere Potenz erforderlich ist. Dies zeigt, daß das zentrale Niveau der Störung hochgegangen ist, und wenn das passiert, heißt das, daß der Körper stärker wird und er mehr tolerieren kann. Bei einem chronischen Fall passiert das nicht sofort, sondern nach einem Zeitraum von etwa eineinhalb Jahren. Bei akuten Fällen passiert dies schneller. Die Schwäche des Organismus wird langsam weniger und seine Fähigkeit, die zentrale Störung zu tolerieren, hat sich verbessert. Dann können Sie höhere Potenzen wie C 1000, C 10 000 oder C 50 000 innerhalb weniger Tage geben. Sie können die Potenzen erhöhen, weil das System bei akuten Erkrankungen schneller stärker wird. Es ist wie bei Wasser in einem Tank, der eine Markierung für einen gefährlichen Wasserstand hat. Das Wasser sollte nicht über die Markierung hinaus steigen, sonst wird die Umgebung überflutet. Wenn das Wasser die Höhe erreicht, wird ein wenig Wasser in die weniger wichtigen Gebiete irgendwo in der Peripherie verteilt (abgelassen), und dann, wenn dieses Gebiet schon voll Wasser ist, wird eine aus irgendeinem Grund wichtigere Gegend mit Wasser gefüllt. Wenn die Markierung für gefährlichen Wasserstand jedoch erhöht ist, kann mehr Wasser in dem Wassertank sein.

Unterschied zwischen Ursubstanz und Potenz

Die Ursubstanz erzeugt eine periphere Störung, und das potenzierte Arzneimittel erzeugt eine zentrale Störung. Die Geistes- und Gemütssymptome, die durch die Ursubstanz erzeugt wurden, sind entweder 1) direkte Wirkungen auf das Gehirn, wie zum Beispiel durch Halluzinogene wie Opium hervorgerufen, oder 2) eine generalisierte, nicht-spezifische Erregung des Geistes oder Dumpfheit als Folge von körperlichem Streß oder Schwäche, die durch das Arzneimittel in seiner toxischen Form hervorgerufen ist. Die Ursubstanz hat sehr wenig dynamischen oder geistartigen Effekt, und die meisten seiner Wirkungen sind nichts als lokale, toxische Wirkungen, deren Summe seiner generalisierten Störung ähnelt. Ein potenziertes Arzneimittel hat andererseits keine lokale Wirkung. Seine Wirkung ist in Form einer Täuschung über eine Situation sichtbar, sowohl auf körperlicher wie auf geistiger Ebene.

Wir können daher verstehen, daß *Arsenicum* in Ursubstanz lokale Wirkungen wie Durchfall, Gastritis und Haut- und Haarveränderungen usw. hervorruft, mit Ruhelosigkeit, geistiger Erregung und Reizung des Nervensystems. Potenziertes *Arsenicum* dagegen erzeugt die Wahnvorstellung einer Situation, in der Todesangst, Anspruchsdenken, Durst usw., herrschen.

Je höher die Potenz, desto klarer die Täuschung. Bei empfindlichen Menschen folgt der Täuschung eine generalisierte Störung und später lokale Auswirkungen. Die, die auf die Täuschung nicht empfindlich sind (die aus irgendeinem Grunde auf eine solche Suggestion nicht reagieren), werden keine Wirkung auf ein potenziertes Arzneimittel hin zeigen, wohingegen sie auf die toxische Dosis oder Ursubstanz reagieren, weil die Ursubstanz einen Körperteil direkt angreift und in seiner Wirkung nicht davon abhängig ist, eine Täuschung hervorzurufen. Deshalb kann ein Arzneimittel, was in Ursubstanz gegeben wird, die Pathologie nur verschlimmern.

Das potenzierte Arzneimittel andererseits produziert üblicherweise keinen Schaden, wenn es als einmalige Dosis gegeben wird, da es nur so wirkt, als ob man einen Menschen bittet, sich eine Situation vorzustellen. Wenn das Bild nicht gar zu schrecklich oder der Mensch nicht zu zerbrechlich ist, kann eine solche Vorstellung keinen Schaden verursachen, wenn sie nur einmal gegeben wird.

18

WIEDERHOLUNG DER DOSIS

Ich glaube, es ist ziemlich evident, daß der ideale Zeitpunkt, eine Dosis zu wiederholen, dann ist, wenn sich die Wirkung der vorherigen Dosis erschöpft hat.

Wir werden drei Aspekte dieser Frage diskutieren.

- Wie wissen wir, wann sich die Wirkung der vorherigen Dosis erschöpft hat?
- Was passiert, wenn wir die Dosis wiederholen, bevor sich ihre Wirkung erschöpft hat?
- Was passiert, wenn wir nicht wiederholen, nachdem die Gabe ihre Wirkung erschöpft hat?

Wie wissen wir, daß eine Gabe ihre Wirkung erschöpft hat? Hierzu müssen wir zuerst verstehen, was die Wirkung einer Dosis ist. Die Wirkung einer Gabe (des richtigen Arzneimittels) besteht darin, das Niveau der zentralen Störung zu reduzieren. Das bedeutet, daß der Patient sich im ganzen besser fühlt, seine Geistes- und Gemüts- sowie Allgemeinsymptome gebessert sind, er sich wohler fühlt, seine sich selbst und seinen Mitmenschen auferlegten Bedingungen weniger geworden sind, und er mehr inneren Raum dafür hat, sowohl körperlich wie geistig im Augenblick zu sein. Nach einem Zeitraum, wenn wir sehen, daß das Niveau der zentralen Störung auf seinem Ausgangspunkt zurückgekommen ist, fühlt er sich so wie vorher. Dies bedeutet, daß die Gabe ihre Wirkung erschöpft hat.

Wir müssen zwischen einem "scheinbaren" und einem "wirklichen" Zurückkehren auf den Ausgangspunkt unterscheiden. Es ist möglich, daß die Rückkehr, wie vom Patienten berichtet, nicht wirklich, sondern scheinbar ist, was bedeutet, daß es dem Menschen besser geht, aber in Folge eines plötzlichen Auslösers der Zustand sich vorübergehend verschlechtert hat, und es jetzt so aussieht, als sei er zum Ausgangspunkt zurückgekehrt. In diesem Fall müssen wir warten, daß der auslösende Faktor verschwindet, und dann das Niveau der zentralen Störung beurteilen. Das ähnelt dem Blutdruckmessen, was wir bei einem Patienten dann vornehmen, wenn er nicht so nervös ist, um den Faktor der Instabilität zu vermeiden. Wir messen ihn daher gewöhnlich als erstes am Morgen nach dem Aufstehen. Nehmen wir an, daß er plötzlich Angst bekommt, während Sie ihn messen, so daß Sie einen deutlichen Unterschied registrieren. Hierauf kann man sich nicht verlassen, da wir den Faktor der Instabilität zum Zeitpunkt der Messung außer acht gelassen haben. Gleichermaßen müssen wir uns die Standardbedingungen vor Augen halten, wenn wir die zentrale Störung eines Menschen messen wollen. Solange wir die Wirkung einer Dosis nicht unter (unveränderten) standardisierten Umständen bewerten, ziehen wir falsche Schlußfolgerungen aus dem Zustand seiner geistigen Störung.

Wenn ein Mann zum Beispiel deprimiert ist, weil ihm sein Chef gekündigt hat, sollten wir ihn sich beruhigen lassen; und nach ein paar Tagen oder Wochen können wir ihn beurteilen. Wenn wir zu diesem Zeitpunkt die zentrale Störung genauso stark oder stärker vorfinden, dann ist das der Zeitpunkt für eine Wiederholung der Gabe.

Warum erschöpft eine Gabe ihre Wirkung? Wir haben schon gesehen, daß Krankheit eine unverhältnismäßig starke oder unangemessene Reaktion ist. Unverhältnismäßig starke Reaktionen entstehen aufgrund des Phänomens der Verschlechterung, solange ein auslösender Faktor existiert (Phänomen der überschießenden Reaktion). Unpassende Reaktionen treten auch aus Gründen einer Wurzel für Krankheit auf. Diese beiden Faktoren bringen gewöhnlich den Zustand auf seinen Ausgangspunkt zurück.

Der zweite Grund, daß eine Gabe ihre Wirkung erschöpft, ist der, daß der Körper ein wenig von der peripheren Störung in die zentrale Störung zurücknimmt, wenn die zentrale Störung erniedrigt ist und der Zustand eines Patienten auf eine Weise gebessert ist, und dann erreicht das Niveau der zentralen Störung seinen Ausgangspunkt. Die Fälle, die keine Wiederholung erfordern, sind daher die folgenden:

- Fälle ohne Pathologie,
- oder wenn die zentrale Störung durch einen akuten Auslöser verursacht war, welcher verschwunden ist.

Ein Mensch ist zum Beispiel nach einem plötzlichen Schrecken in einem *Aconitum*-Zustand. Sie geben *Aconitum*, und es wird nicht notwendig werden, dies zu wiederholen. Es gibt keinen auslösenden Faktor, und daher wird es keine automatische Verschlimmerung des Zustandes geben. Weiterhin gibt es keine Wurzel, und daher sind die Chancen des Zustandes, einen Auslöser zu haben, sogar geringer. In einem solchen Fall wird eine Wiederholung nicht erforderlich sein, aber wenn es einen auslösenden Faktor gibt, wird die Wiederholung notwendig, weil, solange es Streß gibt, der Zustand automatisch unverhältnismäßig stark werden wird. Oder, wenn es wie bei einem chronischen Fall eine Wurzel gibt, wird der Zustand abhängig von der Erregbarkeit dieser Wurzel durch Faktoren auslösbar sein, die für andere Menschen harmlos sind. Dieser Zustand wird sich selbst verschlimmern, und die zentrale Störung wird wieder dasselbe Niveau erreichen.

In dem Ausmaß, in dem wir nach Arzneimittelgabe die zentrale Störung verringern, wird sich auch die Erregbarkeit der Wurzel verringern und damit weniger von Außenfaktoren beeinflußbar sein. Sie wird weniger erregbar sein und daher immer weniger Verschlechterung zulassen.

Nach wie langer Zeit erschöpft eine Dosis ihre Wirkung?

- Wenn der auslösende Faktor sehr stark ist und noch anhält, wird sich die Gabe sehr schnell selbst erschöpfen.
- Wenn die Wurzel sehr erregbar ist, werden selbst geringere auslösende Faktoren den Zustand stark verschlechtern, und daher wird sich die Wirkung einer Dosis bald erschöpfen.
- Verschlechternde Faktoren in der Umgebung und in der Lebenssituation führen auch dazu, daß sich die Gabe schnell erschöpft.

- Auch eine starke Pathologie wird Ursache dafür sein, daß sich die Dosis schnell erschöpft.

All diese Umstände werden eine häufige Wiederholung der Dosis erfordern. Wie häufig, ist dadurch bestimmt, wann sich die Gabe wirklich selbst erschöpft hat, und daher kann man keine allgemeingültigen Regeln für alle Fälle aufstellen.

Wenn wir Hochpotenzen häufig wiederholen, gibt es folgende Möglichkeiten:

- *In dem Fall, daß die Potenz auf dem gleichen Niveau wie die zentrale Störung oder tiefer ist*, kann die Hochpotenz die zentrale Störung nicht verschlimmern, da sie nichts Intensiveres als die zentrale Störung erzeugen kann. Sie ist daher nicht in der Lage, viel Schaden anzurichten, da – wie wir sehen – der Körper die zentrale Störung jetzt schon ertragen kann. Es mag wertvoll sein, die tiefere Potenz häufiger zu wiederholen, um den Heilungsprozeß zu beschleunigen, aber erst dann, wenn die vorangehende Gabe ihre Wirkung erschöpft hat. Sie können auch die Potenz schrittweise bis zu einer Verschlechterung steigern und dann aufhören. Wiederholen Sie keine Potenz, die eine Verschlechterung verursacht hat, speziell in Fällen, die nicht in der Lage sind, solche Verschlechterungen zu tolerieren!
- *Wenn Sie eine Potenz geben, deren Wirkungsweise stärker als die zentrale Störung ist*: Wird ein Körper, der stärkere Stimuli ertragen könnte, vielleicht nicht in der Lage sein, wiederholtermaßen starke Stimuli zu tolerieren und dies kann zu folgenden Phänomenen führen:
  - dem Tod des Patienten oder
  - der Verlagerung dieser verstärkten zentralen Störung in die vorbestehende periphere Pathologie durch den Körper, und dadurch Verschlechterung der Pathologie, was dazu führt, daß der Fall schwieriger zu heilen ist.

Wir haben bis jetzt über die Wiederholung einer Gabe des richtigen Arzneimittels gesprochen. Wenn das Arzneimittel falsch ist, kann die Wiederholung der Gabe zur Unterdrückung führen, und die Pathologie kann sogar auf eine tiefere Ebene verlagert werden, da das Arzneimittel lokal wirkt.

Ob die Potenz höher oder tiefer als das Niveau der zentralen Störung ist, entscheidet sich anhand der Intensität der Geistes- und Gemüts- sowie Allgemeinsymptome. Bei unserer Beurteilung der zentralen Störung können die folgenden Kriterien hilfreich sein:

- Wenn die Verschlechterung stark ist, ist die Potenz höher.
- Die Schnelligkeit des Wirkungseintritts: Wenn das Arzneimittel schnell wirkt, ist es wahrscheinlich, daß die Potenz dem Niveau der zentralen Störung nahekommt oder höher ist.
- Je länger die Wirkung anhält, desto näher ist die Potenz dem Niveau der zentralen Störung, vorausgesetzt, daß es keinen auslösenden Faktor gibt, da ein auslösender Faktor die Wirkung des Arzneimittels schneller erschöpfen wird.

Die Wirkung der Gabe tritt sofort ein. Die Dosis hinterläßt einen Eindruck und die Auswirkung dieses Eindruckes kann lange Zeit anhalten. Die Verschlechterung ist momentan, aber wenn wir diese momentanen Verschlechterungen über einen langen Zeitraum wiederholen, kann das in einigen Fällen Schaden anrichten.

Wir mögen manchmal zu vorsichtig mit der Wiederholung sein, obwohl die Wiederholung notwendig wäre. Die zentrale Störung war gebessert, ist jetzt aber wieder zu ihrem Ausgangspunkt zurückgekehrt, aber wir warten nur zu. In einem solchen Fall wird die starke zentrale Störung zwei Dinge tun.

- Sie wird die Wurzel anregen, was sie noch deutlicher zum Vorschein bringt.
- Nach einiger Zeit wird sie sich wieder auf die periphere Pathologie verlagern. Was der Pathologie entronnen ist, wird zurück in die Pathologie gehen, und so wird gute Arbeit verdorben.

Aus diesen zwei Gründen müssen wir die Gabe wiederholen, wenn sie sich erschöpft hat.

19

AKUTE PROZESSE

Eine akute Krankheit hat einen auslösenden Faktor, tritt plötzlich auf, hat einen schnellen Verlauf und endet entweder im Tod oder in der Erholung des Organismus. Streng gesagt sind akute Erkrankungen Seinszustände, die für einen begrenzten Zeitraum anhalten. Wir sind jedoch häufig versucht, solche Prozesse als infektiöse Hepatitis, Pneumonie, Schnupfen oder akute Krankheiten zu bezeichnen, obwohl dies pathologische Prozesse und keine Zustände sind. In solchen Fällen können wir zwei Beobachtungen machen:

- Während des akuten Prozesses hat sich der Zustand des Patienten im Vergleich zu seinem früheren nicht geändert.
- Während des akuten Prozesses hat sich der Zustand geändert.

Wir müssen uns fragen, was die Bedeutung jeder der obengenannten Arten ist. Es ist offensichtlich, daß, wenn sich der Zustand geändert hat, er mit einem anderen Mittel behandelt werden muß. Wenn der Zustand unverändert geblieben ist, müssen wir entweder warten und sehen, ob wir die Gabe wiederholen oder zu einer höheren Potenz übergehen müssen, je nach Intensität des Zustandes.

Üblicherweise wird ein akuter Zustand durch einen akuten auslösenden Faktor hervorgerufen, zum Beispiel psychologisch, körperlich, biologisch oder chemisch. Es ist notwendig, die Intensität des auslösenden Faktors zu untersuchen, und wir können dies tun, indem wir fragen, wieviel Prozent der Menschen auf dieselbe Art von diesem Faktor betroffen wären. Ein verursachender Faktor kann ein Faktor mit epidemischen Ausmaßen genannt werden, wenn seine Intensität ausreicht, fast jeden auf dieselbe Art und Weise zu betreffen.

Wir haben zwei Arten von akuten Prozessen gesehen: 1) wenn der Zustand verändert ist, und 2) wenn der Zustand derselbe bleibt. Wir haben auch zwei Arten von auslösenden Faktoren: 1) von epidemischem Ausmaß und 2) von nicht-epidemischem Ausmaß.

	Epidemische Ursache	**Nicht-epidemische Ursache**
Änderung des Zustandes	A	B
Keine Änderung des Zustandes	C	D

Jeder dieser Typen hat eine verschiedene Bedeutung, was die Prognose des Falles angeht.

Typ A – Es gibt eine Änderung des Zustandes durch eine intensive Ursache von epidemischen Ausmaß. Was heißt das? Es sagt aus, daß eine Epidemie eine große Anzahl von Menschen erfaßt hat und der Patient einer von ihnen ist. Er hat eine durchschnittliche

Lebenskraft und einen durchschnittlichen chronischen Krankheitszustand. Er reagiert auf diesen bestimmten auslösenden Faktor mit Änderung seiner Haltung, der Lage angepaßt. Im Falle ein Krieges werden zum Beispiel alle Ärzte, Landwirte und Rechtsanwälte Soldaten, bis der Krieg zuende ist. Diese Änderung rührt von der Intensität des auslösenden Faktors her, der eine Überlebensreaktion notwendig macht. Die Frage stellt sich: Wenn dies ein Überlebensmechanismus ist, warum müssen wir ihn dann behandeln? Warum erfordert der Zustand des Soldaten Behandlung, wenn der Arzt im Fall eines Krieges Soldat wird als Überlebensmechanismus? Wenn die Reaktion der Ursache angemessen war, warum braucht sie dann Behandlung? Die Antwort ist einfach. Es ist so, daß unter Einwirkung des auslösenden Faktors der Zustand sich selber verschlimmert und unverhältnismäßig stark wird. Solange der Krieg andauert, wird der betreffende Mensch nicht nur Soldat bleiben, sondern sich immer intensiver in die Rolle des Soldaten begeben, viel intensiver als nötig, und dies kann ihn töten.

Ein homöopathisches Arzneimittel bringt die Reaktion auf ein notwendiges Maß zurück, das heißt auf die optimale Intensität, und rettet daher Leben in akuten Erkrankungen, selbst wenn der Zustand angemessen ist. Dies haben wir bereits in dem Kapitel "Unverhältnismäßige Reaktionen" besprochen.

Typ B – Änderung des Zustandes durch eine nicht-epidemische Ursache. Zum Beispiel wenn ein Arzt zum Soldaten wird bei der bloßesten Kriegsdrohung, eine kleine Verletzung zu einem *Arnica*-Zustand wird, oder ein geringer Blutverlust zu einem *China*-Zustand. Zwei Bedingungen sind erforderlich, damit das passiert:

- Es bestand schon eine Krankheit im stillen oder eine erregbare Wurzel dieses Zustandes.
- Der Zustand, der vorher bestanden hat, war nicht richtig ausgestattet, dieser erregenden Ursache zu begegnen. Bei einem *Calcarea carbonica*-Menschen kann zum Beispiel der kleinste Schrecken einen *Stramonium*-Zustand hervorrufen, weil der *Calcarea carbonica*-Zustand nicht ausgerüstet ist, eine Situation von Terror zu bewältigen. Ein gesunder Mensch ist dem gewachsen, aber ein *Calcarea carbonica*-Zustand muß sich ändern. In ähnlicher Weise ist *Arsenicum*- oder ein *Hyoscyamus*-Zustand in der Lage, diesem Schrecken zu begegnen, aber nicht *Calcarea carbonica*.

Dies kann häufig bei akuten Asthmaanfällen beobachtet werden, wo Patienten in einem Akutzustand ein Arzneimittel wie *Arsenicum* erfordern, während sie in ihrem chronischen Zustand ein langsames Mittel wie *Baryta carbonica* brauchen.

Typ C - Wenn der Zustand unverändert bleibt, selbst wenn der auslösende Faktor epidemischer Natur ist (intensiv). Zum Beispiel wenn ein Mensch 40% Verbrennungen hat und in demselben Zustand wie vorher bleibt, oder wenn jemand schwer verletzt wird und im *Phosphorus*-Zustand bleibt und nicht zu *Arnica* wird. Während des akuten Verletzungsschmerzes mag er nach wie vor Mitgefühl und will berührt werden (entgegengesetzt *Arnica*). Das heißt, daß sein chronischer Zustand so intensiv ist, daß er alle akuten Krisen zu bewältigen versucht, ohne den Zustand zu ändern. Seine Bedingungen sind so stark, daß sie nicht veränderlich sind. Ein Arzt bleibt selbst im Krieg Arzt, während jeder andere zum Soldaten wird.

Typ D – Keine Änderung des Zustandes bei nicht-epidemischer Ursache. Das heißt, daß ein Zustand in der Lage ist, diesen auslösenden Faktor zu bewältigen, ohne eine Veränderung zu benötigen.

Wenn nach einiger Zeit der homöopathischen Behandlung ein Patient, der selbst bei akuten Beschwerden im selben Zustand geblieben ist, eine Änderung des Zustandes ohne intensiven Grund entwickelt, ist dies ein gutes Zeichen. Es zeigt, daß die Stärke der dominierenden Krankheit gesunken ist, und dies andere Zustände hochkommen ließ.

Beispiel: Ein Mann hat sowohl den Arzt- wie den Soldaten-Zustand in sich, und der Arzt-Zustand ist sehr intensiv (selbst während des Krieges bleibt er Arzt). Wir behandeln ihn, und er wird jetzt ein Soldat, sobald Krieg droht; das bedeutet, daß der Zustand, Soldat zu sein, erregt ist. Es mag sein, daß er in seinen Arzt-Zustand zurückkehrt, sobald die Gefahr vorbei ist, aber solange der Auslöser anhält, können Sie den Soldaten-Zustand hochkommen sehen. Sie werden jetzt darauf achten, daß nach weiterer Behandlung der Soldaten-Zustand nicht sogar ohne auslösenden Faktor hochkommt; wechselnde Behandlung jeweils für den Soldaten und den Arzt mögen erforderlich sein, bis er geheilt ist.

Satelliten und ausgeprägte Zustände

Frage: Was ist der Unterschied zwischen einem *Stramonium*-Zustand, der bei einem konstitutionellen *Calcarea carbonica*-Menschen erzeugt wird, wie Sie vorher erwähnt haben, und einem Menschen mit zwei ausgeprägten Zuständen von *Calcarea carbonica* und *Stramonium*?

Antwort: Den ersten nennen ich Satellit und den letzten ruhenden Zustand. Was ist der Unterschied zwischen einem Satellit und einem ruhenden Zustand?

Ein Satellitenzustand hängt in seiner Existenz von einem anderen Zustand ab. Die Chance, daß ein Satellitenzustand hochkommt, verringert sich mit Zurückgehen des Ursprungs-zustandes. Je weniger jemand *Calcarea carbonica* braucht, desto weniger Chancen hat ein *Stramonium*-Zustand hochzukommen, wenn der *Stramonium*-Zustand ein Satellit gewesen ist. Das umgekehrte trifft zu, wenn der *Stramonium*-Zustand bei ihm der ausgeprägte Zustand ist. In diesem Fall ist es so, daß, je weniger er *Calcarea* wird, desto größer die Möglichkeit des *Stramonium*-Zustandes ist hochzukommen. Ein Satellit ist wie der Ast eines Baumes, während der ausgeprägte Zustand wie ein weiterer Baum ist. Wenn Sie den Baum fällen, werden die Äste auch geschnitten werden, aber der andere Baum wird weiter da sein.

Üblicherweise ist ein Satellitenarzneimittel ein Lokalmittel. Es zeigt sich in einem bestimmten Gebiet und mit einem besonderen Zweck ohne ausgeprägte Geistes- und Gemütssowie Allgemeinsymptome. Es kommt zum Vorschein, weil das Hauptarzneimittel nicht in der Lage ist, mit dieser umschriebenen Region fertig zu werden.

Zu dieser Zeit werden die Ursprungssymptome im Geistes- und Gemütsbereich und Allgemeinsymptome des vorhergehenden Arzneimittels unterdrückt werden, und der Satellit wird alles übernehmen, aber er wird sich auf einen Teil konzentrieren. Wenn ein *Calcarea*-

Patient ein Gewicht hebt, bekommt er eine Verstauchung mit der typischen *Rhus toxicodendron*-Modalität. Zu diesem Zeitpunkt wird der Ursprungszustand von *Calcarea carbonica* unterdrückt werden, und der Patient wird herumhopsen auf der Suche nach Erleichterung von seinem Schmerz. Es mag sein, daß es außer einer gewissen Ruhelosigkeit keine Geistes- und Gemütssymptome von *Rhus toxicodendron* gibt. Wenn man den Schmerz sich selbst überläßt, oder etwas Salbe oder Analgesierendes gibt, wird dieser Schmerz verschwinden. Wenn man sich später um den *Calcarea*-Zustand kümmert, wird sich auch die Wahrscheinlichkeit verringern, daß sich der Patient so leicht verrenkt. Auf ähnliche Weise hat *Calcarea carbonica* andere Satellitenbereiche wie Lymphknotenentzündung – *Belladonna*, oder Furcht und Schrecken – *Stramonium*.

Ein Patient kann geheilt werden, ohne daß man auch nur einmal ein Satellitenarzneimittel braucht. Der ganze Satellitenzustand findet mit der Zeit oder durch eine Lokalbehandlung Erleichterung; wenn es jedoch ein eigener ausgeprägter Zustand ist, läßt er sich ohne ein Arzneimittel oder mit nur lokaler Behandlung nicht heilen. Er wird andauern, bis das richtige Arzneimittel gegeben wird.

Wir müssen auch immer untersuchen, ob das Arzneimittel, an das wir als Satellitenarzneimittel denken, nicht auf den ganzen Fall paßt, selbst nach überstandener Krise. Vielmals haben wir *Nux vomica* für eine akute Beschwerde verschrieben, nur um dann zu finden, daß sich der chronische Zustand drastisch verbessert hat, was bedeutet, daß *Nux vomica* auch die Hauptsymptome des Falles abgedeckt hat. Auch aus diesem Grunde vermeiden wir lieber die Verschreibung von Satellitenmittel, weil bei der Beschränktheit unseres Wissens eins davon versehentlich das richtige Arzneimittel für den ganzen Fall sein könnte, und wir den falschen Eindruck zurückbehalten, daß es sich nur um ein Satellitenmittel gehandelt hat. Im Zweifel mag es deshalb anzuraten sein, lokale Maßnahmen, in seltenen Fällen sogar allopathische Arzneimittel wie Schmerzmittel oder Bronchiodilatatoren anzuwenden, um über die akute Krise hinwegzukommen, so daß wir wenigstens sicher sind, welches Arzneimittel wirkt und welches nicht.

Das Satellitenmittel wird auf eine Weise dem Hauptmittel entgegengesetzt sein (sonst wäre es kein Satellit). Es wird wenigstens eine Qualität intensiv haben, die das Hauptmittel nicht hat. Die akute Entzündung von *Belladonna*, die akute Panik von *Stramonium* und die enorme Besserung durch Bewegung bei *Rhus toxicodendron* sind alles Eigenschaften, die dem milden, langsamen und trägen *Calcarea carbonica* entgegengesetzt sind. Man muß sich auch in Erinnerung rufen, daß, obwohl wir diese Arzneimittel Satelliten nennen, und obwohl sie vom Hauptmittel abhängig sind, sie selbst ausgewachsene Krankheiten sind, und jede Krankheit, die zu lange anhält, wird ihre eigene Wurzel entwickeln.

Wenn sich eine solche Wurzel entwickelt, werden Sie jetzt das volle *Rhus toxicodendron*-Bild mit den Geistes- und Gemüts- sowie Allgemeinsymptomen finden; dann ist es nicht länger ein Satellit. Es ist eine eigenständige Krankheit und kann auf die nächste Generation zusammen mit der Wurzel der Hauptkrankheit übertragen werden, so daß in der nächsten Generation der Satellit eine eigene Krankheit wird, und zu diesem Zeitpunkt wird ein auslösender Faktor das volle Bild dieser Krankheit hervorbringen, das sich ohne Gabe des indizierten Arzneimittels nicht legt.

Beispiele

1. Ein vierundzwanzigjähriger Mann stellte sich mit infektiöser Hepatitis, mit erhöhtem Bilirubin, GOT und GPT vor. Er hatte viele Symptome, die bei Hepatitis häufig vorkommen, wie Übelkeit und wenig Appetit, aber seine Nahrungsmittelverlangen und -abneigungen blieben unverändert. Der Zustand von Geist und Gemüt war auch derselbe. Er war ein sehr milder Mensch, antwortete durch Kopfschütteln, war sozial, liebevoll und mochte keine Streitereien. Während der Hepatitis sah ich keine Veränderungen seines Zustandes, an dem gemessen, den er vorher hatte. Ich gab ihm *Pulsatilla,* und er erholte sich gut. Er brauchte kein anderes Mittel, selbst nach Erholung von der Hepatitis. In solchen Fällen, wo es keine Indikationsänderung in einer akuten Erkrankung gibt, hat man es mit einem sehr starken Zustand zu tun.

Natürlich werden zu diesem Zeitpunkt Symptome des akuten Streßfaktors auftreten, wie zum Beispiel im Falle einer Verletzung ein Mensch Schmerz und Schwellung haben wird, aber wir müssen den Geistes- und Gemüts- sowie Allgemeinzustand betrachten. Wenn der Geistes- und Gemüts- sowie Allgemeinzustand sich geändert hat, dann ist ein Wechsel des Arzneimittels erforderlich. Wenn er sich nicht geändert hat, trotz Änderung aller Lokalsymptome, erfordert er keinen Wechsel des Arzneimittels. Deshalb sage ich, *daß die Indikation für den Wechsel der Wechsel der Indikation ist, das heißt Wechsel der indizierenden Symptome*. Wenn die Indikationen, auf die Sie ihre Arzneimittelwahl gegründet haben, sich geändert haben, dann und nur dann wechseln Sie das Arzneimittel.

2. Ich behandle einen Mann mit Diabetes und chronisch-myeloischer Leukämie. Sein Arzneimittel ist *Arsenicum album*, und in den letzten drei Jahren hat er nichts anderes gebraucht. Er hatte verschiedene akute Krisen, eine schwere Zahnentzündung und Cellulitis, die sich auch mit *Arsenicum album* überwinden ließen. Im Fragebogen füllte er aus: "Ich habe verschieden Ärzte konsultiert, alle haben meine Gesundheit ruiniert." Er konnte an nichts als seine Gesundheit denken. Wenn die Leukozyten sich um 400 vermehrt hatten, rechnete er nach, daß, wenn sie sich alle drei Wochen um 400 erhöhen würden, er am Ende des Jahres bei einer bestimmten Zahl angelangt sei und sterben müsse. Er war sehr vorsichtig und mißtrauisch. Er hatte sehr wenig Raum für andere. Nach drei Jahren Behandlung mit *Arsenicum album* hatte er eine bedeutende Erleichterung seiner Angst mit gleichzeitiger Verbesserung des Diabetes und der Leukämie. Zu diesem Zeitpunkt kam seine Schwester, die auch meine Patientin war, in meine Praxis, weil sie in ihrem eigenen Leben ein Problem hatte. Ich war ein wenig harsch und ungehalten, weil ich das Gefühl hatte, daß das erforderlich war. Sie beschwerte sich darüber bei ihrem Bruder, und das verärgerte ihn so sehr, daß er in meine Praxis kam und nicht sprechen konnte. Er zitterte und sagte sogar, daß er mich am liebsten schlagen würde. Sie müssen sich vor Augen halten, daß es ihm bei meiner Behandlung besser ging und ich der einzige Arzt war, zu dem er etwas Vertrauen hatte. Wenn er sich gegen mich stellte, konnte es gut sein, daß das für seine Gesundheit nicht von Vorteil war. Er brachte mir Respekt entgegen und wußte, daß meine Absichten gut waren. Aber zu meiner Überraschung ging er in einen intensiven *Staphysagria*-Zustand durch eine auslösende Causa über, die in

meinen Augen nicht so intensiv war. *Staphysagria* half ihm wunderbar, und er war wieder in einem *Arsenicum*-Zustand. Der *Staphysagria*-Zustand war in keiner Weise von *Arsenicum* abhängig gewesen. Dieser Zustand oder seine ruhende Wurzel war schon vorher in ihm vorhanden gewesen. Da sich der *Arsenicum*-Zustand gebessert hatte, konnte der *Staphysagria*-Zustand hervorkommen.

Wenn es in einem chronischen Zustand eine akute Phase gibt, wie zum Beispiel Kopfschmerzen oder Erbrechen, der Allgemeinzustand aber derselbe ist oder sogar ein wenig besser, dann lassen Sie die Finger davon. Sie müssen nur dann einschreiten, wenn der innere Zustand stärker an Intensität geworden ist oder sich verändert hat. Wenn ein Mensch sagt: "Mir geht es besser, aber als ich gestern ausgegangen bin, habe ich Kopfschmerzen bekommen", lassen Sie ihn in Ruhe. Wenn er aber sagt: "Ich habe aus nichtigem Anlaß schwere Kopfschmerzen", so müssen Sie den Fall neu überdenken. Es kann sein, daß Sie ein anderes Arzneimittel geben müssen oder dasselbe Arzneimittel in höherer Potenz.

3. Ein sechsunddreizigjähriger Mann wurde von seinen Verwandten zur Behandlung einer akuten Schizophrenie zu mir gebracht. Er war gewalttätig und mußte in unserem Krankenhaus angebunden werden, da er jeden angriff. Aus seiner Anamnese ergab sich, daß er ein armer Künstler war und die Tochter eines reichen Mannes geheiratet hatte. Diese Frau hatte eine angeborene Deformität eines Armes und konnte daher keinen passenden Bräutigam finden. Ihr Vater entschied, daß es das Beste wäre, einen armen Mann für sie zu finden und ihn dabei zu unterstützen, im Leben hochzukommen. Nach Eheschließung wurde unsere Patientin durch seinen Schwiegervater sehr stark dominiert. Ein Tag nach einer schweren Beleidigung wurde dieser Mann offen beleidigend und gewalttätig und entwickelte diesen Akutzustand. Die Symptome des Falles paßten zu *Hyoscyamus*, die ihn ein paar Tage nach Gabe von C 10 000 aus diesem Zustand herausbrachten. Ich nahm seinen Fall dann noch einmal auf und fand *Staphysagria* als Arzneimittel für ihn, da *Staphysagria* für unterdrückte Wut und unterdrückte Heftigkeit sowie für deren Kontrolle bekannt ist. Ein solcher Mensch wird notwendigerweise übermäßig heftig und verliert seine Kontrolle, wenn er über eine Grenze hinaus provoziert wird, was exakt der Zustand von *Hyoscyamus* ist. Man kann sagen, daß in diesem Fall der *Hyoscyamus*-Zustand vom darunterliegenden *Staphysagria*-Zustand abhängt. In anderen Worten ist der *Hyoscyamus*-Zustand ein Satellit des *Staphysagria*-Zustandes.

Acht Monate danach hatte der Patient einen kleineren Rückfall in den *Hyoscyamus*-Zustand, was sich wiederum sofort durch *Hyoscyamus*-Gabe kontrollieren ließ. Seitdem bekommt er *Staphysagria*, und es ging ihm in den letzten sechs Jahren trotz einiger auslösender Faktoren ziemlich gut.

Zusammengefaßt heißt das, daß man den Zustand behandeln soll, der momentan existiert. Wenn er gemessen an der Causa unverhältnismäßig stark ist, dann behandeln Sie ihn. Wenn er aber im Verhältnis steht, dann lassen Sie ihn in Ruhe, behandeln Sie ihn nicht. *Behandeln Sie den Zustand mit dem Arzneimittel für diesen Zustand.*

Ich gebe gern folgendes Beispiel: Wenn jemand Ihr Haus in Brand setzt, fassen Sie ihn lieber und halten Ihn davon ab, als herauszufinden, wer ihn geschickt hat!

20

DER HOMÖOPATHISCHE ANSATZ FÜR DIABETES

Es gibt viele Krankheiten, bei denen heutzutage die Leute die Überlegenheit der homöopathischen Behandlung erkennen. Zu diesen Krankheiten gehören Infektanfälligkeit, Asthma, Hautkrankheiten, Rheuma usw.

Es gibt jedoch einige Krankheiten, bei denen die meisten Menschen immer noch denken, daß die Schulmedizin besser ist. Diabetes ist eine dieser Krankheiten. In diesem Kapitel möchte ich mit Ihnen einige Fakten über Diabetes teilen, den Stand der modernen Medizin und die Art, wie sich Homöopathie unterscheidet. Ich gebrauche Diabetes als ein Beispiel, um den Unterschied zwischen diesen beiden Systemen in ihrem Ansatz gegenüber einer beliebig gewählten Pathologie zu zeigen.

Die alte Idee

Wenn Sie einen allopathischen Allgemeinpraktiker fragen, was Diabetes ist, wird er Ihnen erzählen, daß es sich um eine Blutzuckererhöhung handelt, die durch Insulinmangel bedingt ist.

Er wird erklären, daß ein Organ namens Pankreas das Insulin produziert. Wenn wir essen, werden verschieden Kohlenhydrate wie Reis, Zucker und Stärke im Verdauungstrakt verdaut und in Glukose verwandelt. Die Glukose wird in die Blutbahn aufgenommen und zu den verschiedenen Teilen des Körpers transportiert. Glukose ist der Treibstoff oder die Energie für verschiedene Organe oder Zellen des Körpers. Aber für die Aufnahme von Glukose in die Zellen ist Insulin essentiell. Wenn es nicht genug Insulin gibt, kann Glukose nicht in der rechten Menge in die Zellen eintreten. Dadurch bleibt es im Blut, und der Blutzuckerspiegel erhöht sich. Wenn der Blutzuckerspiegel über 180 mg/dl erhöht ist, scheiden die Nieren den überschüssigen Blutzucker aus und deshalb finden wir auch Zucker im Urin.

Der alten Anschauung zufolge ist Diabetes im wesentlichen eine Erkrankung des Pankreas, ein Insulinmangel, und die Behandlung besteht darin, den Blutzuckerspiegel zu kontrollieren. Der normale Blutzuckerspiegel liegt zwischen 80 und 120 mg/dl, und der vorherrschenden Meinung zufolge muß der Blutzucker streng kontrolliert werden. Diese Kontrolle läßt sich nach allgemeinem Konsens auf drei Arten erreichen:

- *Diät* – Diabetiker sind angewiesen, eine Diät mit wenig Stärke als Gegengewicht zum Insulinmangel einzuhalten; keinen Reis, keine Kartoffeln und keinen Zucker.
- *Medikamente* – Wenn die Diät den Blutzuckerspiegel nicht kontrollieren kann, bekommen Diabetiker orale Antidiabetika. Diese (oralen hypoglykämischen) Medikamente sollen den Blutzuckerspiegel senken.

- *Insulin* – Wenn sogar die Medikamente versagen, wird zu einem direkten Insulinersatz durch Injektionen geraten, und der soll zur perfekten Kontrolle führen.

Meinungswechsel

Wie beschrieben, geht man gemeinhin davon aus, daß Diabetes auf einem Insulinmangel beruht. Dies war die vorherrschende Idee, bis verschiedene Methoden der genaueren Untersuchung des Insulinspiegels im Blut hochkamen. Als diese Methoden entdeckt waren (das heißt Radio-Immun-Test), wurde bei den meisten Diabetikern zur großen Überraschung der Untersucher der Insulinspiegel für normal oder zeitweise sogar höher als normal befunden. Daher konnten Diabetiker in zwei Typen unterteilt werden:

- *Insulinmangel*, Typ I Diabetes oder juveniler Diabetes, der üblicherweise in jungem Alter auftritt.
- *Normaler Insulinspiegel*, Typ II Diabetes oder Diabetes mit Beginn im Erwachsenenalter, der üblicherweise nach dem 30. Lebensjahr einsetzt.

Was den Diabetes mit Anfang im Erwachsenenalter betrifft, war die These, daß es einen Defekt in der Aufnahmekapazität der Gewebe für Insulin gibt, daß die Anzahl der Insulinrezeptoren vermindert ist, da sich bei den meisten Fällen kein Insulinmangel finden läßt. Dies ist nach wie vor Spekulation.

Eine sehr entscheidende Entdeckung

Der erste Ratschlag eines jeden Doktors an einen diabetischen Patienten ist eine engmaschige Kontrolle des Blutzuckerspiegels. Er wird sagen: "Wenn Sie den Blutzuckerspiegel nicht kontrollieren, werden Sie Komplikationen bekommen." Die einzig akute Komplikation von hohem Blutzucker ist Koma. Sehen Sie, was Harrison dazu sagt ("Lehrbuch der Inneren Medizin"): "Der Diabetes des Erwachsenenalters entwickelt kein ketoazidotisches, sondern ein hyperosmolares Koma, was zu Blutzuckerspiegeln von 1000 bis 1600 mg/dl führt." Daher ist Koma bei erwachsenen Diabetikern sehr selten. Der juvenile Diabetiker kann ins Koma kommen, wenn die Insulineinnahme den Anforderungen nicht entspricht. Selbst in diesen Fällen ist die Mortalität des diabetischen Komas nur 1%, falls es richtig behandelt wird.

Diabetologen sind daher um Koma nicht so besorgt; die Sorge dreht sich um die *chronischen Komplikationen von Diabetes*. Das sind Veränderungen im Augenhintergrund (Retinopathia diabetica), Veränderungen der Nieren (Nephropathie), Veränderungen der Nerven (Neuropathie) und Veränderungen am Herzen (ischämische Herzkrankheit). *Die zugrundeliegende Ursache dieser Komplikationen ist eine Veränderung der Blutgefäße, die bei Diabetes vorkommt. Diese sogenannte Mikroangiopathie kann durch Messen der Dicke der kapillären Basalmembran beurteilt werden.*

Man nahm an, daß diese Veränderungen aufgrund des hohen Blutzuckerspiegels vorkommen. Man dachte daher, daß durch Kontrolle des Blutzuckerspiegels diese Veränderungen nicht entstehen würden. Trotzdem wurden gewisse bedeutsame Entdeckungen gemacht, die diese Idee ins Wanken bringen, die erste durch einen bekannten Diabetologen namens Siperstein.

Siperstein fand heraus, *daß die Veränderungen im Sinne einer Mikroangiopathie sich vor dem Auftreten von pathologischen Blutzuckerwerten entwickelten.* Er maß die kapilläre Basalmembran potentieller Diabetiker, das heißt der Menschen, die wahrscheinlich erhöhte Blutzuckerwerte nach dem Alter von 35-40 Jahren entwickeln würden. Als er die Dicke ihrer Basalmembran maß, fand er heraus, daß sie schon vergrößert war, lange bevor sie erhöhte Blutzuckerwerte entwickelten.

Die Bedeutung dieser Entdeckung

Sipersteins Entdeckung bedeutet, daß Mikroangiopathie, die bisher als Komplikation erhöhter Blutzuckerwerte angesehen wurde, lange vor Erhöhung der Blutzuckerwerte entsteht. Siperstein spekulierte, daß Mikroangiopathie vielleicht die fundamentale Störung des Diabetes ist und der Blutzucker selbst eine Komplikation der Mikroangiopathie. Die Frage, was zuerst kommt, Mikroangiopathie oder Zucker, ist, als ob man fragt, was zuerst kommt: Das Huhn oder das Ei. Diese Frage wird in diabetischen Kreisen weltweit heiß diskutiert, das heißt, sind Komplikationen wie Retinopathie, Nephropathie und Herzkrankheit durch erhöhten Blutzucker bedingt oder nicht.

Andere Wissenschaftler begannen, Anhaltspunkte dafür zu finden, daß die Blutzuckerkontrolle mit diesen Veränderungen keine Verbindung hat. Knowles fand zum Beispiel bei einer großen Anzahl juveniler Diabetiker, daß die Anzahl der Komplikationen, die bei kontrollierten Diabetikern einerseits und unkontrollierten Diabetikern andererseits vorkamen, dieselbe war. Dann wiederum fand sich, daß bei gewissen Rassen die Komplikationen mehr oder weniger ähnlich waren, obwohl der Blutzucker fluktuierte. Auch bei diabetischen Zwillingen sind die Komplikationen fast die gleichen, obwohl ihr Blutzucker völlig unterschiedlich sein kann. Das bedeutet, daß diese Komplikationen wahrscheinlich unabhängig vom Blutzucker vererblich sind und daß sie nicht so sehr von der Kontrolle der Blutzuckerspiegel abhängen. Es ist allgemein anerkannt, daß sich diese Veränderungen bei Diabetikern trotz engmaschiger Blutzuckerkontrollen entwickeln. Alles, was Diabetologen sagen können, ist, daß die Kontrolle der Blutzuckerspiegel wahrscheinlich die Auftretensgeschwindigkeit dieser Veränderungen verlangsamen kann, aber selbst das ist sehr ungewiß.

Diät

Lassen Sie uns nun die verschiedenen Behandlungsformen zur Reduzierung des Blutzuckers und zur Kontrolle des Diabetes mellitus überlegen. Die erste ist Diät. Früher haben Ärzte gewöhnlicherweise zu einer typischen Diabetesdiät mit wenig Kohlenhydratanteil geraten. In dem Moment, in dem ein hoher Blutzuckeranteil entdeckt wurde, war der Rat des Doktors sofort: keinen Reis, keine Kartoffeln und keinen Zucker.

Jetzt haben sie herausgefunden, daß diese Diabetiker, die diese typische Diabetikerdiät einhalten, die höchste Rate an Herzkrankheit in der Welt haben, während afrikanische und asiatische Diabetiker, die in ihrem Leben nie einen Diätassistenten oder einen Arzt gesehen haben, eine sehr niedrige Rate an koronarer Herzkrankheit haben. Das bedeutet, daß eine Diät, die zur Reduktion des Blutzuckerspiegels gegeben wird, um Herzkrankheit vorzubeugen, Herzkrankheit verursacht.

Man fand heraus, daß bei Diabetes des Erwachsenenalters Gewichtsreduktion Diabetes heilt. Es ist bei dicken Diabetikern daher wichtig, die Diät strikt einzuhalten. Was die Diät betrifft, ist es notwendig, die Anzahl der Kalorien zu reduzieren.

Diabetes-Medikamente

Die nächste Methode zur Kontrolle des Blutzuckerspiegels ist der Einsatz oraler hypoglykämischer Stoffe. Diese antidiabetischen Stoffe wurden in Amerika einem klinischen Versuch unterzogen. In dieses University Group Diabetes Programme bezog man die internistischen Abteilungen von führenden amerikanischen Universitäten ein und verabreichte über einen Zeitraum von acht Jahren 205 Patienten Plazebos und weiteren 205 Patienten die blutzuckersenkenden Medikamente. Zur Überraschung stellte sich heraus, daß bei denen, die die blutzuckersenkenden Medikamente nahmen, Herzattacken dreimal häufiger vorkamen als bei denen, die Plazebos nahmen. Man hatte gesagt, daß die Blutzuckerwerte kontrolliert werden müßten, da es anderenfalls zu Herzattacken führen würde, und man fand heraus, daß genau die Medikamente, die den Blutzuckerspiegel kontrollieren sollten, Herzattacken verursachen. Man könnte auch sagen, daß "die Diabetesmedikamente den Blutzuckerspiegel kontrollieren, aber den Patienten töten". Die U.D.G.P. empfahl, daß wenigstens einige dieser Medikamente vom Markt genommen werden. Die meisten Verantwortlichen empfehlen heutzutage nicht die Einnahme der Medikamente, sondern gebrauchen sie nur als letzte Zuflucht, wenn die Diät versagt und Insulintherapie nicht möglich ist.

Ist Insulin die letzte Antwort?

Lassen Sie uns nun zu der dramatischsten Behandlungsform von Diabetes kommen, das heißt der Insulintherapie. Im Körper wird Insulin von der Pankreas gebildet. Wenn der Blutzuckerspiegel steigt, wie nach einer Mahlzeit, wird auch mehr Insulin ausgeschüttet. Dadurch werden Hypoglykämie (niedriger Blutzuckerspiegel) und Hyperglykämie (hoher Blutzuckerspiegel) verhindert. Durch die momentan übliche Insulintherapie eines Diabetikers sind solche physiologischen Körperreaktionen unmöglich. Dadurch gibt es wahrscheinlich Perioden von Hyperglykämie und Hypoglykämie. Hypoglykämie kann u.a. dauerhaften neurologischen Schaden anrichten. Sie kann auch zu Koma und Tod führen. Abgesehen davon kann sie den Somogyi-Effekt auslösen, der wiederum zu stärkerer Hyperglykämie führt.

Es ist momentaner Diskussionsgegenstand, ob hoher Blutzuckerspiegel (unterhalb des Niveaus für Koma) Komplikationen verursachen kann. Es ist jedoch gewiß, daß niedriger Blutzucker sehr gefährlich ist. Deshalb bestehen jetzt immer weniger Ärzte auf einer engmaschigen Blutzuckerkontrolle.

Insulin wird aus Schweine- und Schafpankreas hergestellt. Es ist daher ein Fremdkörper für den menschlichen Organismus und kann dadurch immunologische Probleme verursachen. Abgesehen davon gibt es verschiedene Unreinheiten in den heutzutage erhältlichen Insulinen, die wiederum ihre eigenen Nebenwirkungen haben können. Zink, das zur Herstellung von Insulin verwendet wird, kann – wie Homöopathen wissen – seine eigene Symptomatologie verursachen. Hyperinsulinämie (hoher Insulinspiegel im Blut) verursacht bekanntermaßen Gefäßveränderungen, und man vermutet, daß wenigstens einige der Komplikationen im Gefäßsystem bei Diabetikern von der Insulintherapie herrühren können.

Was ist Diabetes?

Ist Diabetes erhöhter Blutzucker oder ist es die Veränderung von Blutgefäßen? Was ist die Ursache und was der Effekt? Was ist die Ursache für Diabetes? Ist er vererbt? Entsteht er durch Insulinmangel? Wie sollte die Diät aussehen? Sollen orale Antidiabetika gelobt oder vom Markt genommen werden? Ist Insulintherapie so dramatisch und notwendig, wie man gedacht hat?

Dies sind die Probleme, denen sich Diabetologen heutzutage gegenübersehen. Kein Wunder, daß Joslin, ein Pionier unter den Diabetologen, gestand, daß wir nicht einmal die Frage beantworten können: "Was ist Diabetes?".

Um diese Frage zu verstehen, lassen Sie uns ein paar Fakten betrachten.

Für das Volk der Pima-Indianer in den Vereinigten Staaten ist Diabetes häufig, aber Herzattacken sind rar gesät. Im selben Land sterben 75% der Diabetiker an Herzattacken. Natal-Inder und schwarze Südafrikaner bekommen ähnliche Diäten, was den Gehalt an Kohlehydraten, Proteinen und Fetten in Proportion zueinander betrifft, aber Gefäßkomplikationen sind selten bei Südafrikanern mit Diabetes, während sie bei den Indern häufig sind.

Daraus wird ersichtlich, daß der Diabetes der Pima-Indianer von dem der Amerikaner und dem der schwarzen Südafrikaner verschieden ist.

Diabetes ist nicht eine Krankheit, sondern verschieden bei verschiedenen Patienten. Selbst im Finalstadium des diabetischen Komas ist der Therapieerfolg von einem Diabetiker zum nächsten unterschiedlich.

Diabetes ist bei jedem Patienten verschieden. Die Ursache ist verschieden. Die Auswirkungen sind verschieden. Der Verlauf ist verschieden. Daher muß die Behandlung bei jedem Patienten individuell und also verschieden sein.

Die Grenzen der schulmedizinischen Behandlung

Die Fachleute unter den Diabetologen realisieren jetzt, daß der Insulinspiegel bei vielen Typ II Diabetikern normal ist. Sie vermuten, daß es sich um einen Mangel an Insulinrezeptoren handelt, haben aber keinen Weg gefunden, um dem beizukommen. Sie haben herausgefunden, daß orale Antidiabetika mehr Schaden anrichten als Gutes bewirken; sie wechselten also zu Insulin, fanden aber heraus, daß dadurch keine perfekte Kontrolle der Krankheit möglich ist, und daß Insulin seine eigenen Nebenwirkungen hat. *Nach all dem Kampf um den Blutzuckerspiegel haben sie schließlich herausgefunden, daß all die chronischen Veränderungen von Diabetikern trotz guter Blutzuckerkontrollen stattfinden!*

Der homöopathische Ansatz

Kent, der Meisterhomöopath, sagte vor einem Jahrhundert das, was die Schulmedizin kürzlich entdeckt zu haben für sich in Anspruch nimmt. Er sagte: "Derjenige, der von der Krankheit Diabetes spricht, hat keine Ahnung. Sprechen Sie von der Spezies von Diabetes."

Wir Homöopathen geraten nicht in die Falle des Streites, was Diabetes ist: der erhöhte Blutzuckerspiegel oder die Gefäßveränderungen. Wir sagen, daß beides ein Teil des diabetischen Prozesses ist.

Jeder Patient hat seine eigene Konstitution. Damit meinen wir, daß jeder Mensch individuell ist in bezug auf Psyche, Körper und Krankheit. Deshalb bekommen verschiedene Menschen Diabetes zu verschiedenen Zeitpunkten, von verschiedenem Schweregrad, mit verschiedenen Implikationen und mit unterschiedlichem Therapieerfolg bei gleicher Behandlung. Die Homöopathie versucht, ein Arzneimittel zu finden, was der Geistes- und Gemütsverfassung, den körperlichen Eigenschaften und auch den verschiedenen Komplikationen des Patienten angepaßt ist. Deshalb wird der Homöopath ein verschiedenes Arzneimittel für verschiedene Patienten mit Diabetes wählen.

Für einen Homöopathen ist nicht der Diabetes zu behandeln, sondern der Mensch, der darunter leidet. Letzte Forschungsergebnisse der Schulmedizin betonen den psychosomatischen Faktor bei Diabetes. Es fand sich wiederholt bestätigt, daß Streß einer der Hauptfaktoren zur Auslösung des diabetischen Prozesses ist. Wenn der Streß abgeschafft wird, finden wir eine erstaunliche Verbesserung. Wie wir Homöopathen wissen, kommt Streß von einer falschen Wahrnehmung der Realität; *das* nennen wir Krankheit. Jeder Diabetiker hat einen eigenen individuellen Krankheitszustand, der seinen Diabetes verschlimmert, abgesehen von anderen Dingen. Der Homöopath zielt darauf ab, diesen Krankheitszustand zu erkennen und ihn mit dem ähnlichen Arzneimittel zu behandeln. Wenn der Krankheitszustand beseitigt ist, verliert der Diabetes seinen Halt wie eine Kletterpflanze ohne Stock.

21

BEHANDLUNG DES GEGENWÄRTIGEN ZUSTANDES

Der Körper und die Psyche sind möglicherweise in der Vergangenheit durch verschiedene Zustände gegangen, von denen jeder Zeichen hinterlassen hat. Es ist außerdem möglich, daß diese Zustände jetzt weiterhin in der Stille neben dem vorherrschenden Zustand existieren. Auf der körperlichen Ebene kann man die Zeichen dieser Zustände, die in der Vergangenheit bestanden, oft sehen. Zum Beispiel die Anwesenheit von typischen Warzen, gewellten Nägeln und Körperbehaarung an ungewöhnlichen Stellen geben sichtbare Auskunft darüber, daß dieser Mensch einmal in einem *Thuja*-Zustand war. Im Moment sind dieses jedoch nicht die hervorstechenden Symptome. Im Moment hat der Patient enorme Ruhelosigkeit, häufigen Durst auf kleine Schlucke, Gewichtsverlust und starkes Brennen eines Hautausschlages, das sich durch Wärme bessert. Die gegenwärtigen Symptome indizieren *Arsenicum album*, obwohl es nach wie vor *Thuja*-Zeichen gibt. Sie sind jedoch weder aktiv noch beherrschend und machen daher nicht den gegenwärtigen Zustand des Patienten aus. Der Inbegriff der Symptome sollte der *gegenwärtige Inbegriff* der Symptome sein.

Es ist vernünftig anzunehmen, daß etwas ähnliches auf der Geistes- und Gemütsebene geschieht. Auch hier sehen wir Überbleibsel von vergangenen Zuständen. Bei einem früheren *Thuja*-Patienten mögen die Fixiertheit der Ideen und das Gefühl der Zerbrechlichkeit, obwohl wenig hervorstechend, noch vorhanden sein. Wenn wir Leitfragen in dieser Richtung stellen, kann es sein, daß wir bestätigende Antworten bekommen; nicht so stark, aber sie werden trotzdem unsere Vermutungen bestätigen. In Verbindung mit den übriggebliebenen Symptomen auf körperlicher Ebene wie Warzen, sind wir versucht, *Thuja* in Betracht zu ziehen, wenn wir nicht sehen können, daß die Symptome, die wir in Betracht gezogen haben, nicht die des momentan beherrschenden Zustandes sind. Beherrschend ist die enorme Angst mit Ruhelosigkeit, das Mißtrauen, die Furcht, beraubt zu werden, und die Todesfurcht, Symptome, die viel mehr im Einklang mit dem vorherrschenden und gegenwärtigen körperlichen Zustand stehen. Zusammen machen sie den Inbegriff der Symptome des gegenwärtigen Zustandes aus, auf den hin wir unsere Behandlung auszurichten haben.

Heißt das, daß wir unser Arzneimittel jede Minute wechseln müssen, in der sich die Laune ändert? Nein, ein Arzneimittel wird nicht auf die Stimmung hin verschrieben. Die Stimmung hängt häufig von der Situation ab. Von den Geistes- und Gemütssymptomen müssen wir die Merkmale heraussuchen, die im Moment herausragen, die an der Situation gemessen unpassend oder unverhältnismäßig stark sind. Der Inbegriff dieser Merkmale wird die zugrundeliegende Täuschung deutlich werden lassen, oder in anderen Worten, die falsche Wahrnehmung der Gegenwart. Diese muß behandelt werden. *Wir müssen das in einem Menschen erkennen, was der momentanen Situation nicht angemessen ist.* Wenn wir das erkennen können, wird uns deutlich, daß sich der Zustand nicht so oft ändert, wie wir denken;

die Veränderungen sind nur oberflächlich, und der zugrundeliegende Zustand bleibt derselbe (kommt er doch von der zugrundeliegenden Täuschung her), obwohl er sich je nach Situation verschieden ausdrücken kann. Ein Patient zum Beispiel, der früher in einem *Calcarea carbonica*-Zustand war – Verlangen nach Sicherheit, viele Ängste, schüchternes Wesen, Dickköpfigkeit, körperliche Merkmale wie Fettleibigkeit, Verlangen nach Süßem und Eiern, Kopfschweiß, usw. –, wird einige dieser Wesensmerkmale in weniger intensiver Art selbst dann haben, wenn er in einen *Stramonium*-Zustand übergeht. Zu diesem Zeitpunkt werden das jedoch nicht seine herausragenden Merkmale sein. Wir werden jetzt Heftigkeit, Panik, das Gefühl, in die Ecke getrieben zu sein und das Verlangen zu entkommen, usw., sehen. Der Patient wird zu uns kommen und schreien: "Herr Doktor, diese Grippe bringt mich um. Tun Sie sofort etwas dagegen!" Er wird Ihre Fragen nach Fettleibigkeit, Schüchternheit oder Verlangen nach Süßem positiv beantworten, aber dieses sind im Moment nicht die herausragenden oder beherrschenden Wesensmerkmale. Wenn wir uns auf *Calcarea carbonica* fixieren, sehen wir nur das, wenn wir uns aber auf den Patienten konzentrieren, werden wir den gegenwärtigen Zustand erkennen, und der ist *Stramonium*.

Dieses Verständnis sollte uns vorsichtig machen, besonders bei Patienten, die in der Vergangenheit verschiedene Zustände hatten. Sie werden uns viele Leitfragen nach egal welchem dieser Zustände bestätigend beantworten. Wir müssen also darauf achten, was im Moment vorherrschend ist, ohne dabei den Patienten in die Schublade irgendeines Arzneimittels zu stecken.

Die Frage stellt sich, was passieren würde, wenn wir statt den gegenwärtigen Zustand zu behandeln ein Arzneimittel geben, das zu dem früheren Zustand paßt (welcher zwar noch vorhanden sein mag, aber ruht). Einige sind der Meinung, daß in nicht so schwerwiegenden Umständen dies dem Patienten auch nützen würde, und daß der Zustand, den sie behandeln (obwohl er ruht), darauf ansprechen würde und weniger intensiv wäre.

Obwohl ich nach wie vor dieser Idee gegenüber offen bin, finde ich sie nicht allzu logisch. Wenn sich zum Beispiel ein Patient in einem *Stramonium*-Zustand mit Panik befindet und einen ruhenden *Calcarea carbonica*-Zustand im Hintergrund hat, und Sie geben ihm das letztgenannte Arzneimittel – was passiert?

Das ist so, als wenn man einen panischen Menschen fragt: "Warum bist du schüchtern, warum brauchst du Sicherheit?", anstatt ihn zu fragen: "Wovor hast du Panik? Warum hast du Todesangst?" Man bekommt auf die erste Frage vielleicht die Andeutung einer Antwort, wenn sie irgendwo in weiter Ferne eine Saite zum Anklingen bringt, aber diese Wirkung wird dem Patienten nicht sehr nützlich sein, selbst was die Besserung des ruhenden Zustandes anbetrifft. Es ist, als ob dies nicht die richtige Frage für den Augenblick ist, sie wird so wahrscheinlich verworfen, ohne einen wahrnehmbaren Nutzen gehabt zu haben.

Ich habe daher den Eindruck, daß wir uns nur auf den gegenwärtigen Zustand konzentrieren müssen. Dies macht man am besten als unvoreingenommener Beobachter dessen, was im Moment los und der gegenwärtigen Situation nicht angemessen ist. Diese unvoreingenomme Beobachtung ist das fundamentale Werkzeug einer guten Fallaufnahme.

Sektion II

Geist und Gemüt

22

DIE BEDEUTUNG, DIE DEM GEISTES- UND GEMÜTSZUSTAND BEIZUMESSEN IST

Lokale Eigenheiten, Allgemeinsymptome und Modalitäten lassen die zentrale Störung genauso wie Geistes- und Gemütssymptome erkennen, da sie alle derselben Quelle entstammen, die weder psychisch noch körperlich, sondern tiefer als beides ist.

Die Geistes- und Gemütssymptome bilden jedoch ein Muster, das mit einer Wahnidee in Zusammenhang gebracht werden kann. Es ist ein wenig schwierig, ein Muster aus körperlichen Symptomen zu erkennen. Körperliche Symptome scheinen versteckter zu sein. Wenn der eine oder andere Aspekt von Geistes- und Gemütssymptomen des Patienten im Arzneimittel nicht eingeschlossen ist, können wir ihn immer noch von einer anderen Seite betrachten, da das Muster des Arzneimittels sichtbar ist. Wir können Querverweise machen. Wir können die Gefühle auf verschiedene Arten bestätigen: Mit Hilfe der Träume, Hobbys usw. Solch eine Bestätigung ist bei körperlichen Symptomen nicht leicht zu bekommen. Geistes- und Gemütssymptome sind durch jeden einzelnen Ausdruck des Patienten verfügbar, da jeder Ausdruck sich mit Hilfe von Logik in seine Komponenten aufschlüsseln läßt. Auf diese Art können auch Ausdrücke verwandt werden, die bei den Prüfungen keine Erwähnung finden.

Da heutzutage psychologische Ursachen die Hauptrolle spielen, ist die psychische Anpassung vor der körperlichen Anpassung sichtbar. Gewöhnlich kann uns bloße Beobachtung den Geistes- und Gemütszustand verstehen helfen, sogar ohne daß der Patient etwas sagt. Solche Beobachtung ist auch nützlich, um körperliche Symptome zu entlocken, aber ihr Nutzen ist begrenzter.

Es ist ein berechtigtes Argument, daß besonders bei Patienten, die zu intellektuell sind, die Geistes- und Gemütssymptome verwirrend sein können, und bei solchen Fällen muß man sich mehr auf die körperlichen Symptome verlassen. Aber bei Fällen mit manifester Pathologie ist der Geistes- und Gemütszustand deutlich nicht pathognomonisch, und man muß nicht entscheiden (wie bei körperlichen Symptomen), welches Geistes- und Gemütssymptom erklärt werden kann und welches nicht. Entscheidend ist, ob der Therapeut sich im Umgang mit dem Geistes- und Gemütszustand oder im Umgang mit dem körperlichen Zustand wohler fühlt. Beides sind Türen in dasselbe Haus. Man kann auch sagen, daß beides Seiten derselben Münze sind. Wir können uns aussuchen, von welcher Seite wir die Münze erkennen können. Ein weiser Mann ist jemand, der die Wahl trifft, beide Seiten der Münze zu betrachten, bevor er ein endgültiges Urteil abgibt, egal mit welcher Seite er beginnt. Die Erfahrung lehrt mich, daß die Erkennung des Geistes- und Gemütszustandes eine Kunst ist, die sehr befriedigend sein kann, wenn man sie beherrscht. Deshalb werde ich mich in diesem Abschnitt auf das

Verständnis des Geistes- und Gemütszustandes und seiner verschiedenen Aspekte konzentrieren. Der nächste Abschnitt wird sich mit den Techniken, den Geistes- und Gemütszustand zu entlocken, beschäftigen. Der Sinn dieser Kapitel ist nicht, dem Leser zu sagen, sich nur auf Geist und Gemüt zu konzentrieren. Es ist eher so, daß ich es mir ausgesucht habe, mich auf Geist und Gemüt zu konzentrieren, weil meiner Meinung nach zur Entlockung körperlicher Symptome Genauigkeit erforderlich ist, aber die Entlockung des Geistes- und Gemütszustandes ein besonderes Verständnis und eine Kunstfertigkeit erfordern, die sich durch Übung entwickeln läßt.

23

KOMPONENTEN

Vor einiger Zeit hatte ich die Idee, ein Mittel so zu studieren, als ob es aus verschiedenen Komponenten bestehe, und seine Symptome und Ausdrucksformen als Kombinationen dieser grundlegenden Komponenten zu verstehen. Ich begann, auch Patienten auf eine ähnliche Art und Weise zu verstehen. Diese Idee hat sich in der Praxis als sehr nützlich erwiesen.

Erst später verstand ich, daß hinter den Komponenten des Arzneimittels und des Patienten die Täuschung der Situation steht, die diese Komponenten erforderlich macht. Dieses Verständnis machte mir die Idee der Komponenten viel klarer und half, sie einzuordnen.

Der Nutzen, die Komponenten der Arzneimittel und der Patienten herauszufinden, hat sich jedoch nicht vermindert. Es bleibt unser erster und wichtigster Schritt hin zu einem systematischen Verständnis der verschiedenen Faktoren, die letztendlich das ganze Bild ausmachen.

In diesem Kapitel werde ich den Ursprung dieser Idee mit Hilfe von verschiedenen Arzneimittelbildern aufzeichnen, um zu zeigen, wie verschiedene Kombinationen von Komponenten verschiedene charakteristische Symptome erzeugen. Ich habe auch zwei Symptome aus dem Repertorium genommen, nämlich "Hellsichtigkeit" und "Beschwerden infolge von Erwartungsspannung", um den Unterschied zwischen einem grundlegenden Symptom und einem Ausdruck zu beleuchten, der von verschiedenen grundlegenden Gefühlen herrühren mag. In beiden Fällen habe ich gewisse Arzneimittel daraufhin untersucht, wie sich Komponenten miteinander in der Bildung von Symptomen vermischen, und wie sich diese Symptome in der Praxis ausdrücken. Wir werden schließlich den praktischen Nutzen dieser Idee anhand von klinischen Fallbeispielen betrachten.

Der Schlüssel zum Verständnis der Geistes- und Gemütssymptome von Arzneimitteln

Im Paragraph 212 des "Organon" sagt Hahnemann:

> "[Es gibt] keinen kräftigen Arzneistoff auf der Welt..., welcher nicht den Gemüts- und Geisteszustand des ihn versuchenden, gesunden Menschen sehr merkbar veränderte, und zwar jede Arznei auf verschiedene Weise."

Die Idee der Essenz eines Arzneimittels und ihrer Begrenztheit

Um den Geistes- und Gemütszustand zu erklären, der durch ein Arzneimittel hervorgerufen wird, sprechen einige Homöopathen über den Angelpunkt, das Zentrum eines Arzneimittels. Verschiedene Bezeichnungen wie "Kern", "primäre Störung" und "Essenz" sind gebraucht worden, um diesen zentralen Punkt zu beschreiben. Durch Verwendung eines Merkmales als dem zentralen erklären sie alle anderen Symptome dadurch, daß sie aus diesem Merkmal resultieren. Das eilige Wesen von *Lycopodium* zum Beispiel wird wie folgt erklärt: *Lycopodium* hat Mangel an Selbstvertrauen als zentrales Thema, und da er ängstlich darum bemüht ist, seine Aufgabe zu erfüllen, ist er in Eile. Um ein anderes Beispiel zu geben. Da das zentrale Thema von *Aconitum* Todesfurcht ist, kann dies das Symptom erklären: "Sagt die Todesstunde voraus". Diese Art von Erklärung geht davon aus, daß ein Arzneimittel eine Störung nur eines Merkmales erzeugen kann, und daß alle anderen Störungen aus dieser Störung resultieren. Diese Idee ist deshalb sehr hilfreich, weil sie das wichtigste Wesensmerkmal des Arzneimittels benennt. Aber es ist nicht immer möglich, alle anderen Symptome auf diese Art und Weise zu erklären. Man könnte sich zum Beispiel die Frage stellen, warum, wenn *Arsenicum album* Todesfurcht hat, es nicht das Symptom: "Sagt die Todesstunde voraus" hat.

Temperament als Kombination von Charakterzügen

Wir wissen, daß ein Arzneimittel eine gewisse Disposition verursacht. Wir könnten den Begriff "Temperament" gebrauchen, um dies bei einem Menschen zu beschreiben. Lassen Sie uns erst verstehen, was Temperament heißt. Wie beschreiben wir das Temperament eines Menschen? Ist es genug zu sagen, daß ein Mensch intelligent ist? Dies kann offenbar einen Menschen nicht beschreiben. Wenn wir jedoch sagen, daß ein Mensch intelligent, gehetzt, reizbar und ängstlich ist, und es ihm an Selbstvertrauen mangelt – werden diese Komponenten nicht seine Veranlagung beschreiben und ihn außerdem kennzeichnen? Temperament ist daher nicht auf einen psychischen Charakterzug begrenzt, sondern die Kombination verschiedener psychischer Charakterzüge. Das Wörterbuch beschreibt Temperament als "eine charakteristische Kombination körperlicher, psychischer und moralischer Qualitäten, die den Charakter eines Menschen ausmachen." Hier wird dieselbe Bedeutung angedeutet, das heißt, daß der Charakter eines Menschen nicht aus einem einzigen Charakterzug besteht, sondern eine charakteristische Kombination von Qualitäten darstellt.

Auf dieselbe Weise gilt für Prüfungen, daß, wenn ein Arzneimittel die Veranlagung ändert, es nicht einen einzigen Charakterzug alleine verändert, sondern Veränderungen in verschiedenen Charakterzügen zum selben Zeitpunkt verursacht. Die Summe dieser Veränderungen stellt die Veränderungen der Disposition dar, die durch dieses bestimmte Arzneimittel verursacht wurde.

Einziger gemeinsamer Wesenszug mit Unterschieden in anderen Charakterzügen

Ein einziger Charakterzug ist häufig vielen Arzneimitteln gemein, aber wir können zwischen diesen Arzneimittel differenzieren, weil die anderen Charakterzüge unterschiedlich sind. Gesteigertes sexuelles Verlangen ist zum Beispiel ein Wesenszug bei vielen Arzneimitteln wie *Acidum fluoricum*, *Lilium tigrinum*, *Hyoscyamus*, *Staphysagria* und *Bufo*. Lassen Sie uns sehen, wie dieses Wesensmerkmal durch andere Charakterzüge eines jeden Arzneimittels modifiziert wird und dadurch charakteristische Symptome bildet.

Bei *Lilium tigrinum* sind die beiden anderen hervorstechenden Wesensmerkmale Hast und Religiosität. Wegen der gesteigerten Religiosität betrachtet *Lilium tigrinum* sein starkes sexuelles Verlangen als etwas Sündiges, was daher unterdrückt werden muß. Da dieses Arzneimittel die Geschwindigkeit eines Menschen erhöht (Hast), ist der einfachste Weg, dem nachzukommen, sich mit irgendeiner Beschäftigung geschäftig zu halten, und so bekommen wir das charakteristische Symptom "Ruhelos, muß sich beschäftigt halten, um sexuelles Verlangen zu unterdrücken".

Acidum fluoricum ist *Lilium tigrinum* in seinem starken Sexualverlangen ähnlich, aber seine anderen Komponenten sind dem Wesen entgegengesetzt. Nehmen Sie die Rubriken "Gleichgültigkeit gegen seine geschäftlichen Angelegenheiten" und "Verantwortlichkeit, unfähig zu realisieren" (Phataks Repertorium). Er hat kein Problem damit, seine Zeit mit impertinenten Blicken auf Frauen und lasziven Gedanken zu verbringen. Deshalb heißt das charakteristische Symptom von *Acidum fluoricum*: "Steht auf der Straße und schielt nach vorübergehenden Frauen".

Die Komponenten dieses Symptomes sind:

- erhöhtes sexuelles Verlangen;
- Gleichgültigkeit gegenüber geliebten Menschen;
- Wahnidee, muß seine Ehe lösen;
- froh;
- spannkraft;
- lasziv;
- warmblütig.

Staphysagria setzt sich aus völlig anderen Komponenten zusammen. Seine Empfindsamkeit auf Verletzungen ist erhöht mit einer Tendenz, zu brüten und Gefühle zu unterdrücken. Er ist sehr zaghaft und feige und hat Schuldgefühle. Er kann sein erhöhtes sexuelles Verlangen nicht direkt ausdrücken, aus Angst, verletzt zu werden und aus Schamgefühl, und aufgrund seines Selbstrespektes kann er Frauen nicht nachschielen. Er unterdrückt daher sein Verlangen, und wir bekommen das Charakteristikum: "Verweilt bei sexuellen Angelegenheiten". Er hat außerdem eine herausragende Veranlagung zur Masturbation.

Hyoscyamus hat andere Wesenszüge: Dummes und schamloses Verhalten. Es handelt sich um Verlust von geistiger Gesundheit. Er drückt sein erhöhtes sexuelles Verlangen daher in einer albernen, schamlosen Art aus durch anzügliche Reden, Entblößen der Geschlechtsteile usw. Ein anderes herausragendes Wesensmerkmal von *Hyoscyamus*, nämlich Geschwätzigkeit, paßt mit diesen Komponenten zusammen und ergibt das charakteristische Symptom: "Liegt im Bett, nackt und plappert vor sich hin" (Komponenten dieses Symptoms sind: Albern, schamlos, geschwätzig, verrückt, anzügliches Reden).

Bei *Bufo rana* haben wir kindlichen Kontrollverlust zusammen mit dem erhöhten sexuellen Verlangen. Eine reife Persönlichkeit kann Kontrolle ausüben und Vergnügen verschieben. Wenn wir etwas gern mögen, überlegen wir, ob es weise ist, es sich zu nehmen, und wieviel davon uns gut tut; wie wenn wir zum Beispiel den Drang haben, Eis zu essen. Aber bei *Bufo* fehlt diese Kontrolle. Er kann Vergnügen nicht aufschieben und verhält sich daher in einer sehr kindlichen, unreifen Art und Weise. Wann immer er einen Drang bekommt, muß er ihm augenblicklich nachgeben. Dasselbe gilt für sein sexuelles Verlangen. Sobald er den Drang verspürt, muß er ihn erfüllen, und er verschwindet alleine und masturbiert. *Bufo* hat körperliche und sexuelle Frühreife mit einem Mangel an intellektueller Reife. Diese Kombination gibt ihm das individuelle Symptom: "Sucht Einsamkeit, um zu masturbieren".

Auf diese Weise sehen wir, daß all diese Arzneimittel einen Wesenszug gemeinsam haben, nämlich erhöhtes sexuelles Verlangen, und sie trotzdem in ihren sonstigen Wesenszügen weit voneinander abweichen. Dieser Unterschied gibt ihnen ihre Individualität und außerdem ihre charakteristischen Symptome. Deshalb ist eines jeden Temperament eine Kombination von Charakterzügen.

Wir beschreiben Menschen durch Parameter

Wie beschreiben wir irgendeinen Gegenstand? Wir beschreiben ihn durch gewisse Attribute. Wir sprechen über seine Größe, seine Farbe, seine Beschaffenheit, seinen Nutzen, usw. Wir müssen all diese Eigenschaften beschreiben. Nur durch Beschreibung der Farbe allein können wir einen Gegenstand nicht erkennen.

Um das Wesen eines Menschen zu beschreiben, gebrauchen wir in ähnlicher Weise gewisse Attribute. Wir sprechen über seine Intelligenz, das Maß seiner Reizbarkeit, dann müssen wir erwähnen, ob er ängstlich oder verwegen ist usw. Wir müssen jemanden durch diese Parameter beschreiben.

Wir können einen Menschen mit einem Schlüssel vergleichen. Wenn Sie zwei Schlüssel vergleichen, werden beide Schlüssel dieselbe Anzahl an Vorsprüngen haben, aber der Unterschied zwischen den beiden Schlüsseln wird in ihrer relativen Länge und Form liegen. Es ist eine eigentümliche Kombination verschiedener Längen und Formen der Vorsprünge, die dem Schlüssel Einzigartigkeit verleihen.

Parameter wie Reizbarkeit, Furcht usw., sind wie die Vorsprünge eines Schlüssels. Jeder von uns hat diese Vorsprünge, aber die Länge eines jeden Vorsprunges unterscheidet jeden von uns vom anderen, und es ist die charakteristische Kombination dieser Vorsprungslängen, die unser Wesen charakterisiert.

Lassen Sie mich nun grob beschreiben, welche Parameter für die Beschreibung eines Menschen oder eines Arzneimittel in Frage kommen. Ich beschreibe die Parameter in Paaren zwei entgegengesetzter Qualitäten; die Intensität der Parameter eines Menschen kann irgendwo zwischen diesen beiden Extremen liegen.

Die Parameter

Gereizt	:	Milde
Furchtsam	:	Verwegen
Traurigkeit	:	Frohnatur
Intellektuelle Schärfe	:	Dummheit
Hast	:	Langsamkeit

Moral	:	Unmoral
Laszivität	:	Zu schwaches sexuelles Verlangen
Zu starkes Selbstbewußtsein	:	Zaghaft (Mangel an Selbstvertrauen)
Rigide, bestimmt, entschlossen	:	Unentschlossen
Überempfindlich	:	Unempfindlich
Verlangen nach Gesellschaft	:	Abneigung gegen Gesellschaft
Herzlich, liebevoll, zärtlich	:	Gleichgültig
Gutes Gedächtnis	:	Schwaches Gedächtnis
Impulsiv, heftig	:	Langsame Reaktionen
Geschwätzig	:	Ruhig, verschlossen
Selbstüberhebung	:	Demut
Fleißig	:	Faul
Wählerisch, ordentlich	:	Unsauber, unordentlich
Eifersüchtig	:	Überhaupt nicht eifersüchtig
Ehrgeizig	:	Ohne Ehrgeiz
Musikalisch	:	Abneigung gegen Musik
Wechselhaft	:	Unveränderlich, fixiert
Trost bessert	:	Trost verschlechtert
Ängstlich um Gesundheit	:	Gleichgültig der Gesundheit gegenüber
Theoretisieren, planen	:	Mangel an Vorstellungskraft
Starker Wille	:	Schwacher Wille
Dickköpfig	:	Nachgiebig
Listig	:	Ohne Arg und List (Einfaltspinsel)
Weint leicht	:	Weint nie
Ausdrucksstark	:	Zurückhaltend / geheimnisvoll
Hellsichtigkeit	:	Völliger Mangel an Hellsichtigkeit
Kindlich	:	Frühreif
Verlangen nach Reisen	:	Abneigung gegen Reisen
Verzweiflung	:	Hoffnungsvoll, optimistisch

Es ist wichtig, sich klar zu machen, daß man alle Parameter bei allen Arzneimitteln findet. Ängste finden sich bei allen Arzneimitteln genauso wie Traurigkeit usw. Es ist nur die unterschiedliche Art und der Ausprägungsgrad, die von Mittel zu Mittel verschieden sind.

Charakteristische Symptome werden durch eine Kombination von Komponenten gebildet

Es ist sehr interessant und nützlich, die charakteristischen Geistes- und Gemütssymptome der Arzneimittel zu studieren. Wir haben schon gelernt, wie charakteristische Symptome durch die Kombination ihrer Komponenten gebildet werden. Bei der Untersuchung des Symptomes "Muß sich beschäftigt halten, um ihr sexuelles Verlangen zu unterdrücken" konnten wir die vier Komponenten benennen, die bei diesem Symptom eine Rolle spielen, nämlich: Hast, Religiosität, Schuld und verstärktes sexuelles Verlangen. Diese Methode, Komponenten eines charakteristischen Symptomes zu identifizieren, hilft uns beim Verständnis eines Arzneimittels, und dieses Verständnis hilft uns, es von anderen Arzneimitteln zu unterscheiden.

Lassen Sie uns daraufhin ein sehr charakteristisches Symptom von *Natrium sulfuricum* untersuchen: "Abscheu vor dem Leben, muß sich beherrschen, um sich nicht selber ein Leid zuzufügen". Dieses ist sogar ein Einzelsymptom von *Natrium sulfuricum*. Ich habe es daraufhin analysiert, welche Komponenten zur Bildung dieses Symptomes notwendig sind:

- Abscheu vor dem Leben. Sie ist depressiv, so daß sie nicht mehr leben möchte;
- Impuls, sich selbst zu verletzten; in anderen Worten, Selbstmordgedanken.

Im Repertorium ist *Natrium sulfuricum* unter beiden Rubriken aufgeführt, "Traurigkeit" und "Selbstmordgedanken".

Die Frage, die sich mir hier stellte, ist, warum *Aurum metallicum* dieses Symptom nicht hat (muß sich beherrschen, um sich nicht selber ein Leid zuzufügen), da es ansonsten dieselben Komponenten im selben Ausmaß hat. Zur Beantwortung dieser Frage müssen wir verstehen, was dieses Symptom wirklich bedeutet. "Muß sich beherrschen" vermittelt den Eindruck, daß sie all ihre Selbstkontrolle aufbringen muß. Dasselbe drückt sich in der Rubrik aus: "Leid anzutun, muß sich beherrschen, um sich nicht aus Lebensüberdruß zu erschießen". Eine andere Rubrik ist: "Leid anzutun, fürchtet, wenn alleingelassen, sich ein". Der Mensch wird niedergeschlagen, hat das Gefühl, das Leben sei nicht lebenswert und hat Selbstmordimpulse. Welcher Mensch wird vor einem solchen Impuls Angst haben. Es muß ein Mensch mit sehr schwachen Willen sein, der das Gefühl hat, daß er sich nicht selbst kontrollieren kann. Jemand, der all seine Willenskraft gebrauchen muß, um diesen Impuls zu beherrschen. Dies vermittelt uns den Eindruck eines schüchternen, unentschlossenen, ängstlichen und sehr, sehr willensschwachen Menschen. Wenn *Natrium sulfuricum* dieses Symptom hat, muß es sehr willensschwach sein.

Mit diesen Überlegungen habe ich im Kentschen Repertorium die folgenden Rubriken nachgeschlagen: "Ängstlich", "Schüchtern", "Unentschlossen" und "Mangel an Selbstvertrauen". Zu meiner Überraschung fand ich, daß *Natrium sulfuricum* in keiner von ihnen vorkommt. Ich war mir jedoch meines Eindrucks über die Charakterzüge von *Natrium sulfuricum* sicher nahm Herings Leitsymptome, wo ich hervorgehoben fand: "Wenig Lebensmut, extrem schüchtern und ängstlich, psychisch geschwächt"; und außerdem in Kents Repertorium: "Furcht vor Selbstmord".

Aurum metallicum teilt zwei Charakterzüge mit *Natrium sulfuricum*, nämlich Abscheu vor dem Leben und Selbstmordgedanken, aber *Aurum* ist *Natrium sulfuricum* sehr entgegengesetzt in dem letzten Merkmal, das heißt, *Aurum* ist sehr willensstark, während *Natrium sulfuricum* sehr willensschwach ist. Der starke Wille von *Aurum* drückt sich durch das Symptom aus: "Wahnidee, er hat seine Pflicht versäumt und verdient daher Tadel".

Durch dieses Symptom sehen wir nicht nur die starken Gewissensbisse, sondern auch die Bestimmtheit, mit der *Aurum* die Entscheidung trifft: "Ich habe falsch gehandelt und muß bestraft werden." Diese Art von Bestimmtheit und Willensstärke ist charakteristisch für *Aurum* und das genaue Gegenteil von *Natrium sulfuricum*. Aus diesem Grund muß *Aurum* bei Selbstmordgedanken nicht mit sich selbst kämpfen, wie *Natrium sulfuricum* das muß. *Aurum* trifft eine Entscheidung und handelt. Er wird sich fragen: "Springe ich oder nicht?" Wenn die Antwort lautet: "Ich springe", wird er einfach springen.

Einzelsymptome stehen für eigentümliche Kombinationen

Der Begriff Einzelsymptom wird zur Beschreibung eines Symptomes gebraucht, für das es nur ein Arzneimittel gibt. Das Studium der Einzelsymptome eines Arzneimittels ist sehr hilfreich, weil es oftmals eine eigentümliche Kombination von Komponenten dieses Arzneimittels repräsentiert, eine Kombination, die es bei keinem anderen Arzneimittel gibt.

Ein Einzelsymptom von *Kalium carbonicum* zum Beispiel ist: "Verlangen nach Gesellschaft, behandelt sie trotzdem abscheulich". Hierbei finden wir alle drei Hauptkomponenten von *Kalium carbonicum*. Die erste ist Verlangen nach Gesellschaft; er will Gesellschaft, ist abhängig davon und verschlechtert sich durch Alleinsein, er braucht Unterstützung, möchte immer von Menschen umgeben sein, die ihn unterstützen. Andere Arzneimittel haben dieses Verlangen nach Gesellschaft und Unterstützung auch, zum Beispiel *Calcarea*, *Phosphorus*, *Pulsatilla* und *Stramonium*. Die zweite Komponente von *Kalium carbonicum* ist: Behandelt sie trotzdem abscheulich. Dies bedeutet, daß er reizbar bei einem Menschen ist, dessen Gesellschaft er herbeigeführt hat. Er zeigt Unzufriedenheit mit dem Menschen, von dem er abhängig ist. Der dritte Aspekt ist Streitlust; das heißt wenn er unzufrieden ist, kann er sich nicht ruhig halten, sondern muß streiten. Mit diesen drei Komponenten wird *Kalium carbonicum* einzigartig. Ein Mensch ist normalerweise von anderen Menschen abhängig, am häufigsten von seiner Familie. (Weit gesteckt kann man das Wort Familie so definieren, daß Familie aus den Menschen besteht, die voneinander gegenseitig abhängig sind). *Kalium carbonicum* ängstigt sich um die Sicherheit und Integrität seiner Familieneinheit und macht sich deshalb bei einer Bedrohung Sorgen (zum Beispiel bei Krankheit eines ihrer Mitglieder). Gleichzeitig ist er nie mit auch nur einem von ihnen zufrieden. Deshalb finden wir in Phataks Materia Medica: "Streitet mit seiner Familie" und "Streitet mit seinem eigenen Brot und Butter". In anderen Worten streitet er mit denen, von denen er abhängig ist. Die Rubrik sollte eigentlich heißen: "Streitsüchtig, (nur) mit seiner Familie", "Ungeduld, (nur) mit seinen Kindern" (Synthetisches Repertorium). Der Ärger für den Arzt beginnt, wenn der *Kalium carbonicum*-Patient seinen Arzt als Familienmitglied zu betrachten beginnt. Dann wird er wirklich abhängig von dem Arzt, wird ihn niemals verlassen, sondern bei jedem Besuch streiten und darauf bestehen, daß es ihm nicht besser geht. Am besten stellt man die Abhängigkeit bei einem so unzufriedenen Patienten auf die Probe, indem man ihm sagt: "Da ich Ihrer Meinung bisher nichts habe tun können, ist es besser, Sie gehen zu einem anderen Arzt." Sofort wird der *Kalium carbonicum*-Patient sagen: "Nein, Herr Doktor, nur Sie können mich behandeln. Ich werde zu niemand anderem gehen!"

Ein *Kalium carbonicum*-Patient, der diese Charakterzüge sehr ausgeprägt hat, wird die Folgekonsultation mit den Worten eröffnen: "Herr Doktor, es geht mir kein bißchen besser, ich fühle mich sogar schlechter; Schmerzen hier und Schmerzen da." Wenn Sie seine vorherigen Beschwerden dann durchgehen, werden Sie herausfinden, daß sich einige seiner lästigsten Symptome gebessert haben. Er wird es aber nicht von sich aus sagen und es nur widerwillig zugeben, auf Nachfrage hin, und wird sich dann beeilen, hinzuzufügen: "Dieses Symptom ist besser, aber ein anderes ist dafür gekommen" oder "Es könnte wieder auftreten." Diese Art von Abhängigkeit, Unzufriedenheit, Streitlust, Angst und Reizbarkeit bildet die Komponenten, die die psychische Disposition eines *Kalium carbonicum*-Patienten ausmachen. Sie erklären auch die beiden Einzelsymptome "Verlangen nach Gesellschaft, behandelt sie trotzdem abscheulich" und "Streitsüchtig mit seiner Familie".

Eines der wohlbekannten Einzelsymptome von *Acidum nitricum* ist: "Haß auf Personen, die ihn beleidigt haben, ungerührt durch Entschuldigungen". Welche Komponenten sind zur Bildung dieses Symptoms erforderlich? Wenn Sie alle Komponenten verstehen, wird Ihr *Acidum nitricum*-Bild viel klarer werden. Erstens sehen wir "Haß", zweitens "leicht beleidigt", drittens "Rigidität im Denken", viertens eine ausgeprägte "Eigensinnigkeit". Fünftens fühlen Sie eine Härte, die sich durch die Rubriken "Verächtlich" und "Trost verschlechtert" bestätigt. Diese Komponenten machen einen *Acidum nitricum*-Patienten aus. Sie werden sogar Haß gegenüber Menschen, die ihn nicht beleidigt haben, finden können. Sie werden die Rigidität und Eigensinnigkeit selbst in anderen Gebieten finden, in Ansichten über Gesundheit und Krankheit (da *Acidum nitricum* auch eine starke Angst um seine Gesundheit hat). Die Härte werden Sie auch in anderen Situationen ausgedrückt finden. Alle diese Komponenten zusammen bilden das Einzelsymptom bei allen *Acidum nitricum*-Patienten. Vielleicht bekommen wir nur einige der Komponenten. Deshalb ist es von Vorteil zu wissen, woraus sich Einzelsymptome zusammensetzen.

Um das Ineinandergreifen von Komponenten und die Bildung von Symptomen, die Arzneimittel charakterisieren, zu erläutern, werden wir eine Komponente, nämlich Hellsichtigkeit, untersuchen. Wir werden uns den Arzneimitteln zuwenden, die unter dieser Rubrik aufgeführt sind.

Außersinnliche Erfahrungen

Diese Arzneimittel wirken auf den Intellekt, indem sie eine klare Wahrnehmung erzeugen, einen Art halluzinogenen Effekt. Der Mensch fühlt sich geistig sehr klar, als könnte er normalerweise nicht sichtbare Dinge sehen. Wenn wir ins Repertorium schauen, finden wir gewisse Symptome, die "hellsichtige" Arzneimittel gemeinsam haben.

Todesahnung

Eines davon ist die Todesahnung. Eine Vorahnung vom Tod beruht auf demselben hellsichtigen Gefühl, einer erhöhten Wahrnehmung, daß der Tod nahe ist. Es ist ein inneres Gefühl, das sich mit Augen und Ohren nicht erklären läßt, weder durch Logik noch durch Intellekt.

Zerstreut

Diese hellsichtigen Arzneimittel sind wegen der Klarheit der Wahrnehmung so mit ihren eigenen Gedanken beschäftigt, daß sie sehr, sehr zerstreut werden. *Anacardium* ist eines der am stärksten geistig abwesenden Arzneimittel, ebenso *Nux moschata*. Er macht Einkäufe, vergißt sie und geht weg, er macht Fehler beim Sprechen. Bei der Untersuchung von *Medorrhinum* fällt uns auf, daß er den Faden bei der Unterhaltung verliert, und wenn wir ihn fragen: "Was ist los?", sagt er: "Ich habe Bauchschmerzen." Dann hält er ein, läuft umher und wiederholt: "Ich habe Bauchschmerzen." Er sagt immer wieder dasselbe. Geben Sie *Medorrhinum* niemals einem Theaterschauspieler. Er wird die nächste Zeile vergessen, er steht da und sagt: "Oh! Mein Liebling", und vergißt, was er als nächstes zu sagen hatte; er steht einfach da und hat den Faden verloren. Diese Arzneimittel mit außersinnlicher Wahrnehmung haben diese Art von geistiger Abwesenheit, diese Art von Gedächtnisverlust, daß sie den Faden der Unterhaltung verlieren. Sie verlaufen sich in wohlbekannten Straßen, eine Art von Zerstreutheit wie im Traum. Wie jemand, der auf Drogen ist; er kann Dinge wahrnehmen, die wir normalerweise nicht sehen können, und Dinge fühlen, die wir nicht fühlen können. Bei *Nux moschata* ist dieses Symptom sehr hervorstechend. Er verhält sich wie im Traum, automatisch, wie ein Schlafwandler. Er geht seiner täglichen Routine nach, als wenn er unter Drogen stände, wie verträumt. Dies ist kein besonderes Charakteristikum von *Nux moschata*. Die meisten Arzneimittel mit außersinnlichen Erfahrungen, mit diesem Zustand klarer Wahrnehmungsfähigkeit des Intellekts, haben diese Symptome gemeinsam: Die Vorahnung vom Tode, die geistige Abwesenheit, den verträumten Zustand wie unter Drogen.

Glücksgefühl

Sie haben auch dieses glückliche, ekstatische Gefühl. Bei *Medorrhinum* wird dies als Glücksgefühl beschrieben. Bei *Nux moschata* wird es als Gefühl des Lachhaften beschrieben, das heißt, daß er alles lustig findet. Bei *Cannabis indica* wird es als göttliches Gefühl beschrieben. All diese Arzneimittel mit klarer Wahrnehmungsfähigkeit erzeugen Zustände von Glücksgefühl.

Fremdheitsgefühl

Ein anderes Symptom des Repertoriums ist: "Wahnidee, gewohnte Dinge erscheinen sonderbar". Das heißt, daß er durch wohlbekannte Straßen geht, aber daß er sie nicht erkennt. In dieser Rubrik werden Sie auch viele der hellsichtigen Arzneimittel finden. In diesem Zustand des Intellekts, in diesem verträumten Zustand, hat er den Eindruck, daß alle gewohnten Dinge sonderbar, lustig oder ungewohnt aussehen. Das ist das Gegenteil von déjà-vu. Beim déjà-vu Phänomen erscheinen fremde Dinge bekannt. Das heißt beispielsweise, daß er nach Amerika geht, in eine bestimmte Stadt und eine bestimmte Straße, und das Gefühl hat: "Dies habe ich schon einmal gesehen! Hier bin ich schon gewesen!" Er spricht mit jemanden und hat das Gefühl, daß die Unterhaltung schon einmal stattgefunden hat. Das Gegenteil ist der Fall bei *Medorrhinum*. Er kennt etwas und findet es sonderbar. Das passiert bei all den hier aufgelisteten Arzneimitteln, dies ist nicht speziell für *Medorrhinum*, sondern für die Gruppe der hellsichtigen Arzneimittel.

Zeit vergeht zu langsam

Eines der anderen Symptome, das die meisten dieser Arzneimittel zu haben scheinen, ist das Gefühl, daß die Zeit zu langsam vergeht. Wenn Sie wiederum ins Repertorium schauen, werden Sie fast dieselben Arzneimittel sehen. In diesem Zustand von hellsichtiger Wahrnehmung ist die Gedankenfolge so rasend schnell, daß jede Minute wie eine Stunde scheint. Zeit vergeht zu langsam, es gibt zu viele Gedanken in einem zu kurzen Zeitraum mit klarer

Wahrnehmungsfähigkeit. Das ist ein Zustand, der dem von *Cocculus* entgegengesetzt ist, in dem die Person keine Gedanken hat, einfach gedankenversunken ist. Die Zeit vergeht zu schnell, aber er weiß nicht, was passiert ist. Dies sind entgegengesetzte Zustände, mentale Aktivität und Dumpfheit. Ein aktiver Geist hat klare Wahrnehmungen, zuviele Gedanken strömen herein, und ein kurzer Zeitraum scheint zu lange anzudauern.

Gefühl der Dualität

Ein Gefühl von Dualität ist charakteristisch für diese Arzneimittel. *Petroleum* sieht zuviele Menschen im Bett. *Medorrhinum* hat das Gefühl, daß jemand hinter ihm ist. *Staphysagria* und *Thuja* haben das Gefühl, das jemand neben ihnen ist. Fast alle diese Arzneimittel haben das Gefühl, als ob jemand neben ihnen ist. Die Rubriken sind: "Wahnidee, jemand ist hinter ihm oder neben ihm".

Gemeinsame Symptome der hellsichtigen Arzneimittel

Dies sind die gemeinsamen Symptome einer Gruppe von Arzneimitteln, die eine besondere intellektuelle Fähigkeit besitzen, die eine erhöhte Bewußtheit der Wahrnehmung erzeugen. *Medorrhinum* hat alle Symptome dieser Gruppe. Wenn man die Rubriken im Repertorium aufschlägt, sieht man, daß fast dieselbe Gruppe von Arzneimitteln immer wieder auftaucht.

Wie können wir diese Arzneimittel voneinander unterscheiden? Wenn Sie die Unterscheidung auf intellektuelle Symptome basieren, kommen Sie nicht weit. Wenn Sie nur nachschlagen, daß jemand den Faden in der Unterhaltung verliert, sich verläuft, das Gefühl hat, daß jemand hinter ihm ist, finden Sie fast dieselben Arzneimittel aufgelistet.

Das emotionale Begleitsymptom wird sich unterscheiden

Der unterscheidende Faktor liegt nicht in den gemeinsamen Symptomen dieser Gruppe, sondern in den Begleitsymptomen. Ein Arzneimittel erzeugt eine gewisse Wirkung auf den Intellekt, das anderen Arzneimitteln gemein ist, und es erzeugt eine gewisse Wirkung auf die Gefühle. Die Wirkung auf die Gefühle ist das Begleitsymptom zu der Wirkung auf den Intellekt. Dies wird die Arzneimittel voneinander unterscheiden.

Ein häufiger Fehler bei der Symptomenauswahl auf der Geistes- und Gemütsebene ist die Tendenz seitens des Homöopathen, verschiedene Ausdrucksformen desselben zugrundeliegenden Symptoms zu nehmen (Parameter); und dann wird man natürlich dieselbe Gruppe von Arzneimitteln finden, die in der Repertorisation auftaucht. Das ist nicht richtig. Wenn Sie zum Beispiel "Hellsichtig" nehmen, ist es nicht notwendig, die anderen Symptome des Patienten zu nehmen, die mit diesem hellsichtigen Zustand assoziiert sind, das heißt, zerstreut, Zeit vergeht zu langsam, Gefühl der Dualität. Stattdessen ist es wichtig, die grundlegenden Parameter der anderen Sphären zu finden (Begleitsymptome).

Gefühle vermischen sich mit dem Intellekt

Sie werden bemerken, daß sich die Symptome des Intellekts und der Gefühle leicht vermischen. Die Art, wie die Wirkungsweise des Intellekts sich mit der der Gefühle vermischt und ein neues Symptom produziert, ein Symptom aus dieser Kombination, ist einfach phantastisch. Die beiden Symptome bestehen in der Realität individuell, aber sie vermischen sich miteinander und bilden eine Kombination, die charakteristisch ist. Bei *Aconitum* ist die enorme Todesfurcht das Gefühl und Hellsichtigkeit das Symptom des Intellekts. Sie lassen sich zu einem kombinieren: "Sagt die Todesstunde voraus". Das bedeutet zweierlei: Er hat die Fähigkeit vorauszusagen, und er hat Furcht vor dem Tode. Zwei Symptome fließen zusammen, was charakteristisch für *Aconitum* wird. Lassen Sie uns drei andere Arzneimittel auf diese Art betrachten, nämlich *Phosphorus*, *Cannabis indica* und *Medorrhinum*.

Phosphorus: Vertrautheit mit Hellsichtigkeit

Phosphorus hat klare Wahrnehmung, alles erscheint sonderbar und er kann prophezeien und Dinge fühlen, die andere nicht fühlen können. Ein starkes Gefühl von *Phosphorus* ist Sinnlichkeit, ein starkes Verlangen nach Vertrautheit, nach Nähe zu jemand anderem, ein Gefühl von intensiver Sympathie. Der Unterschied zwischen *Causticum* und *Phosphorus* ist, daß *Causticum* Angst um andere hat, während *Phosphorus* die Angst der anderen spürt. Eine *Causticum*-Mutter sagt: "Oh, geh' nicht, geh' nicht, geh' nicht, du wirst krank werden." Sie hat Angst um ihr Kind, ist aus Angst vorsichtig, aber sie versteht die Gefühle des Kindes nicht. Sie hat das Gefühl, daß ihm etwas passieren könnte, es könnte nicht nach Hause kommen, es könnte umkommen, ein Zug könnte es erfassen; das sind alles Vorstellungen, in denen sie Angst hat um andere. *Phosphorus* dagegen fühlt das Gefühl der Mitmenschen und erwartet, daß diese dasselbe tun. Bei *Phosphorus* gibt es deshalb dieses Gefühl von Vertrautheit, dieses Gefühl von Nähe, eine enorme Liebe. Wenn Sie Hellsichtigkeit mit dem Vertrautheitsgefühl kombinieren, werden Sie zu einem sehr starken Gefühl von Liebe kommen. Wenn er mit jemandem zusammen ist, wird er die in der Luft liegenden Wellen spüren, er will alle Schwingungen spüren, er wird sagen: "Ja, ich kann Vertrautheit fühlen, ich kann Liebe spüren, ich weiß, daß dieser Mensch Gefühl für mich hat, die Luft ist elektrisch geladen mit Gefühlen." In dieser Weise wird die außersinnliche Wahrnehmung, die Hellsichtigkeit von *Phosphorus* im allgemeinen als Gefühl von enormer Vertrautheit ausgedrückt. Er kann sagen: "Als ich in den Raum kam, wußte ich sofort, daß eine Schwingung zwischen uns war, obwohl wir uns nie vorher getroffen hatten." Da ist ein Verlangen, magnetisiert zu werden, und magnetische Wellen gehen hin und her. Eine andere Ausdrucksform der Hellsichtigkeit von *Phosphorus* liegt in der Angst, die er für andere Menschen empfindet. Einer meiner Kollegen, dem ich *Phosphorus* gegeben hatte, hatte dreimal das Gefühl, daß sein Vater eine Herzattacke hatte. Jedesmal bekam er innerhalb einer Stunde nach dieser starken Wahrnehmung einen Telefonanruf, der ihn darüber in Kenntnis setzte, daß sein Vater eine Herzattacke hatte. Diese Art von Gefühl für einen anderen Menschen ist für *Phosphorus* sehr typisch.

Cannabis indica: Freude mit Hellsichtigkeit

Ein starkes Gefühl von *Cannabis indica* ist himmlisches, ekstatisches Vergnügen. Es ist das schönste Gefühl unserer Materia Medica.

Ekstase! Es ist von Halluzinogenen bekannt, daß sie dieses Gefühl erzeugen. Bei der Beschreibung ihrer Symptome redet die Patientin unablässig über Schönheit. Sie betrachtet den Schatten, den Schatten, der hier fällt, das Muster an der Wand, und in dem Moment, in dem sie das betrachtet, stellt sie sich vor, daß es ein Palast ist. Und daß dies alles Skulpturen des Palastes sind: Der Becher hier ist der Baldachin des Königs, und das ist der Thron, alle Personen hier sind der Hofstaat. *Cannabis indica* ist mitten dazwischen, genießt alles, und es gibt Gesang und Tanz, und sie verliert sich völlig in solchen Gedanken. Dies ist ein Ausdruck der Hellsichtigkeit von *Cannabis indica*. Eine Patientin erzählte mir: “Ich sitze einfach, und plötzlich gelange ich zu einem wunderschönen Ort mit Bäumen, Gras, Seen und Bergen, und ich renne hoch und dann wieder runter.” Also ist Ekstase, himmlisches Vergnügen, ein Gefühl, das mit Hellsichtigkeit in Zusammenhang steht und diese Art von außersinnlichem Gefühl erzeugt.

Medorrhinum: Furcht vor Unglück

Was ist das emotionale Gefühl von *Medorrhinum*, das mit Hellsichtigkeit assoziiert ist? Das Gefühl ist Furcht vor Unglück. Wenn Sie dieses Symptom im Synthetischen Repertorium nachschlagen, werden Sie finden, daß *Medorrhinum* das einzige vielwertige Mittel in der Rubrik ist – die Wertigkeit stammt von Dr. Pierre Schmidt. Es ist in anderen Büchern nicht in dieser Art erwähnt, aber ich habe es in meiner Praxis erlebt, und Pierre Schmidt bestätigt es, deshalb muß es wahr sein. Stellen Sie sich vor, wie Hellsichtigkeit und Furcht vor Unglück zusammen das Symptom produzieren, als ob etwas passieren wird. “Ich kann etwas fühlen! Ich kann die Schwingungen wahrnehmen! Ich kann spüren, daß etwas passieren wird!” Er hat immer Erwartungsangst und mag eine Vorahnung vom Tode haben. In Allens “Schlüsselsymptomen” gibt es das Symptom: “Erwartungsangst, fühlt die Dinge höchst empfindsam, bevor sie passieren und hat vielmals recht.” Ob es stimmt oder nicht, steht auf einem anderen Blatt, aber das Gefühl besteht, daß ganz sicherlich etwas passieren wird, eine große Empfindsamkeit, ein inneres Gefühl, eine unklärlich innere Empfindung. Dies findet sich auch im Synthetischen Repertorium in der Rubrik: “Prophezeit unangenehme Ereignisse”, eine Rubrik, in der *Medorrhinum* das einzig aufgeführte Arzneimittel ist.

Erwartungsspannung

Lassen Sie uns die Rubrik: “Beschwerden durch Erwartungsspannung” betrachten. Dies ist keine Komponente oder ein Parameter. Es ist eine Wirkung oder ein Ausdruck. Jedes Arzneimittel in dieser Rubrik erscheint dort aus einem unterschiedlichen Grund. All diese Arzneimittel haben diese Art von Angst. Worauf ich Sie aufmerksam machen möchte, ist, daß jedes dieser Arzneimittel verschieden ist. Wir nehmen fünf Arzneimittel, nämlich *Medorrhinum*, *Lycopodium*, *Silicea*, *Ambra* und *Psorinum*.

Medorrhinum hat Furcht vor Unglück

Medorrhinum hat Erwartungsspannung, als ob ein Unglück passiert. Etwas Schlimmes wird passieren, ein Unglück, etwas sehr Unglückliches. Kinder fahren gewöhnlich gerne Auto, aber dieses Kind sagt: “Vater, fahr nicht schnell, es wird einen Unfall geben. Die Polizei wird dich erwischen und ins Gefängnis stecken.” Es entwickelt enorme Angst auf dem Weg zu Prüfungen. *Medorrhinum* hat das Gefühl, daß auf dem Weg etwas passiert, daß das Auto nicht mehr funktionieren wird. Wenn der Zeitpunkt gekommen ist, und er mit dem Bus fahren oder eine Verabredung einhalten muß, wird er sehr angespannt. Furcht, als ob etwas passieren wird, eine lebendige Angst, eine enorme Erwartungsspannung, wenn es um einen verabredeten Zeitpunkt geht.

Körperliche Zeichen von Angst.

Die Zeichen der *Medorrhinum*-Angst sind klassisch. Das erste ist Unruhe der Füße. Die Füße sind ständig in Bewegung, wenn er stillsitzen muß. Die anderen zwei Arzneimittel, die das haben, sind *Rhus toxicodendron* und *Zincum*. Ein anderes Zeichen ist konstantes Nägelkauen, und der dritte Ausdruck der *Medorrhinum*-Angst ist ständiges Waschen der Hände. Es ist ein Zwangsverhalten: beißt Nägel, wäscht seine Hände, bewegt seine Füße.

Lycopodium hat Mangel an Selbstvertrauen

Bei *Lycopodium* gibt es keine Furcht vor Unglück, es fehlt in dieser Rubrik, während *Medorrhinum* vierwertig ist. Dafür ist es dreiwertig in der Rubrik Feigheit. *Lycopodium* hat keine Angst, daß ein Unglück passieren wird, aber er hat Angst, daß er die Aufgabe nicht bewältigen kann. Er hat zum Beispiel keine Angst, daß vor einer Prüfung das Auto nicht mehr funktionieren wird, sondern, daß er die Prüfung nicht vernünftig bestehen wird. *Lycopodium* hat das Gefühl, daß er es nicht tun kann. Ihm fehlt Selbstvertrauen, aber das charakteristische daran ist, daß er sein Vertrauen wiedergewinnt, sobald er anfängt, und dann macht er weiter mit Entspanntheit und Wohlbehagen. Anfängliches Zögern, gefolgt von Entspannung und Wohlgefühl, und dann meistert er seine Aufgabe. *Lycopodium* hat also Angst, daß er etwas nicht tun kann, *obwohl er die Fähigkeit dazu hat.* Das ist jetzt sehr wichtig, obwohl er die Fähigkeit dazu hat. Es ist nicht so, daß *Lycopodium* sehr fähige oder intelligente Menschen sind. Es gibt dumme und intelligente *Lycopodium*-Menschen, fähige und unfähige. Aber das Symptom bedeutet: Er hat Angst, daß er etwas nicht tun kann, zu dem er fähig ist. Sagen wir, es handelt sich um einen zehnjährigen Jungen, nicht den Klassenbesten, nicht sehr intelligent, in keiner Weise brilliant, aber er ist fähig, einiges zu tun, so wie jeder Mensch Fähgikeiten besitzt. Das Kind hat zum Beispiel die Fähigkeit, von hier nach da zu springen, aber er hat Angst, daß er nicht springen kann. Er hat Angst, daß er das, wozu er fähig ist, nicht tun kann, was auch immer das sein mag. Es heißt nicht, daß *Lycopodium* ein großer Mann oder ein Erfolgsmensch ist, nein, er kann ein Erfolgsmensch sein oder wenig Erfolg haben, aber er hat immer Angst, bevor er etwas tut. Wenn Sie ihn anstoßen, wird er es entspannt und mit Freude tun. *Medorrhinum* hat Angst, daß ihm etwas von außen passiert, und *Lycopodium*, daß *er* etwas nicht tun kann, daß *er* unfähig ist.

Lycopodium und sein Hang zum Abstrakten

Ein anderer und sehr herausragender Unterschied zwischen den intellektuellen Symptomen von *Medorrhinum* und *Lycopodium* ist, daß *Lycopodium* große Fähigkeiten hat, abstrakt zu denken. Bei Clarke und in Allens "Enzyklopädie" heißt es bei den intellektuellen Symptomen: "Erhöhte Fähigkeit, abstrakt zu denken, während er Pflaumen und Birnen verwechselt. Sagt Pflaumen, wenn er Birnen meint." So lautet das genaue Prüfungssymptom. Anstatt zu sagen: "Ich aß eine Pflaume" wird er sagen: "Ich aß eine Birne." Er macht also Fehler in den normalen Dingen des täglichen Alltags. Er hat trotzdem eine große Fähigkeit, abstrakt zu denken.

Eine Abstraktion ist etwas, was von Fakten abgeleitet ist, aber kein Faktum ist. *Lycopodium* kann leicht etwas abstrahieren. Er wird sehr leicht verallgemeinern. Er wird viele Fakten in Betracht ziehen und aus diesen Fakten leicht Theorien aufstellen. Wenn Sie ihn in die Börse lassen, wird es ihm damit sehr gut gehen, er wird ihnen erzählen, was der Marktrend ist, und daß dies oder jenes passieren wird. Er ist sehr schlau, was Abstraktionen betrifft, aber in den normalen Dingen des täglichen Alltags macht er Fehler. *Medorrhinum* ist das Gegenteil. *Medorrhinum* ist zu Abstraktionen unfähig. *Medorrhinum* kann daher leicht einige Zahlen zusammenzählen, aber *Lycopodium* wird dabei Fehler machen, er hat statt dessen logische Fähigkeiten, wie sie zum Beispiel in der Geometrie gefragt sind. Wenn Sie ihn bitten, die politische Situation des Landes zu analysieren, wird er das sehr gut machen, aber er wird sich nicht an die Namen der Politiker erinneren.

Silicea ist um sein Image besorgt

Silicea sieht aus wie *Lycopodium*, weil es ihm auch an Selbstvertrauen mangelt, aber bei *Silicea* geht es nicht darum, ob er in der Lage sein wird, das zu tun, was er will, sondern es geht um das Image, das um alles in der Welt geschützt sein will. Alles, was dieses Bild bedroht, das starre Bild von *Silicea*, wird Erwartungsangst hervorrufen. Das Gefühl ist: "Wird es mir gut gelingen? Und wenn ich versage, was werden die anderen von mir denken? Was wird ihr Eindruck von mir sein? Mein Image wird ruiniert sein." Deshalb ist *Silicea* leicht peinlich berührt, schüchtern und nervös, besonders vor einem Treffen mit anderen oder vor einem öffentlichen Bühnenauftritt. Dies ist der Unterschied zwischen *Lycopodium* und *Silicea*. *Silicea* hat Angst vor dem Bühnenauftritt, und *Lycopodium* hat Angst zu sprechen. "Wann immer ich einen Auftritt habe, werde ich sehr nervös. Ich bekomme große Angst und bin voller Erwartungsspannung." Dies sind die Worte eines Geschäftsmannes, der sozialen Einrichtungen gespendet hat, und wenn er solche Spenden überreichte, mußte er natürlich auf der Bühne erscheinen. Sie mußten ihn auf die Bühne zwingen, und er ging mit gesenktem Kopf, setzte sich dann hin und hielt eine ganze Stunde seinen Kopf gesenkt. Ich fragte ihn: "Nehmen wir an, Sie müssen nichts sagen und Sie müssen nicht auftreten?" Er antwortete: "Selbst dann ist die Situation nicht anders. Nur der Gedanke an all die Menschen, die mich anschauen, was mögen sie über mich denken, das alleine reicht schon." *Silicea* geht es daher nicht so sehr um seine Fähigkeit, in Aktion zu treten, als vielmehr darum, was andere Menschen über sein Image denken mögen, insbesondere, ob sein Image intakt bleibt, nicht nur vor anderen Leuten, sondern vor sich selbst. Deshalb findet man *Silicea* in den Rubriken: "Selbstüberhebung", "Gewissenhaft in Kleinigkeiten" und "Schüchternheit beim Auftreten in der Öffentlichkeit".

Ambra ist verlegen

Silicea muß unterschieden werden von einem anderen Arzneimittel, das sehr nahe ist. Dieses Arzneimittel ist *Ambra grisea*. *Ambra* zusammen mit *Silicea*, *Carbo vegetabilis*, *Plumbum* und *Gelsemium* sind die Hauptmittel in der Rubrik: "Schüchternheit beim Auftreten in der Öffentlichkeit". Die Hauptidee bei *Ambra* ist das erstaunliche Gefühl von Peinlichkeit. Bitte bedenken Sie, daß Elemente von allen Arzneimitteln auch in uns sind, jeder von uns hat sich das eine oder andere mal peinlich berührt gefühlt, aber *Ambra grisea* hat dieses Gefühl sehr intensiv; er macht sich ein großes Gewissen aus den kleinsten Dingen, die er tut.

Die Verlegenheit tritt dann mehr auf, wenn es um persönliche Angelegenheiten wie Wasserlassen oder Stuhlgang geht. Als ich einen Patienten mit Verstopfung fragte, ob er etwas aluminiumhaltiges gebrauchte, sagte er: "Nein, Herr Doktor, kein Aluminium, alles Stahl." Beim nächsten Besuch kam er mit etwas in Papier eingewickeltem. Es war ein Aluminiumkrug. "Ich gebrauche es auf meiner Toilette. Ist das in Ordnung?" Der Krug, den er zum Reinigen seines Hinterns gebrauchte, war auf meinem Tisch! *Ambra* hat das Gegenteil, bei jeder bloßen Erwähnung von Stuhlgang, Urin oder Aufstoßen wird er sofort verlegen.

Es gibt dieses Symptom: "Kann Stuhlgang nicht in der Anwesenheit anderer haben". Ich glaube, das trifft auf die meisten von uns zu. Ich habe kaum mal jemanden gesehen, meine ich, der Einladungen abgesandt hat: "Ich werde Stuhlgang haben. Es wäre mir ein Vergnügen, wenn Sie mit Familie und Freunden mir Gesellschaft leisten würden." Was ist also die Bedeutung dieses Symptoms. Einige sagen, wenn der *Ambra*-Patient unbeweglich ist und im Krankenhaus liegt, wird er Schwierigkeiten haben, in Anwesenheit anderer Stuhlgang zu lassen. Heißt das, daß wir zur Verschreibung von *Ambra* warten müssen, bis der Patient im Krankenhaus ist? Was dieses Symptom: "Kann Stuhlgang nicht in der Anwesenheit anderer haben" bedeutet, ist, daß er beim Stuhlgang nicht mal jemand im benachbarten Raum haben kann. Es bedeutet, daß ihn die Geräusche, die er auf dem Klo macht, so sehr in Verlegenheit bringen, daß er den Gedanken nicht ertragen kann, daß jemand im Nebenraum steht und ihn hört. Er würde am liebsten das ganze Haus leer haben, bevor er zur Toilette geht; er will wissen, daß niemand in seiner Nähe ist. Dies ist die Art von Verlegenheit. Kein Gedanke, daß *Ambra* jemand anderen besucht. Er hätte zu sehr Angst vor Stuhldrang. Die Bedeutung der Rubrik: "Angst mit vergeblichem Drang zum Stuhlgang" bedeutet, daß er Angst bekommt, sobald er Stuhldrang verspürt. Diese Art von Erwartungsangst hat *Ambra grisea*. Es ist in einigen Aspekten *Baryta carbonica* sehr ähnlich; beide haben "Schamhaft" und "Verschlechterung durch die Gegenwart Fremder". Aber *Ambra* hat dieses sehr akute Verlegenheitsgefühl, was *Baryta carbonica* nicht hat. *Baryta carbonica* dagegen hat enorme Unentschlossenheit, wodurch sich ein Gefühl der Unfähigkeit ausdrückt, was Ambra nicht hat.

Psorinum hat Verzweiflung

Ein anderes, in der Angst vor Unglück dem *Medorrhinum* sehr ähnliches Arzneimittel ist *Psorinum*, was auch Erwartungsangst erzeugt. Bei *Psorinum* ist das Gefühl von Unglück mit Verzweiflung verbunden. Bei *Medorrhinum* ist es ein inneres Gefühl, als ob etwas schlimmes passieren würde, was ihn ängstlich, gehetzt, ungeduldig und ruhelos macht. Bei *Psorinum* ist das Gefühl: "Was immer ich auch tue, ich werde sicherlich versagen". Er hat das Gefühl, daß niemand ihn mag, er ist traurig, ängstlich und depressiv. Es herrscht absolute Verzweiflung. Die Ruhelosigkeit von *Medorrhinum* haben wir bei *Psorinum* nicht.

Zwei Arten von Gei stes- und Gemütssymptomen

Aus dem oben ausgeführten können wir sehen, daß Geistes- und Gemütssymptome von zweierlei Art sind:

- Grundlegende Parameter und ihre Kombinationen. Beispiele für grundlegende Parameter: Hellsichtigkeit, Furcht, Zorn. Beispiele für Kombinationen: Sagt die

Todesstunde voraus, Verlangen nach Gesellschaft, behandelt sie trotzdem abscheulich.

- Ausdruck der Parameter und ihrer Kombinationen. Beispiel: "Beschwerden infolge von Erwartungsspannung" ist eine Rubrik, in der Arzneimittel aus verschiedenem Grund und unter verschiedenen Umständen vorkommen. Diese Rubrik steht nicht für ein grundlegendes Gefühl oder einen Parameter, sondern ist ein Ausdruck, der verschiedenen Komponenten gemein ist.

Wir können immer fragen: "Warum hat ein Mensch Erwartungsangst?" Und eine zufriedenstellende Erklärung finden. Zum Beispiel sagen wir, daß *Lycopodium* wegen eines Mangels an Selbstvertrauen Erwartungsangst hat. Wenn *Lycopodium* keinen Mangel an Selbstvertrauen hätte, würde er keine Erwartungsangst haben. Die Erwartungsangst von *Lycopodium* ist deshalb ein Ausdruck von und wird vollständig erklärt durch eines seiner grundlegenden Parameter, nämlich Mangel an Selbstvertrauen. In ähnlicher Weise finden wir andere Arzneimittel aus dieser Rubrik aus verschiedenen Gründen.

Zum Beispiel:

- *Baryta carbonica*: hat Erwartungsangst wegen seines Gefühles von Unfähigkeit.
- *Ambra*: hat Erwartungsangst wegen des Verlegenheitsgefühls.
- *Medorrhinum*: hat Erwartungsangst wegen Furcht vor Unglück.
- *Staphysagria*: hat Erwartungsangst wegen Empfindlichkeit gegen Verletzung.

Daher ist "Beschwerden infolge von Erwartungsspannung" weder ein grundlegender Parameter noch eine Kombination von Parametern, sondern Ausdruck von ihnen.

Grundlegende Parameter kann man immer wieder finden, aber ihre Ausdrucksformen nicht immer, und selbst wenn sie gefunden werden, unterscheiden sie sich von Mensch zu Mensch.

Unterschied zwischen grundlegenden Parameter und Ausdruck

Wenn ich Sie nach dem Namen von etwas frage, was kalt, hart und farblos ist, werden Sie sofort antworten: "Eis." Wenn ich Sie frage, warum es nicht auch ein Glas sein kann, das im Eisschrank steht, werden Sie für eine Weile überfragt sein, aber bald darauf werden Sie sagen: "Ein Glas ist nicht unter jeder Bedingung kalt. Es ist nur kalt, wenn es im Eisschrank gestanden hat." Wir können sehen, daß die grundlegenden Parameter von Eis "Kälte", "Härte", "Farblosigkeit" sind. Sie sind unveränderlich. Selbst in einem warmen Zimmer wird Eis kalt bleiben. "Kälte" ist daher eine inbegriffene Qualität, während bei Glas "Kälte" nicht eines der grundlegenden Parameter ist. Wir sehen daraus, daß:

- grundlegende Parameter keine Bedingungen haben (wie die Kälte von Eis). Sie sind unveränderlich und können nicht erklärt werden;
- Ausdrucksformen Bedingungen haben (wie die Kälte von Glas);
- ein Gegenstand leichter durch seine grundlegenden Parameter erkenntlich ist.

Wie unterscheiden

Um zu bestimmen, ob ein Symptom ein grundlegender Parameter oder sein Ausdruck ist, stellen Sie sich immer die Frage: "Warum besteht dieses Symptom?" Wenn wir eine Antwort darauf bekommen, die vollständig und zufriedenstellend ist, dann ist es ein Ausdruck. Wir müssen die Frage immer und immer wieder stellen, bis wir zu einem Punkt kommen, wo es keine zufriedenstellende Antwort gibt. Das wird der zugrundeliegende Parameter sein, und was immer der Patient vorher gesagt hat, wird Ausdrucksform sein.

Wenn ein Mensch zum Beispiel sagt: "Ich mag Gesellschaft", müssen wir ihn nach dem Grund fragen. Wenn er sagt: "Ich weiß nicht warum, mir gefällt Gesellschaft einfach", haben wir seinen zugrundeliegenden Parameter erreicht, nämlich "Verlangen nach Gesellschaft". Wenn er aber sagt: "Weil ich Angst habe, alleine zu sein", müssen wir ihn wieder fragen: "Warum?" Es kann sein, daß er sagt, daß er nicht weiß, warum; in diesem Fall ist sein grundlegender Parameter: "Furcht vor dem Alleinsein". Er könnte auch sagen: "Ich habe Angst vor dem Alleinsein, weil ich einen Herzanfall bekommen und sterben könnte." Dann wäre sein grundlegender Parameter: "Furcht vor drohender Krankheit" und "Furcht vor dem Alleinsein".

Suche nach grundlegenden Parametern

Wir müssen nach den grundlegendsten und innersten Gefühlen forschen und uns nicht auf ihre Ausdrucksformen beschränken. Wenn Sie sicher sind, daß sich diese grundlegenden Parameter bei dem Arzneimittel finden, können Sie es verschreiben, selbst wenn es nicht die genauen Ausdrucksformen des Patienten hat.

Wie Sie sehen, sind der Rubrik: "Beschwerden infolge von Erwartungsspannung" im Synthetischen Repertorium viele Arzneimittel hinzugefügt. Vor Erscheinen dieses Repertoriums hätten wir so viele Arzneimittel verfehlt, wenn wir dieses Symptom als Aussschluß-symptom genommen hätten und nicht auf grundlegende Parameter hin verschrieben hätten. Durch die angegebenen Beispiele konnten Sie außerdem sehen, wie sinnvoll es ist, die Rubrik "Beschwerden infolge von" in ihre grundlegenden Komponenten zu zerlegen. Die Rubrik "Folgen vom Tod des Vaters" könnte zum Beispiel "Schrecken", "Trauer", "Schuld" oder eine Kombination dieser bedeuten. Wir müssen vorsichtig bedenken, was der Patient sagt; fragen Sie ihn immer wieder "Warum?", bis wir die Komponenten genau analysieren können.

Grundlegende Parameter sind Prüfungssymptome.

Grundlegende Parameter sind oft Prüfungssymptome. Es wird schwierig sein, den Rubriken für diese Parameter Arzneimittel hinzuzufügen, es sei denn, neue Arzneimittel werden geprüft. Ausdrucksformen sind häufig klinische Symptome und deshalb kann die Menge der Arzneimittel für jedes von ihnen mit klinischer Erfahrung noch anwachsen. Es ist daher sicherer, sich auf grundlegende Parameter zu verlassen und Ausdrucksformen nur zur Bestätigung zu verwenden. Eifersucht ist zum Beispiel ein grundlegender Parameter, eine Ausdrucksform kann "Sarkasmus" sein. Bei der Prüfung kann diese Ausdrucksform des Arzneimittels, das eifersüchtig ist, – nämlich "Eifersucht" – noch nicht herausgekommen sein.

Im Repertorium enthalten viele Rubriken Arzneimittel, für die das Symptom grundlegend ist, und auch Arzneimittel, für die das Symptom ein Ausdruck eines noch tiefer grundlegenden

Gefühls ist. Wir müssen uns ins Gedächtnis rufen, daß die Arzneimittel, für die dieses Gefühl grundlegend ist, mit mehr Gewißheit in die Rubrik aufgenommen werden können, als die Arzneimittel, für die jenes Symptom bloß ein Ausdruck für ein anderes grundlegendes Gefühl ist.

Grundlegende Gefühle sind verläßlicher

Praktisch ausgedrückt heißt das, wenn wir die Rubrik aufsuchen, die die Ausdrucksformen widerspiegelt, verfehlen wir wahrscheinlich das Arzneimittel, aber wenn wir die Rubrik abrufen, die das grundlegende Gefühl des Patienten wiedergibt, ist es weniger wahrscheinlich, daß wir das falsche Mittel finden.

Die meisten Ergänzungen von Gallavardin im "Synthetischen Repertorium" sind Ausdrucksformen und spiegeln keine grundlegenden Gefühle wider, zum Beispiel "Revolutionär" (*Mercurius*) oder die Ergänzung einer größeren Rubrik wie "Ehebrecherisch".

Weil die Gefühle von ihrer Wirkung her so akut sind, kommen grundlegende Parameter wie Furcht und Zorn in Prüfungen klar heraus und werden als solche aufgezeichnet, selbst bevor der Prüfer die Möglichkeit hatte, verschiedene Ausdrucksformen für diese Gefühle zu finden.

Beherrsche die Komponenten

Komponenten sind wie Buchstaben in einem Wort. Einzeln bedeuten sie wenig, zusammen ergeben sie einen Sinn. Anfangs müssen wir buchstabieren (Aufteilung der Symptome in ihre Komponenten), aber später werden wir schneller, und der Vorgang wird unbewußt und automatisch. Wir können diesen Zustand nicht erreichen, wenn wir nicht durch das Stadium des Buchstabierens gehen.

Wenn Sie ein Auge dafür haben, ist jeder Gedanke, jeder Akt, jeder Zeitvertreib, jeder Beruf, jede Geste und in der Tat jede Kleinigkeit aus Komponenten wie Buchstaben in einem Wort aufgebaut.

Die Idee von Komponenten in der Praxis

Eines meiner Lieblingsbeispiele von früher ist, daß *Aurum*-Patienten gerne Bhajans hören. Bhajans sind indische religiöse Lieder, die in genauem Rhythmus und mit einer Menge Hingabe gesungen werden. Bhajans haben drei Komponenten:

- Religion;
- Musik bessert;
- Exaktheit.

Diese drei finden sich in der Kombination nur bei *Aurum*, und *Aurum*-Menschen sind fast die einzigen Menschen, bei denen sich eine deutliche Verbesserung durch Hören von Bhajans findet.

Eine andere Beobachtung bezieht sich auf Kinder, die, wann immer sie einen Hund oder eine Katze sehen, einen Stein nehmen und auf sie werfen. Dies ist nur bei Kindern mit den folgenden drei Komponenten möglich:

- Furcht vor Hund oder Katze;
- Zerstörungssucht;
- Impuls, Dinge zu werfen.

Diese Kombination findet sich nur bei *Tuberculinum,* und meiner Erfahrung nach haben diese Kinder immer *Tuberculinum* gebraucht.

Lassen Sie uns das Symptom nehmen: "Macht sich oft über jemanden lustig". Dieses Symptom hat eine Anzahl von Komponenten, nämlich:

- Der Mensch ist geistreich;
- Man muß mutwillig, boshaft sein, um sich über jemanden lustig zu machen;
- Da ist ein Element von Stolz und Verachtung anderer;
- Es kann ein Gefühl von Eifersucht sein, der einen Menschen dazu veranlaßt, andere ins Lächerliche zu ziehen;
- Geschwätzigkeit (Lebhaftigkeit) ist auch ein Charakterzug von jemandem, der auf Kosten anderer Spaß macht;
- Man muß auch gedankenschnell, schnell im Handeln sein.

Diese Komponenten beschreiben ganz klar *Lachesis*. *Hyoscyamus* ist eifersüchtig und boshaft, aber weder geistreich noch schnell im Handeln. *Coffea* ist eifersüchtig und geistreich, und auch schnell im Handeln, aber nicht boshaft.

Symptomenanalyse in Komponenten

Ich stelle Ihnen einen anschaulichen Fall von meinem Kollegen Dr. Jayesh Shah vor, der diese Idee in seiner Praxis angewandt hat. Ein neunjähriges Mädchen entwickelte Durchfallsymptome, die von starkem Kopfweh begleitet waren. Der Durchfall war irgendwie mit Hilfe der Schulmedizin unter Kontrolle gebracht worden, aber die Kopfschmerzen hatten selbst auf starke Dosen Schmerzmittel nicht angesprochen. Jayesh beobachtete in diesem Fall etwas Lustiges. Das Kind malte fiebrig ein Bild nach dem anderen. Sie malte 14 bis 16 Stunden pro Tag während dieser sehr schweren Schmerzen und mit schnellem Tempo. Sie sagte, daß das Malen die einzige Beschäftigung sei, die sie möge. Jayesh versuchte das Symptom in den verschiedenen Büchern zu finden, aber "Verlangen nach Malen" ließ sich nirgendwo finden. Erst hatte er das Gefühl, daß man es als "Verbesserung durch Beschäftigung" auffassen könne. Um dies zu bestätigen, fragte er, ob irgendeine andere Aktivität auch Erleichterung schaffen könne. Sie sagte nein. Dann dachte er, daß es vielleicht mit körperlicher Aktivität, die eine Bewegung ihrer Hände involvierte, zu tun habe. Er fragte, ob Schreiben oder Stricken irgendeine Erleichterung bringen würde; und das Mädchen sagte, daß sie Stricken schon ohne Erleichterung probiert habe. Schließlich fragte er sie noch, ob Zeichnen mit einem Bleistift auch eine Erleichterung mit sich brächte, und wiederum bekam er eine abschlägige Antwort. Was genau bedeutete also für sie dieses Zeichnen? Jayesh bemerkte dann, daß sie jedes ihrer Bilder in leuchtenden Farben gemalt hatte. Er fragte sie deshalb noch nach ihrer Reaktion auf Farben, sie sagte, daß sie die sehr gern habe.

In diesem Moment kam die Idee der Komponenten ihm zu Hilfe. Seinem Verständnis nach mußte das Malen eine Kombination einiger Merkmale sein, und wenn er diese in ihre Komponenten aufteilen konnte, konnte er womöglich das Arzneimittel finden. Er machte sich klar, daß Malen eine Kombination von drei Komponenten ist:

- geistig beschäftigt,
- beschäftigte Hände, und
- Farben.

Deshalb nahm er die folgenden Rubriken:

— Geschäftig (Synthetisches Repertorium);
— Fleißig (Synthetisches Repertorium);
— Hast (Synthetisches Repertorium);
— Farben, entzückt von (Synthetisches Repertorium);
— Extremitäten, Ruhelosigkeit von, Hände (Kents Repertorium).

Durch diese Rubriken kam er zu dem Arzneimittel *Tarentula hispanica*.

Beim Nachlesen in Phataks Materia Medica fand Jayesh, daß *Tarentula* nicht nur "Muß Hände beschäftigt halten" hat und empfindlich auf Farben ist, sondern auch "Heftige, vernichtende Kopfschmerzen als Begleitsymptom bei anderen Beschwerden" hat (sie heißen synalgische Schmerzen). *Tarentula* verschaffte sofort Erleichterung.

Hier ist ein anderes einfaches Beispiel. Bei der Beschreibung ihres achtjährigen Sohnes gaben die Eltern ein typisches Beispiel für sein Verhalten: Gerade am Tag vorher schaute der Junge vom Balkon ihrer Wohnung im zweiten Stock und sah, daß sich im ersten Stock ein Junge über die Balustrade lehnte, so daß der Kopf herausragte. Unser Patient nahm einen Kieselstein, ließ ihn auf den Kopf des Jungen unter ihm fallen und verschwand.

Diese eine typische Beschreibung des Jungen kann auf die folgenden Komponenten reduziert werden:

- Boshaft;
- Zerstörungssucht, listig;
- Ruhelosigkeit / Fickerigkeit (das Bedürfnis, etwas zu tun);
- wirft Gegenstände weg.

Hierduch kommen wir auf *Tarentula hispanica* als Mittel für ihn, und wiederum half *Tarentula*.

In einem Fall muß man nicht alle Komponenten eines Arzneimittels finden

Durch die obigen beiden Fälle von *Tarentula* ist klar geworden, daß nicht jeder Fall eines Arzneimittels alle Charakterzüge dieses Arzneimittels manifestieren muß, nicht einmal die sogenannten charakteristischen. Ein Arzneimittel sollte nie ausgeschlossen werden, weil der Patient das eine oder andere Merkmal dieses Arzneimittels nicht manifestiert. Wir müssen das Arzneimittel auswählen, das die herausragenden Wesenszüge des Patienten abdeckt, selbst wenn der Patient nicht mit unserer Idee dieses Arzneimittels zusammenpaßt. Hiermit möchte ich betonen, daß, welche Wesenszüge auch immer in einem Fall auftreten, diese in Kombination sehr charakteristische Ausdrucksformen bilden können. Wenn wir solch ein eigentümliches oder auffälliges Wesensmerkmal finden, müssen wir uns die Frage stellen: "Welche Komponenten sind nötig, um dieses Wesensmerkmal zu bilden?"

Ein anderes Beispiel von Dr. Jayesh Shah beleuchtet, daß, wenn ein Patient ein bestimmtes Symptom beschreibt, es wertvoll ist, dieses in seine Komponenten aufzuteilen und das Arzneimittel zu suchen, das diese hat. Ein dreijähriges Kind schlug entweder oder spuckte in das Gesicht der Fremden, die sich ihm näherten. Das Symptom "Spuckt oder schlägt Fremde" gibt es in dieser Form in unserer Materia Medica nicht. Jayesh schloß, daß das Kind die folgenden Komponenten haben müsse, um diese eigentümliche Tendenz zu beschreiben:

- schlagen;
- Furcht vor Annäherung anderer, Kinder können keine Annäherung ertragen;
- Furcht vor Fremden;
- spuckt den Leuten ins Gesicht;
- Schüchternheit.

Das einzige Arzneimittel mit diesen Komponenten ist *Cuprum metallicum*.

Ein anderer Fall: Eine neunundfünfzigjährige Frau beschwerte sich über Gelenk- und Rückenschmerzen. Sie sagte, daß sie nicht viel Vergnügen in ihrem Leben habe und genug davon habe. Sie war das einzige Kind sehr strenger Eltern. Die Eltern selbst waren kein sehr glückliches Paar. Sie war sehr unterdrückt, durfte nie das tun, was sie wollte. Nach der Heirat war die Beziehung zu ihrem Mann nicht sehr glücklich – "Niemand war besonders liebevoll zu mir." Ihr einziger Sohn starb mit dreieinhalb Jahren in einem Verkehrsunfall. Sie brütete nach wie vor über ihren Verlust. Während des Interviews war sie aufgeregt, zappelig, fummelte mit ihren Händen herum und stach sich in ihre Fingernägel. Sie mußte sich mit Dingen wie Stricken und Handarbeiten beschäftigt halten. Sie sah gern fern, aber nur Quizsendungen. Selbst beim Fernsehen mußte sie ihre Hände mit Stricken beschäftigt halten. Sie schreckte durch die geringsten Geräusche auf.

Was sind die Komponenten dieses Falles?

- Verlassenheitsgefühl;
- unruhige Hände;
- Beschäftigung bessert;
- sieht gleichzeitig Quizsendungen und strickt, das heißt, sie ist gern körperlich und geistig beschäftigt (oder bessert durch);
- brütet über den Verlust ihres Kindes;
- depressiv, niedergeschlagen; hat nervöse Ängstlichkeit.

Das Arzneimittel: *Kalium bromatum*. Die ersten drei Komponenten finden sich im Repertorium, die vierte in Phataks Materia Medica unter *Kalium bromatum*, und die fünfte und sechste stehen in Herings Leitsymptomen.

Auf der körperlichen Ebene können auch Kombinationen von Komponenten die Charakteristika eines Arzneimittels in Erscheinung treten lassen. Nehmen Sie das Einzelsymptom "Husten bei Studenten" mit *Nux vomica* als einzigem Mittel. Eine Kombination von Verschlimmerungsfaktoren von Husten könnte involviert sein, wie zum Beispiel:

- Schlafmangel;
- Stimulantien wie Kaffee;
- laut lesen;
- Gewohnheit zu sitzenden Tätigkeiten;
- geistige Anstrengung;
- Erregung.

An diesem Beispiel können wir sehen, wie eine Gruppe von Geistes- und Gemütssowie körperlichen Symptomen sich zu einer Kombination vereinigen und und ein charakteristisches Einzelsymptom erzeugen.

Komponenten vermischen sich miteinander

Es wird Ihnen auffallen, daß, obwohl sich ein Mensch aus verschiedenen Komponenten zusammensetzt (wie Arzneimittel), diese Komponenten nicht unabhängig voneinander sind, sondern in ihrer Mischung einen besonderen Geschmack erzeugen. Beim Kochen tragen verschiedene Zutaten zu einem Geschmack bei, obwohl wir die einzelnen Zutaten nicht unabhängig voneinander wahrnehmen. Zusammen bilden sie ein besonderes Gericht, das wir erkennen können. Diese Analogie trägt zum Verständnis bei, daß, obwohl zwei Gerichte verschiedene identische Zutaten haben mögen, die Hinzufügung oder Weglassung von einer wichtigen, wie zum Beispiel Salz oder Zucker, den Geschmack der zwei Gerichte völlig verändern kann. Ein Mensch ist zum Beispiel sehr religiös, gewissenhaft und fleißig. Sie denken an *Aurum*, finden bei ihm aber eine extreme Unentschlossenheit in Kleinigkeiten. Diese eine Komponente in ausgeprägtem Maße würde die Indikation zu *Baryta carbonica* verändern. Deshalb hat sich die ganze Atmosphäre dieses Menschen verändert, von einem rigiden *Aurum* zu einem unentschlossenen *Baryta carbonica*.

Die Idee der Komponenten in der Praxis – weitere Beispiele

Durch diese Idee können wir Symptome und Ausdrucksformen eines Patienten verstehen, was ihre Rubriken im Repertorium betrifft; dadurch kommt man leicht zu dem Arzneimittel, zumal die Ausdrucksformen per se vielleicht nicht in der Materia Medica aufgeführt sind. Es ist wichtig zu verstehen, daß die Komponenten, die wir von der Ausdrucksform als solche erkennen, nicht isolierte oder zufällige Symptome des Patienten sind (das heißt als Reaktion auf eine schlechte Situation einmal vorgekommen sind), sondern seine innerste Persönlichkeit ausdrücken (grundlegende Symptome) und durch andere Geschehnisse in seinem Leben oder andere Aspekte seines Falles bestätigt werden können. Hier gebe ich einige erfolgreich behandelte Fälle zur Verdeutlichung.

Fall 1. Sechsjähriger Junge. Wann immer er eine Kakerlake sieht, tritt er darauf und zermanscht sie zu Brei.

Komponenten:
- Zerstörungssucht;
- heftig;
- Impuls zu töten;
- Mangel an moralischem Empfinden;
- Furcht vor Kakerlake.

Belladonna

Fall 2. Ein Kind, das man bittet, mit seinem Vater den Praxisraum zu verlassen, zieht seine Mutter (die im Raum sitzt) mit erhöhter Kraft. Er hält sich an ihr fest und zieht sie, stampft mit seinen Füßen und schreit.

Komponenten:
- Gebärden, stampft mit den Füßen;
- Klammern;
- Schreien.

Stramonium

Fall 3. Ein siebzigjähriger Mann kommt und setzt sich mit seinem Sohn hin (meine Assistentin ist auch im Raum). Er sagt: "Herr Doktor, ich habe Fieber. Ich weiß, daß es von den Rissen im Penis kommt. Behandeln Sie es, und das Fieber wird verschwinden."

Komponenten:
- Selbstüberhebung;
- Theoretisieren;
- Gleichgültigkeit gegenüber seiner persönlichen Erscheinung (es schert ihn nicht, was andere über ihn denken);
- Risse im Penis.

Sulfur

Fall 4. Fünfjähriger Junge. Ruhelos, dickköpfig, ungehorsam, stampft mit den Füßen, wenn seine Wünsche nicht erfüllt werden. Schwerer chronischer Husten. Ich sprach mit seiner Mutter, als er plötzlich laut sagte: "He, Sankaran, warum hört mein Husten nicht auf?"

Komponenten:
- Sprechen, schroffes;
- Sprechen, drohendes;
- kurz angebunden, barsch;
- drohend.

Tarentula

Fall 5. Weibliche Patientin. Ihr Sohn sagt: "Meine Mutter erinnert mich jedesmal ab Punkt 11 Uhr, ihr die Arzneidosis um 12 Uhr zu geben."

Komponenten:
- genau mit der Zeit (wählerisch, anspruchsvoll, kann nicht ertragen, wenn nicht jeder Gegenstand an seiner Stelle ist);
- Angst um die Gesundheit;
- vorsichtig;
- kritisch;
- mißtrauisch;
- ruhelos.

Arsenicum

Fall 6. Sechsjähriger Junge. Wann immer er etwas in jemandes Hand sieht, schnappt er es und gibt es nicht zurück.

Komponenten:
- Geiz;
- Eifersucht;
- Gier;
- Neid;
- impulsiv;
- heftig;
- mutig;
- dickköpfig.

Nux vomica

Fall 7. Zehnjähriger Junge. Die Mutter berichtet, daß er vor Prüfungen erbricht. Frage an den Jungen: "Hast Du vor der Schule Angst?" Antwort: "Warum sollte ich vor der Schule Angst haben? Ich habe keinen Grund, Angst vor der Schule zu haben, und es macht mich ganz gereizt, wenn ich wieder und wieder gefragt werde, ob ich Angst vor der Schule habe."

Komponenten:
- Frühreife;
- Erwartungsangst;
- Selbstüberhebung, Beschwerden infolge von;
- Zorn durch Widerspruch.

Lycopodium

Fall 8. Sechsunddreizigjährige Frau. Entwickelte Schulterschmerzen (Arthritis) nach dem Tod ihres Nachbars, der derselben Kaste angehörte. Sie kommuniziert nicht mit anderen im Haus.

Komponenten:
- kindlich;
- Verschlechterung in Anwesenheit Fremder;
- schamhaft;
- Wahnidee, ein lieber Freund ist krank und am Sterben (extrem starke Abhängigkeit von einem Freund anzeigend).

Baryta carbonica

Fall 9. Ein Patient beschwert sich zornig: "Andere Leute sagen mir schlechte Dinge nach."

Komponenten:
- argwöhnisch;
- Wahnidee, wird kritisiert;
- Wahnidee, wird beobachtet;
- streitsüchtig.

Hyoscyamus

Fall 10. Ein fünfundvierzigjähriger, männlicher Patient sagte: "Herr Doktor, diesen Husten habe ich seit neunzehn Tagen, einen ganz trockenen Husten. Ich bin von Arzt zu Arzt gegangen und habe alle möglichen Arzneimittel genommen, nichts hat mir geholfen. Absolut nichts hat geholfen, deshalb habe ich alle Mittel weggeworfen und gesagt, die rühre ich nicht mehr an, und bin zu Ihnen gekommen."

Komponenten:
- Angst um seine Gesundheit;
- absolut, kann nicht in Zwischentönen denken. Sieht die Dinge schwarz oder weiß (Haß oder Sympathie), als zu gut oder zu schlecht. Entweder bist du ein sehr guter Freund oder ein schlimmer Feind;
- Haß auf Personen, die ihn beleidigt haben, ungerührt durch Entschuldigungen;
- dickköpfig.

Acidum nitricum

Fall 11. Ein Kind mit Husten, Erkältung, Erbrechen und Durchfall. Die Mutter erzählt die folgende Geschichte: Während der Schwangerschaft hatte ihr Mann einige Feinde. Wann immer ihr Mann abends ausging, hatte sie Angst, daß ihm etwas passieren würde. Sie verlor eine Menge Gewicht und wurde extrem ruhelos. Ihr Geruchssinn wurde verstärkt und sie fand alles sehr dreckig und wollte saubermachen.

Komponenten:
- Angst um andere;
- Ruhelosigkeit, nachts;
- Ruhelosigkeit, ängstlich;

- Wahnidee, von Verbrechern, Wahnidee, sieht Diebe nachts
- Abmagerung;
- Furcht, nachts;
- wählerisch, anspruchsvoll;
- wäscht sich, Manie zur Reinlichkeit.

Arsenicum album

Dem Kind ging es mit *Arsenicum album* gut (begründet durch das Arzneimittel der Mutter während der Schwangerschaft).

Fall 12. Sechzigjähriger Mann mit Gicht. Er sagte: "Herr Doktor, dies ist alles emotional. Mein Guru macht immer neue Kurse, um Yoga und Meditation zu lehren, so daß die Studenten nach Beendigung eines Kurses weitermachen. Dann geht er weg und überläßt mir alle Verantwortlichkeit, und ich muß mit allem fertigwerden."

Komponenten des Patienten:
- Gewissenhaft in Kleinigkeiten;
- Wahnidee, hat seine Pflicht versäumt (pflichtbewußt);
- Verlassenheitsgefühl;
- fleißig.

Aurum

Komponenten des Gurus:
- ehrgeizig;
- flieht vor seinen eigenen Kindern (flieht vor seinen eigenen Kreationen)
- machtliebend;
- Wahnidee, er ist zu gleicher Zeit an verschiedenen Orten;
- diktatorisch;
- Ungeduld.

Lycopodium

24

TÄUSCHUNGEN

Unser Repertorium enthält in dem Kapitel "Geistes- und Gemütssymptome" einen umfangreichen, doch nur selten benutzten Abschnitt, den der "Wahnideen" (Täuschungen). Täuschungen sind nicht gänzlich auf Tatsachen beruhende Gefühle, aber sie sind doch Gefühle. Der Unterschied zwischen beiden besteht darin, daß Täuschungen übertrieben und starrer sind und häufig in Bildern ausgedrückt werden.

Der Gedanke, Wahnideen zu benutzen, kam mir bei der Entdeckung, daß die Rubriken "Unglücklich, fühlt sich" und "Wahnidee, unglücklich, er ist" in Kents Repertorium die gleichen Mittel enthalten. Dies führte mich zu der Erkenntnis, daß die "Wahnidee, er ist unglücklich", nichts anderes als ein Gefühl des Unglücklichseins ist. Ich begann nun den Abschnitt "Wahnideen" durchzugehen und habe dabei zu verstehen versucht, was für ein Gefühl jede Täuschung ausdrückt.

Verstehen einer Täuschung

Einer den Studenten der Materia Medica sehr geläufige Täuschung ist die von *Thuja*: "Fixe Idee, aus Glas zu bestehen" (aus Phataks Materia Medica). Ich war überzeugt, daß eines Tages ein Patient zu mir kommen und sagen würde: "Herr Doktor, lassen Sie mich Ihnen ein kleines Geheimnis verraten. Ich bin aus Glas. Ich wurde sogar in einer Glasfabrik geboren!" Da dieses Symptom schließlich in der Materia Medica aufgeführt ist, dachte ich, müsse es ja mindestens ein Patient haben. Aber es kam keiner mit diesem Symptom. Selbst in der Literatur stieß ich auf keinen solchen Fall. Als ich ein paar Homöopathen fragte, meinten diese, es müsse sich um ein Zeichen von geistiger Verwirrung handeln und könne somit auch nur bei geistig verwirrten Menschen auftauchen. Ausgehend von meinem gegenwärtigen Verständnis jedoch, daß Täuschungen häufig nur Übertreibungen normaler Gefühle sind, konnte ich dieses Symptom schon in vielen Fällen zur Verschreibung von *Thuja* verwenden. Welches Gefühl könnte uns nun den Eindruck vermitteln, "aus Glas zu bestehen"? Es handelt sich wahrscheinlich um ein Gefühl der Zerbrechlichkeit, ein Gefühl von Zartheit und Brüchigkeit, das zur Vorsicht mahnt. Von Pierre Schmidt stammt im Synthetischen Repertorium das Symptom "Zerbrechlich zu sein, Wahnidee". Zerbrechlich heißt soviel wie zart oder leicht verletzbar. Schauen Sie doch mal in Kents Rubriken "Wahnidee, Körper, zerbrechlich, ist" und "Wahnidee, Körper, zart ist". Viele Leute haben bis zu einem gewissen Grad irgendwann einmal diese Empfindung. Darum sind sie vorsichtig, wenn sie die Treppe hinuntergehen, die Straße überqueren oder auf rutschigem Untergrund gehen. Doch bei *Thuja* ist diese normale Vorsicht und dieses normale Gefühl von Verletzbarkeit sehr stark übertrieben. Beim Prüfer ruft es das Gefühl hervor, er "bestünde aus Glas". Das sind die Worte, mit denen ein solch übertriebenes Gefühl von Zerbrechlichkeit beschrieben wird.

Ausdruck dieser Täuschung durch Patienten

Eine *Thuja*-Patientin berichtete, sie fürchte sich, in eine Menschenmenge zu gehen. Auf ihren Grund angesprochen, erwiderte sie, sie befürchte, jemand könne über sie fallen oder ihr auf die Füße treten und sie verletzen. Typisch ist die Art eines anderen *Thuja*-Patienten, die Hand zu geben. Er reicht einem nur die Fingerspitzen und selbst das mit großer Vorsicht. Dabei bleibt sein Arm angespannt, als ob er ihn jederzeit wieder zurückziehen müßte. Er hat das Gefühl, er könne es nicht ertragen, wenn seine Hand zu fest geschüttelt würde. Eine andere Ausdrucksform dieses Gefühls gebraucht die Patientin, die sagt: "Herr Doktor, ich hoffe, ihre Medizin ist nicht zu stark für mich". Beim zweiten Besuch berichtet die sichtlich ängstliche *Thuja*-Patientin: "Herr Doktor, ich habe ihre Medizin genommen, und sie hat starkes Herzklopfen bewirkt. Da habe ich Angst bekommen und die Medizin sofort abgesetzt". Sie hatte das Gefühl, sich mit einer weiteren Dosis auf Dauer Schaden zufügen zu können. Ich sehe das als einen weiteren Ausdruck dieser Empfindlichkeit und Verletzlichkeit.

Dieses Gefühl kann sich auch auf bestimmte Organe erstrecken. So kann ein Patient das Gefühl haben, sein Herz sei schwach. Er glaubt, wenn er sich auch nur ein wenig mehr verausgabt, wird er zusammenbrechen, oder wenn er etwas besonders Fettes zu sich nimmt, sein Herz das nicht ertragen kann und zu schlagen aufhört.

Bei *Thuja* steht das Gefühl von Zerbrechlichkeit in Verbindung mit einem weiteren charakteristischen Merkmal, den fixen Ideen. Diese fixen Ideen sind nichts anderes, als eine übertriebene Starrheit im Denken. Bis zu einem gewissen Grad sind wir alle in unseren Vorstellungen ein wenig festgefahren. Wir mögen zum Beispiel die Meinung vertreten, Leute vom Lande seien stumpfsinnig. Solche Vorstellungen halten sich solange, bis wir einige intelligente Leute vom Land kennenlernen und feststellen, daß die Realität nicht so ist, wie wir denken; erst dann ändern wir unsere Meinung. Aber ein *Thuja*-Patient bleibt in seinen Vorstellungen gefangen, selbst wenn er mit dem überzeugendem Beweis des Gegenteils konfrontiert wird.

Es gibt eine Anekdote von einer Frau, die ihrem Arzt berichtete, sie habe eine Katze in ihrem Bauch. Der Arzt versuchte, ihr zu erklären, daß das unmöglich sei, aber sie bestand darauf. Sie wisse, sie habe eine Katze in ihrem Bauch. Um sie zu beruhigen, versprach der Arzt sie zu operieren und die Katze zu entfernen. Er nahm sie in den OP, betäubte sie und brachte eine Narbe auf ihrem Bauch an. Als sie wieder zu Bewußtsein kam, zeigte er auf die Narbe und meinte, er habe die Katze herausgenommen. Sie bat ihn, ihr die Katze zu zeigen. Der Arzt ging hinaus, griff sich irgendeine Katze und zeigte sie ihr. "Oh", sagte sie, "dies ist eine weiße Katze. Die Katze, die ich in meinem Bauch habe, ist schwarz!" Das sind die fixen Ideen von *Thuja*.

Weitere Ausdrucksformen

Kommen fixe Ideen mit einem Gefühl der Zerbrechlichkeit zusammen, haben wir eine fixe Idee von Zerbrechlichkeit. Ein weiteres Beispiel: Ein Patient hat, obwohl mehrere Belastungstests und sogar eine Herzkatheteruntersuchung unauffällige Ergebnisse ergaben, immer noch das Gefühl, sein Herz sei sehr empfindlich und er müsse vorsichtig sein, sonst würde es stehenbleiben. Er geht von einem Arzt zum nächsten, um sich seine Idee bestägen zu lassen und keinem Arzt wirklich Vertrauen schenken, der ihm etwas anderes sagt.

Ein weiteres Beispiel für dieses Gefühl von Zerbrechlichkeit gibt uns die Patientin, die sagt: "Herr Doktor, ich vermeide gänzlich alle sauren Dinge. Ich weiß, wenn ich auch nur etwas Saures esse, fangen alle meine Gelenke an zu schmerzen." Wenn Sie nachfragen, ob die Patientin etwas Saures gegessen und diese Wirkung an sich festgestellt hätte, wird sie erwidern: "Nein, ich esse nie Saures, weil ich es nicht vertrage." Hier haben wir die Kombination einer fixen Idee mit einem zerbrechlichen Gefühl.

An dieser Stelle sollten wir uns bewußt machen, daß alle diese Gefühle ein Teil von uns sind, nur treten sie in der Krankheit in übertriebener und hartnäckigerer Form auf. Solange wir diese Gefühle nicht in uns selbst erkennen, können wir nicht behaupten, sie bei einem Mittel oder Patienten völlig verstanden zu haben. Mit anderen Worten sind die Gefühle eines Mittels oder Patienten keine merkwürdigen Gefühle bestimmter Menschen, sondern sie stecken in abgewandelter Form in jedem von uns. Wenn wir eine Täuschung studieren, müssen wir jenes Gefühl in uns wahrnehmen, das in übertriebener Form dieser Täuschung zugrundeliegt. Wer hatte nicht schon irgendwann einmal das Gefühl, gefangen oder unterlegen zu sein? Arzneimittel können besser durch das Erfahren der Gefühle verstanden werden, die sie in uns hervorrufen. Als ich mich eingehender mit dem Abschnitt "Wahnideen" befaßte, stellte ich fest, daß vielen Täuschungen nur wenige Mittel zugeordnet sind – manchen nur ein oder zwei. Als ich mich dann näher mit diesen Mitteln beschäftigte, fand ich heraus, daß die meisten Ausdrucksformen eines Mittels sich durch diese einzige Täuschung erklären lassen. Die Täuschung ist oft das vorherrschende Gefühl, das in einer Vielzahl von Verhaltensmustern zum Ausdruck kommt.

Zum Beispiel:

— Wahnidee, Knien, er geht auf den;

— Wahnidee, Beine, abgeschnitten sind;

— Wahnidee, ausgelacht, verspottet zu werden.

Dies alles sind Täuschungen von *Baryta carbonica*. Was meint der Prüfer damit? Er meint, eine unbegründete (fixe) Idee zu haben; das Gefühl eines Menschen, der mit abgeschnittenen Beinen auf seinen Knien läuft. Er fühlt sich wie jemand, der einen Kopf kleiner ist als alle anderen, behindert, von oben herab behandelt, ausgelacht und lächerlich gemacht. Das ist ein Hauptgefühl von *Baryta carbonica*.

Hat man einmal dieses Hauptgefühl verstanden, erklären sich auch diverse andere Merkmale von *Baryta carbonica*.

Ein Fallbeispiel

Es folgt ein Aufnahmegespräch mit einem achtzehnjährigen Mädchen, die Probleme mit einigen Pickeln im Gesicht hatte.

– Seit wann haben Sie diese Pickel?

– Seit über einem Monat.

– Und jetzt kommen und gehen sie?

– Es waren sogar mehr. Sie kommen immer wieder.

– Welche anderen Beschwerden haben Sie? Schmerzen oder Brennen?

– Ja, Jucken, kein Schmerz. Etwas Eiter – wenn sie platzen, mit Blut. Keine Schmerzen.

– (untersucht Hände). Gibt es irgendwelche Gründe? Warum gerade seit über einem Monat?

– Jetzt gehen sie nicht mehr weg. Davor sind sie immer rausgeeitert.

– Wonach haben Sie Verlangen?

– Nach allem.

– Nach irgendetwas im besonderen?

– Blumenkohl und Reis.

– Salziges, Süßigkeiten?

– Ab und zu Süßigkeiten, Salziges mag ich.

– Und der Appetit?

– Kein Appetit – ich muß pünktlich essen.

– Durst?

– O.K.

– Heiß oder kalt?

– Heiß und kalt.

– Schweiß?

– Weniger.

– Ihre Regel? (Menstruation).

– Gewöhnlich normal, zwei bis drei Tage zu früh, jetzt spärlich.

– Wie schlafen Sie?

– Auf dem Rücken.

– Was machen Sie?

– Ich habe studiert und ab und zu als Bürogehilfin bei Indian Airlines gearbeitet.

– Wie ist Ihr Wesen?

Keine Antwort – lächelt. Frage erneut.

– Ich bin sanft – manchmal sehr wütend. Ich schlage nicht, aber spreche nicht für ein bis zwei Stunden. Ein kleines Kind kommt, und ich fühle mich wieder o.k. Ich vergesse meinen Ärger.

– Was fällt Ihnen noch zu Ihrem Wesen ein? Weinen Sie?

– Wenn jemand etwas sagt, weine ich.

– Zu welchen Anlässen werden Sie wütend?

Keine Antwort für lange Zeit – konzentriert sich. Frage erneut.

– Geben sie mal ein Beispiel.

– Jemand hat mich getadelt.

– Wird Ihr Gesicht fettig? (Plötzliche Frage nach körperlichen Befinden, um den Reflex zu testen).

– Ja, sehr fettig. (Schnelle Antwort).

– Sind Sie lieber in Gesellschaft oder alleine?

– Ich bin gern allein, mag keine Geräusche – lieber Ruhe. Keine Probleme, den ganzen Tag allein zu sein. (Spontane Antwort). Bin immer ruhig und mache irgendetwas.

– Sie sind lieber an einem Ort oder ziehen Sie herum?

– Bin lieber an einem Ort. Gehe überhaupt nicht gerne aus.

– Was machen Sie sonst gerne?

– (Lange Zeit keine Antwort, sagt dann): Wenn meine Arbeit vorbei ist, sitze ich alleine 'rum.

Wiederholung der Frage.

– Reden Sie gerne?

– Ich mag Ruhe.

– Träumen Sie?

– Sehr selten.

– Erzählen Sie mir von Ihren Träumen.

– (Schweigen) – Wie soll ich das sagen?

– Gute oder schlechte Träume? – Was heißt schlecht? Träume von Wasser?

– Ja, aber warum müssen Sie das alles wissen?

– Sagen Sie mir ihre Träume, ich werde Sie heilen.

– Wie kann das sein?

– Auf dieser Grundlage wählen wir die Medizin aus.

– Träume von Wasser, Bäumen und Streit.

– Sagen Sie mir eins. Wie ist ihre Regel?

– In den ersten zwei Tagen sehr dunkel.

– Fühlen sie sich erfrischt beim Erwachen?

– Manchmal fühl' ich eine Last auf meinem Kopf beim Erwachen.

– Juckt es tagsüber oder nachts?

– Tagsüber.

– Haben die Pickel mit der Regel zu tun?

– Ja, vor der Regel mehr und seit einigen Monaten ständig.

– Verlangen in Bezug auf Essen?

– Ich mag Blumenkohl, Radieschen, rohes Gemüse sehr gerne. Wenn ich's nicht bekomme, ist's auch o.k.

– Schlafen Sie auf dem Rücken, der Seite oder dem Bauch?

– Auf dem Rücken.

- Haben Sie die Fenster lieber geöffnet oder geschlossen?
- Geschlossen – meine Mutter brüllt (Krach).
- Unterdrücken Sie Wut?
- Ich sag's niemand. Ich würd's gern sagen, rede aber nie.
- Mögen Sie Süßigkeiten?
- Ein bißchen – nicht zu viel.
- Wie heißen Sie?
- Shahnaz.
- Ich gebe Ihnen Medizin für zehn Tage. Sie sagen mir, wie Sie sich nach den zehn Tagen fühlen.

Aus dem obigen Gespräch konnte ich folgendes entnehmen:

- Die junge Frau sprach extrem unwillig über ihre Gefühle und erweckte den Eindruck, daß sie es nicht gewohnt war, mit irgendjemandem über sich selbst zu sprechen.
- Ihre Frage (warum sollte ich Ihnen das alles erzählen?) bedeutete indirekt, warum interessieren Sie sich für mich, (da das bisher kein Mensch getan hat).
- Das Grundgefühl war, niemanden zu haben, dem sie ihre Gefühle mitteilen kann, oder keinen, der sich überhaupt darum kümmert. Es ist ein Gefühl, keine Freunde zu haben.
- Dies wurde bestätigt durch ihr ganzes Verhalten und ihre Aktivitäten (mag nicht ausgehen usw., obwohl sie in der Blüte ihres Lebens steht).

So wählte ich "Gefühl, keine Freunde zu haben" als das zentrale Thema dieses Falles und nahm die Rubriken:

— Wahnideen, Freunde, er ist ohne;
— Unfreundlich, mürrisch;
— Verlassenheit, Gefühl der;
— Beschwerden infolge von Zorn, Ärger;
— Gesellschaft, Abneigung gegen;
— Verlangen nach Gemüse;
— Selbstbetrachtung;
— Empfindlich gegen Geräusche;
— Reden, Abneigung zu, möchte schweigen, wortkarg;
— Gedanken, gedankenvoll;
— Träume von Wäldern (viele Bäume) und Wasser;
— Gesicht, Hautausschläge, vor den Menses (Pickel).

Sie ist ein sehr verschlossener Mensch, der mit niemandem sprechen will und es vorzieht, allein zu sein. Symbolische Träume von Bäumen und Wasser.

Diese Rubriken führten mich zu dem Mittel *Magnesium muriaticum*, welches nicht nur die Pickel beseitigte, sondern auch ihre Haltung veränderte.

Gefühle und Reaktionen

Gefühle und Reaktionen sind zwei Komponenten der geistigen Verfassung eines Menschen. Unsere Gefühle bestimmen unsere Reaktionen. Es steht uns frei, so zu reagieren, wie wir es wünschen, entsprechend unseren Lebensumständen, Ausbildung, kulturellen Hintergrund usw. Somit können wir verschieden auf dasselbe Gefühl reagieren, wobei das Gefühl selbst grundlegend ist und unveränderlich bestehen bleibt. Wir können sagen, daß Gefühle unwillkürlich und unkontrollierbar sind, Reaktionen dagegen sich bis zu einem gewissen Grad kontrollieren und abwandeln lassen. Deshalb ist es besser, sich auf Gefühle als auf Reaktionen zu verlassen. Gefühle existieren auf allen Ebenen des Patienten, in allen seinen Beziehungen, der zu sich selbst, seiner Familie, seiner Umwelt, seinem Arzt, seiner Krankheit usw. Wir müssen sie beobachten und aufdecken, sie wahrnehmen.

Ein Mädchen, das längere Zeit wegen seiner Pickel in meiner Behandlung war, fragte mich zum Beispiel, warum es nicht besser werde und ob ich es nicht gesund machen wolle. Auf meine Frage, wie sie auf diesen Gedanken komme, antwortete sie: "Sie müssen irgendetwas gegen mich haben. Anderen Patienten geht es besser, warum nicht mir?"

Das Gefühl hinter ihrer Aussage drückt aus: "Sie haben die Fähigkeit eines Arztes, aber sie behandeln mich nicht richtig, weil Sie mich nicht so sehr mögen wie andere." Sie müssen das Gefühl wahrnehmen, das hinter dieser Aussage steckt.

Ich untersuchte ihre Vorgeschichte: Sie stammte aus einer großen Familie. Mit achtzehn Jahren war sie verlobt gewesen, die Verlobung jedoch aus irgendeinem Grund gelöst worden. Sie hat eine ein Jahr jüngere Schwester, die schöner war und die immer mehr Aufmerksamkeit bekam. Diese Schwester hatte geheiratet und hatte jetzt ein Kind. Unsere Patientin mußte seit ihrer Kindheit um Anerkennung in der Familie kämpfen. Sie war somit darauf angewiesen, aus Eifersucht streitsüchtig zu sein.

Aufgrund folgender Rubriken gab ich ihr *Calcarea sulfurica*, was ihr sehr half:

— Jammern, weil er nicht geschätzt wird;

— Streitsüchtig;

— Eifersucht;

und aufgrund ihrer körperlichen Symptome.

Ihre Eifersucht darauf, daß ich anderen Patienten mehr Aufmerksamkeit schenken würde, machte sie zänkisch und führte zu ihrer Unzufriedenheit mit mir. Sie benahm sich, als ob ich ihr Vater wäre und anderen Patienten mehr Aufmerksamkeit schenken würde als ihr, analog zu ihrer Situation zu Hause. Ihre Art mit mir zu sprechen, zeigte ihre Gefühle und Einstellung zu ihrer Situation. Das Gefühl, nicht geschätzt und anerkannt zu werden, ließ sie in verschiedenen Situationen auf eine bestimmte Weise reagieren. Ihre Reaktion stimmte mit ihren Gefühlen völlig überein. Wir können also sagen, eine Täuschung bildet die Grundlage für die gesamte Symptomatik. Diese erhält dadurch einen Sinn und ist in sich zueinanderpassend.

Nicht alle Täuschungen sind von gleicher Bedeutung. Wir müssen zwischen zwei Arten von Täuschungen unterscheiden.

Welche Täuschungen sind wichtiger und warum?

Wir haben Krankheit als die Unfähigkeit eines Menschen definiert, auf seine Situation angemessen zu reagieren. Ein Mann, der von einem Hund verfolgt wird, verhält sich zum Beispiel so, als ob es ein Löwe wäre. Aufgrund seiner Täuschung reagiert er nicht in einer Art und Weise, die der aktuellen Situation angemessen ist. Somit ist seine Täuschung seine wahre Krankheit. Verschwindet seine Täuschung, wird er sich normal verhalten, das heißt den Hund bloß als Hund sehen und ihn verscheuchen. Die Täuschung eines Menschen ist seine Sichtweise einer Situation, und sie erklärt die meisten seiner Reaktionen. Es ist seine falsche Wahrnehmung der Situation. Ausdrucksformen wie Gewalt, Lachen, Wut, Weinen usw., können in vielen Situationen normal sein, aber die dahinterliegenden Gefühle werden in jedem einzelnen Fall verschieden sein. Und die Wahl des Mittels wird eher von den Gefühlen abhängen, die die Reaktionen auslösen, als von den Ausdrucksformen an sich. Nur das Mittel, das genau dieser Täuschung entspricht, kann den Patienten heilen.

An dieser Stelle möchte ich zwei neue Begriffe einführen – situationsbedingte Täuschung und zugrundeliegende Täuschung. Mit der situationsbedingten Täuschung meine ich die falsche Wahrnehmung eines Patienten in einer bestimmten vorübergehenden Situation, die verschwindet, sobald der Vorfall vorüber ist. Starte ich beispielsweise ein recht störanfälliges Auto, habe ich Angst vor dem, was passiert, wenn es unterwegs liegen bleibt. Meine Furcht ist anormal und steht in keiner Relation zur Situation; sie wäre einem Menschen angemessen, der in die Mitte eines Urwalds fährt. Diese Täuschung (die Stadt wäre ein Dschungel) ist vorübergehend und daher situationsbedingt. Diese Täuschung tritt in der spezifischen Situation aufgrund einer tieferen Täuschung auf – einem Gefühl, eine Situation nicht meistern zu können, weil das Problem meine Fähigkeiten übersteigt. Diese falsche Selbstwahrnehmung in Bezug auf die Situation und die daraus resultierende Zaghaftigkeit begründen die situationsbedingte Täuschung, in einem Dschungel zu sein. Die Täuschung, mich in einer Situation zu befinden, die meine Fähigkeiten übersteigt, bildet die zugrundeliegende Täuschung und wird für einige andere situationsbedingte Täuschungen die Basis sein. Dennoch wird die zugrundeliegende Täuschung jederzeit dieselbe bleiben und auf verschiedene Weise ausgedrückt werden – in Gefühlen, Bedingungen des Wohlbefindens, Hobbies, der Art zu sprechen und sich wiederholenden Träumen. Wir müssen versuchen, die zugrundeliegende Täuschung des Patienten zu finden.

Der Schlüssel dazu liegt in der Beobachtung aller Ausdrucksformen eines Patienten – seinem Gang, seiner Sprache, seinem Auftreten, wie er zur Praxis kommt, wie er seine Beschwerden schildert usw. – und schließlich im Verständnis des Gefühls hinter diesen Ausdrucksformen, jenem Gefühl, das ihn so reagieren läßt. Wir müssen herausfinden, in welcher Weise er seine Situation wahrnimmt. Können wir das ergründen, wie in den Fällen von *Calcarea sulfurica* und *Magnesium muriaticum* sowie den jetzt folgenden Fällen, erfassen wir die zentrale Idee, und die Mittelwahl wird genau.

Genauso, wie wir grundsätzliche Maßstäbe und Ausdrucksformen haben (Kapitel "Komponenten"), gibt es zugrundeliegende und situationsbedingte Täuschungen. Die zugrundeliegende Täuschung wird jedes einzelne Merkmal des Falles erklären und die Grundlage für die verschiedenen situationsbedingten Täuschungen bilden.

Egal, von wo Sie sich einem Patienten nähern, Sie werden auf seine zugrundeliegende Täuschung stoßen; das liegt im Wesen der zugrundeliegenden Täuschung.

Dazu ein anschauliches Fallbeispiel.

Fallbeispiel

Ein vierzig Jahre alter Ingenieur kam mit Magenschmerzen und blutigem Erbrechen. Er kam aus einer Arztfamilie und hatte alle Untersuchungen hinter sich. Ein Bariumbreischluck vor zehn Jahren hatte ein Zwölffingerdarmgeschwür ergeben, das allopathisch behandelt wurde.

Er sprach über sein körperliches Problem, die zahlreichen, detaillierten Untersuchungen und berichtete präzise, wann welche Behandlungen vorgenommen wurden.

Er sagte:

– Obwohl jetzt alle Untersuchungen normale Ergebnisse haben, verursacht bei mir selbst einfache Kost Übersäuerung. Ich bin sehr vorsichtig mit dem, was ich esse. Ich esse nur Gekochtes, und seit vielen Jahren habe ich alles Gebratene und scharf gewürztes Essen vermieden. Trotz alledem habe ich immer noch Angst, daß das blutige Erbrechen wiederkommt. Jedesmal, wenn es anfängt, beginnt es unvermittelt. Jeder in meiner Familie ißt dasselbe wie ich, aber nur ich leide.

Ich war ein ehrgeiziger Mensch. Am Beginn meiner Karriere habe ich hart gearbeitet. Ich habe nicht besonders auf meine Nahrung geachtet und habe meine Gesundheit stark vernachlässigt. Ich bin auswärts essen gegangen und habe nicht darauf geachtet, wann oder was ich esse. Jetzt bin ich vorsichtig geworden. Meine Gesundheitsprobleme haben mich beim Aufstieg in meiner Karriere behindert. Ich habe mich meinem Schicksal ergeben und alle Hoffnungen auf einen Aufstieg begraben. Ich habe das Gefühl, ich kann nicht das tun, was andere tun können; ich habe ein Handicap. Wenn ich nach Madras oder Bangalore fahre, nehme ich mir mein Mittagessen mit. Als ich nach Japan fuhr, war ich ständig damit beschäftigt, Milch aufzutreiben. Alle Drinks und andere luxuriöse Dinge mußte ich ablehnen.

Meine Hauptangst ist, daß es nicht bösartig wird. Der Arzt hat gesagt, daß ein Zwölffingerdarmgeschwür nie bösartig wird, aber ich werde diese Angst nicht los. Jeder sagt mir, ich solle alles essen; aber ich bekomme Schwierigkeiten, wenn ich das tue. Der Arzt sagt, ich bräuchte mich nicht zu beschränken, sondern nur die Nahrung vermeiden, die mir Probleme bereitet; aber alles macht mir Probleme.

Ich kann mich nicht auf meine Arbeit konzentrieren. Ich habe mein Gedächtnis und mein Selbstvertrauen verloren. Ich habe keine Lust zu arbeiten. Ständig denke ich an meine Gesundheit. Ich möchte um jeden Preis meine Gesundheit, die mir mehr bedeutet als der Rest der Welt, wiedererlangen. Ohne Gesundheit kann man nichts machen. Ein armer, aber gesunder Mann kann wenigstens seinen guten Schlaf genießen. Deshalb sage ich meinem Sohn und meiner Tochter immer wieder, sie sollen sich nicht um ihre Noten sorgen, sondern sich um ihre Gesundheit kümmern. Ich möchte als glücklicher Mensch leben, das ist alles.

– Woher kommen Ihrer Meinung nach Ihre Gesundheitsprobleme?

– Ich habe ständig meine Gesundheit vernachlässigt. Als ich Symptome hatte, hätte ich etwas unternehmen müssen. Ich bin sehr schnell aufgestiegen, ich war ein guter Student, meinem Alter voraus und ehrgeizig. Ich hätte Medizin oder Maschinenbau studieren können. Aber da ich gut in Mathematik war, wurde ich Ingenieur, obwohl ich aus einer Arztfamilie komme. Es wäre besser gewesen, wenn ich Arzt geworden wäre. Wenigstens hätte ich mich dann um meine Gesundheit kümmern können.

Alle Ausdrucksformen des Patienten in diesem Fall:
- sein mangelndes Interesse an seiner Arbeit,
- sein Gefühl, seinen Ehrgeiz nicht befriedigen zu können,
- sein Bedauern, nicht Arzt geworden zu sein,
- die Ratschläge an seine Kinder,

rühren von dem zentralen Gefühl her, daß er bei Verfolgung seiner Ziele seine Gesundheit mißachtet habe, worauf sein jetztiges Leiden zurückzuführen sei. Ich wählte die folgenden Rubriken:
- Wahnidee, Gesundheit ruiniert, er hat seine;
- Furcht, ruiniert zu haben, sich seine Gesundheit;

In beiden Rubriken kommt *Chelidonium* als das einzige Mittel vor.

Betrachten wir die anderen Rubriken:
- Angst, Gewissensangst, als ob eines Verbrechens schuldig;
- Gewissensqual;
- Gedanken, Krankheit, an eine;
- Wahnidee, Krankheit, hat eine unheilbare;
- Geschwätzigkeit;
- Geistige Arbeit, Abneigung gegen;
- Faulheit, Indolenz;
- Konzentration, schwierige;
- Vergeßlich.

Ich bestätigte diese Verschreibung. Zufälligerweise findet sich die Täuschung, daß er seine Gesundheit ruiniert hat, in keiner Materia Medica, außer in Kents Repertorium.

Es ist interessant festzustellen, daß dieser Mann nicht von Geburt an *Chelidonium* war. Er war ehrgeizig, seinem Alter voraus und fleißig, was auf *Lycopodium* hinweist. Sein Ehrgeiz ließ ihn alles vernachlässigen, um in dieser Leistungsgesellschaft aufzusteigen. Im weiteren Verlauf vernachlässigte er seine Gesundheit derart, daß er in einen *Chelidonium*-Zustand geriet, der dazu führte, daß er seiner Gesundheit mehr Aufmerksamkeit widmete.

An diesem Fall können wir lernen, daß, wo wir auch ansetzen, welchen Zugang wir auch wählen, wir immer wieder auf das Grundgefühl zurückkommen – daß er seine Gesundheit ruiniert hat. Dieses Gefühl, welches zwar bis zu einem gewissen Grad gerechtfertigt, doch im jetzigen Zusammenhang völlig übertrieben ist, wird somit zu seiner zugrundeliegenden Täuschung. Dies stellt seine Sicht von sich selbst und seiner Situation dar, und daraus erwachsen alle seine Gefühle, Reaktionen, Bedingungen und Zwangshandlungen.

Wir finden nicht immer auf Anhieb die entsprechenden Rubriken im Repertorium. Oft müssen wir eine Rubrik inmitten einer Vielzahl von Rubriken suchen, einschließlich denen unter Furcht, Traurigkeit usw. In der Tat müssen wir vielleicht im gesamten Kapitel der Geistes- und Gemütssymptome suchen, um ein Mittel mit der gleichen Täuschung oder dem entsprechenden Gefühl zu finden.

Selbst wenn wir eine solche Rubrik nicht finden, wird unsere Wahrnehmung dadurch geschärft, daß wir die zugrundeliegende Täuschung des Patienten verstehen. Wie wir in dem Kapitel "Gesundheit und Krankheit" gesehen haben, handelt es sich bei einer Krankheit um nichts anderes als die zugrundeliegende Täuschung des Patienten. Wenn wir diese Täuschung also verstehen, gelangen wir geradewegs zum Kern des Problems.

25

AURUM UND DIE IDEE DER KOMPENSATION

Die Idee der Kompensation kam mir das erste Mal, nachdem ich einige Patienten mit dem Mittel *Aurum* behandelt hatte. Einen der ersten Fälle möchte ich vorstellen:

Herr D., achtundfünfzig Jahre alt, kam am 23.11.82 mit folgenden Beschwerden:

- Seit einem Jahr Schmerzen im Brustkorb, wenn er schnell geht und wenn er Treppen hinuntergeht und insbesondere, wenn er nach dem Essen spazierengeht. Erleichterung durch Ruhe, Erleichterung durch Druck. Schwitzen während der Schmerzen. Das EKG weist ischämische Veränderungen auf.
- Ameisenlaufen der Fußsohlen. Taubheit der Füße bis zu den Knöcheln.
- Diabetes. Letzter Wert: Blutzucker 304 mg% (nach dem Mittagessen).
- Hoher Cholesterinspiegel. Letzter Wert: 283.

Wichtige Symptome

- Mag bittere Speisen, warme Speisen, heiße Getränke und Süßigkeiten. Stuhlgang unbefriedigend. Urin: einmal nachts. Schweiß wenig. Frühe Glatzköpfigkeit.

Ursprünglich lebte er in Bombay. Er wurde dann nach Delhi versetzt, zum Chefbuchhalter befördert, und ihm wurde die Verantwortung übergeben, mit viel Geld umzugehen, was er nicht gewohnt war. Er wurde angespannt, und seither plagten ihn seine Brustschmerzen. Jetzt ist er nach Bombay zurückversetzt worden und seither nicht mehr so verspannt. Er mag Gesellschaft und fühlt sich einsam, wenn er allein ist. Da er sehr religiös ist, muß er täglich beten. Musik besänftigt ihn.

Untersuchungsbefund

Kalte Hände. Vertikale Furchen auf der Stirn. Blutdruck 140/90.

Beobachtungen

Sehr ordentliche Erscheinung. Pünktlich. Hat seine medizinischen Unterlagen sehr sauber geordnet. Geht regelmäßig zur Untersuchung. Drückt sich bescheiden aus. Nicht geschwätzig.

Meine Betrachtung des Falles

Als ich den Fall studierte, stach mir ins Auge, daß seine Beschwerden zunahmen, als er mit einer Verantwortung konfrontiert wurde, die er nicht gewohnt war. Nachdem ich in verschiedenen Repertorien wie Kent, Boenninghausen usw., gesucht hatte, fand ich die

Rubrik in meinem eigenen Hinterhof, nämlich Phataks Repertorium. Die Rubrik auf Seite 292 lautet: "Verantwortung, ungewohnte verschlechtert", und das Mittel dafür ist *Aurum metallicum*. Zu der Zeit kannte ich nur das klassische Arzneimittelbild von *Aurum* – das eines depressiven, melancholischen, zum Selbstmord neigenden Menschen. Clarke sagt in seinem Wörterbuch der Praktischen Materia Medica: "Melancholie, mit Unruhe und Wunsch zu sterben. Hoffnungslos, zum Selbstmord geneigt, verzweifelt, geneigt, von Höhen herunterzuspringen, sich in einen Sessel zu werfen, traurig, meint, alles ist gegen sie, das Leben ist nicht lebenswert und allein der Gedanke an Tod bereitet Freude – qualvolle Angst, die eine Neigung zum Selbstmord hervorruft." Phatak sagt in seiner Materia Medica: "Intensive, hoffnungslose Depression und Widerwillen gegen das Leben, qualvolle Angst vor Selbstmord. Reizbar beim geringsten Widerspruch. Grüblerische Melancholie, die Zukunft sieht schwarz aus."

Mein Patient hatte weder eine Neigung zum Selbstmord noch Depressionen, was mich an *Aurum* als seinem Mittel zweifeln ließ. Als ich dennoch seine anderen Symptome betrachtete und im Repertorium nachschlug, überraschte es mich, zu finden, daß *Aurum* fast alles abdeckte:

- fleißig;
- religiös;
- Gewissenhaft in Kleinigkeiten;
- Musik bessert;
- Brust, Angina;
- Hinaufsteigen verschlimmert

Da das Symptomenbild zu *Aurum* paßte, entschied ich mich dafür, *Aurum metallicum* zu verschreiben, obwohl das klassische Arzneimittelbild von *Aurum* fehlte und *Aurum* auch nicht seine Nahrungsmittelverlangen abdeckte. Ich gab ihm *Aurum* C 200 und C 1000 über ein Jahr in wöchentlichen Gaben. Allmählich ließen seine Beschwerden nach, und er wurde fast völlig gesund.

Befinden im Dezember 1983

- Cholesterinspiegel: 253 mg%.
- Blutzucker: 141 mg% (nach dem Mittagessen).
- Herzschmerzen sehr viel weniger. Kann viel mehr gehen und treppensteigen.
- Taubheit der Füße nur gelegentlich, viel geringere Intensität.

Anfang Februar 1986 hatte er weder Brustschmerzen noch Taubheitsgefühl, Blutzucker und Cholesterinspiegel waren normal. Er hat sich nun in einem Ashram niedergelassen, wo er ehrenamtlich als Buchhalter arbeitet.

So hat *Aurum* ihn vollständig geheilt, und aus diesem Fall entstand ein wunderschönes Bild von *Aurum*. Ich begann dieses Bild für andere Fälle mit gutem Erfolg zu verwenden. Ich fand, daß diese Patienten sehr gewissenhaft, verantwortlich, pflichtbewußt und herzlich waren. Sie konnten fast väterliche Gefühle für andere entwickeln. Aus diesen Fällen entwickelte ich ein lebendiges Bild dieses Mittels.

Das erste, was Sie an einem *Aurum*-Patienten bemerken können, ist seine ordentliche Erscheinung, konservativ, eher altmodisch gekleidet, manchmal mit einem religiösen Mal auf seiner Stirn. Er ist pünktlich bei seinen Verabredungen. Sein Fragebogen ist ordentlich und vollständig ausgefüllt. Er bringt seine medizinischen Unterlagen sorgfältig geordnet mit. Geht man seine Unterlagen durch, sieht man, daß er sich regelmäßig Untersuchungen unterzieht. Er hat seine Medizin gewissenhaft genommen und nicht eine einzige Gabe ausgelassen. Er beschreibt seine Leiden genau, mit Zeitangaben und redet vertrauenswürdig, weder zuviel noch zuwenig. In seiner Arbeit ist er übergenau, vorsichtig selbst bei der kleinsten Sache, ein Perfektionist, arbeitet bis spät, prüft die letzte Akte und zählt den letzten Pfennig. Er ist pflichtbewußt und kann nie ruhen, bis er sein Tageswerk vollbracht hat. Da er extrem hart arbeitet, sehr verantwortungsbewußt und ehrlich ist, wird ihm seitens seiner Kollegen und Arbeitgeber viel Vertrauen und Wertschätzung entgegengebracht. Er ist aufrichtig. Er bleibt bei seinen Leisten. Er ist nicht ehrgeizig. Er will weder Geld, Macht noch Ruhm. Er ist glücklich, wenn er seine Pflicht getan hat. Er schätzt Anerkennung, obwohl er darauf nicht hinarbeitet. Im großen und ganzen ist er sanft, aber er wird zornig, wenn andere ihre Pflichten vernachlässigen. Er hat einen ausgeprägten Gerechtigkeitssinn, und Fehler anderer provozieren seinen Zorn. Somit ist er tadelsüchtig, kritisch und setzt sowohl sich selbst als auch anderen hohe Maßstäbe. Er wird sehr pünktlich sein und von Ihnen das gleiche erwarten. Wenn Sie ihn im Wartezimmer warten lassen, kann er hereinplatzen und auf seinen Termin pochen. Er kann streitsüchtig sein und tadeln. Das bewirkt eine sehr starke geistige Anspannung, die zu Bluthochdruck, Herzkrankheit, Schuppenflechte oder sogar Herzinfarkt und Krebs führen kann. Ungeachtet seiner Krankheit fährt er fort mit seiner Arbeit und wird immer kränker.

Aurum-Patienten haben eine feste Vorstellung von dem, was ihre Pflichten sind. Das hängt gewöhnlich davon ab, wie sie von ihren Eltern erzogen wurden. Es kann jemandem zum Beispiel zu verstehen gegeben worden sein, daß, sobald seine Kinder verheiratet und selbstständig sind, er seine Pflicht erfüllt hat. So arbeitet er hart und ist fürsorglich, bis diese Aufgabe erfüllt ist. Aber sobald die Kinder verheiratet sind, entspannt er sich völlig; und es mag sein, daß er seinen Eifer verliert usw. Wenn Sie ihn zu diesem Zeitpunkt fragen, ob er angespannt oder besorgt ist, wird er antworten: "Warum sollte ich angespannt sein, jetzt, wo alle meine Kinder sich häuslich niedergelassen haben, ist meine ganze Verantwortung von mir gefallen. Jetzt verbringe ich meine Zeit mit dem Gebet und damit, anderen zu helfen." Es mag Sie überraschen, daß dieser hart arbeitende, geschäftige, gehetzte Mann jetzt völlig entspannt ist und sich Musik anhört, als ob er sich um nichts auf der Welt kümmern müsse.

Einem *Aurum*-Patienten kann beigebracht worden sein, daß er, sobald er seine Verantwortung gegenüber seiner Familie erfüllt hat, sich der Religion und den sozialen Diensten zuwenden solle, sodaß er seine Zeit der Religion oder der Hilfe für andere widmet. Er hilft anderen mehr aus einem Gefühl von Pflicht als aus Mitleid oder Sorge um andere. Seine Religiosität erwächst auch eher aus einem Pflichtgefühl. Einige festgelegte Tageszeiten widmet er dem Gebet. Er ist nicht philosophisch. Auch zweifelt er nicht an seinen Handlungen. Er neigt sehr zu religiöser Musik, die ihm unglaubliche Erleichterung verschafft. Außerdem spricht er auf klassische Musik gut an.

Er kann stolz sein, ist aber nicht egoistisch. Er ist mit Recht stolz auf seine Integrität und Aufrichtigkeit. Er spricht und antwortet oft in Fragen.

Aurum kann sanftmütig, aber auch rachsüchtig sein, das hängt von seiner Erziehung ab. Wir hatten einen typischen *Aurum*-Patienten, dessen Vater sanftmütig, dessen Mutter aber eine sehr strenge Frau war. Sie war ein Vorbild dafür, jemandem nicht zu verzeihen, der einen verletzt hat, sondern hartnäckig zu kämpfen und Rache zu üben, bis Gerechtigkeit vollzogen ist. Dieser Patient war einmal von seinem Nachbarn für ein Vergehen, das er nicht begangen hatte, vor Gericht gebracht worden. Er verschaffte sich ein Alibi und ließ seinen Nachbarn von einigen Rowdies zusammenschlagen. Daraufhin war er zufrieden. Später freundete er sich sogar mit seinem Nachbarn an. Seine Mutter war von ähnlichem Wesen.

Bis jetzt haben wir das Eltern-Ich von *Aurum* betrachtet. Ich verwende das Wort Eltern-Ich, wie es in der Transaktionsanlyse gemeint ist, einem von Eric Berne begründetem System, das von Thomas Harris in seinem Bestseller "Ich bin O.K. – Du bist O.K." veranschaulicht wird.

Die Transaktionanalyse teilt die Psyche eines Menschen in drei Anteile auf. Das Eltern-Ich, das Erwachsenen-Ich und das Kindheits-Ich. Das Eltern-Ich ist der Anteil an Vorschriften, Vorurteilen, Glaubenssätzen und Einstellungen unserer Eltern, der sich in uns abspielt. Er ist von Mensch zu Mensch verschieden und abhängig von der Gesellschaft, Herkunft und letztendlich von seinen Eltern. "Lügen ist eine Sünde", "Nimm dich vor Fremden in acht" usw., sind Einstellungen, die vom Eltern-Ich kommen. Jemand, der von seinem Eltern-Ich dominiert wird, kann die Realität nicht objektiv betrachten. Er betrachtet alles aus der Sicht seiner Eltern und hat ein starkes Empfinden für Recht und Unrecht. Er neigt dazu, jeden zu verbessern, der falsch liegt. Oft passiert es ihm, daß er andere bevormundet. Wenn sie ihn zum Beispiel fragen: "Wo sind meine Schlüssel?", wird er erwidern: "Warum legst Du sie nicht an ein und denselben Platz?" Eine objektive Erwachsenen-Antwort wie: "Ich weiß nicht" oder "Laß sie uns suchen" usw., ist selten bei jemandem, der von seinem Eltern-Ich dominiert wird.

Wir sehen also ein starkes Eltern-Ich bei *Aurum*. Der starke Einfluß des Eltern-Ichs zeigt sich darin, daß *Aurum* kaum in der Gegenwart lebt. Er spielt immer wieder die Platte der elterlichen Phrasen ab und beurteilt alles danach, wie es ihm seine Eltern mit auf den Weg gegeben haben. "Die Welt geht vor die Hunde", "Alle Politiker sind Diebe", usw. Solche Haltungen sind bei einem *Aurum*-Patienten oft anzutreffen, wenn sie auch häufig nicht zum Ausdruck gebracht werden.

Aurum weist auch ein gleichstarkes Kindheits-Ich auf, das jedoch mehr im Verborgenen liegt, als das Eltern-Ich. Mit Kindheits-Ich meinen wir in der Transaktionsanalyse das Verhaltensmuster unserer eigenen Kindheit, wie Angst, Furcht, Traurigkeit, Schuld, Enttäuschung, Verzweiflung, Zurückweisung sowie die glücklichen Momente. Wir empfinden Trauer, wenn uns jemand zurückweist, Schuld, wenn wir selbstsüchtig sind oder lügen. Auf die Frage: "Wo sind meine Schlüssel?", wird ein vom Kindheits-Ich dominierter Mensch mit: "Warum mußt Du mir immer die Schuld geben?" reagieren. Ein weiterer Ausdruck der Eigenschaften unseres Kindheits-Ich ist die Entwicklung starker Bindungen.

Aurum kann eine sehr starke Bindung zu jemandem entwickeln, der meist jünger ist als er selbst. Solch eine Eltern-Kind Beziehung kann er entweder mit dem anderen Geschlecht oder auch mit seinem eigenen Kind entwickeln. Seine Anhänglichkeit ist so stark, daß er diesen Menschen jeden Tag sehen muß, seine Stimme hören muß usw. Die Zuneigung geht Hand in Hand mit der Erwartung, daß die andere Person gehorsam ist und sich nach seinen Wünschen verhält. Solche Beziehungen stellen wahrscheinlich das *Aurum*-Bedürfnis dar, jemandes Vater oder Mutter zu sein. Wenn der andere sich auflehnt, mit anderen Worten eine weitere Bevormundung ablehnt, bricht *Aurum* das Herz. Er durchlebt eine Reihe von Gefühlen: Entrüstung, Demütigung, Zorn, starke Depressionen, Traurigkeit, Verlassenheit, Entäuschung, und er empfindet das Leben als nicht mehr lebenswert. In diesem Stadium kann er sogar suizidal werden, sich völlig zurückziehen und höchst reizbar werden.

Dieses emotionale Wesen von *Aurum* erscheint im Zusammenhang mit seiner Intellektualität paradox. Einerseits erlebt man einen intelligenten, hart arbeitenden, aufrichtigen, ehrlichen, religiösen Menschen, der andererseits dazu neigt, sich stark zu binden und depressiv und suizidal zu werden. Die Rubriken im Synthetischen Repertorium sind:

— Beschwerden infolge von entäuschter Liebe (S. 20).

— Liebe, enttäuschte, Schwermut durch, Selbstmord durch, Neigung zum (S. 719).

In zwei Jahren habe ich viele solcher Fälle behandelt und bei der Analyse festgestellt, daß das Symptom Gewissenhaftigkeit an erster Stelle stand, während Neigung zum Selbstmord eher das Schlußlicht bildete – nur ein Patient hatte dieses Symptom. (Sehen Sie die detaillierte Symptomanalyse dieser Fälle.)

Symptomanalyse von neunzehn *Aurum*-Fällen

(Die Zahl bezieht sich auf die Anzahl der Fälle, in denen dieses Symptom auftaucht)

1.	Gewissenhaft	18
2.	Musik bessert	12
3.	Religiös	10
	– religiöser Wahn	1
	– religiöse Melancholie	1
4.	Angst durch Erwartungsspannung	9
5.	Verantwortung verschlimmert	9
6.	Zorn mit Zittern	8
7.	Denken an eine Krankheit	8
8.	Brütet	6
9.	Fleißig	6
10.	Gewissensangst, als ob eines Verbrechens schuldig	5
11.	Verträgt keinen Widerspruch	6
12.	Mitfühlend	5
13.	Gesellschaft, schlimmer durch	3
	– Abneigung gegen	5
	– bessert	4
14.	Trost: Abneigung	1
	– Besserung durch	4

15.	Angst um andere	4
16.	Hast, allgemein	3
	– beim Essen	5
	– beim Reden	1
	– beim Gehen	2
	– beim Arbeiten	2
	– beim Lesen	1
17.	Furcht, von hochgelegenen Orten hinabzuschauen	4
18.	Furcht vor dem Alleinsein	1
	– Streit	1
	– Dunkelheit	2
	– Tod	2
	– Einbrechern	3
	– Krankheit	2
	– Schlangen	1
	– Zukunft	1
	– plötzlichen Geräuschen	4
	– Gewitter	1
	– etwas Unbekanntem	1
	– Herzkrankheit	1
	– dem Fliegen	1
	– Tieren	1
	– Hunden, Katzen	1
19.	Gedächtnisschwäche	3
	– für Orte	1
	– Namen	5
	– Gesichter	1
	– das, was er gelesen hat	2
20.	Milde	3
21.	Zorn, plötzlich	1
	– gewalttätig	1
	– unterdrückt	2
	– wirft Dinge weg	2
	– verletzt sich selbst	1
	– durch Widerspruch	1
	– mit Entrüstung	1
	– Beschwerden infolge von	1
22.	Traurigkeit, wolkiges Wetter verschlimmert	2
	– nahe dem Meer	1
23.	Auffahren, plötzliche Geräusche verschlimmern	1
24.	Selbstmordgedanken	2
	– Schmerz verschlimmert	1
25.	Weinen beim Alleinsein	2
26.	Gefühl der Verlassenheit	3

27.	Entrüstung	3
28.	Langsam beim Essen	1
29.	Neidisch	2
30.	Sentimental	2
31.	Tadelsüchtig	1
32.	Entscheidet schnell	2
33.	Gleichgültigkeit	1
	– gegenüber Geschäften	1
	– gegenüber Angelegenheiten der Kinder	1
34.	Weinen	3
	– im Schlaf	1
	– nach Zorn	1
	– aus Sympathie, Mitgefühl	2
35.	Verweilt bei vergangenen unangenehmen Ereignissen	1
36.	Kummer, unterdrückt	1
37.	Geschwätzigkeit	3
38.	Froh	
	– beim Beten	1
	– bei wolkigem Wetter	1
	– bei Gewitter	1
39.	Wahnideen, Gott	1
40.	Beten	1
41.	Ungeduldig	4
42.	Wählerisch, anspruchsvoll	2
43.	Egoistisch	2
44.	Gewissensqual	1
45.	Angst, verschlimmert durch plötzliche Geräusche	1
46.	Launisch	1
47.	Traurigkeit vor der Regel	1
48.	Mißtrauisch	3
49.	Eifersüchtig	2
50.	Ehrgeizig	1
51.	Fehler	
	– beim Reden	1
	– beim Schreiben	1
52.	Gedanken drängen sich auf bei der Arbeit	1
	– wandernde, abschweifende	1
53.	Konzentration, schwierige, bei Unterhaltung	1
54.	Fremde, Gegenwart Fremder verschlimmert	1
55.	Enttäuschung, Beschwerden infolge von	1
56.	Schock, Beschwerden infolge von	1
57.	Scham, Beschwerden infolge von	1

58.	Angst um die Gesundheit	1
59.	Angst um Geldangelegenheiten	1
60.	Diktatorisch	1
61.	Abergläubisch	1
62.	Eigensinnig	2
63.	Herzlich zu nicht verwandten Menschen	1
64.	Boshaft	1
65.	Schlafwandeln	1
66.	Reden im Schlaf	1
67.	Stöhnen im Schlaf	1
68.	Herausfordernd	1
69.	Ungerechtigkeiten nicht ertragen, kann	1

Ich wollte herausfinden, wie deutlich der gesteigerte Sinn für Verantwortung und die verstärkte Gewissenhaftigkeit in den Prüfungen erwähnt sind.

Ich begann die Prüfungsprotokolle sorgfältig zu studieren. Dabei wurde mir klar, daß sowohl Depressionen wie auch die Selbstmordneigung von dem Gefühl herrühren, die Pflicht vernachlässigt und ein Verbrechen begangen zu haben. Nun folgt das in den Prüfungen aufgezeichnete Bild. (Ich zitiere Auszüge aus Herings Leitsymptomen und Hahnemanns Reiner Arzneimittellehre):

> "Mürrisch, will nicht sprechen, sitzt abseits, allein in einer Ecke, in sich gekehrt, wie in tiefster Melancholie, jedoch der kleinste Widerspruch bewirkt größten Zorn und Hitzigkeit, so daß er sich völlig vergißt, zuerst streitend, danach viel Reden mit wenigen. Erstaunliche Wechselhaftigkeit der Gefühle, mal impulsiv, unbesonnen, mal sehr froh, mal traurig, ängstliche Sehnsucht zu sterben, bald danach lautes Lachen. Sehr leicht beleidigt, der kleinste Anlaß, den er als Beleidigung auffaßt, trifft ihn zutiefst und läßt ihn übelnehmen. Mißmutige Niedergeschlagenheit, er denkt, nichts würde ihm gelingen. Unzufriedenheit mit seinen Umständen, schiebt es auf sein Schicksal oder sich selbst. Gewissensqual wegen seiner Unfähigkeit, Dinge schnell genug zu tun. Ruhelos und unentschlossen, mit dem Gefühl, etwas zu vernachlässigen, setzt sich dafür Vorwürfen aus. Verdammt sich selbst, Selbstvorwürfe, Selbstkritik, ständiges Gefühl, alles falsch zu machen. Er bildet sich ein, sich um die Zuneigung anderer gebracht zu haben, dies betrübt ihn zu Tränen. Starke hoffnungslose Depression, lebensmüde. Melancholisch, er glaubt der Welt nicht gewachsen zu sein, er ist des Lebens nicht würdig. Sieht nur die dunklen Seiten und denkt ständig daran, Selbstmord zu begehen. Gedanken an den Tod bereiten ihm höchstes Vergnügen. Brütet über dem Gedanken, seine Pflicht vernachlässigt zu haben, Vorwürfe zu verdienen und der ewigen Seligkeit nicht mehr würdig zu sein. Verzweifelt, Verlangen, von einer Anhöhe zu springen. Die ganze Zeit eine

düstere, hoffnungslose Stimmung, häufig Angst und Verzweiflung, das Leben ist ihm eine Last."

Ich habe mich gefragt, warum der Unterschied zwischen dem klinischen Bild und dem durch Prüfungen entstandenen so groß ist. Es war auffällig, das beide Bilder von einer Quelle kamen, nämlich "Verstärkte Gewissensbisse" (Clarke).

Sowohl die Selbstmordgedanken als auch das Gefühl, seine Pflicht vernachlässigt zu haben, rühren von seinen Gewissensbissen her. Warum tritt ein Aspekt mehr in den Prüfungen hervor, der andere mehr im klinischen Bild? Beides sind Teile von *Aurum metallicum*, aber beim Prüfer entsteht der *Aurum*-Zustand plötzlich. Ein normal gesunder Mensch, der sein Leben aus der Perpektive von *Aurum* mit den verstärkten Gewissensbissen betrachtet, glaubt, seine Pflichten hoffnungslos vernachlässigt zu haben. Er ist völlig depressiv, glaubt, alles falsch gemacht zu haben, die Zuneigung seiner Freunde verloren zu haben und Vorwürfe zu verdienen; Tod ist jetzt der einzige Ausweg.

Auf der anderen Seite würde der chronische *Aurum*-Patient wegen seiner verstärkten Gewissensbisse nie seine Aufgaben vernachlässigt haben. Da seine Selbstmordneigung schädlich und unerfreulich ist, hat er sie kompensiert. In den Prüfungen bleibt zum Kompensieren keine Zeit.

Dieser Gedanke machte mir deutlich, daß vielleicht viele Symptome unseres Zustandes in kompensierter Form auftreten. Ein *Aurum*-Patient wird zum Beispiel sein Pflichtbewußtsein, seine Moral und seinen Fleiß in einer direkten Form bewahren, seine Depressionen aber wird er kompensieren, indem er zum Beispiel sagt: "Warum sollte ich traurig sein, daß mein Sohn es zu nichts gebracht hat? Schließlich habe ich meine Pflicht getan. Ich habe alles getan, was ich konnte, ich bin meiner Verantwortung gerecht geworden. Wenn ihm das Schicksal jetzt nicht wohlgesonnen ist, wie kann ich dafür verantwortlich sein?" oder: "Schließlich habe ich zu leben und meine Verantwortung zu erfüllen. Ich kann nicht einfach davonrennen, nachdem ich es einmal auf mich genommen habe. Ich muß es zu Ende bringen, es gibt kein Entkommen." Oder er kann in einer streßbelasteten Situation sagen: "Herr Doktor, ich wünschte, der Tod käme, aber wie kann ich sterben, ich habe noch so viel zu tun."

Diese Argumente sich selbst gegenüber stellen seinen Versuch dar, seine Neigung zum Selbstmord von sich zu weisen und damit seinen wahren inneren Zustand zu verschleiern. Diesen Prozeß nenne ich Kompensation. Wir haben bereits gesehen, was für einen Unterschied der Vorgang der Kompensation zwischen dem Arzneimittelbild und dem, was wir beim Patienten sehen, machen kann. Im folgenden Kapitel werden wir uns dem Vorgang der Kompensation detaillierter widmen.

26

KOMPENSATION

Kompensation beinhaltet die Maskierung bestimmter Aspekte unseres Wesens durch einen Willensakt (ohne diese Aspekte zu verändern). Diese Maskerade ist notwendig, wenn eine Situation nicht intensiv genug ist, um eine Veränderung dieser Aspekte zu erfordern, und ein bloße Maskierung ausreicht. In einem solchen Fall ist der Verstand befähigt, sich anzupassen, und das tut er auch. Somit ist Kompensation ein willentlicher Akt, etwas in unserem Wesen ein Gegengewicht entgegenzusetzen. Es ist ein anstrengender, zum großen Teil unbequemer Prozeß, da er mit einen Kampf gegen unser eigentliches Wesen einhergeht.

Kompensation gibt es in jedem von uns, wir müssen unterschiedliche Aspekte in verschiedenen Situationen kompensieren. Nehmen wir zum Beispiel einen Menschen mit einem ausgeprägten Zug zur Ruhelosigkeit, der nicht stillsitzen kann. Besucht dieser Mann eine Vorlesung, so muß er sich bemühen, seine Unruhe zu kontrollieren. Als Kompensation dafür sitzt er mit fest verhakten Beinen und ermahnt sich ständig, sich nicht zu bewegen.

Dieser Vorgang der Kompensation ist sehr interessant und hat weitreichende Folgen in der Homöopathie. Das Verständnis dieses Prozesses wird zum Verständnis unserer Patienten enorm beitragen.

Ein Mensch fühlt sich am wohlsten in einer Situation, in der er am wenigsten zu kompensieren braucht.

In Situationen, in der jemand sich sehr stark kontrollieren muß, kompensiert er am meisten. Normalerweise wählen wir Situationen, in denen wir am wenigsten zu kompensieren brauchen. Der körperlich unruhige Mensch zum Beispiel wird nicht Buchhalter werden, sondern Briefträger, Verkäufer oder Sportler, wo er am wenigsten zu kompensieren braucht. Jemand mit dem Drang zu reisen (*Tuberculinum*) wird eher den Beruf eines reisenden Vertreters ergreifen, um diesen Aspekt nicht kompensieren zu müssen. Meistens wählen wir uns Situationen, in denen wir am wenigsten zu kompensieren brauchen, doch selbst in diesen Situationen gibt es immer Elemente, die unserem eigentlichem Wesen zuwiderlaufen.

Der Mann, der Vertreter geworden ist, kann zwar viel reisen, muß aber auch die Konten führen. Um eine Aufstellung der Geschäftskonten zu erstellen, muß er sich hinsetzen, sich konzentrieren und alles in Ordnung halten. Da dies gegen seine Natur geht, muß er seinen Bewegungsdrang kompensieren, wenn er Rechnungen schreibt. In ähnlicher Weise gibt es in jeder Situation sowohl einige Elemente, die mit unserem Wesen übereinstimmen, als auch andere, die der Kompensation bedürfen. Wir können dies in Beziehungen zwischen Mann und Frau, zur Gesellschaft, zu Freunden, religiösen Gruppen usw., sehen.

Stellen Sie sich vor, *Lycopodium* sucht sich eine *Pulsatilla* zur Frau. *Pulsatilla* ist sehr liebevoll, nachgiebig und sanft. Der dominierende *Lycopodium*-Mann fühlt sich von diesem Teil ihres Wesens angezogen; er muß nicht kompensieren. Zur gleichen Zeit aber ist sie sehr abhängig von ihm, lädt ihm mehr Verantwortung auf seine Schultern, was ihm jedoch zuwiderläuft, da er von Natur aus Verantwortung lieber meidet. Entweder kompensiert sic, indem sie weniger Verantwortung, Zuneigung, Verständnis und Aufmerksamkeit von ihm verlangt, oder er muß kompensieren und damit beginnen, ihr wiederum Verständnis und Zuneigung zu zeigen sowie Verantwortung zu übernehmen. Beide müssen bis zu einem gewissen Grad kompensieren. Dies nennt man auch Anpassung.

Für ihn ist es unbequem, kompensieren zu müssen, doch in Anbetracht der Vorteile, die er aus dieser Beziehung zieht, tut er es. Gleichermaßen kompensiert der *Rhus toxicodendron*-Mensch, der eigentlich nicht eine ganze Vorlesung lang stillsitzen kann, weil er einen anderen Nutzen daraus zieht. In allen Beziehungen muß man auf die eine oder andere Art kompensieren.

Warum ist dieses Wissen über Kompensation so wichtig? Wenn wir einen Fall aufnehmen, so treten die unkompensierten Symptome leicht zu Tage, die kompensierten jedoch sind sehr viel schwerer auszumachen. Der *Lycopodium*-Mann bemüht sich um seine Frau aus Kompensation. Sollten wir "Sich sorgen" als sein Symptom betrachten? Wenn wir das tun, sind wir auf dem falschen Weg, weil es sich nicht um seine wahre Natur handelt. Wir müssen ein seinem eigentlichen Wesen entsprechendes Mittel verschreiben. In der Tat müssen wir das wirkliche Symptom im Entgegengesetzten erkennen.

Wir hatten den Fall eines *Pulsatilla*-Paares. *Pulsatilla* ist, wie wir wissen, ein milder und unentschlossener Mensch. Interessanterweise war der Mann noch ausgeprägter *Pulsatilla* als seine Frau. Folglich mußte sie in der Beziehung alle Entscheidungen treffen. Als ich den Mann fragte, ob seine Frau Entscheidungen langsam oder schnell treffe, sagte er: "Schnell", weil sie diejenige war, die die Entscheidungen traf und dies schnell tun mußte, auch wenn es nicht in ihrer Natur lag. Hätte sie dies nicht getan, würden gar keine Entscheidungen getroffen, weil ihr Mann hochgradig *Pulsatilla* war. Der Mann fand sie sehr reizbar, stur und entschieden. Aber als ich sie sah, saß sie vor mir und fragte mich: "Herr Doktor, was soll ich tun? Sagen Sie es mir." In meiner Anwesenheit war sie sehr sanft und nachgiebig, doch konnte sie sich dies in seiner Gegenwart nicht leisten. Entweder sie war eine wahre *Lycopodium*, die mir vorspielte, *Pulsatilla* zu sein, oder sie war *Pulsatilla* und mußte ihm gegenüber als *Lycopodium* erscheinen.

Wie fand ich nun die Wahrheit heraus? Ich mußte mich fragen, welche Situation von ihr die größere Kompensation verlangte. In meiner Praxis bin ich nicht dominant, trotzdem war sie wesentlich milder als für sie notwendig. In der Gegenwart ihres Mannes war sie so dominant, wie es nötig war; da verhielt sie sich der Situation angemessen. Was immer in einem Verhältnis zur Situation steht oder einer Situation angemessen ist, ist wahrscheinlich eher Kompensation (sofern sie die Situation nicht selbst herbeigeführt hat). Sie war in meiner Gegenwart unterwürfig, in dem sie mich beinahe bettelnd fragte: "Herr Doktor, bitte sagen Sie mir, was ich tun soll." Das ist keine Kompensation. Kompensation ist nützlich und der Situation angemessen. Jemand kompensiert nur, wenn die Situation dies verlangt, was in diesem Moment (als sie mit mir sprach) nicht zutraf. Es gab für sie keinen Grund, derart milde und flehend zu sein. Deshalb hat sie nicht kompensiert, wohingegen sie in der Gegenwart ihres Mannes, der noch stärker *Pulsatilla* war, ihren eigenen *Pulsatilla*-Zustand kompensieren mußte, damit die Familie überleben konnte. Andernfalls würden beide anfangen zu weinen, und es würden keinerlei Entscheidungen gefällt werden.

Kompensation ist damit:
- Ein Willensakt (das heißt freiwillig);
- Sie richtet sich gegen einen Aspekt unserer eigentlichen Natur;
- Sie verlangt eine Anstrengung;
- Sie ist gewöhnlich notwendig, um einer Situation zu begegnen.

Ich erinnere mich, viele *Acidum nitricum*-Patienten behandelt zu haben, die keine Spur von Boshaftigkeit hatten, eigentlich eines ihrer bekanntesten Merkmale. Zuerst war ich überrascht, daß dieses Mittel wirkte, obwohl ich das Mittel verschrieb, weil es alle weiteren Charakteristika von *Acidum nitricum* abdeckte. Als ich mir über das Wesen der Patienten Gedanken machte, fiel mir auf, daß es so ruhige, so übertrieben friedliche, milde und sanfte Leute waren. Jetzt weiß ich, daß diese Menschen aus einer religiösen Sekte kamen, die sich der Gewaltlosigkeit als eines ihrer Hauptprinzipien verschrieben hat. Boshaftigkeit, Grausamkeit und Gewalt waren tabu und damit:
- nicht nützlich in der Situation;
- nicht anerkannt von ihrer Gemeinschaft;
- definitiv nachteilig für ihr Image und ihr Leben in dieser Gemeinschaft.

Auf diese Weise haben diese Leute durch ihre außergewöhnliche Sanftheit und Wohltätigkeit (entgegengesetztes Merkmal) ihre innere Boshaftigkeit kompensiert. Die geradezu manische Intensität, mit der sie wohltätig sind, deutet auf die starke Kraft hin, die sie brauchen, um ihr Boshaftigkeit in Bann zu halten.

Eine andere Art der Kompensation könnte für sie sein, ihre Boshaftigkeit in gesellschaftlich anerkannte Bahnen zu lenken, zum Beispiel im Kampf gegen die Armut. Auf der persönlichen Ebene könnten sie sagen: "Diese Krankheit stört mich so sehr, ich werde dafür sorgen, sie gänzlich zu vernichten." Auf diese Weise zeigt sich die Boshaftigkeit in gesellschaftlich anerkannter Form, und wir sollten in der Lage sein, dies in einem Menschen zu erkennen. Wir können dieses Gespür entwickeln, wenn wir die sozialen Hintergründe verstehen und die Charakterzüge betrachten, die kompensiert werden müssen und in welchen Bahnen diese unkompensierten Merkmale auf gesellschaftliche Anerkennung stoßen.

Betrachten wir einen *Acidum nitricum*-Menschen in einer anderen Situation: Ein Mann ist in eine sehr wichtige gerichtliche Auseinandersetzung verwickelt, in der er moralisch im Recht ist und es um sein Überleben geht (ursprüngliche *Acidum nitricum*-Situation). Hier zeigt sich die Boshaftigkeit und unversöhnliche Haltung in unkompensierter Form. Bleibt jemand allerdings in einer solchen Situation versöhnlich und gutmütig (wo Aggressivität anerkannt und angebracht wäre), sollten wir ernsthaft daran zweifeln, ob die Verschreibung von *Acidum nitricum* korrekt ist.

Überkompensation

Überkompensation findet statt, wenn ein Wesenszug besonders stark ausgeprägt ist oder in Gesellschaften, in denen bestimmte Charakterzüge geächtet werden oder im Patienten, der sich eines Aspektes besonders gewahr ist. Das bedeutet, der Patient entwickelt von sich aus ein Verhaltensmuster, das dem seines eigentlichen Wesens völlig entgegengesetzt ist. Stellen wir uns vor, Sie wären ihrem Wesen nach sehr grausam, und Sie gehörten einer Religion an, die Grausamkeit als die abscheulichste Sünde brandmarkt, dann sind Sie gezwungen, Ihre Grausamkeit so vollständig zu überdecken, daß Sie zu einem Heiligen werden. In sofern findet Überkompensation in Situationen statt, die extrem Ihrem Hauptcharakterzug widersprechen. Dies wird eine große Anstrengung erfordern, und Sie werden sich meistens unwohl fühlen.

Wie finden wir unkompensierte Symptome? Dazu müssen wir uns folgendes fragen:

- Welche Situationen hat sich der Patient selbst gewählt; hier wird er wenig kompensieren.
- Was macht ihn in einer Situation glücklich oder zufrieden – das wird mit seinem unkompensierten Zustand im Einklang sein.
- Welche Charakterzüge kann er nicht ändern, obwohl er weiß, daß sie in der Situation nicht angebracht sind; das werden seine unkompensierten Symptome sein.
- Welche Aspekte seines Wesens, die er nicht abstellen kann, erfahren gesellschaftliche Mißbilligung; auch diese sind unkompensierte Charakterzüge.

Anzeichen für Kompensation

Handelt ein Patient gemäß den Anforderungen einer Situation, so mag dies nicht sein Hauptsymptom sein. Sie müssen untersuchen, ob er auf die gleiche Weise an einem Ort handeln würde, wo dies nicht erforderlich ist. Arbeitet jemand zum Beispiel in einem geschäftigen Büro, so muß er es mit der Ordnung in seinen Unterlagen besonders genau nehmen. Dies kann nicht als anspruchsvoll betrachtet werden, ist er allerdings zu Hause auch sehr genau (wo er es sich leisten könnte sorglos zu sein), so können wir sagen, daß er ein anspruchsvolles Wesen hat. Dies wäre dann unkompensiert. Muß er aber Energie aufbringen, um sauber und ordentlich in einer Situation zu sein, die dies verlangt, handelt es sich um Kompensation. Wir müssen also diesen Aspekt sehr sorgfältig untersuchen. Bevor wir ein Symptom als Hauptsymptom eines Falles nehmen, müssen wir folgendes in Betracht ziehen:

- ob die Situation danach verlangt? (Es handelt sich wahrscheinlich um Kompensation).
- ob er sich damit wohlfühlt? (Es ist nicht kompensiert).
- ob sein Verhalten zu einer Situation gehört, die dies nicht fordert? (Es ist nicht kompensiert).

Kompensierte von unkompensierten Symptomen zu trennen, ist sehr wertvoll in der Fallaufnahme. Wir können dieser Aufgabe gerecht werden, wenn wir uns selbst betrachten und der Dinge gewahr werden, die uns Kraft kosten. Auf diese Weise lernen wir sowohl unser eigenes unkompensiertes Wesen als auch unsere kompensierten Handlungsweisen kennen.

Das Wesen der Kompensation

Kompensation ist ein willentlicher Akt und entsteht als Verteidigung gegen ein unwillkürliches Gefühl oder einen Drang. Der entscheidende Hinweis auf Kompensation ist, wenn jemand öfter als gewöhnlich zu einem bestimmten Verhaltensmuster Zuflucht nehmen muß. Wenn Ihnen zum Beispiel ein Patient spontan und wiederholt sagt: "Doktor, worin besteht der Sinn, beleidigt zu sein? Jeder verhält sich gemäß seiner Natur. Ich lasse diese Dinge nicht an mich heran. Wenn mich jemand beleidigt, halte ich es für besser, ihn zu ignorieren, als etwas zu sagen und einen Konflikt zu riskieren. Deshalb vergebe und vergesse ich immer." Er sagt uns dies nicht nur einmal, sondern gibt unzählige Beispiele, in denen er angegriffen worden ist und es passieren ließ, ohne zu reagieren. Betrachten wir eine solche Aussage, sollten wir uns fragen, warum das Thema des Vergebens und Vergessens so großen Raum einnimmt. Welcher Typ Mann muß sich ständig dazu ermahnen, zu vergeben und zu vergessen? Es kann doch nur ein sehr sensibler Mensch sein, dessen Naturell bösartig und rachsüchtig ist (*Acidum nitricum*).

Kompensation und Änderung des Zustands

Sehen wir uns einmal eine *Calcarea carbonica*-Frau an, die dies seit ihrer Kindheit *Calcarea* ist. Der *Calcarea*-Zustand ensteht aus einer bestimmten Situation, in der jemand vor einer Gefahr von außen beschützt wurde, der sie nicht gewachsen gewesen wäre. Sie beschränkt sich auf das Haus und hat Angst auszugehen. Sie sucht Schutz, Sicherheit und Geborgenheit. Durch Kompensation wird sie in die Lage versetzt auszugehen, Risiken einzugehen und Courage zu haben, aber um diese Dinge zu tun, wird sie besondere Mühen oder Energie aufwenden müssen. Diese Art von Anstrengung zeigt, daß es sich um Kompensation handelt. Solange weiterhin günstige und geschützte Situationen in ihrem Leben vorherrschen, wird sie sich in ihrem unkompensierten Zustand befinden. Doch sobald sich die Lage ändert, tritt sie in den kompensierten Zustand ein. Genügt selbst diese Kompensation nicht mehr, kommt es zu einer Veränderung des Zustandes. Wir wissen zum Beispiel, daß jemand in einer *Calcarea carbonica*-Situation sich in einer geschützten Umgebung befindet und nicht in der Lage ist, einer äußeren Bedrohung zu begegnen. Er sucht die Sicherheit seines Hauses. Solange er geschützt zu Hause weilt, kann er es sich leisten, die Situation in Ruhe zu betrachten. Er kann in seinem *Calcarea*-Zustand verweilen, wobei einige seiner Charakterzüge kompensiert, andere nicht kompensiert werden. Ändert sich nun die Situation und er verliert die häusliche Sicherheit, fühlt er sich wie in der Wildnis. Der *Calcarea*-Zustand wird ihm nicht länger helfen, selbst wenn er kompensiert. Er wechselt in den *Stramonium*-Zustand. Die Situation von *Calcarea* ist geschützt, die von *Stramonium* ist ungeschützt. Bezeichnend für die *Calcarea*-Situation ist die Suche nach Sicherheit vor Risiken. Die *Stramonium*-Situation erfordert Widerstand gegen Schrecken und Gewalt, seine Kompensation beinhaltet das genaue Gegenteil, sprich die vorgegaukelte Courage. Insofern handelt *Stramonium* aus der Situation des ungeschützen Bedrohten heraus und möchte sich an jemanden klammern. Während *Stramonium* aus der Dunkelheit der Nacht nach Hause kommen möchte, ist *Calcarea* zu Hause und mag nicht hinausgehen. Die gesamte Situation, sämtliche Reaktionen und Gefühle der Mittel sind unterschiedlich. Deshalb sind sie nicht austauschbar.

Wenn Sie kompensieren, ändern sich zwar Ihre Handlungen, Ihr Zustand bleibt jedoch bestehen. Ändert sich Ihr Zustand, betrifft dies auch sämtliche Gefühle. Wir sehen immer weniger *Calcarea*-Erwachsene. Obwohl die meisten Kinder sich in einem sicheren *Calcarea*-Stadium befinden, bröckelt diese Sicherheit, wenn sie erwachsen werden, und es bedarf mehr als des psychischen Outfits von *Calcarea*, um in neuen Situationen zu bestehen. Aus diesem Grund muß sich sein Geisteszustand verändern. In welcher Weise sich dies vollzieht, hängt von zweierlei ab:

- von der neuen Situation, und
- von den anderen Wurzeln, die in dieser Person vorhanden sind.

Stirbt der Vater eines mittellosen *Calcarea*-Menschen und wird seine Mutter von ihm abhängig, sieht er sich mit einer Situation konfrontiert, in der er bestehen muß, um zu überleben. Damit bleibt kein Raum mehr für den *Calcarea*-Zustand mit seiner Kindlichkeit und Schutzbedürftigkeit. Jetzt wird die *Lycopodium*-Wurzel, sofern vorhanden, eine *Bryonia*- oder gar eine *Aurum*-Wurzel stimuliert, je nach dem, welche Wurzeln in ihm existieren. Dies ist wahrscheinlich der Grund, warum es, besonders unter den Männern, so wenige *Calcarea*-Erwachsene gibt.

Wenn bei einem Ehepaar beide Partner unentschlossen sind, wird einer die Unentschlossenheit des anderen kompensieren müssen. Wenn eines Tages die Kompensation den Anforderungen des täglichen Lebens nicht mehr gerecht wird, muß der Zustand in einen neuen (und in gewisser Weise entgegengesetzten) Zustand überwechseln. Sind beispielsweise zwei unsichere Leute verheiratet, wird der Unsicherere von beiden vom anderen abhängig werden, der dann zuviel kompensieren muß. Sollte auch dies nicht ausreichen, muß er zu einem normal verantwortlichen und dominierendem Menschen werden. Eine unsichere Person mit einem noch unsichereren Ehepartner (*Calcarea*) könnte dominant (*Lycopodium*) oder verantwortlich (*Aurum*) oder auch fürsorgend (*Causticum*) werden, je nach ihrer Veranlagung.

Ein Gleichgewicht schaffen

Finden wir bei einem Ehepaar zwei verschiedene Zustände vor, wird jeder von beiden einige Symptome des anderen kompensieren, wohingegen sie andere nicht kompensieren. Somit werden sie ein Gleichgewicht schaffen.

Ist beispielsweise der Ehemann verantwortlich (*Aurum*) und seine Frau unsicher (*Calcarea*), dann muß sie die Symptome "Furcht vor der Dunkelheit" und "Furcht, alleine zu sein" (ihr Ehemann mag vielleicht oft verreisen und sie oft alleine lassen) kompensieren. Die Empfindlichkeit Grausamkeit gegenüber muß in einem unkompensierten Zustand bleiben, da es der Abhängigkeit Vorschub leistet. Dies hält beide zusammen und gewährleistet ihr Überleben und Lebenskomfort. Sanftheit und Schüchternheit müssen unkompensiert bleiben. Die Symptome, die beim Ehemann in unkompensierter Form bestehen bleiben müssen, sind sein Sinn für Verantwortung, sein Fleiß, sein Beten und seine Religiosität. Sein Hang zur Gewalt und seine Intoleranz gegenüber Widerspruch muß er dagegen kompensieren. Sie würden ihm in seiner Situation im Wege stehen. Sie mögen jetzt denken, daß jemand, der sich in einer seinem Zustand komplementären Situation befindet, nicht krank zu werden braucht. Es muß uns jedoch klar sein, daß in der Homöopathie der Zustand als solcher Krankheit bedeutet. Unabhängig davon, ob er kompensiert oder unkompensiert ist, ist der Zustand fähig, jemanden mit entsprechender Disposition krank zu machen.

Kompensation ist wie eine gespannte Feder, die aufs Loslassen wartet

Je mehr wir kompensieren, desto mehr Zeit benötigen wir, um uns wieder abzureagieren. Je mehr wir entgegen unserer wahren Natur leben, desto mehr Zeit müssen wir aufwenden, uns zu entspannen, zu erholen, zu uns selbst zu finden und uns wieder zu Hause zu fühlen. Das Bedürfnis nach den verschiedensten Formen der Unterhaltung, Entspannung, dem Urlaub und den Wochenenden, erwächst aus der Kompensation in verschiedenen Bereichen unseres Lebens. Das ist der Grund, weshalb körperliche Aktivitäten, wie Jogging, Schwimmen und andere Übungen so populär sind; weshalb Pornographie sowie Sexfilme eine Anziehung ausüben, warum Boxen oder gewaltverherrlichende Filme sich so großer Beliebtheit erfreuen oder warum Kriege stattfinden. Der gestreßte amerikanische Manager wählt sich Indien als seinen Urlaubsort aus, um sich zu entspannen.

Man wählt die Form der Entspannug, in der man am wenigsten zu kompensieren braucht.

Die Unterhaltungs- und Erholungsprogramme eines jeden Landes stehen normalerweise mit dem jeweiligen Kompensationsverhalten in Zusammenhang. Die Leute fühlen sich erholter, wenn sie in ein anderes Land mit einem völlig anderen Lebensstil fahren. Auslandsreisen werden somit eine weitverbreitete Form der Erholung.

Ein anderes häufiges kompensatorisches Verhalten ist das Teilen. Wir teilen unsere Häuser, Arbeitsplätze, Straßen und Freunde. Nur sehr wenige Dinge gehören ausschließlich uns selbst, auch wenn wir es lieber anders hätten. Aus diesem Grund entwickeln wir Sammelleidenschaften – etwas exklusiv zu besitzen, wird zu unserem bedeutendsten Hobby. Tatsächlich stellen viele Hobbies das Bemühen um Abreagieren dar. Tiere und kleine Kinder haben nur selten irgendwelche Hobbies. Mit Kompensation kommen die Hobbies.

Bei unserer täglichen Arbeit müssen wir sehr viel kompensieren, um persönliche Beziehungen zu entwickeln, oder während eines persönlichen Gespräches. Das Verlangen nach Parties und gesellschaftlichen Zusammenkünften stellt den Versuch dar, die Kompensation auszugleichen. Im Osten (zum Beispiel Indien), wo Arbeit und persönliche Kontakte sich nicht im Wege stehen, bleibt das Verlangen nach solchen Zusammenkünften und Parties eher begrenzt.

Die meisten von uns müssen ihre Geschwindigkeit kompensieren, die oft viel langsamer ist, als wir es gerne hätten. Kein Wunder, daß Großstadtbewohner an ruhigen und müßigen Orten Erholung im Nichtstun finden. Für einen Workoholic ist es nur natürlich, schnell zu arbeiten: Hier braucht er nicht zu kompensieren. Somit entfällt für ihn die Notwendigkeit, sich an einem stillen Ort zu erholen. Ein Hinweis darauf, daß jemand kompensiert, stellt sein wiederkehrendes Verlangen dar, das Gegenteil zu tun. Andererseits wird jemand, der nicht kompensiert (obwohl sein jetztiges Leben sehr stressig erscheinen mag), noch mehr Anspannung verspüren, wenn er gezwungen ist, das Gegenteil zu tun.

Kompensierte Eigenschaften zeigen sich ausgeprägter, wenn die Umstände den Ausdruck unkompensierter Verhaltensmuster begünstigen. Bringt der Patient, trotz der günstigen Umstände, diese nicht zum Ausdruck, kann es für ein anderes Mittel sprechen.

Es stellt sich die Frage, in welchen Umständen die Symptome sich in einer unverfälschten Form zeigen, trotz des Versuches, sie zu kompensieren. Sie sind unverfälscht, wenn

- der stimulierende Moment sehr stark ist und seit langer Zeit besteht,
- die Lebenssituation einen Mangel an Möglichkeiten zur Kompensation von unangenehmen Eigenschaften bietet, zum Beispiel unsichere Eltern.

Die Form der Kompensation, die sich in einer Person manifestiert, muß übereinstimmen mit

- den anderen Komponenten des Mittels,
- der sozialen Situation und ihren Normen.

Fassen wir zusammen: Um zu bestimmen, ob eine zum Ausdruck gebrachte Eigenschaft ein kompensiertes oder ein unkompensiertes ursprüngliches Gefühl ist, können wir folgende Kriterien anwenden, um ein unkompensiertes Symptom zu identifizieren:

- ein Symptom, das dem Patienten Unbehagen bereitet;
- ein Symptom (Gefühl oder Handlung), bei dem der Patient das Gefühl hat, es nicht unter Kontrolle zu haben; er sagt: "Ich kann nichts dagegen tun. So fühle ich eben";
- jedes Symptom, das der Patient nicht haben will, aber weiterhin hat;
- jedes Symptom, das gegen gesellschaftlich anerkannte Verhaltensmuster geht;
- jedes Symptom, das sich während einer sehr stressigen Situation manifestiert hat;
- jedes Symptom, das der Patient zu verbergen sucht;
- wenn ein Symptom keinen Grund oder keine befriedigende Erklärung hat;
- in Situationen, die der Ursprungssituation des Mittels sehr nahe kommen;
- in der Haltung des Patienten gegenüber seiner Krankheit;
- in seiner Berufswahl und seinem Zeitvertreib.

  Zum Beispiel haben wir viele *Kalium bromatum*-Patienten mit ruhelosen Fingern beobachtet, die sowohl in ihrer Freizeit als auch im Beruf gerne Schreibmaschine schreiben, Musikinstrumente spielen, mit Computern arbeiten usw.

Umgekehrt wäre das Gegenteil des oben genannten ein kompensiertes Symptom. Wir kompensieren Symptome, die

- von der Gesellschaft nicht gutgeheißen werden,
- für uns schädlich sind,
- dem Bild von uns selbst abträglich sind.

Eigenschaften, die uns nützlich sind, finden wir in unkompensierter Form vor, zum Beispiel den Fleiß von *Aurum*.

Betrachten wir die Eigenschaften eines Mittels in der Materia Medica, können wir Hinweise darüber erhalten, welche Eigenschaften ein Patient kompensiert oder unkompensiert lebt – gemäß den o.g. drei Kriterien.

Püfung und Kompensation

In Prüfungen können nicht alle Eigenschaften eines Mittels hervorgebracht werden. Die Wirkung während einer Prüfung ist plötzlich und akut. Der Prüfer erlebt die Symptome meist zum ersten Mal und in einer sehr intensiven Form. Das unkompensierte Symptom, welches am meisten Unbehagen bereitet, wird am deutlichsten erfahren und somit beinahe ausschließlich protokolliert. Die Symptome, die der Prüfer weniger deutlich erlebt, werden überschattet. Die Prüfung wird höchstwahrscheinlich beendet sein, bevor diese unbehaglichen Symptome kompensiert werden könnten.

Die Wahl der Potenz in kompensierten Fällen

Ich fand es sehr schwierig, die Potenz in kompensierten Fällen zu wählen, da die Wahl der Potenz von der Intensität der charakteristischen Symptome abhängt. In kompensierten Fällen sind die Charakteristika nicht in direkter Form zugänglich. Sie liegen in kompensierter Form vor, deshalb ist es schwierig, die Intensität solcher Symptome zu bestimmen.

Wir haben beispielsweise am *Acidum nitricum*-Patienten gesehen, wie er sich die ganze Zeit sagte, Rache nehmen habe keinen Sinn. Es ist die kompensierte Form der Boshaftigkeit. Wie bestimmen wir in diesem Fall die kompensierte Intensität des Boshaften? Die Antwort liegt in unserer Definition von Gesundheit und Krankheit. Wir verstehen unter Gesundheit normalerweise einen Zustand von Frieden und Freiheit. Kompensation beinhaltet befangenes Verhalten, es grenzt unsere Freiheit ein, im Hier und Jetzt zu sein. In seinem Bestreben, seine Boshaftigkeit zu verschleiern, fühlt sich der *Acidum nitricum*-Mensch eingeschränkt, und seine Reaktionen und Handlungen können nicht mehr völlig spontan sein. In dem Maße, in dem sein Frieden und seine Freiheit eingeschränkt sind, ist er krank, und im Verhältnis zur Intensität seiner Charakteristika wird die Potenz gewählt.

Das gleiche gilt für *Anacardium*. In dem Maße, in dem er gezwungen ist, freundlich zu sein, ist er krank, und die Höhe der Potenz wird im Verhältnis zur Intensität seiner Krankheit bestimmt.

Gleichermaßen wird eine *Sepia*-Mutter, mit Gleichgültigkeit als wesentlichem Charakterzug, oft versuchen, viel mehr für ihre Kinder zu tun, um ihre Gleichgültigkeit (manchmal sogar vor sich selbst) zu verbergen. Das Ausmaß, indem sie dies tun muß, zeigt die Intensität des Zustands und insofern auch die nötige Potenz an.

Das Maß der Einschränkung der Freiheit ist unterschiedlich bei den verschiedenen Parametern. *Ignatia* zum Beispiel ist eingeschränkt in Bezug auf ihre eigenen Vorstellungen von Liebe und Pflicht, *Bryonia* in Bezug auf seine Wertvorstellung von Geld. In der unkompensierten Form wird diese Einschränkung auf der einen Seite, in der kompensierten Form auf der entgegengesetzten Seite bestehen. Ein kompensierter *Anacardium*-Patient kann beispielsweise, auch wenn es die Situation verlangt, nicht grausam sein. Er kann noch nicht einmal eine ihn störende Mücke töten. Hier sehen wir wieder, wie die Kompensation das Verhalten einschränkt. Das Ausmaß, indem seine Reaktion eingeschränkt ist, bestimmt die Intensität seines Zustandes und damit die höhere Potenz.

Der Unterschied zwischen echten und kompensierten Symptomen

Wie unterscheiden wir zwischen einem echten und einem kompensierten Symptom? Was unterscheidet, zum Beispiel bei einem *Anacardium*-Patient kompensierte Grausamkeit von Sympathie? Hier einige Indikationen:

- In Krisensituationen erscheinen Symptome meistens in einer unkompensierten Form. Er versucht nicht, seine wahren Gefühle zu verbergen oder verschleiern.
- In der Kindheit herrscht der unkompensierte Zustand vor.
- Verhalten des Patienten zu Hause zu seinen nächsten Verwandten.
- Unkompensiertes Verhalten ist unwillkürliches Verhalten, wohingegen kompensiertes Verhalten einen Willensakt voraussetzt. Übertriebene Kompensation mag unwillkürlich erscheinen.
- Unkompensiertes Verhalten zeigt sich in entspannten Situationen, wie zum Beispiel:
    - Berichten von Symptomen,
    - gesellschaftlichen Anlässen und
    - wenn er unter Ungerechtigkeit leidet.

Grausamkeit und Gewalt zeigen sich häufig in einer kompensierten Form. Unkompensiert können sie sich, unter extremen Streß, auf zwei Arten zeigen, wenn er sagt:

- "Diese Hand schmerzt so stark, daß ich ein Messer nehmen könnte, um sie abzuschneiden", oder
- "Die Politiker sind derart korrupt, man sollte sie erschießen." Das kommt von jemandem der "ausgesprochen nett" ist.

Wenn Ihnen ein Patient zu kompensiert vorkommt, fragen Sie, welche Dinge ihn nicht berühren und denen er widersteht. Sogar völliges Vermeiden zeigt Kompensation. Die Notwendigkeit eines Menschen, eine bestimmte Sache willentlich zu tun oder zu lassen, ist Kompensation. *Der gesunde, unkompensierte Mensch hat es nicht nötig, etwas gegen seinen Willen zu tun.* Die Verteidigung eines kompensierten Menschen ist schwach, er fühlt sich von vielen Dingen leicht angegriffen. Organisationen, Gruppen, religiöse Praktiken usw., bieten eine legitime Möglichkeit, entgegengesetzte Tendenzen zu kompensieren.

Der Unterschied zwischen Kompensation und Ausdruck

Ein Ausdruck weist auf ein Symptom und ist nur seine direkte Form. Wohingegen eine Kompensation das genaue Gegenteil ist – es dient dazu, das Symptom zu überdecken. Hat beispielsweise jemand Angst, alleine zu sein, drückt sich dies in einem Verlangen nach Gesellschaft aus oder im Klammern an andere. Eine dritte Möglichkeit wäre, wenn Sie ihn immer in Gruppen antreffen. In sofern ist der Wunsch nach Gesellschaft keine Kompensation der Furcht, alleine zu sein, sondern vielmehr ein Ausdruck davon. Die Kompensation für die Furcht, alleine zu sein, hätten wir bei jemand, der versucht, ständig allein zu bleiben und sich einredet, es gäbe keinen Grund für seine Furcht. Er versucht, sich selbst zu beweisen, daß er allein bleiben kann.

Ein Kind meines Kollegen legte für einige Zeit ein eigenartiges Verhalten an den Tag. Es war gewalttätig und bereitete seinen Eltern eine Vielzahl von Problemen. Als ich den

Jungen sah, fand ich heraus, daß all dies begonnen hatte, als er in einem Schwimmbad war und irgendein Wesen, vielleicht ein kleiner Zauberer, hinter ihm auftauchte, und er sich einbildete, es wäre ein Krokodil. Dann gab es einen Film, in dem eine Frau von einem Krokodil verzehrt wurde, und seit diesem Film will der Junge alles über Krokodile wissen. Er las Bücher über Krokodile, wollte Geschichten über Krokodile hören, wollte wissen, wieviele Zähne sie haben, wie lang ihre Zunge ist, was sie essen, wie sie leben. Er ist wahrscheinlich eine internationale Autorität in Sachen Krokodile! Diese Art von Faszination ist ein Zeichen für die Kompensation der wahnsinnigen Angst. Einige Leute, die Berge besteigen und unbekannte Länder durchqueren, versuchen sich selbst zu beweisen, daß sie sich nicht vor der Gefahr, dem Alleinsein, dem Unbekannten, der Dunkelheit fürchten. Manche reden immer über Frieden und sprechen von der Notwendigkeit zu meditieren, gelassen zu sein, sich nicht aufzuregen, sich nicht von Problemen behelligen zu lassen und keine Furcht oder Wut zu haben. Vieles von diesem entspannten Herangehen hat mit den aufgeregten Mitteln zu tun, unter denen *Stramonium* das wichtigste ist.

Menschen sprechen vom Nicht-Festhalten, weil sie loslassen müssen, nicht festhalten dürfen. "Wir sollten uns nicht erlauben festzuhalten, wir müssen loslassen, auf unseren eigenen Füßen stehen." Diese Leute kompensieren. Das ist Kompensation.

Achten sie also auf das, was gesagt wird und sollte darin viel: "Ich will, ich muß, ich sollte" auftauchen, so kommt das Gegenteil der Wahrheit am nächsten. "Glück liegt im Inneren, ich muß es in mir finden in meiner eigenen Einzigartigkeit, sonst werde ich nicht stark sein. Also suche ich mein Glück immer in mir, und ich sollte nicht von anderen abhängig sein. Dies ist meine Absicht, mein Ziel." Leute, die so reden, fühlen in Wirklichkeit das Gegenteil.

Der Unterschied in der Kompensation zwischen akuten und chronischen Mitteln

Die Begriffe akute und chronische Mittel sind willkürlich, aber normalerweise entstehen chronische Mittel aus einer chronischen Situation; und ein akutes Mittel repräsentiert das Überleben in einer extremen Situation. Ein chronisches Mittel umfaßt auch Komponenten, um kleinere Krisen zu bewältigen. Wird die Krise jedoch groß, so braucht es ein akutes Mittel zur Ergänzung. *Baryta carbonica* hat zum Beispiel Angst um Kleinigkeiten usw., wird jedoch die Situation zu akut, und es besteht ein lebensbedrohlicher Zustand, kann der *Baryta carbonica*-Zustand mit seiner Unentschlossenheit und Abhängigkeit dies nicht bewältigen. Er muß sehr unruhig, panisch und aufgeregt werden. Das ist nicht *Baryta carbonica,* sondern *Arsenicum*. Folglich sehen wir *Arsenicum* und *Baryta carbonica* als komplementär, *Sulfur* und *Aconitum* als komplementär usw. Bei einem *Aconitum*- oder *Arsenicum*-Zustand müssen Sie untersuchen, ob der Patient, nach Überstehen der akuten Krise, ein chronisches Mittel verlangt. Eine Frau bekommt beispielsweise während eines Hustens akute Erstickungsängste, die nachts auftreten. Wenn Sie die Rubrik "Furcht vor dem Ersticken, nachts" nachschlagen, finden Sie *Arsenicum*. Bei der Untersuchung ist sie *Baryta carbonica*. Sehen Sie also *Arsenicum* im akuten Zustand, müssen Sie sich fragen, wie der chronische Zustand aussieht.

Wir sollten dabei nicht vergessen, daß das chronische dasselbe Mittel sein könnte, und der ganze Fall wäre mit dem einen richtigen Mittel zu heilen, welches sich im akuten Zustand in unkompensierter und im chronischen Zustand in kompensierter Form zeigt.

Bei einem chronischen Mittel finden sich viele Symptome in unkompensierter Form, weil sich der Gebrauch dieser Komponenten in alltäglichen Lebenssituationen wiederfindet, die Unsicherheit von *Calcarea carbonica* und der Geschäftssinn von *Bryonia* sind nützlich, sogar gesellschaftlich anerkannt und überlebenswichtig. Sie können eine lange Zeit in unkompensierter Form bleiben, und sogar durch eine kleine Krise kann ein kompensierter Zustand dekompensieren, wie die Erwartungsangst von *Lycopodium*. Wird er mit einer neuen, herausfordernden Situation konfrontiert, so erscheint sie in ihrer unkompensierten Form. Solche kleinen Herausforderungen sind normal im Leben. Bei chronischen Mitteln können Sie unkompensierte Symptome deshalb recht häufig finden.

Die Schwierigkeit liegt in den sogenannten Akutmitteln, weil sie die Folge von extremen Streßsituationen sind, die wir in unserem alltäglichen Leben nicht haben. Die Komponenten müssen besonders von Erwachsenen kompensiert werden. Das abwertende und unsoziale Verhalten von *Chamomilla* erwächst aus einer Situation extremer Vernachlässigung. Solch eine Situation ist selten. Daher muß ein Mensch in einem chronischen *Chamomilla*-Zustand sehr stark kompensieren oder ihn zumindest in gesellschaftlich anerkannter Weise ausdrücken, zum Beispiel vor Schmerz aufschreien oder einen Stein, an dem sie sich gestoßen hat, beschimpfen. Doch sind solche Gelegenheiten nur selten und gehen oft unbemerkt vorüber. Ein Symptom wie Grausamkeit wird stark kompensiert werden, ebenso Mangel an Selbstvertrauen. So wird jemand sehr selbstbewußt und prahlerisch sagen, nichts wäre ihm zu schwer, er habe keine Angst usw. Ein Fall, in dem dies klar zum Vorschein kam, war der eines Radiosprechers, der kam und sehr großes Selbstvertrauen zeigte, so sehr, daß ich ihm *Lycopodium* und *Sulfur* gab. Nichts geschah, bis er eines Tages einen Husten entwickelte und einen Schatten auf der Lunge hatte, woraufhin der Arzt eine Bronchoskopie anordnete. Er rief an diesem Tag wenigstens zwölfmal an, um herauszufinden, was eine Bronchoskopie ist und ob er damit einverstanden sein könnte. An diesem Tag brach er fast zusammen. Daraufhin konnte ich das unkompensierte Bild erkennen und gab ihm *Gelsemium*, worauf eine deutliche Besserung eintrat.

Es gibt das Symptom "Kind hält sich an der Krankenschwester fest, wenn es hingelegt werden soll". Mit Kind ist jemand gemeint, der Schutz sucht bei einem Stärkeren, der sich unfähig fühlt, sich selbst zu beschützen. Hingelegtwerden bedeutet, einen abschüssigen Weg hinunterzugehen, mit der Gefähr eines plötzlichen Absturzes oder eines anderen Geschehnisses (Beschwerden infolge von Erwartungsspannung). So hat er Furcht vor Abwärtsbewegung und hochgelegenen Orten. Deshalb hält er sich an der Krankenschwester als Beschützerin fest. Falls jemand mit einer risikoreichen Situation konfrontiert wird, in der die Gefahr besteht, das Gleichgewicht zu verlieren, hinunterzufallen, daß etwas schief geht oder etwas schlimmes passiert, wird er sich an jemandem festhalten, der Schutz bietet. Das ist *Gelsemium*. Auf diese Weise erkannte ich seine Prahlerei, sein übertriebenes Selbstvertrauen und seine großen Reden als eine Kompensation für seine große Feigheit.

Sie werden bei akuten Mitteln, zum Beispiel bei *Tarentula* finden, daß der Fleiß und die Unruhe nicht kompensiert, sondern in angemessene Bahnen gelenkt, also ausgedrückt werden. Diese unkompensierten Bereiche ergeben – zusammen mit den stark kompensierten Symptomen – das Bild der akuten Arznei. Das zeigt uns, daß jedes individuelle Symptom des Patienten berücksichtigt werden muß, sonst verpassen wir das entsprechende Mittel. Besonders bei akuten Mitteln müssen wir unser Augenmerk verstärkt auf Streßsituationen richten, weniger auf normale Situationen.

Sie werden unkompensierte Merkmale in gesellschaftlich anerkannter Form finden, zum Beispiel bei Leuten, die sich sehr für Boxkämpfe, Autorennen oder Pferde interessieren. Andere Zeichen, die uns unkompensiert begegnen, sind Hobbies und Interessen eines Menschen sowie die Art und Weise, Beschwerden zu schildern. "Doktor, dieser Schmerz tötet mich", kann eine unkompensierte Form der Wahnidee sein, getötet zu werden.

Das alberne Lachen von *Hyoscyamus* wird ihn immer verraten. "Doktor, ich ging zu ihrer Klinik und fand sie geschlossen, Ha, Ha, Ha." Der Mensch lacht, wo es überhaupt nichts zu lachen gibt, oder wir sehen die geballte Faust der Gewalt. So zeigen uns die Gesten unkompensierte Eigenschaften.

Wichtig ist auch die Kindheit, in der wir die akuten Mittel in unkompensierter Form vorfinden. Alle Streßmomente, die der Patient in seiner Kindheit erlebt hat und seine Reaktionen darauf, zeigen unkompensierte Symptome. Das zeigt Ihnen das Mittel in unkompensierter Form und ist auch der Grund, warum Hahnemann in Paragraph 5 schreibt, daß: "...Bei chronischen Krankheiten die bedeutungsvollsten Momente aus der ganzen Krankheitsgeschichte... ausfindig gemacht werden müssen" (und wie er darauf reagiert hat, weil zu dieser Zeit die unkompensierten Merkmale hervorkommen).

Schließlich treten die unkompensierten Formen am deutlichsten in Träumen zu Tage, worauf ich in Kapitel 28 zu sprechen komme.

27

POLARITÄTEN INNERHALB EINES MITTELS

Wenn ich über die Polaritäten innerhalb eines Mittels schreibe, möchte ich eine klare Unterscheidung zwischen dem Zustand des Mittels und der Kompensation dafür treffen. Die Notwendigkeit, diese beiden zu differenzieren besteht, weil es oft den Anschein hat, daß eine Polarität innerhalb eines Mittels eine Kompensation darstellt, da es einer Eigenschaft des Mittels in gewisser Weise entgegengesetzt ist. Andererseits mag ein kompensiertes Merkmal eines Mittels als eine Polarität erscheinen. Wir werden ergründen, was Polarität bedeutet, warum sie existiert, wie wir sie identifizieren und von kompensiertem Verhalten abgrenzen können.

Um ein einfaches Beispiel für eine Polarität zu geben, lassen Sie mich einen Vorfall erzählen. Ich wurde einmal eingeladen, die homöopathische Praxis eines meiner Studenten einzuweihen. Ich stimmte zu und plante, es auf dem Weg zu einem Seminar zu tun. In meinem Auto saß ein Freundin, die ich zu diesem Seminar mitnahm. Ich fragte sie, ob sie, statt im Auto zu warten, mit in die Praxis komme. Sie kannte meinen Studenten und sie hätte bei dieser Gelegenheit mitkommen können, um ihn zu begrüßen. Sie lehnte ab mitzukommen, indem sie fragte, wie sie mitkommen könne, wenn sie nicht eingeladen sei?

Diese Aussage stellte sich mir als ein kleines bißchen Ego dar. Es ist, als ob man sich für so wichtig hält, daß man nicht irgendwohin geht, solange man nicht eingeladen ist. So erschien es im ersten Moment. Doch darunter konnte ich genau das Gegenteil erkennen: "Ich bin so unwichtig, daß ich nicht irgendwohin gehen kann, solange ich nicht eingeladen bin." Beides war zu diesem Zeitpunkt präsent, wie die beiden Seiten einer Münze zusammengehören. Das eine war nicht die Kompensation für das andere. Es zeigt eine Störung in ihrer Wichtigkeits- und Unwichtigkeitsachse. Das Gefühl der Wichtigkeit geht einher mit dem Gefühl der Unwichtigkeit, ohne das es nicht existieren kann. Die Wichtigkeit und Unwichtigkeit sind zwei Polaritäten, die zur gleichen Zeit in ihr nebeneinander bestehen. Der Ausdruck dessen, "Wie kann ich kommen, wenn ich nicht eingeladen bin", ist eine Störung auf dieser Achse und beinhaltet beide Polaritäten.

Mit diesem Fall beziehe ich mich auf kein bestimmtes Mittel. Wir können in den wenigsten Fällen das Mittel aufgrund eines Poles bestimmen. Ein Mittel ist die Kombination einer Anzahl von Störungen auf bestimmten Achsen, nicht einer, sondern mehreren Achsen. Auf jeder Achse wird es Polaritäten geben. Bei dieser Freundin war das Ego nur eine Achse, an der sich eine Störung zeigte, die sich an beiden Polen manifestierte. Um ein Mittel zu finden, müssen wir die anderen Achsen untersuchen, an denen sie gestört ist. Wir werden sehen, daß auf jeder Achse beide Pole mit einer bestimmten Ausdrucksform nebeneinander bestehen.

Wenn ein Mensch kompensiert, so kompensiert er für die ganze Achse, nicht nur für einen Pol. Ist jemand beispielsweise entlang der Wichtigkeits-/Unwichtigkeitsachse gestört, so würde die Kompensation sich in einer Aussage zeigen wie: "Ich empfinde nicht die Notwendigkeit, wichtig zu sein. Ich fühle mich ganz wohl, auch wenn ich nur ein normaler Mensch bin, ich brauche nicht berühmt oder reich zu werden." Diese Aussage wird ständig wiederholt. Wir können also sehen, daß eine Polarität innerhalb eines Mittels zwei Pole einer Störung entlang einer bestimmten Achse repräsentiert. Beide Pole sind Bestandteile desselben Ausdrucks. Sie sind sowohl unkompensiert als auch unwillkürlich und äußern sich gewöhnlich als Gefühl. Deshalb treten in einer Prüfung gewöhnlicherweise beide Polaritäten eines Mittels zu Tage.

Kompensation ist der Versuch, die gesamte Störung einer Achse zu verleugnen. Dies geht immer mit einem bewußten Willensakt einher und äußert sich eher in einer Handlung als in einem Gefühl.

Zur Veranschaulichung nehmen wir die Polaritäten und Kompensationen einiger Mittel.

Magnesium muriaticum

Die Störung von *Magnesium muriaticum* ist am stärksten entlang der Freundschaftsachse. Auf der einen Seite der Achse ist der Pol mit der "Wahnidee, ohne Freunde zu sein". Im direkten Gegensatz dazu steht auf der anderen Seite die "Unfreundlichkeit". So kommen wir zu Symptomen wie: "Verdrießlich", "Abstoßende Laune", "Gefühl verlassen zu sein", "Traurigkeit" und "Depression". Man verhält sich, als ob man keine Freunde bräuchte, hat aber auf der anderen Seite das Gefühl, keine Freunde zu haben.

Die Kompensation dieser Störung liegt darin zu sagen: "Ich habe viele Freunde. Ich bin ein sehr freundlicher Mensch. Ich finde, man sollte zu jedem nett sein. Ich glaube, es ist gut, viele Freunde zu haben. Ich lasse keine Gelegenheit aus, neue Freundschaften zu schließen." Die Notwendigkeit, sich selbst ständig solche Behauptungen einzureden, deutet auf eine Störung in der Freundschaftsachse hin, die derjenige stark zu kompensieren versucht. Dieses Beispiel zeigt den Unterschied zwischen den Polaritäten eines Mittels und der Kompensation einer Störung auf einer Achse. Es zeigt auch, daß Kompensationen in erster Linie durch Handlungen, Polaritäten eher durch Gefühle zum Ausdruck gebracht werden. Die meisten Wahnideen und Gefühle eines Mittels repräsentieren dessen Polaritäten. Deshalb gibt es sich widersprechende Gefühle in ein und demselben Mittel.

Sulfur

— Wahnidee, Schande, sie ist in;
— Wahnidee, Körper, schwarz, er wäre;
— Wahnidee, wird dünn;
— Verlegenheit, Beschwerden nach;
— Unzufrieden mit sich selbst;
— Angesehen werden, verträgt nicht.

Das ist ein Pol entlang der Achse des Egos oder der Wichtigkeit, und andererseits finden wir: "Wahnidee, er ist eine große Person", "Selbstgefälligkeit, gleichgültig dem eigenen Erscheinen gegenüber", "Wahnidee, alte Lumpen sind so schön wie Seide" usw. Auf der einen Seite fühlt er sich unwichtig und entehrt, andererseits hält er sich für zu wichtig und beschämt andere Menschen.

Als Kompensation sagt sich *Sulfur*: "Es ist egal, ob ich wichtig bin oder nicht, und ich sollte anderen Leuten nicht aus dem Weg gehen."

Die Idee der Polarität ist in vieler Hinsicht nützlich. Falls wir in Prüfungen oder im Repertorium eine Störung auf einer Achse finden, können wir, unabhängig davon, welcher Pol im Repertorium aufgeführt ist, davon ausgehen, daß der andere Pol bei diesem Mittel existiert. Deshalb kann man manchmal das genau entgegengesetzte Gefühl als Rubrik wählen. Es ist daher nicht verwunderlich, im Synthetischen Repertorium *Tarentula* sowohl unter der Rubrik: "Farben, Abneigung gegen", als auch unter "Farben, fühlt sich angezogen von" zu finden. Gleichermaßen finden wir in der Rubrik: "Reiten, Abneigung zu" und "Reiten, Wunsch zu" das gleiche Mittel, *Psorinum*. Dies sind nur zwei Beispiele. Das Repertorium ist voll von solchen Fällen, wo ein Mittel die genau entgegengesetzten Gefühle und sogar Modalitäten aufweist. Deshalb zögere ich manchmal nicht, das genau entgegengesetzte Symptom zu verwenden, so es sich im Repertorium findet. Auf jeden Fall ist das Grundprinzip der Polaritäten von entscheidender Bedeutung.

Einige offensichtliche Polaritäten von *Stramonium* sind:

Verlangen nach Licht;	Abneigung gegen Licht;
Wahnidee, göttlich zu sein;	Wahnidee, er ist ein Teufel;
Gesellschaft, Verlangen nach;	Gesellschaft, Abneigung gegen;
Geschwätzigkeit;	Abneigung zu sprechen;
Milde;	Gewalt.

Man kann sehen, daß die Polaritäten innerhalb eines Mittesl unkompensiert sind, das heißt, daß die Ursprungssituation eines Mittels beide Pole (Aspekte) in unkompensierter Form verlangt. Um bestehen zu können, brauchen sie sich gegenseitig. *Stramonium* zum Beispiel braucht sowohl Mut als auch Angst. Eine Kompensation ist in der ursprünglichen Situation eines Mittels nicht notwendig, deshalb stellt ein Akt der Kompensation eher eine willentliche Unterdrückung oder Verneinung eines Gefühls dar, als daß es zur Ursprungssituation gehört. Die kompensierte Form von Symptomen findet sich weder in Prüfungen bzw. im Repertorium, noch taucht sie in Träumen auf. Die Polaritäten finden sich in Träumen, bei Kindern und in anderen Situationen, in denen wir Symptome in ihrer unkompensierten Form erwarten können.

28

TRÄUME

Ich weiß nicht genau, wie ich über die Träume gestolpert bin. Es kam durch keinen besonderen Fall, aber ich erinnere mich, daß ich mich zu einem gewissen Zeitpunkt gefragt habe, was der Unterschied zwischen einem Traum und dem Wachzustand ist. Es gibt eine Geschichte vom Mullah, der aufwachte und zu weinen anfing. Auf die Frage nach dem Grund, antwortete er: "Ich hatte einen schreklichen Traum, nämlich daß ich ein Schmetterling sei." Man fragte ihn: "Was ist dabei so schreklich?" Und er antwortete: "Ich bin verwirrt, ob ich einen Traum hätte, daß ich ein Schmetterling wäre, oder ich in Wirklichkeit ein Schmetterling bin, der jetzt träumt, ich zu sein!" Er kannte den Unterschied zwischen einem Traum und dem Wachzustand nicht, weil in Träumen oft dieselben Dinge passieren wie im Wachzustand.

Träume enthüllen unkompensierte Gefühle

Ich habe darüber lange Zeit nachgedacht. Ich kam zu dem Schluß, daß in einem Traum die meisten unserer Gefühle und Handlungen unkompensiert sind. In unserem Wachzustand sind die meisten unserer Gefühle und Handlungen kompensiert. Das ist der Hauptunterschied, den ich ausmachen konnte. Der Grund ist einfach. Kompensation beinhaltet einen Willensakt. Im Wachzustand sind unsere Gefühle zensiert durch die Grenze zwischen dem Bewußten und dem Unbewußten: Wir erlauben unseren Gefühlen vielmals keinen Ausdruck, selbst uns selbst nicht. Aber in Schlafzustand, wenn unser Wille nicht so aktiv ist, ist die Schwelle niedriger und unsere Gefühle und Handlungen finden in unkompensierter Art und Weise Ausdruck. Dieses Verstandnis führte mich zum Gebrauch von Träumen, da eines unserer größten Probleme in der Homöopathie das ist, den Unterschied zwischen kompensierten und unkompensierten Symptomen festzulegen. Es kann wirklich schwierig sein zu wissen, welches das kompensierte Gefühl ist, da die Art der Kompensation von verschiedenen Faktoren wie Soziaslstruktur, Glauben und Regeln, Erziehung und Ausbildung abhängt. Ich glaube, daß Träumen so etwas wie eine Urlaubsreise ist. Im Träumen erscheinen uns die Dinge genauso, wie wir sie im Wachzustand gern sehen oder füllen möchten, während wir uns im Wachzustand nicht erlauben, in einer Art und Weise zu leben und reagieren, wie wir es gerne wollen. Die Krankheit (falsche Wahrnehmung unserer Situation) existiert im Traum auch. Krankheit hat nichts mit Wachzustand oder Traum zu tun, sie besteht durchgängig. Was wir aber im Traum sehen können, sind Reflektionen unserer Gefühle, die wir im Zusammenhang mit verschiedenen Dingen erfahren, und unsere unkompensierten Reaktionen darauf.

Träume kommen den Wahnideen am nächsten

Da es wenig oder keine Kompensation im Traum gibt, zeigt es Ihnen eine Situation, für die die Gefühle und Aktionen angemessen wären. Die Traumsituation kommt der

Ursprungssituation am nächsten, aus der der zustand entstanden ist (Täuschung), aber der Traum wird Ihnen nie die Ursprungsituation selbst zeigen. Wenn wir das Wissen dieser Situation (selbst im Unterbewußtsein) hätten, wären wir geheilt, aber der Traum zeigt uns etwas dieser Situation sehr Ähnliches, und enthüllt unsere wahren Gefühle und Reaktionen. Wir sehen zum Beispiel im Traum, daß unser Vater ein Teufel – mit Hörnern, langen Zähnen und bluttriefenden Mund – ist, und wir reagieren mit Panik. Wir können nicht sagen, daß dies die Ursprungssituation war, natürlich nicht. Aber er enthüllt unsere Gefühle unserem Vater gegenüber in unkompensierter Art und Weise, und unsere Reaktion auf unsere Gefühle können wir in unkompensierter Weise in unserem Traum sehen. Wir können der Situation näher kommen, aus der die gesamte Reaktion und unsere Gefühle entstanden sein müssen. Der Vater muß etwas in der Art sein, wie das, was wir im Traum sahen; nicht genau das, aber etwas Ähnliches, was unsere Gefühle ihm gegenüber in dieser Form auf den Plan brachte. Die für diese Gefühle ursächliche Situation ist nicht bekannt, aber das Gefühl ist klar, und die Reaktion ist klar. Wir kommen im Traum unseren tiefen, aber verborgenen Gefühlen am nächsten. Durch den Traum können wir deshalb die reinen, nackten Gefühle und Reaktionen am besten ausfindig machen. Wenn wir diese in Repertoriumssprache übersetzen und das Arzneimittel betrachten, das diese tiefen Gefühle und direkten Reaktionen hat, kommen wir dem Arzneimittel wahrscheinlich sehr nahe. Sie können das Arzneimittel häufig alleine durch die Träume herausbekommen.

Fall

Kürzlich hatte ich einen Patienten und konnte nicht entscheiden, welches Mittel ich ihm geben sollte. Nichts Bedeutendes konnte ich ihm entlocken, alles war kompensiert. Er saß da, ein vielbeschäftigter Manager, elegant und gepflegt. Er sagte, er habe keine Probleme. "Alles ist in Ordnung, Herr Doktor", sagte er. Ob er Träume habe? Er träumte, daß er mit verschiedenen Kobras (Schlangen) schlief, die ihn mit erhobenem Kopf beschützten. Er fühlte sich sicher. Dieser Traum kommt immer wieder. Wie werden Sie diesen Traum in Rubriken unwandeln? Wir können nehmen: "Träume von Schlangen" oder "Wahnidee, Schlangen in ihr oder um sie herum". Das ist einfacher Weg, aber ich begehe ihn nie, weil er nicht die Gefühle widerspiegelt. In diesem Fall handelt es sich um das Gefühl von Angst und Schutzbedürfnis.

Träume drehen sich darum, wie wir die Situation erleben, und einige Träume beschäftigen sich mit der Situation, wie wir sie gerne hätten (Phantasie). Das ist das Ideal, da unsere Wunschsituation genau das Gegenteil von der ist, die wir uns vostellen. Wenn wir einen Traum bekommen, der uns Vergnügen bereitet, ist unser wirkliches Gefühl das Gegenteil. Nur ein Bettler bedarf des Traumes, daß er ein König ist. Der König hat kein solches Bedürfnis. Wenn jemand träumt, daß er ein König ist, bedeutet das, daß er sich in der Wirklichkeit wie ein Bettler fühlt. Wenn in ähnlicher Weise der Patient das Gefühl hat, daß die Schlangen ihn beschützen, hat er in Wirklichkeit das Gefühl von Bedrohung in Zusammenhang mit Schlangen. Seine Phantasie ist also, daß dieselben Schlangen, die ihn bedrohen, ihn beschützen. So hätte er es gerne – das Gegenteil. Ich fragte ihn daher nach der Bedeutung der Schlangen in seinem Leben, und er sagte, daß er im Zeichen eines besonderen Sternes geboren wäre, der etwas mit Schlange zu tun habe. Jemand hatte ihm einst geraten, daß er einige Rituale ausführen solle, um sich vor dem Einfluß der Schlangen zu schützen. "Aber Herr Doktor, ich glaube an all das nicht. Ich bin nicht gläubig. Ich habe nichts gemacht, außer, daß ich einmal eine kleine Silberschlange gekauft und sie in einem Tempel niedergelegt habe. Aber im allgemeinen übe ich keine dieser Rituale aus." Er hat also eine Silberschlange gekauft und sie in einem Tempel gelegt, und sagt trotzdem: "Aber Herr Doktor, ich glaube nicht." Er kompensiert: "Herr Doktor, ich glaube nicht an all das." Das Bedürfnis, das genaue Gegenteil seines wahren Wesens zu sagen: "Ich habe keine Angst, ich habe keine Furcht" – das ist Kompensation. Das bedeutet, daß Furcht und Angst grundlegende Symptome sind. Abergläubisch ist auch ein grundlegendes Symptom.

Grundlegende Gefühle kommen also im Traum in völlig ungeschminkter Form heraus. Die Abergläubigkeit drückt sich als eine Furcht aus, daß die Schlange ihm schadet. Er braucht Schutz vor der Schlange, da er unter diesem besonderen Stern geboren ist. Ich nahm deshalb die Rubrik "Furcht abergläubische" und gab ihm *Rhus toxicodendron*. Dieses Arzneimittel hat nichts mit Schlangen zu tun, hat nichts mit Schutz zu tun, aber hat das Thema des Traumes.

Der Traum ist also ein unkompensiertes Bild der Gefühle und der Reaktionen auf diese Gefühle. Es ist auch das Bild der Situation, die der Ursprungsituation ähnlich ist, aus der dieser Zustand entsteht. Es könnte auch das Gegenteil sein, das heißt das Bild der Situation, die er gerne hätte, was das genaue Gegenteil der Situation ist, in der er sich seiner Vorstellung nach befindet.

Grundlegender Traum und situationsbedingter Traum

Ich begann, die Träume zu verwenden und ich muß sagen, daß es mich mehr entlohnte, als ich je erwartet hatte. An dieser Stelle würde ich gerne unterscheiden zwischen dem, was ich einen zugrundeliegenden Traum, und dem, was ich einen situationsbedingten Traum nenne. Der situationsbedingte Traum tritt als Reaktion auf eine bestimmte Lebenssituation auf. Sie hatten heute eine Erfahrung und Ihr Gefühl zu dieser Erfahrung tritt in diesem Traum auf; das ist ein situationsbedingter Traum. Sie mußten zum Beispiel zu einer Prüfung erscheinen und hatten ganz schön Bammel davor; und dann hatten Sie einen Traum, daß Sie auf einem Berg sind, und Sie versuchen herunterzukommen. Es ist ein bischen gefährlich, und Sie versuchen Ihr Gleichgewicht zu behalten. Schließlich kommen Sie runter und Sie sind sicher. Das Thema dieses Traum ist:

- Furcht vor hochgelegenen Orten;
- Furcht vor Abwärtsbewegung;
- Furcht vor Fallen;
- Furcht, die Kontrolle zu verlieren;
- Beschwerden durch Erwartungspannung.

All das ist durch den Berg und das Bedürfnis, zu einem sicheren Ort zu kommen und der Gefahr entronnen zu sein, symbolisch ausgedrückt. Furcht vor hochgelegenen Orten ist Furcht vor gefährlichen Plätzen; zu einem sicheren Platz herunterzugehen ist Furcht vor Abwärtsbewegung. So erscheinen dem Träumer Prüfungen, und es ist das Thema von

Gelsemium. Aber genau, wie wir gesehen haben, daß eine Täuschung eine zugrundeliegende Täuschung oder eine situationsbedingte Täuschung sein kann, kann der Traum in ähnlicher Weise die Elemente enthüllen, die grundlegend für das Verständnis eines Menschen sind, und die Elemente, die das grundlegende Wesen in einer besonderen Situation ausdrücken. Wir haben zum Beispiel Furcht vor Versagen in dem Traum, aber das Mittel ist nicht notwendigerweise *Gelsemium*. Wir müssen genauer hinschauen. Warum hat dieser Mensch so eine Furcht vor Versagene. Hinter der Furcht kann Angst um das eigene Image, Erfolgsangst, große Empfindlichkeit bei Tadel oder sogar Furcht vor Armut stecken. Träume, die als Antwort auf eine bestimmte Situation erscheinen, obwohl sie das unkompensierte Gefühl in dieser Situation ausdrücken, mögen nicht das grundlegende Wesen des Menschen zum ausdruck bringen. Es kann sein, daß sie nur die Ausdrucksform in einer bestimmten Situation widergeben.

Grundlegende Träume sind:

- Wiederholungsträume;
- Träume, die ohne Situation an diesem bestimmten Tag auftreten; und
- Träume, die in keiner Weise zu der bestehenden Situation Verbindung haben.

Wenn wir den Patienten zu seinem Träumen befragen, müssen wir versuchen herauszufinden, ob sie grundlegende Träume sind. Nur durch wiederholte, unerklärbare Träume können wir deren Bedeutung schlußfolgern und die dahinterliegenden Gefühle verstehen. Diese Gefühle müssen als Teil des grundlegenden Zustandes des Patienten bestätigt werden und nicht nur Ausdruck von etwas sein, was ein- oder zweimal auftritt. Sie sollten wie ein Stück der Persönlichkeit des Patienten in einem chronischen Fall sein, selbst wenn sie in stark kompensierter Form auftreten. Der Traum wird Ihnen einen Hinweis geben, nach diesem Symptom zu suchen, sei es in kompensierter oder unkompensierter Form, und verschiedene Lebenssituationen, speziell Streßsituationen zu untersuchen. Außerdem sollten Sie seinen soziokulturellen Hintergrund miteinbeziehen, so daß Sie eine Idee von den kompensierten Aspekten des Träumers bekommen.

Symbolische Träume

Wie ich schon angedeutet habe, öffne ich nicht das Kapitel Träume des Repertoriums, um nach einem bestimmten Traum zu suchen. Es gibt jedoch dabei eine Ausnahme, und das sind die stark symbolischen Träume. Bei solchen Träumen dreht es sich nicht um Gefühle, sondern ein Symbol erscheint immer wieder, zum Beispiel Wasser. Es gibt kein Gefühl, es gibt keine Angst. Sie sehen Schlangen, aber es gibt kein Gefühl. In dem obengenannten Traum gab es das Thema Beschützen. Darum geht es hier nicht, nur Schlangen. Die Träume mögen voll von Häusern, Früchten, toten Körpern, Beerdigungen oder Hochzeiten sein. Wenn wir diese symbolischen Träume bekommen, speziell die, bei denen keine Gefühle assoziiert sind, und dieses Symbol immer wieder auftritt, dann sind sie ein Teil der universellen Symbole. Es mag sein, daß wir sie nicht völlig verstehen und daß es vielen Theorien über sie geben kann. Diese Symbole sind jedoch direkt im Kapitel Träume aufgeführt und können ohne Theoritisieren verwendet werden. Wenn es Träume dieser Art sind, symbolische Träume, benutze ich das Kapitel Träume.

Träume als Wahnideen

Den anderen Abschnitt im Repertorium, den wir für die Auswertung der Träume verwenden können, ist der über Wahnideen. Zum Beispiel kann die Rubrik: "Träume von Schlangen" synonym mit der Rubrik: "Wahnidee, sieht Schlangen" verwendet werden. Weil eine Wahnvorstellung und ein Traum sich darin ähneln, daß sie beide Dinge sehen, die nicht existieren. Sowohl Wahnideen wie Träume sehen Dinge auf etwas andere Art und Weise. Dennoch, das Kapitel der Wahnideen statt das der Träume zu verwenden, ist auch nicht der Weisheit letzter Schluß. Wichtig ist, die Reaktion herauszufinden, sei es nun eine Wahnidee, eine Furcht oder eine Angst.

Fall

Als Beispiel ist hier der Traum eines 35-jährigen männlichen Patienten, der mit Ameisenlaufen und Taubheit in seinen Armen kam, was als Schultersteife diagnostiziert war. Ich konnte das nicht glauben und schickte ihn zum Neurologen, der einen malignen Tumor im Rückenmark feststellte. Er wurde operiert und kam dann zu uns in die Behandlung. Ich versuchte, seine Anamnese zu erheben. Er kam mit seinem Vater, der in der Hauptsache erzählt hat. Auf diese Weise erschien er kindlich, abhängig, aber darüber hinaus bekam ich nicht viel Information. Ich fragte ihn nach seinen Träumen, und er antwortete, daß er absolut keine Träume habe. Ich versuche, der Situation in seinem Leben auf den Grund zu gehen, als die Beschwerden anfingen. Die Situation war, daß er heiratete, und daß es einen Konflikt zwischen seiner Mutter und seiner Frau gab, und er wußte nicht, was zu tun sei. "Seit frühester Kindheit bin ich abhängig von meiner Mutter, ich war immer mit ihr zusammen. Dann kam meine Frau dazu, und meine Mutter und meine Frau kamen nicht miteinander aus. Ich konnte mich nicht von meine Mutter trennen, und gleichzeitig konnte ich es nicht mitansehen, wie meine Frau litt. Letztendlich haben wir (meine Frau und ich) uns von meinen Eltern getrennt, und das hat mir viel ausgemacht; da haben meine Beschwerden angefangen." Ich versuchte, etwas über sein Gefühl zu diesem Zeitpunkt in Erfahrung zu bringen. War es Zorn, Traurigkeit oder etwas anderes? Das konnte er mich nicht sagen. Eine halbe Stunde lang habe ich auf vielerlei Weise versucht herauszubekommen, was das Gefühl war, konnte aber keinen Aufschluß darüber gewinnen. Schließlich hatte ich den Gedanken:

— Sagen Sie, hatten Sie irgendwelche Träume zu diesem Zeitpunkt?

— Ja, Herr Doktor, ich erinnere mich an einen Traum, der immer wieder kam. Ich träumte, daß ich im Meer sei, und um mich herum sonst niemand. Es ist Sturm und ich habe große Angst.

Ich fragte:

— Sind Sie in einem Boot oder schwimmen Sie, oder halten Sie sich an etwas fest?

— Ich weiß nicht. Das konnte ich nicht sehen. Ich konnte nur sehen, daß ich im Meer mitten in einem Sturm war.

Das Schöne daran war, daß er in seinem Traum nichts getan hat, um da herauszukommen. Er verhielt sich einfach wie ein kleines Kind, das sich im Wald verlaufen hat. Deshalb verwandte ich die Rubriken:

— Wahnidee, ist allein in der Wildnis;
— Verlassenheitsgefühl;
— Wahnidee, Gefahr, Eindruck einer.

Ich nahm auch: "Furcht vor Wasser" und "Hilflosigkeit", weil er keine Anstalten gemacht hatte, sich zu helfen. Er saß bei Gefahr von allen Seiten einfach hilflos da. Er hat Panik, fühlt sich allein und verloren, aber tut nichts. Das war sein Gefühl in dieser Situation. Sein Haus war in einem Sturm, er war allein, verloren wie ein kleines Kind in den Wäldern, und warum? Wegen seiner Tendenz, sich an seine Mutter zu klammern. Deshalb nahm ich die Rubrik: "Klammern". Das Kind war von seiner Mutter weggezogen und fühlte sich verloren, deshalb nahm ich: "Klammern an Personen". Daher kam ich auf *Stramonium*, was ihm half.

Seine erste Reaktion nach der Einnahme von *Stramonium* C200 war, daß er einen Traum hatte, in dem er flog und keine Flügel hatte. Eine Zeitlang fühlte er sich ängstlich, dann realisierte er jedoch plötzlich, daß er die Macht zu fliegen besaß, und er macht eine wunderbare Landung und fühlte er sich gut. Dies zeigt einen Wechsel seiner Gefühle: Wie ein Baby, das sich an seine Mutter geklammert hat und jetzt seine eigenen Flügel ausprobiert und weiß, das es fliegen und sicher landen kann. Die Träume benannten seine genauen Gefühle. Er war 35 Jahre alt und ein Bankangestellter.Sie können sich daher meine großen Schwierigkeiten vorstellen herauszubekommen, daß er sich an seine Mutter klammerte und sich verlassen wie ein Baby fühlte. Bewußt würde er ein solches Gefühl nie zugeben. Nebenbei bemerkt, welches Arzneimittel braucht die Mutter? Erstens können Sie sehen, daß sie eine starke Frau ist, diktatorisch, die ihren Kindern keine Unabhängigkeit erlaubt, ihnen aber erlaubt, sich an sie zu klammern. Sie hat ihn 35 Jahre in der Umklammerung gehalten, und nun kommt seine Frau, und möchte ihn ein bißchen mit ihr teilen. Sie wird wild, erlaubt es nicht, und es kommt zu Streit. Darauf gegründet habe ich an *Lachesis* für die Mutter gedacht.

Fall

Ich habe viele wunderbare Traumgeschichten von Patienten gehört. Hier sind einige Beispiele.

Eine etwa 50-jährige Frau hatte wiederholte Träume, daß aus ihrem Kamin in ihrem Haus alle möglichen Arten von wunderbaren, kuscheligen, fremdartigen Tiere kommen. Sie beschrieb es folgendermaßen: "Oh, die Tiere sind so wunderbar, so nett, so kuschelig, haben weißes Haar, flauschig, mit wedelndem Schwanz und in allen möglichen merkwürdigen Formen, aber alle sind nett, sehr schön, und sie kommen auf mich zu, und ich umarme sie und spiele mit ihnen. Es sind kleine Kaninchen, kleine Hunde, kleine Mungos und anderen Kreaturen. Dieser Ort ist wie ein Garten mit den verschiedensten Arten wundervoller Pflanzen und Gras und vielen anderen kleinen Dingen." Sie beschrieb sie sehr lebhaft. "Dann kommt aus dem Kamin ein schlangenartiges Monster und ich bekomme einen Schreck – das Schlangenmonster kommt heraus. Aber ich will nicht, daß es herauskommt. Dann kommt ein großer schwarzer Hund auch aus dem Kamin heraus. Aber dies ist keines dieser flauschigen Wesen. Dies ist ein Wachhund. Er steht da und erlaubt dem Schlangenmonster nicht herauszukommen. Er schiebt es wieder hinein, und das Monster versucht, herauszukommen und alle zu beißen." Was ist das Thema dieses Traumes? Als erstes haben wir Unschuld und Schönheit, die aus dem

Kamin kommen. Der Kamin ist ihre eigene Psyche, ihr eigenes Unbewußtes. Und da heraus kommt eine Menge Naivität, Schönheit, Herzlichkeit und Mitgefühl. Aus demselben Kamin ihres Unbewußten kommt Häßlichkeit und Gift, und sie will nicht, daß das herauskommt. Sie möchte nur Unschuld. Das Kaminmonster soll drinnen bleiben und deshalb hält der schwarze Hund, der Wächter zwischen Bewußtem und Unbewußtem, dieses Monster davon ab, herauszukommen und schiebt es wieder hinein. Sie weiß, daß, wenn das Monster herauskommt und beißt, es die ganze Schönheit vergiften wird. Davor hat sie Angst. Ich nahm die Rubriken:

— Wahnidee einer schönen Landschaft;
— Mitgefühl;
— zärtlich, herzlich;
— mitteilsam.

einerseits, und für die andere Seite nahm ich:

— Grausamkeit;
— Boshaft, tückisch;
— Haß, Häßlichkeit.

Hierdurch kam ich zu dem Arzneimittel *Lachesis* und hatte einen wunderbaren Erfolg. Wir haben manchmal weniger subtile und direktere Träume, und davon werde ich Ihnen zwei vorstellen.

Fall

Dies ist der Traum eines Mannes, der von Beruf her Stuntmen auf Motorrädern unterrichtet. Seine Lebenssituation ist so, daß diese Schüler ihm nicht gehorchen, seine Anweisungen nicht befolgen und deshalb zu Schaden kommen. Sie tun das nicht, was er vorschlägt, sie tun es auf ihre Art und Weise. Wenn er zu warnen versucht, werden sie zornig auf ihn.

Der Traum: Er fährt sein Motorrad und kommt zu einer Sackgasse. Er hält an, und hinter ihm fliegt ein Jeep (Militärfahrzeug) in die Luft, überschlägt sich zweimal und kommt schließlich auf dieselbe Straße zurück. Während das passiert, kommt ein Motorradfahrer von hinten, und unser Patient sagt ihm: "Stop, da ist Gefahr!" Dieser Mann hört nicht auf ihn, er fährt weiter, und der Jeep kommt und schneidet seinen Körper in zwei Teile. Der auf dem Boden liegende Körper ist in zwei Teile geschnitten, und ein Pferdewagen kommt von hinten. Das Pferd befreit sich aus der Deichsel und packt die Haare des toten Körpers, so daß die obere Hälfte seines Körpers im Maul des Pferdes ist: Er versucht, den Körper wegzuziehen, während unser Patient den Kopf zu ergreifen versucht, um den Körper vom Pferd zu trennen. Plötzlich wird der Kopf wieder lebendig, greift ihn an und versucht, ihn zu töten. Der Patient wacht mit einem Schrecken auf.

Ich verstand nicht alle Bedeutungen dieses Traumes, interpretierte ihn aber auf einfache Weise. Als erstes sehen Sie etwas Schreckliches in dem Traum, deshalb nahm ich "Schreckliche Dinge, traurige Geschichten ergreifen ihn tief". Und was tut er, als er sich dieser schrecklichen Szene gegenübersieht? Er versucht zu helfen. Das ist eine mitfühlende Haltung. Er möchte, daß die anderen Menschen nicht leiden, aber die hören nicht auf ihn. Was fühlt er? Er fühlt sich hilflos, er kann nichts tun. Deshalb nahm ich auch "Mitfühlend" und "Hilflos".

Er versucht, dem Motorradfahrer zu sagen, daß er anhalten soll, daß Gefahr vor ihm liegt. Trotzdem versucht genau dieser, ihn später zu töten. Ich nahm deshalb auch "Furcht, ermordet zu werden" und kam auf *Phosphorus*.

Fall

Ein anderer Fall ist der einer etwa 45jährigen Frau. Eine sehr erfolgreiche Frau, eine Vertreterin des Chefs einer großen Firma in Bombay. Sie kam mit sehr schlimmem Ekzem auf beiden Beinen, das seit zwei bis drei Monaten, bevor sie zu mir in Behandlung kam, schmerzte und Flüssigkeit absonderte. Sie war völlig behindert, sie konnte nirgendwo hingehen, sie mußte zu Hause bleiben. Die Befragung dauerte etwa fünfzehn Minuten. Sie begann mit: "Sagen Sie mir, was ist Ihr Problem?" Sie sagte, es sei das Ekzem und es sei sehr schlimm. "Können Sie den Grund dafür angeben?" Sie sagte, es könnte psychologischer Natur sein.

— Und was ist das psychologische daran?

— Oh, ein Problem, ich weiß nicht, so ein Familienproblem.

— Was für eine Art von Familienproblem?

— So eine Spannung, nichts, was mit meinen Mann zu tun hat, eine Spannung einfach.

Sie konnte nicht darüber sprechen. Deshalb sagte ich:

— Okay, dann erzählen Sie mir einen Traum.

— Ich träume immer wieder von Stuhlgang, Stuhlgang haben oder herumliegender Stuhlgang.

Als sie das sagte, sah sie mir nicht mehr gerade in die Augen. Sie schaute von Seite zu Seite; ihre Augen bewegten sich ziemlich schnell. Dann sagte ich:

— Erzählen sie mir über Ihren Traum vom Stuhlgang.

— Okay, Herr Doktor, ich werde Ihnen das Problem erzählen. Frei herausgesagt, ich habe einen Sohn, der geistig behindert ist, und er bekommt Krampfanfälle. Jedesmal, bevor er Krampfanfälle bekommt, träume ich von Stuhlgang. Während der Schwangerschaft hatte ich einen Traum, daß da viel Stuhlgang war, und daß der Kopf des Kindes da herauskam, und irgendjemand, Gott weiß wer, ihn zurückdrückte. Zu diesem Zeitpunkt wußte ich, daß das Kind einen Schaden haben würde.

Als sie dies sagte, bewegten sich ihre Augen sehr schnell. Sie setzte ganz schnell hinzu, fast flüsternd:

— Ich habe das Gefühl, ich hätte es vermeiden können. Ich hätte etwas tun können.

Niemand im Geschäft wußte, daß ihr Sohn behindert war, obwohl sie seit fünfzehn Jahren in dem Betrieb arbeitete. Sie vermied jeden sozialen Kontakt. Sie ist in der Arbeit sehr effizient, aber sie geht zu keiner Party oder auf Ferienreisen, obwohl sie die Gelegenheit hätte.

Ihr Mann hilft ihr, aber sie fühlt sich sehr für das Kind verantwortlich, als ob sie alleine verantwortlich wäre. Die Rubriken sind:

- — Kummer, zurückgehaltener;
- — Gewissensangst, als ob eines Verbrechens schuldig;
- — Angst um die Zukunft;
- — Abneigung gegen Gesellschaft;
- — Wahnidee, er hat Unrecht getan;
- — Wahnidee, er ist ein Verbrecher;
- — Abneigung zu reden, möchte schweigen;
- — Wahnidee, er hat seine Pflicht versäumt;
- — Abneigung auszugehen.

Ich fand für sie das Arzneimittel *Cyclamen*. Phataks Materia Medica faßt es in drei Worten zusammen: "Terror des Gewissens". Nun kommen wir auf den Hauptpunkt dieses Falles, den Traum.

Träume von Stuhlgang finden sich nicht bei *Cyclamen*. In dieser Rubrik finden sich fünf Arzneimittel, nämlich *Aloe*, *Castanea vesca*, *Psorinum*, *Sarsaparilla* und *Zincum*. *Cyclamen* fehlt. Was ist also die Bedeutung dieses Traumes von Stuhlgang? Wir können jetzt das wahre Thema oder Gefühl oder die Bedeutung hinter dem Traum erkennen: Das Kind leidet jetzt, weil es in ihrer eigenen Scheiße untergetaucht war, und deshalb trifft sie die Schuld. Sie ist der Verbrecher, der den Mund halten muß und für das Verbrechen gerade stehen muß. Sie ist völlig allein, weil es ihr eigener Fehler ist. Wegen ihres angesammelten Abfalls leidet das Kind. Dies kommt der Situation von *Cyclamen* sehr nahe.

Die Situation des Zustandes

Die Situation von *Cyclamen* ist die einer Frau, die einen Fehler gemacht hat, woraus etwas Schlimmes enstanden ist. Deshalb kann sie ihren Mund nicht aufmachen. Sie muß alles für sich behalten und sich so gut wie möglich rechtfertigen. Sie muß alle sozialen Kontakte vermeiden, sie fühlt sich völlig allein. Das ist die Ursprungsituation von *Cyclamen*. Der Traum kommt dieser Situation am nächsten. Die *Cyclamen*-Situation ist die Situation eines Mannes, der alles verdorben hat, und niemand weiß, daß er es getan hat. Deshalb die Augenbewegungen wie die eines Verbrechers, der Unwillen, das "Verbrechen" zu enthüllen, und das Gefühl, wie ein Verbrecher allein verantwortlich zu sein. Nicht wie ein Profi, sondern wie ein Mann, der versehentlich ein Verbrechen begangen hat. Der Traum dieser Frau gab meiner Beschreibung den letzten Schliff, *Cyclamen* heilte ihr Hautproblem bald.

An welche Träume erinnern wir uns?

Es gibt genügend Belege, daß wir alle träumen. Das bedeutet, daß Träume auf irgendeine Art nützlich sind, da nichts passiert, was nicht nützlich ist. An einige Träume erinnern wir uns an, den Rest vergessen wir. Beide Arten von Träumen müssen ihren Nutzen haben. Etwas Bemerkenswertes ist, daß Menschen, die sich ihrer Träume erinnern, üblicherweise in einer bestimmten Stimmung des Traumes aufwachen, wie Glück, Furcht usw. Diejenigen, die sich an ihre Träume nicht erinnern, wachen völlig normal auf, obwohl sie tags zuvor mit ängstlichen Gedanken oder Traurigkeit zu Bett gegangen sein mögen. Wir können annehmen, daß auf irgendeine Weise Schlaf und nicht erinnerliche Träume eine aufgewühlte Seele wieder ins Gleichgewicht bringen. In diesem Sinn ergänzt der nicht erinnerliche Traum die Tagesgeschäfte und verleiht dem Menschen Frieden mit sich und der Welt. Das passiert besonders dann, wenn die Situation nicht so intensiv ist. Ich bin sogar versucht zu sagen, daß der nicht erinnerliche Traum die Möglichkeit des Körper ist, sich selbst von kleineren Störungen speziell psychologischer Natur zu heilen.

Wenn jedoch die Situation (real oder wahrgenommen) einige starke besondere Gefühle braucht, damit der Mensch die richtige Haltung annimmt, um damit fertigzuwerden, zwingen die Träume sich in den Wachzustand, und sind zusammen mit ihren besonderen Gefühlen erinnerlich. Je mehr wir unbewußt die Haltung nicht annehmen, dir für die reale oder wahrgenommene Situation erforderlich ist, desto stärker und erinnerlicher werden die Traüme sein.

Als einfaches Beispiel können wir den Fall eines Studenten nehmen, dessen Überleben von seiner guten Vorbereitung auf die Prüfung abhängt. Er sagt sich jedoch, daß er nichts zu befürchten hat, und daß er nicht so hart zu studieren braucht. Es ist wahrscheinlich, daß dieser Student träumen wird, daß er in der Prüfung die Antworten nicht weiß. Dieser Traum wird erinnerlich und könnte ihm nützlich sein.

Wir wissen, daß Krankheit Täuschung ist. Die Situation mag in der Realität so nicht bestehen, aber der Patient nimmt die Situation so wahr. Die Täuschung mag sein, daß er ein Student ist, dessen Überleben vom Erfolg einer Prüfung abhängt, obwohl das hier nicht wirklich der Fall ist. Wenn dieser Patient sich zu sagen versucht, daß er solche Ängste nicht hat, wird auch er ähnliche Träume bekommen.

Der Mensch, der die lebhaftesten Träume hat, die mit ihren genauen Gefühlen erinnerlich werden, benötigt demnach diese Gefühle oder Ängste am stärksten. In anderen Worten ist es der, dessen Reaktionen gemessen an der realen oder wahrgenommenen Situation nicht ausreichend intensiv sind. Dies könnte an seinem Versuch liegen, seine Gefühle stark zu kompensieren. Je kompensierter ein Mensch also ist, je weniger er mit seinen Gefühlen in Verbindung steht, desto eher werden die Träume erinnerlich sein. Je intensiver die Situation, desto erinnerlicher die Träume.

Gleichermaßen wird der Mensch, der sich seiner Träume nicht erinnert, ein völlig unkompensiertes Verhalten haben, mit seinen Gefühlen in Berührung sein, und sie nicht unterdrücken oder sich selbst gegenüber verleugnen.

Wir können zusammenfassen, daß des Mensch, der seinen Traum überhaupt nicht erinnert, so handelt oder fühlt, daß er weistestgehend in Harmonie (angemessen) mit seiner grundlegenden Wahrnehmung der Realität lebt (grundlegende Täuschung).

29

KÖRPER UND PSYCHE

Lassen Sie uns über die körperlichen Symptome zuerst reden. Wir haben gesehen, daß die Komponenten aus dem Geist- und Gemütsbereich miteinander in Zusammenhang gebracht werden können, wenn wir die Situation verstehen können, aus der der gesamte Zustand erwächst. Auf gleiche Weise können wir die körperlichen Allgemeinsymptome in einen Zusammenhang bringen. Unter körperlichen Allgemeinsymptomen verstehen wir die Veränderungen des neuro-endokrino-immunologischen Systems.

Nehmen Sie zum Beispiel den Zustand des Arzneimittels *China*. Der *China*-Zustand ist erforderlich als eine Regulation bei einem Menschen mit Verlust von Körperflüssigkeiten. In einem solchen Zustand wird der Arzt zu Ruhe und Aufnahme von wenig festen, dafür aber mehr flüssigen Nahrungsmitteln, speziell mit Glukose und Salz raten. Die Schwäche von *China* hat genau diese Charakteristika: Verlangen nach Ruhe, verminderter Appetit, vermehrter Durst mit Verlangen nach Saurem, Süßigkeiten und Säften. Der ganze körperliche Zustand von *China* ist daher Anpassung an die Situation, die aus dem Mangel an Körperflüssigkeiten entstanden ist.

Lassen Sie uns dieses Beispiel einen Schritt weiter denken. Mit Mangel an Körperflüssigkeiten und Schwäche des Organismus muß der *China*-Patient auch die Bakterien ausscheiden, die die Entzündung und den Verlust der Körperflüssigkeiten verursachen. Daraus resultieren zwei Dinge: Als erstes finden wir Durchfall als Versuch, die Organismen herauszuwerfen, und zweitens steigt die Temperatur, um die Organismen besser bekämpfen zu können. Das Fieber von *China* tritt nun bei einem Menschen mit geschwächter Vitalität auf. Solch ein Mensch kann sich langes, intensives Fieber nicht leisten, weil das zu einem weiteren Verlust an Flüssigkeiten sowie an Vitalität führen würde. Dieser Mensch kann sich daher höchstens leisten, Wechselfieber zu bekommen. Dabei kommt es zu hohen Temperaturen mit Schüttelfrost, die eine Zeitlang anhalten, und dann fällt das Fieber plötzlich, und es kommt zu erschöpfenden Schweißausbrüchen; dann kann sich der Körper erholen und seine Vitalität zurückgewinnen, bis der nächste Fieberschub kommt. Das paßt besser zu einer schwachen Person als kontinuierliches Fieber. Ein sehr robuster Mensch (zum Beispiel *Aconitum*) kann einen Fieberschub mit hohem Fieber, das ein paar Tage lang anhält und die maßgeblichen Organismen völlig abtötet, erzeugen, aber *China* kann sich das nicht leisten und bekommt daher periodische Verschlimmerungen und Wechselfieber. Was ich zu erklären versuche, ist, daß die gesamten körperlichen Allgemeinsymptome von *China*, seine Empfindungen, seine Schwäche, seine Periodizität, seine Verlangen und Abneigungen usw., als eine Antwort des Organismus auf Verlust an Körperflüssigkeiten verstanden werden kann. Nachdem wir die meisten der körperlichen Komponenten von *China* als Anpassungsmechanismus auf eine körperliche Ursache geklärt haben, können wir uns die Frage stellen, was die Verbindung von diesem körperlichen Zustand von *China* und ihrem Geistes- und Gemütszustand ist. Ist es möglich, daß ein bestimmter Geistes- und Gemütszustand ohne Grund mit einem besonderen körperlichen Zustand in Verbindung steht?

Verbindung zwischen Körper und Psyche

Der Geistes- und Gemütszustand von *China* zeichnet sich durch Faulheit aus mit Gefühlen von Angefeindetsein, mit Theoretisieren und Planen. Auf irgendeine Weise muß dieser Geistes- und Gemütszustand mit dem körperlichen Zustand in Verbindung stehen. Nach meinem Verständnis ist die Verbindung dieser beiden Zustände, daß sie einander wirklich helfen können; das bedeutet, daß der körperliche Schwächezustand mit Unfähigkeit oder Unwillen, sich zu bewegen, die größte Hilfe dadurch erfährt, wenn der Geist faul ist. Genauso wird Faulheit im Geistes- und Gemütsbereich durch körperliche Schwäche am meisten unterstützt. Wenn Sie die körperlichen sowie Geistes- und Gemütszustände eines Arzneimittels untersuchen, werden Sie diese Verbindung so deutlich erkennen, daß man sie unmöglich leugnen kann. Lassen Sie uns noch ein paar andere Beispiele nennen. Eines der besten, die ich Ihnen geben kann, ist *Chamomilla.*

Bei *Chamomilla* rührt der körperliche Zustand von einer Situation her, in welcher der Mensch um Hilfe schreien muß. Man kann sich einen *Chamomilla*-Zustand am einfachsten vorstellen, wenn man sich ein Baby vor Augen hält, durch dessen Körper fälschlicherweise die Sicherheitsnadel einer Windel gestochen wurde. Das Baby wird dadurch in einen *Chamomilla*-Zustand kommen, sehr reizbar, ruft, schreit, verlangt Aufmerksamkeit, ist heftig usw. Die körperlichen Schmerzen sind stark – schneidend und heftig – und so intensiv und scharf, daß sie schreien machen. Sie können deshalb bei *Chamomilla* eine Situation erkennen, die heftige körperliche Schmerzen erzeugt, was zu einem Geistes- und Gemütszustand von Heftigkeit, Schreien und extremer Unerträglichkeit führt. Es ist natürlich offensichtlich, daß, wenn eine Nadel das Kind durchbohrt hat, man diese Nadel entfernen muß. Eine Gabe *Chamomilla* wird hier nicht helfen, da es einen Grund für diese Verfassung gibt. Wenn Sie aber einen Menschen vor sich haben, der grundlos in diesem *Chamomilla*-Zustand ist, wird das Arzneimittel helfen. Ich habe eine Frau mit kleinen Furunkeln auf ihrer Haut untersucht. Sie waren so schmerzhaft, daß sie geschrien, gerufen, Schimpfwörter gebraucht und geweint hat und verlangt hat: "Nehmen Sie mir dieses Bein ab!" Hier können Sie den *Chamomilla*-Zustand mit seinen scharfen, unerträglichen körperlichen Schmerzen und der dazu passenden Heftigkeit im Geistes- und Gemütsbereich erkennen. Dies ist ein gutes Beispiel, wie der körperliche Zustand von heftigem Schmerz mit der Heftigkeit von Geist und Gemüt Hand in Hand geht.

Körper und Psyche helfen einander

Es scheint, als ob der Organismus die Notwendigkeit verspürt, einen heftigen Geistes- und Gemütszustand zu erzeugen, um dem auslösenden Streßfaktor zu begegnen (in diesem Fall einem körperlichen Streßfaktor). Am Anfang gibt es nur heftigen Schmerz. Wenn das nicht ausreicht, um in genügendem Ausmaß Heftigkeit in der Gesamtverfassung zu erzeugen, werden Geist und Gemüt auch zu Heftigkeit veranlaßt, um den Zustand weiter zu intensivieren. Umgekehrt hilft intensives körperliches Leiden dem Geist und Gemüt, den erforderlichen

Zustand zu erzeugen: Übellaunig und bissig. *Calcarea* ist zum Beispiel ein Mensch, dessen Geist und Gemüt notwendigerweise faul ist, der stets den häuslichen Schutz liebt und der nur ungern auszieht; er entwickelt deshalb auf körperlicher Ebene Verschlechterung durch Bewegung, Verschlechterung durch Anstrengung, und er entwickelt auch einen stämmigen Körper, der aktive Bewegung verhindert. Der unsichere Zustand von Geist und Gemüt wird durch diesen körperlichen Zustand verschlechtert, und dieser Körpertyp begünstigt einen schüchternen, ängstlichen, faulen Zustand von Geist und Gemüt.

Bei *Acidum phosphoricum* ist der Geistes- und Gemütszustand gekennzeichnet durch Schläfrigkeit, Grübeln, Abneigung gegen geschäftliche Aktionen, Gleichgültigkeit, Hoffnungslosigkeit und Verzweiflung, und dementsprechend finden wir auf der körperlichen Ebene Schwäche, Energiemangel und eine Neigung sich hinzulegen.

Es ist außerdem interessant, sich die körperliche Konstitution verschiedener Arzneimittel vor Augen zu führen. Wenn Sie die Konstitution von *Phosphorus* betrachten, stoßen Sie auf jemand, der blond und schlank ist, mit langen gebogenen Augenbrauen und anmutigem Bewegungsmuster. Kurz gesagt, im körperlichen Bereich ein sehr anziehender Mensch; und im psychischen Bereich jemand, der andere Menschen auf zärtliche und vertrauliche Weise anzuziehen versucht. Es scheint daher ein Körper zu sein, der für die Psyche wie geschaffen ist. In ähnlicher Weise hat *Sepia* eine Abneigung gegen Geschlechtsverkehr und Gesellschaft. Kein Wunder, daß sie oftmals dunkle Flecken auf dem Gesicht bekommt und gebeutelt und unattraktiv aussehen kann. *Baryta carbonica* fühlt sich psychisch unterlegen und unfähig und hat das Gefühl, daß ihn die anderen auslachen; sein Körper ist unterentwickelt und langsam. Wenn wir diese weitgesteckten Ideen verstehen, ist es leicht, mehr ins Detail zu gehen; wie zum Beispiel bei der Art des Schmerzes, die der Patient empfindet.

Bei einigen Patienten sind wir überrascht, daß ihre Erkrankung, die üblicherweise schmerzhaft ist, sogar schmerzlos ist. Es kann zum Beispiel sein, daß wir einen Jungen mit entzündeten und dabei schmerzlosen Mandeln sehen. Das Symptom im Geistes- und Gemütsbereich, das mit einer solchen Erkrankung einhergeht, ist wahrscheinlich eines wie "Gleichgültigkeit, klagt nicht" (zum Beispiel *Opium*). Wenn uns in ähnlicher Weise eine enorme Empfindlichkeit der Nerven speziell auf Verletzungen und Schittverletzungen begegnet, finden wir auch im Geistes- und Gemütsbereich diese enorme Empfindlichkeit auf Verletzungen, Grobheit und besonders Beleidigungen (*Staphysagria*).

Es scheint, daß, wann immer ein Mensch einer Situation begegnet, in der die Lebenskraft sich zu ihrer Bewältigung anpassen muß und die Psyche allein sie nicht bewältigen kann, sie die Hilfe des Körpers in Anspruch nimmt; und wenn der Körper allein sie nicht bewältigen kann, wird er die Hilfe von Geist und Gemüt in Anspruch nehmen. Wenn der auslösende Faktor auf der Gefühlsebene liegt, werden die Symptome anfänglich im Geistes- und Gemütsbereich auftreten, und dann wird der Körper später hinzukommen. Wenn aber die auslösende Ursache körperlicher Natur ist, werden Sie zuerst körperliche Auswirkungen finden und später die psychischen Begleitsymptome. Wenn ein Mensch den körperlichen Zustand von *Arnica* hat, dann ist auch sein Geistes- und Gemütszustand *Arnica*, selbst wenn die Symptome nicht so offensichtlich sind. Wenn die Ursache hauptsächlich auf der körperlichen Ebene liegt, er zum Beispiel eine Verletzung hat, sich überanstrengt hat, wird er zuerst die körperlichen Symptome entwickeln und später die psychischen Begleitsymptome.

Aber in der Zwischenzeit wird jeder Geistes- und Gemütszustand, in dem er vorher gewesen sein mag, unterdrückt werden, und Geistes- und Gemütssymptome werden nicht speziell herausragen. Nur in einer solchen Situation ist es gerechtfertigt, *Arnica* zu verschreiben.

Notfalls bittet der Körper die Psyche um Hilfe und umgekehrt.

Um ein anderes Beispiel zu benutzen: Bei einem Verlust lebensnotwendiger Körperflüssigkeiten wird man nicht sofort das Gefühl des Angefeindetseins von *China* sehen, sondern im ganzen Zustand werden jetzt Symptome körperlicher Anpassung sichtbar – das ist zu diesem Zeitpunkt erforderlich. Der Anpassungsmechanismus ist zuerst auf körperlicher Ebene, da die Ursache körperlicher Natur ist; wenn der körperliche Zustand aber eine Zeitlang bestehen bleibt oder mehr Unterstützung braucht, wird er die Psyche mit hineinziehen, die natürlicherweise mit ihm verbunden ist. Deshalb werden Sie später auch den Geistes- und Gemütszustand desselben Arzneimittels beobachten können. Auch die *Gelsemium*-Situation kommt in beiden Bereichen vor, entweder dem seelischen oder dem körperlichen. Psychisch kann sie entstehen nach schlechten Nachrichten, wenn sich jemand erschreckt oder geschockt fühlt; er ist fast gelähmt und zittert vor Angst. Oder diese Situation rührt von einer Grippe her, und um den Grippevirus abzuwehren, reagiert der Körper mit Schwäche, Fieber und Zittrigkeit. In diesem Fall werden Schrecken und Schock nicht so herausragend sein, aber es kann sein, daß sie später auftreten, um diesen Zustand der Bewegungslosigkeit zu unterstützen. Gleichermaßen ist jemand in einem *Gelsemium*-Zustand von Schrecken, Schock und Zittrigkeit nicht völlig ans Bett gebunden und gelähmt, wenn die Ursache auf Geistes- und Gemütsebene nicht intensiv ist oder lange besteht. Der ganze Zustand wird ein *Gelsemium*-Zustand sein, aber nach schlechten Nachrichten handelt es sich mehr um einen psychischen Anpassungsprozeß und bei Grippe mehr um einen körperlichen. Aber sicherlich werden Sie bei einem *Gelsemium*-Zustand (sei er körperlich oder psychisch) kein anderes Symptom eines anderen Arzneimittels sehen.

Dieser Zusammenhang zwischen dem Zustand von Körper und Psyche wird bei einigen Formen von Psychotherapie benutzt, wo zum Beispiel ein extrem gestreßter Mensch eine sehr angespannte Haltung einnehmen soll. Wenn er diese körperliche Haltung einnimmt, wird er zu ähnlichen Gefühlen im psychischen Bereich angeregt. Durch die Erregung ähnlicher Gefühle bessert sich der Zustand aufgrund einer Art unbewußten Anwendung des homöopathischen Prinzips.

Praktische Anwendbarkeit dieser Ideen

Beim Vorstellen meiner Ideen versuche ich, Ihre Aufmerksamkeit auf deren praktischen Wert und ihre Anwendbarkeit zu lenken. Wenn Sie also auf der körperlichen Ebene einer Art von Schmerz begegnen, sollten Sie sich selbst fragen, was für eine Art Geistes- und Gemütszustand durch diese Art von Schmerz erzeugt und begünstigt werden kann, und üblicherweise werden Sie denselben Geistes- und Gemütszustand bei diesem Menschen finden. Wenn Sie zum Beispiel reißende Schmerzen haben, bedeutet das üblicherweise Heftigkeit im psychischen Bereich. Reißenden Schmerzen des Körpers wird durch psychische Heftigkeit geholfen und Heftigkeit im psychischen Bereich kann durch reißende Schmerzen im körperlichen Bereich unterstützt werden. Wenn wir in ähnlicher Manier brennende

Schmerzen des Körpers haben, werden sie Angst und Ruhelosigkeit im Geistes- und Gemütsbereich erzeugen wie bei *Arsenicum*, *Apis*, *Phosphorus* oder *Sulfur*.

Ich rede nicht nur über die Arzneimittelauswahl. Es ist einfache Logik, daß, wenn Sie körperlich ein Zittern wahrnehmen, dies üblicherweise einen Erregungszustand der Psyche bedeutet. Wie sehr dieser Mensch Sie auch immer davon zu überzeugen versucht, daß er sehr ruhig ist – die Zittrigkeit seines Körpers zeigt Ihnen, daß er psychisch erregt ist. Taubheit im Körper kann von Apathie zeugen; eine Empfindung wie von einem Ball, egal in welchem Körperteil, bedeutet üblicherweise einen hysterischen Zustand von Geist und Gemüt. Durch das körperliche Symptom eines Menschen können Sie gute Hinweise auf die psychische Verfassung und das Arzneimittel bekommen, wenn Sie erkennen können, welcher Zustand von Geist und Gemüt durch diesen Schmerz begünstigt wird oder diese Art von körperlichen Problem erzeugen kann. Ich muß Ihnen natürlich nicht erzählen, daß die Schmerzen, über die wir reden, nicht phatognomonischer, sondern charakteristischer Natur sind. Gemeint sind die Schmerzen, die bei der Pathologie nicht üblich sind. Wenn ein Magengeschwür oder Übersäuerung ein Brennen produziert, wird dies nicht sehr charakteristisch für den Menschen sein – jeder mit Übersäuerung wird Magenbrennen haben. Oder bei einem Fall von diabetischer Neuropathie werden Ihnen brennende Fußsohlen mit Ameisenlaufen oder Taubheit nicht dabei helfen, das Wesen der P.N.E.I.-Störung zu finden. Aber nehmen wir an, daß Sie in einem Fall von Hautkrebs oder Furunkeln intensives Brennen finden, dann können Sie davon ausgehen, daß dies mit sehr viel Angst im psychischen Bereich einhergeht. Man kann daher vom Wesen der körperlichen Beschwerden einen guten Rückschluß darauf ziehen, in welcher geistigen Verfassung sich dieser Mensch befindet. Wir müssen das Prinzip verstehen, daß der körperliche und psychische Zustand einander helfen, weil sie Teil derselben P.N.E.I.-Antwort auf einen bestimmten verursachenden Streßfaktor sind. Aus der Art, wie der Patient seine Beschwerden beschreibt, kann man leicht Rückschlüsse auf seine psychische Verfassung ziehen, ohne noch weiter danach fragen zu müssen.

Körperliche und psychische Zustände helfen einander

Wie oben erklärt, helfen der körperliche und psychische Zustand einander. Wann immer ein Mensch mit einer körperlichen Beschwerde kommt, wird unser Geist auf die Beschwerde selbst abgelenkt, bei Halsschmerzen haben wir zum Beispiel großes Interesse herauszufinden, ob es sich durch heiße oder kalte Getränke bessert oder tags oder nachts schlimmer ist. Zweifelsohne werden wir erfolgreich sein, wenn wir die Charakteristika herausfinden können, das heißt Symptome des Zustandes eher als die der Krankheit. Dies trifft auch auf die körperlichen Begleitsymptome zu. Dennoch ist es viel nützlicher, wenn auch weniger häufig gebraucht, den Geistes- und Gemütszustand in einem solchen Fall zu verwenden. In diesem Fall kommt der Geistes- und Gemütszustand sehr deutlich heraus, häufig ohne daß der Patient (und unglücklicherweise manchmal auch der Arzt) das bemerkt. Es macht keinen Sinn, den Patienten auf seinen psychischen Zustand hin zu befragen. Es mag sein, daß er Ihre Frage nicht versteht. Wenn wir aber verstehen, daß der körperliche und psychische Zustand eine Einheit sind, dann muß, egal welcher psychischer Zustand verursacht wurde oder zu diesem Zeitpunkt besteht, dieser im Einklang mit dem körperlichen Zustand bestehen. Es ist viel leichter, den Geistes- und Gemütszustand als die körperlichen Symptome zu verstehen. Wie auch immer der körperliche Zustand ist, wir müssen uns fragen, wie die Beschwerde oder der Zustand den Patienten reagieren oder sich psychisch fühlen lassen. Die Gesamtheit der Gefühle und Reaktionen im Geistes- und Gemütsbereich werden in ein Muster passen, welches der momentane Geistes- und Gemütszustand ist. Die Arzneimittelwahl kann viel leichter von diesem Ende her angefaßt werden.

Nehmen Sie den Fall eines fünfjährigen Kindes mit Erbrechen. Sein Erbrechen wird stark und er fühlt sich immer unwohler, so daß er schließlich seinen Kopf gegen die Wand schlägt. Er möchte, daß ständig jemand bei ihm ist, und hält die Hand seiner Mutter. Er ist ziemlich ruhelos und wälzt sich im Bett umher. Er muß einen körperlichen Zustand haben, der mit seinem Geistes- und Gemütszustand im Einklang steht: "Ruhelos", "Furcht", "Ängstlichkeit, wenn alleine". Durch diese Hinweise kommt das Arzneimittel *Arsenicum* klar heraus. Diesselbe Regel kann bei anderen Fällen angewandt werden. Die Frage ist also immer: Zu welchem Gefühl und zu welcher Reaktion veranlaßt Sie diese (körperliche) Krankheit?

Psyche und Körper – *Sepia*

Sepia ist ein Mensch, der sich durch lange Streß- und Anstrengungsphasen in seinem Leben (langes Leiden) gebeutelt, überdrüssig, mißmutig und apathisch fühlt, seine Empfindsamkeit aber gleichzeitig behält und mit Reizbarkeit reagiert, was manchmal zu heftigen Wutausbrüchen führt: Dinge ausrangieren oder wegwerfen. Selbst die Dinge, die sie vorher gern mochte, erzeugen jetzt eine Abneigung.

Die *Sepia*-Frau scheint nicht die Energie zu haben, aus dieser Situation herauszukommen. Der beste Überlebensmechanismus für sie ist, in diesem traurigen, mißmutigen Zustand zu verbleiben und manchmal heftig zu reagieren. Sie wird kalt und zurückgezogen und hält sich lieber beschäftigt.

Die Betrachtung des Körperlichen zeigt, daß ihr Körper durch langes Leiden und zuviele Geburten geschwächt ist, sie nur schwach reagiert. Ihre Beschwerden ziehen sich dahin, und bei lauten Geräuschen, Gerüchen, usw., reagiert sie heftig, eventuell sogar mit Erbrechen. Selbst so eine Annehmlichkeit des Lebens wie Milch wird heftig zurückgewiesen. Sie entwickelt Abneigung gegen Geliebten, ihren Ehemann und Familie. *Sepia* hält sich gerne geistig und körperlich beschäftigt, liebt forsche Bewegungen, als ob ihr das hilft, ihre Widrigkeiten zu vergessen.

Die Psyche reagiert auf einen Streßfaktor genauso wie der Körper. So wie der Körper die Situation sieht, wird das auch die Psyche tun.

Körperliche und psychische Analogie bei einigen anderen Arzneimitteln

In meiner Erfahrung lokalisiert sich der Hauptwirkort von *Silicea* im Körper üblicherweise in einem bestimmten Organ und erzeugt hier die widerspenstige Verhärtung, während der Rest des Körpers abmagert. In diesem Körperteil haben wir Überreaktion, ein Zeichen von Stärke, Abwehr und Überempfindlichkeit. Wir sehen diesen Mechanismus zum Beispiel bei:

- tuberkulösen Lymphknoten;
- rheumatischen Gelenken;
- wildem Fleisch in Wunden / Ulcera;
- Exostosen von Knochen;
- Migräne.

Dieser durch Abmagerung geschwächte Patient überreagiert in einer widerspenstigen, verhärteten Art und Weise auf einer bestimmten Ebene, speziell in Anwesenheit von Fremdkörpern, sowie bei Impfungen und Infektionen.

Analog scheint es so zu sein, daß sich der ganze Körper auf diesen Punkt konzentrieren muß (Monomanie), sich als stark und widerspenstig darstellen muß (Selbstüberhebung, Dickköpfigkeit), überreagieren muß (Reizbarkeit) mit einem inneren Gefühl von Schwäche (Schüchternheit, Feigheit) – und all das bei einer Konfrontation mit etwas Fremden (Schüchternheit beim Auftreten in der Öffentlichkeit). Diese Analogie mag ein bißchen weit hergeholt sein. Aber wir haben viele bekannte Beispiele dieser Art.

Arnica im Geistes- und Gemütsbereich – Folgen von Schock und Angst vor Annäherung.

Moschus (in Kents Vorlesungen) – hysterischer Geist, ebensolches Gewebe.

Lycopodium Der Körper reagiert auf ein Problem mit erhöhter Aktivität, Kampf, Bewältigungsstrategie. Sie sehen, daß der Körper zurechtzukommen versucht; manchmal verliert er, manchmal kommt er wieder hoch. Das Mittel scheint nicht genug Stärke zu haben, eine heftige Reaktion zu erzeugen und es durchzukämpfen. Es hat zu sehr Angst, daß es der Anforderung nicht gewachsen ist. Anders als *Nux vomica*, welches heftig reagiert und den Kampf aufnimmt. Aber bei *Lycopodium* kämpft der Körper um Bewältigung. Wir haben es mit einer generalisierten Reaktion zu tun und keiner lokalen Verhärtung wie bei *Silicea.*

Jenseits von Psyche und Körper

Im wesentlichen soll die obige Diskussion zeigen, daß sowohl Psyche wie Körper dieselbe Störung ausdrücken. Diese Störung entspringt weder Psyche noch Körper allein, noch ist es auf eines von ihnen beschränkt, sondern sie besteht auf einer tieferen Ebene als diese beiden. Die Ebene der Störung ist die Lebenskraft selbst, das Bewußtsein, welches das ganze Sein durchdringt. Gesundheit, Krankheit und Heilung passieren auf dieser Ebene. Die Psyche drückt den Zustand am besten aus, wie das Parlament den Zustand der Nation ausdrückt. In Wirklichkeit sind Intelligenz, Bewußtwerdung und Bewußtsein Eigenschaften der Lebenskraft selbst und daher im ganzen Wesen anwesend. Ein Weiser kann die darunterliegende Einheit von Körper und Geist wahrnehmen und wird die Symptome auswählen, die am ehesten die darunterliegende Störung ausdrücken. Wenn wir die Symptome finden, die den zugrundeliegenden Zustand ausdrücken, Merkmale, die sich in der Psyche und im Körper wiederfinden, wird unsere Wahrnehmung viel genauer sein. Die zugrundeliegende Störung wird sich ein wenig unterschiedlich in Psyche und Körper ausdrücken, aber wir sollten in der Lage sein, hinter diesen Unterschied zu sehen.

Als wir zum Beispiel über den *Lyssinum*-Fall im Kapitel "Unpassende Reaktionen" gesprochen haben, war der Juckreiz offensichtlich heftig, trat paroxysmal auf, und die Haut war extrem empfindlich. Im Geist und Gemüt sahen wir dieselbe Empfindlichkeit und anfallsweise Heftigkeit. Wenn wir jetzt die beiden Hauptsymptome dieses Kindes in Betracht ziehen,

- anfallsartige Heftigkeit und
- abnormale Emfindlichkeit,

beziehen wir uns nicht bloß auf Psyche oder Körper, sondern auf die zugrundeliegende Störung, die genau wir behandeln wollen.

30

DIE ANWENDUNG DES REPERTORIUMS

Phantasievoller Gebrauch der Rubriken

Wie sie in den verschiedenen Kapitel sehen, habe ich das Repertorium in fast jedem einzelnen Fall gebraucht. Das Repertorium ist ein sehr nützliches Werkzeug im Verständnis von Arzneimitteln und Patienten. Ich habe den Eindruck, daß dieses Werkzeug durch meine Berufskollegen vernachlässigt wurde. Es gibt Standardwerke über den Aufbau und Gebrauch des Repertorium, wie die von Bidwell, Margaret Tyler, Kanjilal, Ramanlal Patel, Docykx und Kokelenberg, P. Sankaran und anderen, und ich möchte jetzt auf diesen Aspekt nicht weiter eingehen. In diesem Kapitel werde ich den phantasievollen Gebrauch der Rubriken, speziell aus dem Kapitel Geist und Gemüt des Synthetischen Repertoriums diskutieren, was ich häufig gebrauche. Bevor ich zu den Beispielen übergehen werde, gebe ich Ihnen ein paar Hinweise aus meiner Praxis.

- Im Synthetischen Repertorium können Sie allen Ergänzungen von Kents Repertorium vertrauen.
- Auf die Ergänzungen und Wertigkeiten von Pierre Schmidt (Nr. 7) können Sie Ihr Leben verwetten.
- Große Vorsicht ist beim Gebrauch der Rubriken von Gallavardin zu wahren (Nr. 5).
- Versuchen Sie, soviel wie möglich Querverweise für jede Rubrik zu finden.
- Gebrauchen Sie auch andere Repertorien, wie das von Phatak, und überprüfen Sie auch die Originalquellen. Es gibt Fehler und Auslassungen.
- Vergessen Sie nicht, daß das Repertorium unvollständig ist – verlassen Sie sich deshalb nicht auf die Ausschließlichkeit irgendeiner Rubrik.
- Stellen Sie sicher, daß das von Ihnen gewählte Mittel auf die ganze Idee des Falles paßt und nicht nur auf ein oder zwei Rubriken.
- Lesen Sie die Rubriken einer nach der anderen – gebrauchen Sie ein Standardwörterbuch, um die genaue Bedeutung herauszufinden.
- Gebrauchen Sie Ihre Vorstellungskraft, wofür man diese Rubrik beim Patienten anwenden kann.
- Wenn Sie eine Rubrik mit nur einem Arzneimittel bekommen, versuchen Sie aus der Materia Medica zu verstehen, warum nur dieses Arzneimittel in jener Rubrik auftaucht.
- Egal welches Arzneimittel – bestätigen Sie es immer mit der Materia Medica.

Jetzt werde ich bloß ein Beispiel der Art und Weise vermitteln, wie wir unser Verständnis der Rubriken erweitern können und wie wir diese Rubriken in der Praxis anwenden können. In den ersten dreizehn Rubriken habe ich eine Methode ähnlich der von Dr. M.L. Seghal aus Delhi angewandt, und ich bin ihm verpflichtet, daß er diesen Weg eröffnet hat. Ich hoffe, daß diese Zusammenstellung den Leser anregt, selber zum Repertorium zu greifen und an anderen Rubriken zu arbeiten.

Alle hier angegebenen Bedeutungen sind von Chambers Wörterbuch des 20. Jh., Ausgabe von 1960.

A. Religiös

Bedeutung : Gewissenhaft, ergeben, an ein klösterliches Leben gebunden, streng.

Interpretation : Jemand, der den Regeln, egal welcher Ordnung, sehr streng und gewissenhaft folgt.

Ausdruck : 1. Der Patient sagt: "Herr Doktor, sagen Sie mir einfach, was ich tun muß. Ich werde der homöopathischen Behandlung sehr streng Folge leisten. Ich werde alles tun, was Sie sagen."
2. Der Patient sagt: "In meinem Beruf habe ich hohe ethische Ansprüche. Ich glaube, daß man gewissen Grundsätzen strikt Folge leisten muß."

Sie können sehen, wie die Rubrik 'Religiös', die manch einer vielleicht auf 'religiöse Praxis' reduziert hätte, nun viel weiter gefaßt ist.

B. Eifersucht

Bedeutung : Mißtrauisch oder über den Rivalen erbost.
Erbost – aufgebracht.
Rivale – Jemand, der eine Sache im Wettstreit mit jemand anders verfolgt.

Interpretation : Mißtrauisch und aufgehetzt durch jemand, der sein Konkurrent für eine bestimmte Position oder Sache ist.

Ausdruck : Im Gespräch über die Patientin sagt der Ehemann: "Wann immer ich am Wochenende arbeiten muß, wird sie ärgerlich und versucht, meine Aufmerksamkeit für sich zu behalten, und beschwert sich, daß ich mich mehr um meine Arbeit als um sie kümmere."

C. Gleichgültigkeit gegen sein Äußeres

Bedeutung : Gleichgültigkeit – Bedeutungslos.
Äußeres – Show, Aussehen nach außen.

Interpretation : Mißt dem keine Bedeutung bei, wie er in den Augen der anderen erscheint.

Ausdruck : Der Patient sagt: "Herr Doktor, ich tue, was mir gefällt, mich kümmert überhaupt nicht, was andere aus meinen Handlungen machen."

D. Wirft Gegenstände weg

Bedeutung : Werfen – Wegschmeißen oder -schleudern.

Wegschleudern – Plötzliches Vonsichwerfen.

Interpretation : Etwas plötzlich wegschicken, etwas plötzlich verwerfen.

Ausdruck : 1. Der Patient sagt: "Mein Chef hat mir etwas Grobes gesagt, was ich nicht ertragen konnte. Ich habe deshalb sofort gekündigt und bin weggegangen."
2. "Ich wollte seit langer Zeit aufhören zu rauchen und konnte es nicht, und das hat mich geärgert. Deshalb habe ich eines Tages die Zigarette weggeschmissen und anschließend nie wieder eine angerührt."

E. Monomanie

Bedeutung : Übertriebene Interesse an nur einer Sache.

Ausdruck : Ein vierjähriger Junge mit schwerem chronischen Husten hatte das eigentümliche Symptom, daß er wie verrückt hinter der Farbe grün her war. Er wollte alles grün haben. Ein anderes Symptom war, daß ihm sehr wichtig war, daß Männer und Frauen getrennt voneinander sitzen sollten, nie zusammen. Ich gebrauchte die Rubriken "Monomanie" für seine Besessenheit mit der grünen Farbe und "fixe Ideen" für das letztgenannte Symptom, und habe *Thuja* verschrieben, was Wunder wirkte.

F. Will magnetisiert werden

Bedeutung : Magnetisieren – Hypnotisieren.
Hypnotisieren – Zustand, in dem Geist und Gemüt auf äußere Suggestionen reagieren.

Interpretation : Ein Mensch möchte das tun, was jemand anderer ihm suggeriert.

Ausdruck : "Herr Doktor, ich bin völlig in Ihren Händen. Ich tue das, was Sie mir vorschlagen. Fragen Sie mich bitte nicht, was ich möchte. Ich überlasse Ihnen alles. Sie wissen am besten, was für mich gut ist." (Dies trifft besonders auf *Calcarea* und *Silicea* zu).

G. Verlangen nach idealer Frau

Bedeutung : Ideal – Höchstes und vorstellbar Bestes, perfekt, imaginär, besteht nur in der Ideenwelt.
Frau – was ein Mann braucht, um vollständig zu sein oder als Partner neben ihm (meine Bedeutung).

Interpretation : Wünscht, daß seine Umgebung, Gesellschaft, speziell sein Partner perfekt sein soll, was es nur in seiner Ideenwelt oder Imagination gibt.

Ausdruck : "Herr Doktor, ich wünschte, daß es in meinem Land kein Verbrechen oder Korruption gäbe, und daß jeder harmonisch und brüderlich zusammenlebte, wie eine große Familie."

H. Verlangen zu töten

Bedeutung : Töten – Zerstören, überwältigen, des Lebens berauben.

Interpretation : Das Verlangen, etwas/jemanden den Garaus zu machen, so daß es/er nie wieder seinen Kopf erheben kann.

Ausdruck : "Ich will keine Lösungen auf Zeit mehr, koste es, was es wolle. Ich möchte ein Ende dieses Problems sehen, ein für alle Mal."

I. Wahnidee, Schlangen in ihm und um ihn herum

Bedeutung : Wahnidee – falscher Glaube, Täuschung.
Schlange – giftige Kreatur, undankbare oder verräterische Person, alles Schlangenartige in Form oder Bewegung.

Interpretation : Von allem, was er in sich oder um sich herum sieht, hat er den Fehlglauben, daß es eine giftige, verräterische Kreatur sei.

Ausdruck : "Meine Schwiegermutter ist eine sehr gefährliche Frau. Sie raspelt Süßholz und weiß gleichzeitig, wie sie hinterlistig andere Menschen gegen mich einnehmen kann. Deswegen warte ich auf den geeigneten Augenblick, um es ihr auf gleiche Weise heimzuzahlen."

J. Versucht, aus dem Fenster zu fliehen

Bedeutung : Fliehen – sich in die Freiheit retten.
Fenster – eine Öffnung für Luft und Licht.

Interpretation : Der Mensch fühlt sich an einem Ort gefangen, da der Weg, durch den er hereinkam, jetzt blockiert ist. Deshalb muß er durch eine Öffnung herauskommen, die eigentlich einen anderen Zweck hat.

Ausdruck : "Herr Doktor, ich weiß, daß Homöopathie der beste Weg aus diesem Problem ist, aber es dauert zu lange, und vielleicht finden wir nicht das richtige Arzneimittel. Ich kann einfach nicht länger leiden, ich möchte deshalb schulmedizinische Mittel nehmen, um zuerst einmal die Akutsituation zu überwinden. Nachdem ich da heraus bin, können wir die homöopathische Behandlung wieder aufnehmen."

K. Klammert sich an Personen oder Gegenstände

Bedeutung : Klammern – Nahe an etwas kleben, sich etwas/jemanden greifen.
Sich etwas greifen – Einhaken, festhalten.

Interpretation : Ein Mensch hat enormes Bedürfnis, sich an etwas festzuhalten – sei es menschlicher oder nichtmenschlicher Natur.

Ausdruck : 1. "Solange mein Guru bei mir ist, habe ich nichts zu fürchten. Ich halte mich an ihn und fühle mich sicher!"
2. "Ich habe sein Bild immer dabei, ich kann keinen Moment ohne es sein."
3. "Halte dich an die biblischen Werte, es ist das einzige, was uns in dieser bösen Zeit retten kann."
4. "Herr Doktor, wohin Sie auch immer fahren, bitte kommen Sie bald zurück, ich weiß einfach nicht, was ich ohne Sie machen soll."

L. Feilschen

Bedeutung : Den Preis nachgelassen bekommen, einen günstigeren Vertrag erhandeln.

Ausdruck : "Herr Doktor, Sie bestehen darauf, daß ich alle allopathischen Medikamente sofort absetze. Ich habe Angst, daß ich viele Schmerzen haben werde, wenn ich das tue. Wäre es in Ordnung, wenn wir die Dosis jedesmal ein bißchen reduzieren?" (Patientin hört sich an, als ob sie mit dem Arzt ein Tauschgeschäft macht).

M. Haß auf Personen, die ihn beleidigt haben, ungerührt durch Entschuldigungen

Bedeutung : Haß – Intensive Abneigung.
Person – Körperliche Präsenz.
Beleidigen – Verärgern, schaden.
Ungerührt – Von Gefühlen nicht berührt, unerschütterlich.
Entschuldigung – Rechtfertigung, Erklärung mit Ausdruck des Bedauerns.

Interpretation : Intensive Abneigung gegen die körperliche Anwesenheit von jemand oder etwas, das Schaden angerichtet hat, unerschütterlich bleiben trotz Erklärungen oder Äußerungen des Bedauerns.

Ausdruck : "Seitdem ich Diabetes habe, habe ich eine intensive Abneigung gegen Süßes entwickelt. Obwohl mir jeder sagt, daß Kleinigkeiten von Süßem keinen Schaden anrichten, werde ich sie nicht anrühren."

In den oben angegebenen Beispielen beschreibe ich Ihnen nur ein oder zwei Ausdrucksformen. In der Tat gibt es verschiedene Ausdrucksformen neben denen, die ich erwähnt habe. Ich wollte Ihnen zeigen, wie Sie Rubriken betrachten können und wie Sie ihre Imagination gebrauchen können, um sie anzuwenden, so daß Sie wissenschaftlich werden; dennoch kann man die Rubriken sehr weit auslegen. Das wird Ihnen auch helfen, die verschiedenen Ausdrücke der Patienten in Rubriken umzusetzen.

Ich werde Ihnen unten einige Hinweise geben, damit Sie fast alle Rubriken des Repertoriums benutzen können.

N. Beschwerden infolge von

Diese Rubrik ist eine der häufigst gebrauchten Abschnitte des Synthetischen Repertoriums. Ich gebrauche sie jedoch ein wenig anders als die anderen. Zum Beispiel "Beschwerden infolge Enttäuschung, kürzlich erlebte" – *Ignatia*, "Früher erlebte" – *Natrium muriaticum*.

Wann ist die Enttäuschung kürzlich erlebt, und wann wird sie eine Sache von früher? Sie ist kürzlich erlebt, solange sie noch frisch im Gedächtnis ist, obwohl lange Jahre vergangen sein mögen. Es ist eine Sache von früher, die eine Narbe geworden ist, die nur wieder wehtut, wenn sie berührt oder angestochen wird, auch wenn der Vorfall selbst nur ein paar Tage zurückliegen mag. Es ist nicht notwendig, den spezifischen auslösenden Faktor im Leben des Menschen zu haben, um diese Rubrik zu gebrauchen. Wenn – aus welchem Grund auch immer (oder selbst ohne augenscheinlichen Grund) – der ganze Zustand des Patienten dem eines Menschen gleicht, der kürzlich enttäuscht wurde, gebrauche ich die Rubrik "Beschwerden infolge von kürzlich erlebter Enttäuschung". Dies könnte nach einer nicht bestandenen Prüfung oder nach dem Verlust eines Verwandten oder selbst ohne offensichtlichen Grund passiert sein. Wenn wir bei einem solchen Menschen, der den Ausdruck einer kürzlich erlebten

Enttäuschung annimmt, keinen solchen Vorfall finden, wird es dadurch doppelt so wichtig. In ähnlicher Weise gebrauche ich andere "Beschwerden infolge von" – Rubriken fast so häufig, wie ich Wahnideen verwende. Wenn zum Beispiel der Vater des Patienten stirbt, und er darauf mit verschiedenen Arztbesuchen reagiert, ist die Rubrik nicht "Beschwerden infolge von Kummer", sondern "Beschwerden infolge von Schreck". Die Rubrik "Beschwerden infolge von" wird deshalb nicht von dem aktuellen Ereignis, sondern seinem Ausdruck abgeleitet. Je ungewöhnlicher der Ausdruck für ein Ereignis ist, desto eigentümlicher wird es.

O. Furcht bei Kindern

Ich interpretiere das als "Furcht wie die eines Kindes". Es ist möglich, verschiedene "Kinder"-Rubriken bei Erwachsenen zu benutzen. Zum Beispiel eigensinnige Kinder, ruhelose Kinder, weinende Kinder, verzogene Kinder, Verlangen, getragen zu werden. Der Patient ist in diesem Aspekt wie ein Kind. Eigensinnigkeit mage der Eigensinnigkeit eines Kindes ähneln. Bei Erwachsenen, die Angst vor Geistern, vor dem Alleinsein in der Dunkelheit haben und andere Ängste, die kindlich ausgedrückt sind, kann man die Rubrik "Furcht bei Kindern" nehmen. Rubriken, die auf alte Leute, die Pubertät und Frauen zutreffen, können in ähnlicher Weise verwendet werden.

P. Streitsucht abwechselnd mit Singen

Interpretation : Einmal ist der Mensch streitsüchtig und ein andermal singt derselbe Mensch. Die Rubriken mit abwechselnden Symptomen sind sehr nützlich, da sie uns die zwei Phasen zeigen, die bei einer Person zu verschiedenen Zeiten nebeneinander existieren können. Wenn die Person einmal froh ist und zu einer anderen Zeit (durch eine Kleinigkeit) sehr streitsüchtig werden kann, können Sie dies als "Froh abwechselnd mit Streit" nehmen, vorausgesetzt, daß beide ziemlich intensiv und ausgeprägt sind.

Q. Die Unterrubriken von Geisteskrankheit

Geisteskrankheit bezieht sich nicht nur auf Verrückte, Geisteskrankheit bedeutet den Verlust seiner Sinne, seiner Weisheit, oder seiner Vernunft. Zum Beispiel ist geisteskranke Eifersucht eine Eifersucht, die nicht mit der Vernunft erklärbar ist. Eine andere Rubrik, die ich verwende, ist "Geisteskrankheit bei Trinkern"; ein Trinker ist ein Mensch, der erregt und exaltiert ist, der seine Kontrolle verloren hat. Sie ist nicht nur für Menschen, die Alkohol getrunken haben, zu gebrauchen. Wenn ein Mensch sich nicht mehr beherrscht und erregt ist, in anderen Worten, sich verhält wie ein Betrunkener, der verrückt geworden ist, können wir diese Rubrik verwenden. Eine meiner Patientinnen wollte um nichts in der Welt berührt werden, aus welchem Grund auch immer. In ihrem Fall verwandte ich die Rubrik "Geisteskrankheit, will nicht berührt werden."

R. Delirium

Die Rubrik "Delirium" kann man für Menschen gebrauchen, die nicht unter die wissenschaftliche Definition von Delirium fallen. Sie muß mehr im Sinne des Wörterbuches verwendet werden, das heißt im Sinne von leichtsinnig, erregt, abschweifende Gedanken. Wenn Sie genau beobachten, werden Sie feststellen, daß einige Ihrer Patienten wie im Delirium reden.

S. Ungeduld mit seinen Kindern

Die Rubrik "Ungeduld mit seinen Kindern" würde interpretiert werden wie "Ungeduld nur mit seinen Kindern". Wann immer Sie ähnliche Modalitäten oder Einschränkungen bekommen, müssen Sie verstehen, daß sie sich besonders auf das bezieht, wofür die Einschränkung besteht. Zum Beispiel "Heftigkeit gegenüber seinen Freunden" heißt "Heftigkeit nur oder besonders seinen Freunden gegenüber". "Reden von Geschäften" würde heißen "Redet besonders oder nur über Geschäfte" oder "Spricht von allem geschäftsmäßig".

T. Theorien aufstellen abends

Wenn Sie eine Zeitmodalität oder andere körperliche Modalitäten bekommen, müssen Sie sehen, was das auf Geist und Gemüt bezogen heißt. In der oben angegebenen Rubrik beschreibt es den Zeitpunkt, wenn ein Mensch am Feierabend nichts mehr tut. Deshalb heißt "Theorien aufstellen abends", daß er phantasiert, wenn er nichts mehr tut (wie Walter Mitty). Auf ähnliche Weise beschreibt die Rubrik "Angst, wenn gebeugt sitzend", "Angst, wenn ein Mensch entspannt sitzt".

U. Weinen, geht allein weg und weint, als ob sie keine Freunde hätte

Viele Rubriken enthalten Worte wie Freund, Familie usw. Diese Bezeichnungen muß man auf weiterer Ebene verstehen. Ein Freund ist ein Mensch, dem man vertrauen kann, ist jemand, mit dem man gegenseitiges Verständnis teilt, und von dem man Sorge und Zuneigung erwarten kann. Sie können eine freundschaftliche Beziehung mit jedem inklusive einem Elternteil, dem Partner, Kind, oder selbst einem Haustier haben. In ähnlicher Weise ist die Familie eine Gruppe, die gegenseitig voneinander abhängig ist, mit verschiedenen Rollen, die an die verschiedenen Mitglieder vergeben sind. Ihre "Familie" könnte eine Spielgruppe sein, eine Gruppe aus dem Berufsleben, eine Arzt-Patienten-Beziehung usw. Es hängt deshalb sehr davon ab, was Sie als Ihre Familie betrachten. Sie können zu mehr als einer Familie gehören.

Ein anderes Wort, das vorkommt, ist "Zuhause". Ich hatte ein Kind, das sich vor Kummer verzehrt hat, nachdem seine Eltern ins Ausland gingen, obwohl der Junge im selben Haus mit seinen Onkeln und Tanten wohnte. Ich gebrauchte die Rubrik "Heimweh", weil der Junge sein Zuhause vermißt hat. Zuhause ist der Wohnort der Familie mit seinen emotionalen Assoziationen. Für diesen Jungen ist Zuhause der Ort, an dem seine Eltern sind.

V. Furcht vor hochgelegenen Orten

Der Abschnitt über "Furcht" muß auch in einem breiteren Kontext verstanden werden. Zum Beispiel "Furcht vor hochgelegenen Orten" muß verstanden werden als "Furcht, eine Position zu erreichen, wo der Mensch seine Kontrolle oder Balance verliert, herunterfällt und sich schwer verletzt oder sogar getötet wird." Dies könnte sich auf jede Situation im Leben beziehen. Wenn zum Beispiel ein Mensch in eine sehr hohe Position in seiner Firma befördert wird, wird er einen Schrecken bekommen, daß er die Balance nicht halten können wird. Er könnte einen Fehler machen oder versagen, dann wird er von dieser Position herunterfallen und sich schwer verletzen. In ähnlicher Weise müssen auch die anderen Ängste und Befürchtungen im weiteren Horizont überdacht werden.

Beim Umsetzen eines verbalen Ausdrucks in eine Rubrik sind es nicht die Worte allein, die von Bedeutung sind, sondern die Art und Weise, wie jemand spricht, die verwendeten Gebärden, die Stimmlage, der Gesichtsausdruck usw. Diese werden uns Aufschluß darüber vermitteln, welche Art von Rubrik wir wählen müssen.

Weiterhin gehört die Tatsache betont, daß man seine Auswertung durch andere Quellen, nämlich durch andere Aspekte des Lebens dieses Menschen bestätigen sollte. Wenn diese Bestätigung da ist, können wir uns auf unsere Auswertung verlassen.

W. Krämpfe

Bedeutung des Wörterbuchs: Unwillkürliche heftige Störung, Spasmus, Krampfanfall, heftige Erregung.

Die Rubrik über Krampfanfälle beschreibt uns die Faktoren, auf welche ein Mensch heftig oder unwillkürlich reagiert. Wenn ein Mensch also Krampfanfälle bekommt, weil er zu Unrecht beschuldigt wurde (*Staphysagria*), ist dies ein Faktor, was eine heftige, unwillkürliche Reaktion verursachen kann.

X. Impfung

Die in dieser Rubrik aufgeführten Arzneimittel sind klinisch erwiesenermaßen nützlich bei Beschwerden nach Impfungen, das heißt dies sind die Arzneimittel, die am meisten dem Impfstoff gegenüber anfällig oder empfindlich sind. Impfstoffe sind Fremdeiweiß. Deshalb sind diese Arzneimittel empfindlicher gegenüber Fremdeiweißen und haben daher eine starke Tendenz zu allergischen Reaktionen. Diese Arzneimittel werden daher für alle allergischen, atopischen und hyperempfindlichen Reaktionen nützlich sein, sogar für Autoimmunerkrankungen. Deshalb kann die Rubrik "Impfung, Folge von" als erhöhte allergische Reaktion verstanden werden.

Y. Fall

Dies ist ein Fall aus meiner Praxis mit Auswertung der Ausdrucksformen des Patienten in Rubriken.

Der Patient kommt in meine Praxis und sagt seinen Namen. Auf die Frage nach seinem Alter antwortet er: "49 Jahre und sechs Monate" ("Gewissenhaft in Kleinigkeiten"). Nach der Frage nach seinen Geschwistern erwähnt er jeden von ihnen nach Alter und exakten Details ("Wählerisch", "Anspruchsvoll"). Während des Erzählens nickt er seinen Kopf vor und zurück ("Kopf, ständige Bewegung, vor und zurück, rollend"). Er sitzt angespannt und nach vorne gelehnt ("Angst"). Er spricht von einem schweren Unfall, den er hatte. Er sagt sofort: "Sie haben mir keinen Schadensersatz gezahlt" ("Geiz"). Im Krankenhaus traf er einen Mann und sie wurden Geschäftspartner, aber der Partner betrog ihn, und er war sehr zornig ("Beschwerden infolge von Zorn mit Angst"). "Trotzdem habe ich die Partnerschaft weiter aufrecht erhalten, weil ich von dem Geschäft abhing ("Angst beim Alleinsein"; "Furcht, allein zu sein"; "Reden von Geschäften"). Mein Partner hat sich um das Geschäft gekümmert ("Furcht, Freund hat einen Unfall gehabt"), und ich hatte das Gefühl, daß ich dem Geschäft schade ("Leid anzutun, fürchtet, wenn allein gelassen, sich ein"). Ich bin jetzt krank und kann nicht viel tun, und dieser Mann könnte mich weiterhin betrügen ("Mißtrauen",

"Wahnidee, sieht Diebe im Haus", "Furcht vor Einbrechern"), ich weiß nicht, was ich tun soll ("Unentschlossenheit", "Geistige Verwirrung"). Ich verliere meinen Schlaf darüber ("Angst, nachts"). Dann hatte ich Angina pectoris, obwohl ich vorsichtig mit meiner Gesundheit umgegangen bin. Ich bin regelmäßig zu Kontrollen gegangen ("Sorgsamkeit", "Sorgfalt", "Angst um die Gesundheit"). Ich glaube, daß die Angina mit der finanziellen Krise zu tun haben könnte, die ich hatte ("Furcht vor finanziellem Verlust" – Phataks Repertorium), aber heute ist die Krise vorbei."

"Ich habe spät geheiratet und meine Frau kommt aus einer Familie der Mittelklasse. Ich wollte besonders jemanden aus einer Familie der Mittelklasse, weil sie nicht viel ausgeben würde ("Geiz", "Vorsichtig"). Aber ich finde, daß sie sehr auf Geld aus ist ("Tadelsüchtig", "Tadelt andere"). Ich gebe ihr Geld für ihre Ausgaben, aber sie möchte mehr ("Angst, wenn etwas von ihm verlangt wird"). Sie hat einen Teil dieses Geldes gespart, ich habe Geld dazugegeben, und wir haben eine Garage gekauft. Sie denkt jetzt, daß die Hälfte der Garage ihr gehört, da die Hälfte des Geldes ihres ist ("Entfremdet, seiner Frau"). Sie sagt, daß ihr Onkel ihr etwas Geld als Hochzeitsgeschenk gegeben hat. Ich weiß, daß das nicht wahr ist. Es ist in der Tat das Geld, das ich ihr gegeben hatte ("Wahnidee, sieht Diebe im Haus" und "Unter dem Bett sind Diebe"). Ich möchte nicht mit ihr kämpfen, da ich mit ihr leben muß ("Wahnidee, er hat Menschen beleidigt", "Furcht vor dem Alleinsein"). Ich habe Angst, als ob jemand das Geld hinter meinem Rücken wegnehmen will ("Wahnidee, Diebe im Haus"). Bei jedem Geräusch im Haus werde ich unruhig ("Empfindlich gegen Geräusche", "Empfindlich gegen Stimmen", "Sinne geschärft"). Ich schließe alle Türen richtig ab ("Ertragen, wenn nicht jeder Gegenstand an seiner Stelle ist, kann nicht"). Und ich sehe nach, ob irgend jemand da ist ("Sucht nachts nach Dieben"). Ich finde, daß es keinen einzigen verläßlichen Menschen gibt. Ich kann meinen eigenen Leuten nicht trauen ("Argwöhnisch, Anschlag auf sein Leben zu verüben, Menschen sind um das Haus, um"; "Wahnidee, wird verletzt werden"; "Wahnidee, es gibt Verschwörungen gegen ihn")."

"Mir wurde geraten, vorsichtig mit meiner Gesundheit umzugehen, regelmäßig spazieren zu gehen und viel Wasser zu trinken. Ich tue es mehr, als der Doktor mir rät ("Trinkt mehr, als sie sollte"; "Spaziert mehr, als ihr gut tut")."

Als er gebeten wurde, alle schulmedizinischen Arzneimittel sofort wegzulassen, hatte er große Angst ("Furcht vor dem Tod", "Furcht, es könnte sich etwas ereignen", "Furcht vor dem Alleinsein", "Fürchtet zu sterben"). Einmal hat er sechsmal in der Praxis angerufen ("Ruhelos, ängstlich", "Will getragen werden"). Sobald wir seine Behandlung jedoch begonnen hatten, legte sich seine Angst ("Angst vor einer Bahnfahrt, besser im Zug"). Er nimmt seine Arzneimittel ganz streng ("Auffallende Religiosität").

Einer meiner Eindrücke über ihn war, daß er von seinem Geschäftspartner und seiner Frau dachte, als ob diese Leute langsam seinen Wohlstand aufessen würden, wie ein Blutegel Blut saugt, und daß er aufpassen müsse, daß das nicht passiert. Wenn er auch nur einen Moment entspannt, werden sie seinen Besitz anknabbern. Sie kommen ihm wie Insekten vor: "Wahnidee, sieht Insekten, Ratten, Ungeziefer" (die üblicherweise nachts aktiv sind und nachts langsam aber sicher alles aufessen). Man muß sehr vorsichtig sein, alle Fenster verschließen, ein Moskitonetz aufspannen, Insektizide versprühen, eine Mausefalle aufstellen und nichts herumliegenlassen. Wegen dieser Kreaturen muß man argwöhnisch, vorsichtig, sorgsam und nachts ängstlich sein.

Bemerkung zur Folgekonsultation: Dieser Patient (es gibt eine Videoaufnahme von dem Fall) hat auf *Arsenicum album* C200 und später C1000 gut reagiert. Er hatte nicht nur eine klinische Besserung seiner Angina, sondern die Intensität seiner Angst wurde entscheidend weniger, und er konnte seine Geschäftsprobleme mit wesentlich mehr Vertrauen angehen.

Z. Stramonium

Lassen Sie uns nun ein Arzneimittel anhand seiner Rubriken untersuchen, indem wir seine Bedeutung weitergefaßt verstehen. Wir werden einige der Symptome von *Stramonium* und ihre Ausdrucksformen betrachten.

Ein herausragendes Symptom von *Stramonium* ist "Klammern". Die Bedeutung von Klammern im Wörterbuch ist: Festhalten durch Anheften.

Der volle Wortlaut der *Stramonium* Rubrik ist:

— Klammern, Kind wacht entsetzt auf, kennt niemand, schreit und klammert sich an die Umstehenden.

Eine andere Rubrik heißt:

— Klammert sich an umstehende Personen oder Möbel.

Jedes Wort in dieser Rubrik ist wichtig. Wir werden jedes Wort und dessen Bedeutung untersuchen.

Aufwachen – heißt aus dem Schlaf kommen. Wenn er aufwacht, schaut er sich um, bekommt Panik. In diesem Zustand kann er nicht unterscheiden, wer wer ist, kann niemanden ausmachen und klammert sich an den ihm nächsten Gegenstand oder Menschen.

Ein Kind – ist ein Mensch, der sich nicht selbst verteidigen kann, der auf den Schutz der Erwachsenen angewiesen ist; das trifft selbst auf einen 60jährigen zu, wenn er seinem Gefühl nach auf Schutz von Menschen mit mehr Stärke angewiesen ist und er nicht die Möglichkeiten hat, sich selbst zu schützen. Er ist wie ein Kind.

Schlafend – heißt, mit sich selbst beschäftigt, die Augen geschlossen, nichts um sich herum bemerkend, in sich beschäftigt, in sich verloren. Wenn solch ein Mensch plötzlich aus dem Schlaf erwacht, schaut er sich um und findet die Situation erschreckend, so erschreckend, daß sein Gehirn jede Tätigkeit ablehnt, und er nicht erkennen kann, wer wer ist. Er kann nicht darauf warten, den für seinen Schutz besten zu finden. Er schreit nur und klammert sich an den Nächstbesten.

Eine Frau sitzt und liest ein Buch und liest entspannt ein Buch, als sie plötzlich ein Ameisenlaufen auf ihrem Arm bemerkt, etwas krabbelt. Sie bemerkt es nicht sofort, aber sobald sie das tut, schreit sie und rennt und greift sich den Nächstbesten. Dies ist ein Bild. Sie wacht auf, das heißt sie wird sich der Realität bewußt, welche sie erschreckt. Sie erkennt niemanden, sondern hält sich einfach an der nächstbesten Person fest. Dies ist ein weiterer Ausdruck der Anwendung dieser Rubrik von Kindern übertragbar auf jeden Erwachsenen, weg vom Schlaf in einen Wachzustand, der der Realität noch nicht bewußt geworden ist. Sie könnte auch auf einen Menschen angewandt werden, der eine kleine, harte Schwellung im Magen entwickelt. Bis er sie fühlt, ist er entspannt. In dem Moment, in dem er sie fühlt, wacht er auf und wird sich ihrer bewußt, und dies erschreckt ihn. Aus diesem Schrecken heraus eilt er zu dem nächstbesten Arzt und sagt ihm: "Schauen Sie, schauen Sie, was passiert ist." Er schreit vor Panik. Wir gehen jetzt einen Schritt weiter. Er sagt: "Etwas ist passiert, ich weiß nicht was. Ich muß herausfinden, was es ist. Finden Sie heraus, was es ist, machen Sie eine Röntgenaufnahme, aber finden Sie heraus, was es ist."

Dies führt uns zu den Rubriken:

— Furcht vor Dunkelheit; und

— Verlangen nach Licht.

Die Art und Weise, wie er zum Arzt eilt, läßt an ein Kind denken, das nicht für sich selbst sorgen kann und selbst bei kleineren Beschwerden zu seinem Beschützer geht.

Deshalb die Rubrik:

— Delirium mit Schreien nach Hilfe.

Delirium – heißt, wenn der Geist nicht voll bei Sinnen ist, wenn er benommen ist, geistesabwesend, nicht klar denkt. Dies ist ein Zustand wie im Delirium.

Hilfe – bedeutet Unterstützung, wenn Sie etwas nicht alleine machen können und jemand brauchen, der Sie unterstützt. Wie bitten Sie um Hilfe? Durch Schreien.

Schreien – bedeutet, einen schrillen, lauten Klang ausstoßen. Nicht wie: "Bitte helfen Sie mir", sondern wie "HILFE!"

Kennt niemanden – führt uns zum Unterschied zwischen kennen und nicht kennen, wie dem Unterschied zwischen Licht und Dunkelheit. Dunkelheit ist die Situation, wenn Sie nichts erkennen können, und Licht ist, wenn Sie wissen, was da ist. Dunkelheit bedeutet auch Hoffnungslosigkeit und Licht Hoffnung, Wissen. Eine Situation mit einem bloß leichten Mangel an Wissen oder Ungewißheit ist genug, um bei *Stramonium* zum Verlust des Seelenfriedens zu führen. Er will Klarheit. Er sagt: "Bitte finden Sie heraus, was da drinnen los ist. Es ist alles dunkel, bitte beleuchten Sie das. Machen Sie ein Röntgenbild, wenn Sie wollen." Er wird seine Kleidung ausziehen.

Kleidung – bedeutet etwas, was bedeckt, was Teile verborgen hält. Es gibt eine Rubrik "Zerstörungssucht an Kleidern, nackt zu sein, Verlangen." Das bedeutet, die Bedeckung zu entfernen und es ans Licht zu bringen. Nichts sollte unter Kleidern versteckt sein.

Wir haben die Rubriken "Furcht vor Dunkelheit", "Verlangen nach Licht", "Delirium, schreit nach Hilfe", "Klammern", usw., untersucht, aber das Hauptsymptom von *Stramonium* ist "Wahnidee, er ist allein in einer Wildnis", und auch "Verlassenheitsgefühl". Da ist das Empfinden einer Gefahr ("Wahnidee, Eindruck einer Gefahr") und das Empfinden, daß er alleine der Gefahr ins Gesicht sieht, was er nicht kann, weil es zu erschreckend ist. Alles um ihn ist im Chaos. Seine Eltern haben ihn verlassen und sind weggegangen. Er ist zurückgelassen, verlassen, an einem erschreckenden Ort allein gelassen.

Dann gibt es die Rubrik:

— Angst um die ewige Seligkeit.

Seligkeit – bedeutet, daß er ein Verbrechen begangen hat und deshalb die Unterstützung desjenigen verloren hat, der sie vermittelt, das heißt Gott für den Menschen, der Mensch für sein Kind. Diesem Gefühl können unsere Patienten Ausdruck verleihen, indem sie sagen: "Herr Doktor, wohin auch immer Sie gehen mögen, bitte bleiben Sie nicht länger als eine Woche weg. Ich weiß nicht, wie ich ohne Sie auskommen soll. Wenn etwas passiert, wohin soll ich dann gehen?" "Verlassen Sie mich nicht, gehen Sie nicht weg" ist für sie die Hauptsache. Angst um die ewige Seligkeit ist, als ob sie ihre Unterstützung verlieren würden. Die Person, von der sie abhängig sind, wird sie verlassen, und sie werden allein gelassen in der Wildnis, verlassen. "Herr Doktor, ich weiß nicht warum, aber wenn Sie weg sind, können wir einfach nicht zurechtkommen. Wir beten einfach den Tag herbei, an dem Sie zurückkommen." Hierin ist das Gebet eingeschlossen: "Bitte Herr Doktor, kommen Sie bald zurück." Ein Schritt weiter ist Betteln. Wenn Beten nicht wirkt, betteln sie. So verhalten sie sich Ihnen gegenüber, aber Sie können sehen, daß sich dieses Verhalten auch auf andere ausdehnt.

Warum verhalten sie sich so? Weil die Welt um sie herum furchterregend ist, sobald sie zu Bewußtsein kommen, und darum wollen sie sich an jemanden klammern. Wenn Sie nicht greifbar sind, werden sie wirklich panisch. Die Rubrik "Delirium, Hände gefaltet" ist wiederum ein Zeichen von Gebet. Er hat das Gefühl er ist ohne jeden Schutz, wie die beschützende Bedeckung von Kleidung ("Wahnidee, er ist nackt"). Die Rubrik "Beten" bedeutet, eine Autoritätsperson zu bitten, einen Wunsch zu erfüllen, wie "Bitte helfen sie mir."

Nacht – heißt Dunkelheit, das Unbekannte, die Zeit des Unheimlichen. Zu solcher Zeit wird er beten. Ein wichtiger Aspekt unserer Arzneimittel ist, daß sie manchmal auch den entgegengesetzten Zustand haben. Wenn Sie in einem Extrem verharren, werden Sie sehr bald sterben. Sie müssen manchmal zum anderen Extrem gehen. Deshalb lacht *Stramonium* tagsüber. Wenn es keine Gefahr, Dunkelheit oder Düsterkeit gibt, spricht *Stramonium*, lacht, singt, ist voller Leben, tanzt. Es hat Verlangen nach Sonnenschein, Licht und Gesellschaft.

Andere Rubriken sind:

— Weint die ganze Nacht, lacht den ganzen Tag;

— Wahnidee, er ist groß;

— Wahnidee, er ist vornehm;

— Wahnidee, göttlich zu sein.

Er redet viel von sich selbst ("Affektiertheit"). Er gibt damit an, daß er mutig ist, vor nichts Angst hat, aber wenn die Nacht kommt, klammert er sich an. *Stramonium* ist fein raus, wenn alles gut geht, aber wenn die Dinge nicht gut laufen, kann er schreckliche Angst bekommen.

Lassen Sie uns eine weitere Rubrik nehmen:

— Delirium, spricht in einer fremden Sprache;

— Sprechen in fremder Sprache.

Was ist eine fremde Sprache?

Fremd – heißt etwas, was in seinem Heimatland nicht üblich ist, etwas, was zu einem anderen Ort gehört.

Redet – heißt sprechen.

Sprache – heißt Medium der Kommunikation. In seiner Sprache benutzt er ein Medium der Kommunikation, das an seinem Wohnort unüblich ist. Es bedeutet, daß er in Indien zum Beispiel Französisch spricht oder griechische Sätze gebraucht oder einen amerikanischen Akzent spricht. Er wechselt von einer Sprache zur anderen, gebraucht viele fremde Ausdrücke und verschiedene Akzente. Es bedeutet auch, daß er Sätze aus einem anderen Fachgebiet gebraucht. In einem Treffen homöopathischer Ärzte gebraucht er zum Beispiel viele psychoanalytische Begriffe, Begriffe, die Homöopathen zum Teil fremd sind. In der Alltagssprache gebraucht er Begriffe, die dem anderen unbekannt sind. Dies ist auch "Sprechen in einer fremden Sprache"; Sie verstehen nichts, obwohl er dieselbe Sprache spricht wie Sie, weil er Wörter gebraucht, die an dem jeweiligen Ort unüblich sind. Er kann von hochspirituellen Dingen reden, wie Nirvana, Samadhi und Kundalini Shakti. Dies alles kann man unter fremde Sprache einordnen, Dinge, die der Mensch, mit dem er spricht, nicht verstehen kann.

Eine andere *Stramonium*-Rubrik ist:

— Wahnidee, er ist arm.

Arm – bedeutet einen Mangel an dem, was man zum Leben braucht. Sie können arm an Gesundheit, arm an Glück, arm an Intelligenz und arm an Kraft sein. "Denkt, er ist arm" bezieht sich nicht nur auf Geld, sondern ist auch ein Gefühl des Mangels an dem, was überlebensnotwendig ist. "Herr Doktor, wenn mein Fieber auf 40 °C und mehr geht, weiß ich nicht, ob ich so hohe Temperatur vertragen kann, ob ich genug Energie in mir habe, um es auszuhalten", sagt der Patient mit Panik in der Stimme. Ich weiß nicht ("Furcht vor Dunkelheit"), ob ich die Energie in mir übrig habe, dies zu ertragen ("Wahnidee, er ist arm"). "Diese Fieberattacke auf meinen Körper aushalten" führt uns zu der Rubrik:

— Wahnidee, wird verletzt.

"Dieses Fieber verletzt meinen Körper. Ich habe Panik, ich weiß nicht, ob ich die Kraft habe, diese Verletzung zu ertragen. Herr Doktor, tun Sie etwas ("Schreien nach Hilfe"), weil ich ohne Hilfe verloren bin." Es gibt noch Hoffnung ("Verlangen nach Licht") bei all diesem Terror.

Die Rubrik "Wahnidee, wird verletzt", habe ich in verschiedenen Fällen benutzt. Er denkt, daß die Dinge ihm Schaden zufügen, ihn verletzen. Bei *Thuja* sahen wir, daß das Gefühl ist, daß der Körper zerbrechlich ist, wie aus Glas ("Zerbrechlich zu sein, Gefühl"), als ob er leicht verletzlich ist. Wenn sie zum Beispiel Hände schütteln, sind sie extrem vorsichtig, daß ihre Knochen nicht brechen. Dieses Gefühl ist anders als das *Stramonium*-Gefühl. Bei *Thuja* fehlt das Gefühl, daß Dinge sie verletzen, für ihn sind die Dinge der Umgebung unschuldig. Andere sind unschuldig, aber er ist zerbrechlich. "Niemand verletzt mich. Völlig harmlose Dinge können mich verletzen, weil ich sehr zerbrechlich bin. Ich muß sehr sorgsam sein. Wenn ich sorgsam bin, werde ich nicht verletzt werden." Aber bei *Stramonium* haben wir "Wahnidee, wird verletzt werden" und nicht die Wahnidee, daß der Körper zerbrechlich ist und besonders empfindlich gegenüber Verletzungen. *Stramonium* sagt: "Herr Doktor, ich habe Ihre Medizin letzte Woche genommen, und seit dem geht es meinem Magen richtig schlecht. Ich kann Ihnen gar nicht sagen, wie sehr." Das Gefühl ist verletzt zu werden. "Seitdem ich Ihre Behandlung begonnen habe, ist mir aufgefallen, daß mir reichlich Haar ausfällt." Und Sie haben ihm nur Placebo gegeben. Das ist das Gefühl, daß ihm Schaden zugefügt wird. "Herr Doktor, das Wetter ist heutzutage so schlecht, daß ich mir leicht einen Schnupfen hole. Geben Sie mir deshalb ein Mittel, das meine Abwehrkraft dagegen aufbaut." Die Rubriken sind:

— Wahnidee, wird verletzt werden;

— Klammern;

— Schreien nach Hilfe.

Stramonium sieht Hunde, die ihn angreifen, ihn in die Brust beißen:

— Wahnidee, sieht Hunde.

Warum sieht er einen Hund? Was ist die Bedeutung von Hund? Wenn Sie auf einer dunklen Straße allein sind, ist es keine Ratte, Katze oder Schlange, die Sie in Panik versetzt. Eine Schlange kann Sie auch tagsüber beißen. Wenn es dunkel ist, und Sie den Weg vor sich nicht kennen, und es keine umliegenden Häuser gibt, wenn Sie dann das Bellen eines Hundes hören, als ob ein Hund Sie verfolgt, können Sie wegen der Dunkelheit nicht rennen, während der Hund sehr gut sehen, herbeirennen und Sie zerfleischen kann. Das ist der Zeitpunkt, an dem Sie die Panik von *Stramonium* erleben können. Wenn es Licht gibt, und Sie die Dinge um Sie herum sehen können, sehen, welchen Stein Sie aufheben und werfen können, in welches Haus Sie zum Schutz gehen können, wird der Hund weniger furchterregend. Hunde sind Tiere, die Sie angreifen, wenn Sie hilflos sind. Es gibt die Rubrik "Hilflosigkeit, Gefühl der".

Was ist mit "Wahnidee, sieht Hunde" gemeint? Für mich heißt das, jemand sieht Menschen wie Hunde, sieht Ereignisse und Situationen wie Hunde. Wenn er einen Steuerbeamten sieht, erinnert ihn das an einen Hund. Mit großer Angst sagt er: "Herr Doktor, ich weiß, daß sie hinter mir her sind, ich weiß nicht, wann sie angreifen, ich weiß nicht, was ich tun soll. Ich bin so hilflos, ich renne hierhin und dorthin, versuche, meine Konten in Ordnung zu bringen, ich weiß, daß sie hinter mir her sind." "Wahnidee, sieht Hunde", die ihn angreifen, die ihn beißen, die ihn in die Brust beißen. "Wahnidee, Tiere springen aus dem Boden". Sie sind die ganze Zeit um einen herum. Sie können ihre Präsenz in ihrer Nähe erleben, es sind lästige Dinge, die verletzen können. Es könnte Ihr eigener Geschäftskonkurrent sein, der versucht, Ihnen Schaden zuzufügen.

Am meisten Angst bekommt er, wenn die Dinge dunkel, düster und schattig sind ("Schwarze und Dunkle, Abneigung gegen alles"). Mit all dieser Hilflosigkeit, Panik und Schrecken haben Sie die Wahl, entweder nach dem nächsten Gegenstand oder der nächsten Person zu greifen, um sich sicher zu fühlen, und wenn Sie niemanden finden, schlagen Sie wild um sich ("Wildheit", "Zerstörungssucht", "Heftigkeit", "Schlagen"). "Wahnidee, er ist ein Teufel, sieht Menschen als Teufel". Wir haben einen geläufigen Ausdruck im Englischen: "Er bringt den Teufel in mir zum Vorschein."

Es gibt eine Rubrik:

— Töten, Verlangen zu.

Töten bedeutet jemanden so vollständig zu erledigen, daß er seinen Kopf nicht mehr erheben kann, auszulöschen, zu zerstören – nicht nur etwas zu schädigen, sondern vollkommen auszulöschen. Eine der Ausdrucksformen des Patienten ist, daß er nicht nur möchte, daß die Krankheit eine Zeitlang besser wird, sondern daß sie völlig verschwindet, daß sie nie mehr wiederkommt. Die Krankheit jagt ihm einen solchen Schrecken ein, daß er möchte, daß sie nie wiederkommt; er hat solche Angst davor, daß sie wieder auftritt. "Ich hatte solche Angst vor der Einnahme homöopathischer Arzneimittel, daß die ganze Erfahrung wieder hochkommen könnte. Ich glaube, daß ich sie ausgelöscht habe. Deshalb möchte ich nicht noch einmal damit herumexperimentieren." Anderen Problemen begegnet er genauso. Wenn er einem tropfenden Hahn begegnet, wird er versuchen, diesen fest zu schließen; und wenn ihm das nicht gelingt, nimmt er den Hammer und zerschlägt die ganze Angelegenheit vollständig, so daß es nicht wieder tropft. Seine Handlungsweise ist immer total. So packt er seine Probleme an, weil Probleme ihn belästigen und verängstigen. So sehr, daß er sie auslöschen möchte. Einige Chirurgen brauchen *Stramonium*. Wenn Sie eine kleine Warze sehen, die geblutet hat, sagen sie: "Oh, das ist so schrecklich, sie hat zu bluten angefangen, wir müssen sie sofort herausschneiden, so daß sie nie wieder auftritt." Daraus können wir die Rubriken ableiten: "Kind wacht entsetzt auf, kennt niemand, schreit und klammert sich an die Umstehenden" und "Töten, Verlangen zu".

Ein anderes Beispiel ist der Patient, der für eine leichte Halsentzündung das stärkste Antibiotikum nehmen möchte, damit sie nie wieder kommt; die Bakterien sind für ihn so furchterregend. Die Rubriken sind: "Furcht, ermordet zu werden", "Wahnidee, er wird verletzt werden", "Töten, Verlangen zu". Außerdem die Rubrik "Droht": "Herr Doktor, mir ist das zu lästig. Ich werde Ihre Arznei eine weitere Woche versuchen. Wenn ich innerhalb dieser Zeit kein Ergebnis sehe, werde ich gezwungen sein, eine andere Behandlung zu beginnen." Das ist so wie: "Wenn das Resultat ausbleibt, dann passen Sie besser auf."

Mit dem oben Gesagten möchte ich Ihnen zeigen, wie jedes Wort wichtig ist, und wie all diese Ausdrücke und Rubriken das *Stramonium*-Bild ergeben. Kurzgesagt ist es das Bild eines Kindes, das in der Wildnis zurückgelassen wurde. Diese Ausdrücke entspringen nicht meiner Phantasie, sondern kommen von dem, was ich bei meinen Patienten beobachtet habe.

Einer der besten *Stramonium*-Fälle, die ich gesehen habe, war ein Mann aus London. Er zeigte mir ein Gedicht, was er nach Besserung durch *Stramonium* geschrieben hatte. Das Gedicht handelte von dem Besuch bei einem Schulmediziner, einem Neurologen. Das Gedicht ging in etwa so: "Er stach mich hier und da, schaute mich an, und sagte etwas zu seinen Studenten. Er gab mir keine Hoffnung ("Neigung zum Verleumden"), dann ging ich zu einem Homöopathen, mit dem ich Licht und Glück sehen konnte, und ich sah mich selbst in das Leben zurückkommen." Das Gedicht zeigte ein wunderbar ausgedrücktes *Stramonium*-Bild. Man kann überfallen werden, wenn es dunkel ist, und man hilflos ist. Zu diesem Zeitpunkt reagiert man mit Heftigkeit oder Klammern. Ich hatte einen Fall von einem Kind mit Fieber, das sich die ganze Zeit das Ohr gehalten hat; die Rubrik war "Klammern". *Stramonium* will gehalten werden, ein Teil seines Körpers will gehalten werden, deshalb halten sie sich selbst.

Ich hatte den Fall eines Mannes mit Träumen von Glasessen. Er wußte durch die malmenden Geräusche in seinem Mund, daß es Glas war. Er spuckte es aus und fand heraus, daß es wirklich Glas war, und daß er es gegessen hätte, wenn es nicht diese malmenden Geräusche gemacht hätte. Ich nahm die Rubrik "Schmerzlosigkeit von Beschwerden, die üblicherweise Schmerzen verursachen". In einem anderen Fall von Jayesh sagte eine Frau: "Herr Doktor, ich sage es Ihnen frei heraus, ich habe kein Problem, keine Angst, keinen Zorn, keinen Haß, noch Eifersucht, nichts tut mir weh ("Schmerzlosigkeit von Beschwerden, die üblicherweise Schmerzen verursachen"), weil ich ein spiritueller Mensch bin. Ich glaube an meinen Guru. Solange ich meinen Guru habe, habe ich keine Beschwerden" ("Beschwert sich nicht", "Gleichgültigkeit gegenüber Leiden", "Klammern", "Wahnidee, er ist in Verbindung mit Gott"). Sie glauben, daß sie eine Verbindung mit einem Guru haben ("Hellsichtigkeit"), der sie vor dieser grausamen Welt schützen wird. Wenn sie sich auch nur eine Minute von ihm getrennt sind, fühlen sie sich wie ein Kind in der Wildnis zurückgelassen. Auf diese Art kann *Stramonium* auf Süchte in einem weiteren Sinne zutreffen, nicht nur für die Drogenabhängigen, sondern auch für Menschen, die ständig etwas brauchen, an das sie sich klammern können; zum Beispiel die Anhänger einer Gruppe, sei sie religiös oder wissenschaftlich usw., die, die immer die Gruppe, den Meister oder den Guru brauchen. Wenn ihnen das eine genommen wird, klammern sie sich an das nächste.

Damit in Zusammenhang steht die Rubrik:

— Religiosität, auffallende, Bibel lesen, möchte den ganzen Tag die (Synthetisches Repertorium).

Die Bibel – steht für irgendein Buch von Autoritäten.

Den ganzen Tag die Bibel lesen – würde bedeuten, daß der Mensch ein Buch von Autoritäten braucht, denen er vertraut, und an das er sich ständig klammert, um Ungewißheit und Dunkel zu vermeiden, die er um sich herum empfindet.

Diese Rubrik kann selbst für Wissenschaftler gebraucht werden, die sich die ganze Zeit an eine bestimmte Autorität klammern. Wir kennen zum Beispiel einen Homöopathen, der Hahnemanns *Organon* zitiert, als wäre es die Bibel schlechthin. Er ist davon so besessen, daß er mehrere Exemplare hat. Er nimmt sie überall hin mit und muß sie jeden Tag lesen. Andere Homöopathen benutzen in dieser Weise Allens *Schlüsselsymptome*, und wieder andere lesen das *Repertorium* jeden Tag, als ob es die Bibel wäre. Ähnliche Beispiele gibt es von anderen Disziplinen zu berichten. Die Notwendigkeit, sich ständig auf eine Autorität zu beziehen, egal ob es eine Person, ein Buch oder ein Dogma ist, spiegelt die innere Ungewißheit und Unsicherheit eines Menschen wider. Dies ist die innere Bedeutung der Rubrik "Möchte den ganzen Tag die Bibel lesen". Zufälligerweise beginnt die Bibel mit Dunkelheit und darauf folgen die berühmten Worte: "und Gott sprach: "Es werde Licht", und es ward Licht", typische Worte für *Stramonium*.

Ein neues Licht auf all das wirft ein Fall von Jayesh, der Fall eines Kindes mit Hundebiß. Es war der Schoßhund eines Freundes. Wann immer ein Fremder sich näherte, wurde er wild und biß, deshalb verschrieb er dem Hund *Stramonium*. Furcht vor der Annäherung Fremder ist ein anderes ausgeprägtes Wesensmerkmal von *Stramonium*.

Es gibt auch eine Rubrik:

— Wahnidee, Tiere, Menschen sind, Ratten, Mäuse, Insekten usw.

Dies ist die einzige Stelle, wo es so klar herauskommt. Sonst erscheint es als "Wahnidee, sieht Hunde, die ihn umschwärmen"; das bedeutet, daß das, was immer um ihn herum sein mag, Hunde sind. So sollten wir das auslegen. Wenn Sie zum Beispiel die Rubrik sehen "Wahnidee, sieht diabolische Gesichter", heißt das, daß die Gesichter, die er sieht, diabolisch sind.

Meine Absicht ist nicht nur, das *Stramonium*-Bild ins Scheinwerferlicht zu rücken, sondern wichtiger, den Weg zu weisen, wie wir die Rubriken mit Imagination erweitern können.

— Wahnidee, seine Frau ist treulos.

Hier ist eine andere Rubrik, die viele unterschiedliche Ausdrucksformen haben kann.

Wenn der Patient zum Beispiel sagt: "Herr Doktor, bitte kommen Sie bald zurück, verlassen Sie uns nicht und lassen sich in einem fremden Land nieder." Das ist die "Wahnidee, seine Frau ist treulos". Ehefrau bedeutet Partner, dem man vertraut, und diese vertrauensvolle Beziehung ist die sichere Basis seines Lebens. Solch ein Mensch wird das Vertrauen dann verlieren, mag den Kontakt abbrechen, mit jemand anderem weggehen, er wird diesen Menschen in Unsicherheit lassen, im Dunkeln zurücklassen, nicht wissend, was er tun soll, hilflos. Dies kann in einer vertrauenswürdigen Beziehung passieren, die er mit egal wem hat. Wie mußten sich die Jünger eines Gurus fühlen, wenn dieser plötzlich von Ort zu Ort ging?

Die Bedeutung der Rubriken auf diese Art und Weise zu erweitern, ist faszinierend. Was der Prüfer ausgedrückt hat, ist direkte Erfahrung. Wir aber müssen verstehen, was diese Erfahrung bezogen auf die verschiedenen Lebenssituationen bedeutet. Der Prüfer hat eine Ausdrucksform gewählt; was aber ist das Gefühl, das hinter dem Ausdruck steht und wie können wir es in unserer Praxis sehen? Wenn wir unsere Imagination gebrauchen und die Rubriken in diesem neuen Licht betrachten, werden wir sie dann in einem weiteren Kontext anwenden können. Alles, was wir dafür brauchen, ist ein Wörterbuch, um die exakte Bedeutung der Worte in den Rubriken zu verstehen, weiterhin Imagination und sorgfältige Beobachtung unserer Patienten.

Ich möchte Ihnen die einzig starke *Stramonium*-Erfahrung beschreiben, die ich als Kind hatte, als ich bei Fieber dieses Gefühl bekam, daß ein Watteball immer größer und größer wurde, schließlich riesig, allen Platz im Raum in Anspruch nahm, und der Raum für ihn zu klein wurde. Der Ball rollte und ich klebte hilflos daran fest. Ich schrie laut vor Angst, schrie um Hilfe. *Stramonium* half mir. Ich mag diesen Traum, weil es die Art und Weise beleuchtet, wie ein *Stramonium*-Mensch seine Probleme betrachtet. Er sieht das Problem und bekommt Angst, er sieht, daß es größer und größer wird, so daß es ihn ersticken oder zerstören kann, und alles, was er tun kann, ist hilflos zuschauen.

Stramonium hat Verlangen nach Schwarz genauso wie Abneigung gegen Schwarz. Ich habe *Stramonium*-Menschen beobachtet, die gerne schwarze Dinge trugen, genauso wie viele *Stramonium*-Menschen, die Hunde gerne mochten. Das ist wie ein Freundschaftschließen mit den Dingen, die einem bedrohen. Es ist wie eine Frau, die Furcht vor Schlangen hat und sich eine Boa constrictor als Haustier hält.

Eine weitere Rubrik von *Stramonium* ist "Geisteskrankheit bei Trinkern", was auch in einem weiteren Sinn verwendet werden kann. Ein Trinker ist jemand, der unter dem Einfluß von Alkohol steht. Zu diesem Zeitpunkt können zwei Dinge passieren. Er wird erregt, exaltiert und verliert die Beherrschung. Ein *Stramonium*-Mensch wird in unkompensierter Art fast wie ein Betrunkener reden. Bei weiterem Streß kann er seine geistige Klarheit verlieren. Zusätzlich verhält er sich wie ein Verrückter. Deshalb kann "Geisteskrankheit bei Trinkern" für Menschen gebraucht werden, die weder betrunken noch geisteskrank sind, sich aber so verhalten.

Sektion III

Fallaufnahme und Arzneimittelfindung

31

DAS HERZSTÜCK DER FALLAUFNAHME

Die Fallaufnahme ist lediglich die Anwendung der homöopathischen Prinzipien. Zu einer richtigen Fallaufnahme kann uns nur ein sicheres Verständnis dieser Prinzipien anleiten. Meine Absicht besteht hier darin, einige der Prinzipien zu erklären und zu zeigen, wie wir uns bei der Fallaufnahme durch sie leiten lassen sollten.

Die Absicht und die Methode

Im Paragraph 83 des Organons heißt es:

> "Die individualisierende Untersuchung eines Krankheitsfalles verlangt von einem Heilkünstler nichts als Freiheit von Vorurteilen und gesunde Sinne, Aufmerksamkeit im Beobachten und Treue bei der Aufzeichnung des Bildes der Krankheit."

Sehen Sie das Schöne dieses Paragraphen. In einem einzigen Paragraphen hat uns Hahnemann den Zweck, die Erfordernisse und die Methode der Fallaufnahme vermittelt. Er hat uns gezeigt, wohin der Weg geht, wie wir dort ankommen und was wir mitnehmen müssen.

Der Zweck der Fallaufnahme ist das "Aufzeichnen des Bildes der Krankheit". Es handelt sich nicht darum, den Patienten in ein Arzneimittelbild oder eine Idee zu zwängen, sondern das wahre Bild der Krankheit nachzuzeichnen. Wir tun das, indem wir die Individualität des Patienten herausbringen. In diesem Paragraphen legt Hahnemann das Kardinalprinzip der Homöopathie dar, was darin besteht, daß Krankheit ein individuelles Ereignis ist, daß jeder Patient ein Individuum ist, der an seiner eigenen einzigartigen Erkrankung leidet. Wenn wir jemandes Portrait malen wollen, stellen wir zuerst seine ihm eigentümlichen Merkmale fest. In ähnlicher Weise erfordert "die Aufzeichnung des Bildes der Krankheit" von uns, die individualisierenden Merkmale eines Falles klar herauszuholen. Nur wenn Sie die Individualität des Patienten herausarbeiten, können Sie für sich in Anspruch nehmen, den Fall aufgenommen zu haben. Jetzt haben wir beides: Das Ziel der Fallaufnahme, welches in der Aufzeichnung des Bildes der Krankheit liegt, und die Methode der Fallaufnahme, welche im Individualisieren des Patienten besteht.

Was sind die Erfordernisse zur Fallaufnahme? Die einzigen Erfordernisse sind ein vorurteilsfreier Geist, ein beobachtender Geist und ein Geist, der ein sehr akkurates Bild malen kann. Wir dürfen Menschen nicht für Schubladen zurechtstutzen; stattdessen müssen wir das Bild hervorkommen lassen, ohne unsere eigenen Ideen dem, was wir sehen, aufzuerlegen. Wir müssen versuchen, die wahren Gefühle des Patienten nicht in Form von Arzneimittelbildern, sondern in einer Art menschlichen Verständnisses herauszuholen und zu verstehen.

Es gibt zwei Arten unserer Fallaufnahme. Die erste besteht darin, verschiedene Arzneimittel am Patienten auszuprobieren, wie ein Verkäufer einem Kunden Hemden anprobiert. Ich habe von einem Homöopathen gehört, der diese Methode beim Interview anwandte. Zum Beispiel kannte er drei Arzneimittel für Durchfallerkrankungen: *Ipecacuanha*, *Colchicum* und *Mercurius*. Er fragte einen Patienten mit Durchfall: "Haben Sie Übelkeit mit einer reinen Zunge und Durstlosigkeit?" Wenn der Patient "Ja" sagte, bekam er *Ipecacuanha*. Wenn jener "Nein" sagte, frug er: "Haben Sie denn Übelkeit beim Geruch von Nahrung? Nein? – Bleibt Ihr Stuhldrang selbst nach dem Stuhlgang bestehen? Nein? Dann hat die Homöopathie kein Mittel für Sie!" Die Art, unser sehr begrenztes Wissen der Materia Medica einem Patienten anzupassen, ist eine sehr schädliche Praxis. Stattdessen können wir alle relevanten Symptome des Patienten sorgfältig aufnehmen und dann im Repertorium und der Materia Medica nach einem passenden Mittel suchen. Diese Methode ist viel sicherer und sanfter. Als der große Homöopath Dr. Pierre Schmidt von einem Patienten gefragt wurde, ob er ähnliche Fälle vorher schon behandelt hätte, bemerkte dieser: "Ich hoffe nicht!" Er meinte damit, daß jeder Fall individuell betrachtet werden muß, unbeeinflußt von ähnlichen Fällen, die wir vielleicht früher gesehen haben mögen.

Fallaufnahme ist der Prozeß, die innere Erfahrung eines Patienten wahrzunehmen und aufzuzeichnen. Es ist nicht bloße Niederschrift dessen, was der Patient sagt. Das heißt nicht, daß wir theoretisieren oder das, was wir sehen, in Symbole übersetzen müssen, sondern daß wir das Bild, so wie wir es sehen, aufzeichnen müssen.

Von dem großen Meister Picasso wird erzählt, daß es einmal zu einem Einbruch in seinem Haus kam. Die Polizei sagte zu ihm: "Meister Picasso, Sie haben die Diebe gesehen und Sie sind einer größten Künstler der Welt. Warum malen Sie kein Bild von den Dieben, so daß wir sie leicht ausfindig machen können?" Picasso war einverstanden und aufgrund seiner Sketche verhafteten sie ein Pferd, einen Schirm und ein Fernsehgerät. Aber wir sollten keine Picassos sein und theoretisieren oder in Symbolen sprechen, sondern das reine Bild entstehen lassen, so wie es ist, so daß das richtige Arzneimittel verständlich wird.

Was von der Krankheit soll geheilt werden?

Paragraph 3 des Organon beginnt mit: "Wenn der Arzt klar erkennt, was von der Krankheit geheilt werden soll..." Bevor wir darüber sprechen, wie ein Fall aufgenommen werden soll, müssen wir uns sehr klar darüber werden, was es genau ist, wonach wir suchen. Wir haben gesagt, daß wir das Bild der Krankheit aufzeichnen sollen. Woraus genau besteht die Krankheit?

Eine der leichtesten Wege, das herauszufinden, ist das Studium unserer Arzneimittelprüfungen. Schließlich sind Arzneiwirkungen nichts anderes als künstliche Krankheiten. Deshalb bekommen wir ein gutes Verständnis von Krankheit, wenn wir unsere Arzneimittelprüfungen durchstudieren. Wenn wir uns zum Beispiel mit der *Bryonia*-Prüfung beschäftigen, finden wir dort, daß bei verschiedenen Prüfern jeweils andere Organe betroffen sind, aber die meisten Prüfer haben eine starke Verschlimmerung durch die geringste Bewegung. Ähnlich in der *Aconitum*-Prüfung: Egal wer der Prüfer ist, egal welche seiner Organe betroffen sind, es gibt eine deutliche Todesangst. Allgemeine Modalitäten und bestimmte seelische Verfassungen scheinen den meisten Prüfern eines bestimmten Arzneimittel gemeinsam zu sein. Diese gemeinsame seelische und allgemeine Verfassung, die durch jenes Arzneimittel hervorgerufen wird, kann seine zentrale Störung genannt werden.

Jedes Mittel erzeugt eine ganz bestimmte zentrale Störung

Jedes Mittel erzeugt eine ganz bestimmte zentrale Störung, obwohl verschiedene Prüfer je nach ihrer Anfälligkeit verschiedene Organbeteiligungen haben werden. Die zentrale Störung unterhält oder erweckt diese Auswirkungen auf periphere Organe. Die zentrale Störung ist wie immer derselbe Stock, an dem sich verschiedene Kletterpflanzen hochranken, abhängig davon, wo er sich befindet. Der Stock ist verantwortlich für das Wachstum der Kletterpflanze, aber dieselbe Rankpflanze kann an verschiedenen Stöcken wachsen. In derselben Weise ist die zentrale Störung verantwortlich für die Organerkrankung, aber dieselbe Organerkrankung kann bei verschiedenen zentralen Störungen vorkommen. Zum Beispiel kann Diabetes mit seinen geläufigen Symptomen bei so vielen Mitteln auftreten, daß es fast wie eine Rankpflanze ist, die sich an jedem Stock festhalten kann.

Unsere Aufgabe besteht nicht darin, die Kletterpflanze zurückzuschneiden, sondern den Stock zu entfernen, der sie unterhält.

Wenn Sie nur die Kletterpflanze abschneiden und den Stock so belassen, kann eine andere Pflanze an dem Stock hochwachsen.

Zentrale Störung ist PNEI-Störung

Die durch ein Arzneimittel hervorgerufene zentrale Störung besteht aus den Merkmalen eines Mittels, die konstant sind, egal wer der Prüfer ist. Diese Merkmale sind wie folgt erkannt worden:

Geistes- und Gemütssymptome und funktionelle Symptome des Nerven-, Endokrin- und Immunsystems bilden zusammen eine Achse, die wir das Psycho-Neuro-Endokrino-Immun-System oder kurz PNEI nennen können.

Die PNEI-Symptome eines Arzneimittels bleiben mehr oder weniger konstant bei verschiedenen Prüfern; aber die Organbeteiligung wechselt eben, und deshalb kann man sagen, daß die Organbeteiligung sekundär zur zentralen Störung ist, so wie zuerst der Stock ist und die Kletterpflanzen später daran hochwachsen.

Arzneimittel erzeugen künstliche Krankheiten. Wir haben gesehen, wie in solch einer Krankheit zuerst die zentrale Störung und später die periphere Pathologie kommt. Ähnlich bei natürlichen Krankheiten: Es gibt eine zentrale Störung, die die gesamte periphere Pathologie unterhält. Es ist diese zentrale Störung, die behandelt werden muß, und es ist diese zentrale Störung, die mit der zentralen Störung des Arzneimittels übereinstimmen muß.

In der Praxis finden wir Patienten, deren zentrale Störung auf dasselbe Arzneimittel hinweist, die aber verschiedene Pathologien aufweisen. Wenn wir in der Homöopathie über Diagnosen einer Krankheit sprechen, sprechen wir nicht darüber, daß ein Patient Diabetes oder Schizophrenie hat, sondern, daß ein Patient jetzt in einem *Kalium carbonicum-* oder *Sepia-*Zustand ist. Was allen Fällen im *Kalium carbonicum-*Zustand gemein sein wird, ist, daß ihre Geistes- und Gemüts- sowie Allgemeinsymptome wie die von *Kalium carbonicum* sind. Diese repräsentieren die zentrale Störung des Patienten und geben eine Idee von seiner Einzigartigkeit.

Lokale Besonderheiten weisen auch auf die zentrale Störung hin

Obwohl die Pathologie von der individuellen Anfälligkeit abhängt, hängen die lokalen Besonderheiten der Lokalsymptome von der Natur der zentralen Störung ab. Genauso wie nicht die Art der Kletterpflanze von dem sie stützenden Stock abhängig ist, sondern die Art, wie sie Gestalt annimmt, von der Form des Stocks abhängt, sagen wir, daß die Charakteristika eines bestimmten Symptoms auch Ausdruck der zentralen Störung sind zusammen mit dem Geistes- und Gemüts- sowie den Allgemeinsymptomen.

Deshalb können uns Lokalsymptome nur dann helfen, wenn wir differenzieren können zwischen dem, was häufig für die Pathologie ist und dem, was absonderlich ist. *Das was absonderlich ist, ist ein Ausdruck der zentralen Störung.* Zum Beispiel bei einem Fall von Magenulkus hat der Patient Schmerzen bei Hunger. Das ist häufig so bei Ulkuspatienten. Aber wenn er sagt, daß der Schmerz sich durch schnelle Bewegungen bessert, gehört dieses Merkmal nicht üblicherweise zum Komplex des Magenulkus; also muß es die zentrale Störung repräsentieren.

Die Entdeckung der zentralen Störung eines Falles

Bei der Fallaufnahme ist es unsere Aufgabe, die zentrale Störung herauszufinden, die sich oft hinter Merkmalen der peripheren Pathologie versteckt. Es ist, als müßten wir den Stock erkennen, der durch die Kletterpflanze verdeckt ist. Wir können leicht verstehen, daß mit der Zeit sich mehrere Kletterpflanzen dazugesellen und dadurch der Stock immer mehr versteckt und das Erkennen immer schwieriger wird.

Bei einem akuten Fall oder einem Fall aus jüngster Zeit oder dem Fall eines Kindes ist die zentrale Störung weniger undurchsichtig, und die Symptome kommen spontan heraus, ohne dem Arzt viel Mühe zu kosten.

In einem chronischen Fall, wo viel Zeit vergangen ist, liegt die zentrale Störung mehr im Dunkeln, und der Arzt muß eine bewußte Anstrengung unternehmen, um die Originalsymptome zu ermitteln. Zwei Faktoren tragen dazu bei, die zentrale Störung undeutlich werden zu lassen:

- Symptome der Situation des Patienten;
- Symptome der Pathologie.

Hahnemann hat das Wort "auffallende" Symptome gebraucht, um Symptome zu bezeichnen, die sofort unsere Aufmerksamkeit in Besitz nehmen. Natürlich müssen diese Symptome vor dem Hintergrund der Situation des Patienten herausragen.

Der Geistes- und Gemütszustand muß an der Situation gemessen werden

Im Paragraphen 211 des Organon heißt es:

> ".... der Gemütszustand des Kranken oft am meisten den Ausschlag gibt, als Zeichen von bestimmter Eigenheit, welches dem genau beobachtenden Arzte unter allen am wenigsten verborgen bleiben kann."

Hahnemann bestätigt, daß von allen Charakteristika dem Patienten der Geistes- und Gemütszustand am leichtesten zu entlocken ist.

Was diesen Prozeß erschweren kann, ist die Tatsache, daß oft ein Teil des Geistes- und Gemütszustandes von der Situation selbst herrührt. Jeder Patient muß an seiner Situation gemessen beurteilt werden. Nur dann können wir sehen, was für ihn einzigartig ist.

Wenn zum Beispiel in Indien einer eine halbe Stunde zu spät zur Einladung zum Abendessen erscheint, mag es ihm so gehen, daß er nicht nur der erste ist, der ankommt, sondern, daß seine beiden Gastgeber noch nicht da sind und der Koch gerade Gemüse einkaufen gegangen ist! Seine Freunde werden ihm den Rat geben, nicht so neurotisch mit der Zeit umzugehen. Ich versuche hier deutlich zu machen, daß es für jede Gruppe eine gewisse Art von Normalität gibt. Man sagt von den indischen Zügen, daß sie nie pünktlich abfahren. Eines Tages ist ein Zug ganz pünktlich angekommen und einige sind von dem Schock in Ohnmacht gefallen und konnten nur durch die Information beruhigt werden, daß es sich um ein Zug des Vortages handelte! Wir Inder arbeiten in unserem eigenen Tempo. Wenn nun jemand mit diesem Hintergrund auf Pünktlichkeit besteht, ist das sehr bezeichnend für ihn. Aber in Europa, wo die Menschen ihre Armbanduhren verehren und von ihnen gewissenhaft Befehle entgegennehmen, und wo sie so tun, als bliebe die Welt stehen, wenn es eine Verspätung von mehr als einer Minute gibt, – unter diesen Umständen wäre das Bestehen auf Pünktlichkeit weder ungewöhnlich noch auffällig, es sei denn, daß es an europäischem Standard gemessen extrem wäre. (Wenn Darwin's Evolutionstheorie zutrifft, vermute ich, daß in ein paar Generationen Deutsche mit eingebauten Schweizer Uhren auf die Welt kommen!)

Verschiedene soziokulturelle Charakterzüge verschleiern den wahren Kern des Menschen. Unsere Aufgabe ist es, diejenigen Merkmale des Menschen vor uns zu entdecken, die fortbestehen, egal welche Verkleidung er trägt.

Charakteristika einer Person gegenüber Charakteristika der Situation

Alter, Geschlecht, Beruf, Erziehungshintergrund, Nationalität, Religion, Elternhaus usw., eines Menschen hinterlassen ihre Spur und produzieren gewisse ganz bestimmte Merkmale in einem Menschen. Von den Symptomen, die wir aufdecken, müssen wir jene abziehen, die durch die Situation des Patienten erklärt sind.

Der Beruf eines Menschen wird ihn zum Beispiel auf eine eigene Art und Weise kennzeichnen. Von einem Topmanager erwartet man Angst und Gereiztheit, oder von einem Armeekommandanten strikte Disziplin. Aber Symptome, die nicht völlig durch die Situation erklärlich sind, sind charakteristisch für die innere Störung in ihm. Finden Sie diejenigen Symptome eines Managers oder Kommandanten, die Bestand hätten, auch wenn er ein Priester oder ein Schuster wäre.

Zum Beispiel äußert ein vielbeschäftigter Geschäftsmann die Beschwerde, daß er sich sehr nervös fühlt. Das ist häufig. Aber er sagt, daß er sein Büro verließe und einen langen Spaziergang mache, wann immer er nervös sei. Er gehe so schnell, bis er in Schweiß ausbreche, nur dann fühle er sich geistig wohler und erleichtert. Diese Modalität, die nicht erklärbar ist und die dieselbe ist, egal ob er Schuster oder Hausfrau wäre, enthüllt die dynamische Störung in ihm.

Ausschluß situationsbedingter Merkmale

Mit anderen Worten, wir müssen die Merkmale der persönlichen Aufmachung eines Patienten außer acht lassen, die von seinem soziokulturellen Umfeld herrühren. Wir müssen vom Bild alle die Symptome entfernen, die für seine Bezugsgruppe typisch sind und die sich durch seinen Hintergrund erklären lassen. Was übrig bleibt, ist das reine Bild, auf das Sie Ihre Verschreibung sehr sicher gründen können. Soziokulturelle Charakterzüge sind wie Kleider eines Menschen. Sie repräsentieren seine Position, nicht seine Individualität. Seiner Kleider beraubt, ist der Mensch ohne jegliche Zeichen seiner Gruppe oder seiner Position. Dieser unveränderliche Kern, der derselbe bleiben würde, egal welche Kleider er trägt oder wie sehr auch immer er seine Erscheinung zu ändern versucht, ist der wahre Mensch.

Die Frage, die ich mir selbst bei der Fallaufnahme stelle, ist, welche Symptome wären zu finden, selbst wenn er von einem ganz anderen Hintergrund stammen würde? Diese Symptome haben die höchste Wertigkeit. Wenn ich zum Beispiel eine mittelalte Schweizer Hausfrau treffe, Mutter von drei Kindern, wohlhabend und wohlerzogen, frage ich mich nach der Fallaufnahme bei ihr, welche der Symptome weiterbestehen würden, wenn sie ein junger tibetischer Mönch wäre, der westlichen Kultur völlig fremd, in buddhistischen Schriften bewandert, im Zölibat lebend, dessen Vater ein Hirte war. Die Symptome, die selbst bei dieser Art von Mönch weiterbestehen würden, sind ihre wahren Symptome und würden ihr Arzneimittel anzeigen.

Arzneimittel sind fixe Gesamtheiten; sie sind dieselben in jedem Land, in jeder Kultur oder Situation. Wenn das nicht so wäre, müßten wir eine andere Materia Medica für verschiedene Untergruppen haben. Wir würden eine für Schweizer Frauen und eine für tibetische Männer brauchen. Ein Arzneimittel bleibt dasselbe überall, obwohl die Ausdrucksart verschieden sein kann. Wenn das Symptom eines Mittels zum Beispiel Gewissenhaftigkeit ist, kann sich die Gewissenhaftigkeit der Schweizer Frau in einem hohen Verantwortungbewußtsein für ihre Kinder manifestieren, selbst wenn diese ziemlich erwachsen sind, während sie sich die bei einem tibetischen Mönch als extremer Fleiß beim Lernen der Schriften manifestiert; aber Gewissenhaftigkeit als ein Wesensmerkmal ist beiden gemein.

Dasselbe Wesensmerkmal, verschiedene Ausdrucksformen

Am obigen Beispiel können wir sehen, daß *derselbe Charakterzug verschiedene Ausdrucksformen bei verschiedenen Typen von Menschen annehmen kann.*

Um ein anderes Beispiel zu nehmen: Wenn erhöhte nächtliche Aktivität der Charakterzug ist – wird ein Kind nachts verspielt sein, der Künstler nachts malen, der Mühlenarbeiter sich immer für Nachtschichten entscheiden, die Frau ihre Haushaltpflichten nachts erledigen wollen, nachdem jeder schon schläft, und der Hund die ganze Nacht bellen. Daran können wir sehen, daß Spielen, Bellen usw., die normalen Aktivitäten des jeweiligen Typus sind, aber wenn wir dies abziehen, kann der zugrundeliegende Charakterzug "Erhöhte nächtliche Aktivität" gesehen werden, der bei allen Typen derselbe ist. Grundlegende Charakterzüge sind die, die nicht zu einer bestimmten Art von Menschen gehören.

Wenn wir bei einem Patienten eine Ausdrucksform sehen, müssen wir diese Ausdrucksform analysieren und auf ihr grundlegendes Gefühl oder Gefühle reduzieren. Zum Beispiel, wenn ein Mensch sehr fleißig ist, selbst über die üblichen Büroöffnungszeiten hinaus und während der Ferien noch arbeitet, dann müssen wir uns fragen, was ihn dazu bewegt. Es könnte mit seiner Gewissenhaftigkeit oder seiner Angst, wenn eine Zeit festgesetzt ist, zu tun haben oder es könnte sein, daß Beschäftigung ihn bessert oder daß er sehr geschäftsmännisch gesinnt oder ehrgeizig ist oder daß er einfach die Gesellschaft von Menschen meiden will, speziell die seiner Familie. Vielleicht ist es die Kombination von zwei oder mehreren der oben erwähnten Beispiele. Wir müssen diese Gefühle durch andere Situationen bestätigen. Zum Beispiel, wenn wir denken, daß seine Betriebsamkeit von Gewissenhaftigkeit herrührt, fragen wir, wie gewissenhaft er seiner Religion gegenüber ist, seiner Familie usw. Wenn Gewissenhaftigkeit sein starker grundlegender Charakterzug ist, sollte sie sich auf anderen Gebieten auch manifestieren. In dieser Art müssen wir diese Ausdrucksformen auf die grundlegenden Gefühle reduzieren, die sie verursachen.

Eliminierung pathologischer Merkmale

Der zweite Punkt, um den es geht, ist, welche Symptome auf Pathologie zurückzuführen sind oder – in anderen Worten – welche Symptome allen Patienten mit dieser speziellen Pathologie gemein sind. Da die Pathologie wie eine Kletterpflanze ist, die sich an der zentralen Störung hochrankt, müssen wir von pathologischen Symptomen absehen, um ein klares Bild der zentralen Störung zu bekommen.

Ich versuche hier nicht zu sagen, daß die zentrale Störung keine Rolle spielt bei der Entstehung oder Unterhaltung von Pathologie. Ich behaupte, daß sie eine sehr aktive Rolle spielt. Aber Pathologie alleine ist oftmals nicht charakteristisch für eine bestimmte zentrale Störung. Im besten Falle können wir zu einer Gruppe von Arzneimitteln kommen, von denen die Heilung dieses pathologischen Zustandes bekannt ist. Aber da dies vielmals von klinischer Erfahrung herrührt und nicht von den Prüfungen, ist die Liste weit entfernt davon, vollständig zu sein. Es ist immer möglich, daß ein Arzneimittel, das bei einer bestimmten Pathologie nicht bekanntermaßen angezeigt ist, diese Pathologie hervorbringen könnte, wenn es an einem dafür anfälligen Prüfer geprüft würde. Deshalb ist die Pathologie insoweit ein Teil der Krankheit wie des Geistes- und Gemüts- und des Allgemeinzustands, aber es ist nicht das Merkmal, das zum Erkennen führt. Arme und Beine eines Menschen sind ganz sicherlich ein Teil des Menschen, sie können sogar die herausragenden Teile sein, aber oft charakterisieren sie einen Menschen nicht so sehr wie eine krumme Nase oder eine Warze am Kinn. In dieser Art verliert die Pathologie, die vielen zentralen Störungen gemeinsam sein kann, ihren Wert als Merkmal, das zum Erkennen der Krankheit führt. Die Symptome sind durch Krankheit erklärlich, deshalb werden sie zu häufigen Symptomen.

Die Frage, die wir uns stellen müssen ist, welches die Symptome sind, die beim Patienten trotz völlig verschiedener Pathologie Bestand gehabt hätten. Wenn Sie die Erkennungsmerkmale eines Menschen herausfinden wollen, finden Sie die Merkmale, die er trotz völlig verschiedener Kleidung noch hätte.

Die Pathologie steht zur zentralen Störung wie die Kleidung zu einem Menschen. Es kann keine Pathologie ohne zentrale Störung geben, genauso wie ein Hemd nicht ohne ein menschliches Gerüst aufrecht stehen kann. Deshalb finden Sie bei einem Fall von Diabetes die Symptome heraus, die selbst dann bestehen würden, wenn der Patient nicht mit Diabetes, sondern einer Warze auf der Nase gekommen wäre. In einem schizophrenen Patienten müssen Sie die Symptome herausfinden, die er dann hätte, wenn er nicht an Schizophrenie, sondern an einer Angstneurose oder Asthma leiden würde. Die Geistes- und Gemütssymptome, die nicht von der Schizophrenie abhängen und die weiterhin bestehen bleiben würden, hätte der Patient keine Schizophrenie, sind Symptome des Geistes- und Gemützustandes und Teil der zentralen Störung. Die Symptome, die häufig bei Schizophrenie vorkommen, obgleich sie Geistes- und Gemütssymptome sein mögen, sind Symptome von Geisteskrankheit und repräsentieren daher nicht die zentrale Störung.

Wie findet man heraus, ob ein Merkmal situativ bedingt, pathologisch oder ursprünglich ist

Wenn Zweifel bestehen, ob die Situation oder die Pathologie für ein bestimmtes Symptom verantwortlich ist, können wir drei Kriterien zur Bestimmung des wahren Zustandes benutzen.

- Hat das Symptom vor der Situation oder der momentanen Pathologie bestanden? Wenn das so ist, kann es als Symptom der zentralen Störung genommen werden. Wenn wir zum Beispiel bei einem Polizisten das Symptom "Diktatorisch" finden, kann die Frage entstehen, ob er durch seinen Beruf diktatorisch ist, oder ob er den Polizistenberuf gewählt hat eben wegen seiner diktatorischen Natur. Die beste Art, dies zu bestimmen, ist es, seinen Charakter vor dem Ergreifen des Polizistenberufs herauszufinden. Wenn er selbst dann diktatorisch war, kann es als Teil seines Charakters gewertet werden. Um ein anderes Beispiel zu nennen: Brennen der Füße ist ein häufiges Zeichen bei Diabetes, aber wenn das Symptom vor Beginn des Diabetes existiert hat, erhält es Bedeutung.

Ich gehe häufig zurück im Leben eines Patienten, um das Bild von ihm in seiner Kindheit herauszufinden. In der Kindheit ist das Bild völlig klar und unabgewandelt, und es ist nicht durch kulturelle Einflüsse und Pathologie überdeckt.

- Die zweite Art, die wirklich ursprüngliche Natur des Patienten herauszufinden, besteht darin, die Intensität seiner Symptome mit der anderer Menschen in derselben Situation oder derselben Umgebung oder mit ähnlicher Pathologie zu vergleichen. Zum Beispiel fragen Sie, ob der Polizist so streng wie andere Polizisten ist.

Oder fragen Sie, ob die Verschlimmerung durch Bewegung in diesem Fall von Gelenkschmerzen ebenso intensiv ist; ist es mehr oder weniger als üblich?

- Die dritte Art besteht darin, den Patienten zu fragen, mit welchen Aspekten seiner Situation er zurechtkommt und mit welchen Aspekten er sich unwohl fühlt. Es ist wahrscheinlich, daß die Aspekte, mit denen er sich wohlfühlt, mit seiner Natur oder seiner Veranlagung harmonieren. Zum Beispiel mag ein Kaufmann, dessen Arbeit viele Reisen erfordert, sagen: "Das Reisen ist der beste Anteil meiner Arbeit und die Buchführung der schlechteste." Ein anderer Kaufmann mag sagen: "Ich muß reisen, ich habe keine Wahl. Mit der Buchführung habe ich überhaupt keine Probleme." Man kann leicht sehen, daß der erste gerne reist und der zweite ungern.

Eine andere Frage, die wir stellen können, ist: "In welcher Position oder Situation würden Sie sich am wohlsten fühlen?" Die Situation, in der sich der Patient am wohlsten fühlt, wird mit seiner Natur in Einklang stehen.

Die beste Totalität der Symptome würde hauptsächlich die Symptome einschließen, von denen man keinen Hinweis auf Alter, Nationalität, Beruf oder Pathologie bekommt und die nicht davon abhängig sind. Je mehr sich die Totalität von situativ- und pathologiebedingten Kennzeichen herausschält, desto klarer werden die Indikationen für das Arzneimittel. *Wenn Sie die Arzneimittelfindung beabsichtigen, wählen Sie dann hauptsächlich die Symptome aus, die keinen Rückschluß darauf zulassen, ob sie zu einem russischen Großvater, der Krebs hat, oder zu einem australischen Kind, das eine Erkältung hat, gehören.*

Der Homöopath als Archäologe

Oftmals muß der Homöopath die Aufgabe eines Archäologen erfüllen, der die ursprüngliche Struktur von Erdschichten bedeckt findet, so daß ihre wahren Umrisse völlig verschlossen sind. In einem chronischen Fall ist das, was die Situation und die Pathologie zu der zentralen Störung hinzugeführt haben, wie Erde, die sich auf einem Denkmal angesammelt hat. Wie beim Archäologen ist es die Aufgabe des Homöopathen, das, was sich angehäuft hat, von dem auseinanderzuhalten, was ursprünglich ist, so daß die wahre Identität der Struktur klar wird.

Wenn er sich auf diese Suche macht, weiß er nicht, was hervorkommt. Er muß nur das Falsche vom Wahren unterscheiden. Dies muß sehr vorsichtig geschehen. Weder darf man dabei Originalteile des Denkmals beseitigen, noch sollte man zu vorsichtig sein und nicht alle Erde abkratzen, die sich angesammtelt hat. Bei der Fallaufnahme würde das heißen, daß wir nicht versuchen sollten, etwas als situativ- oder pathologiebedingt wegzuerklären, das Teil der ursprünglichen Krankheit sein kann. Ein archäologischer Experte kann in der Lage sein, die Identität einer Struktur zu erraten, selbst wenn er nur einen kleinen Teil davon zum Vorschein gebracht hat. Aber ein wissenschaftlicher und gründlicher Archäologe wird die gesamte Struktur enthüllen, bevor er sein endgültiges Urteil abgibt. In ähnlicher Weise können anfängliche Beobachtungen oder Symptome einen Hinweis auf das Arzneimittel geben, aber ein guter Homöopath wird alle Aspekte untersuchen und das gesamte Bild klar beleuchten, bevor er sich zu seiner Verschreibung entschließt.

Es müssen nicht alle Merkmale eines Arzneimittels in jedem Fall gefunden werden

Es gibt zwei sehr wichtige Lektionen, die wir von der Archäologie lernen können. Die erste ist die, daß der Archäologe bei der Ausgrabung nur selten alle Stücke eines Denkmals findet. Welche Teile er auch immer finden mag, er muß das Gesamtstück herausfinden, in das alle passen. Für die die Fallaufnahme heißt das, daß wir oft nicht alle Charakteristika eines Arzneimittels im Patienten finden. Wir müssen alles, was wir vorfinden, studieren und sehen, in welches Arzneimittelbild es paßt.

Alle Charakteristika eines Patienten müssen zum ausgewählten Arzneimittel passen

Die zweite und wichtigste Lektion eines Archäologen ist die, daß obwohl der Archäologe nicht alle Teile eines Denkmals bei der Ausgrabung zu finden erwartet, er wohl davon ausgeht, daß alle Teile, die er gefunden hat, zu einer Art von Denkmal passen. Selbst wenn er nur ein oder zwei Teile findet, die nicht passen, muß er seine ursprüngliche Entscheidung ernsthaft in Frage stellen. Er mag zum Beispiel Säulen und eine Kuppel finden und deshalb denken, daß das Bauwerk eine Kirche gewesen sein könne. Wenn er jedoch dabei ein Fleischmesser entdeckt, muß er sein ursprüngliches Urteil überdenken und eine Gebäudeart finden, zu der alle Funde passen könnten. Für die Fallaufnahme heißt das, daß wir nicht erwarten, daß alle Charakteristika eines Arzneimittels bei einem Patienten existieren. Wir können zum Beispiel einen *Calcarea*-Patienten ohne Angst oder Verlangen für Eier haben. Das Fehlen dieser Symptome schließt dieses Arzneimittel nicht aus. Welche charakteristischen Symptome wir jedoch finden mögen – sie müssen passen. In einem Fall, wo alle anderen Symptome für *Calcarea* passen, der Patient aber als sehr hervorstechendes Symptom Verwegenheit oder Mut hat, das vom Mittel nicht abgedeckt ist, würde es das ausschließen. Zusammengefaßt heißt das, wir sollten Arzneimittel nicht verwerfen, wenn Symptome des Arzneimittels sich nicht im Patienten wiederfinden; wir müssen es nur verwerfen, wenn sich die *charakteristischen* Symptome des Patienten nicht beim Mittel finden lassen.

Diesen Punkt kann man nicht genug betonen, weil wir unbewußt einige definitive Symptome eines Mittels bei jedem Fall dieses Mittels erwarten. Wenn zum Beispiel die Patientin *Pulsatilla* sein soll, erwarten wir, daß sie mild, weinerlich und durstlos ist. Wir sprechen auch in dieser Art von Arzneimitteln. Beispielsweise sagen wir, daß *Lycopodium* ein Feigling ist, oder daß *Natrium muriaticum* bei längst vergangenen Geschehnissen verweilt. Wann immer wir diese Art von Aussage treffen, heißt das, daß wir dieses Mittel ausschließen würden, wenn jenes Merkmal nicht da wäre. Wir dürfen nicht in diese Falle gehen.

Arzneimittel sind Kombinationen verschiedener Charakterzüge; es ist nicht obligatorisch, daß alle diese Charakterzüge in allen Fällen herausragen müssen. Es ist nicht unsere Aufgabe zu sehen, ob unser Bild eines Arzneimittels auf den Patienten zutrifft; wir müssen sehen, welches Arzneimittel für alle die Charakteristika eines Patienten zutrifft oder paßt. Wenn sie gut zu einem Arzneimittel passen, müssen wir dieses Arzneimittel geben, selbst wenn unsere Lieblingssymptome dieses Arzneimittels bei dem Patienten fehlen.

Aufdeckung eines Falles

Der Plan bei der Fallaufnahme, dem ich folge, ist einer, der dem Bild spontan und klar hervorzukommen erlaubt. Auf diese Art ist die Fallaufnahme weder ein aktiver noch passiver Prozeß. Ich finde, daß beide Ausdrücke "Fallaufnahme" und "Fallpräsentation" nicht passend sind. Es sollte eigentlich "Fallaufdeckung" oder "Fallentdeckung" heißen. Wiederum übertrifft Hahnemann uns alle, wenn er den Ausdruck gebraucht: "Aufspüren des Bildes".

Aufzeichnen des Hintergrundes

Aus diesem Grunde fange ich üblicherweise damit an, daß ich den Patienten bitte, alles über seinen Hintergrund zu erzählen. Wenn er das tut, ist es notwendig, ihn unablässig zu beobachten – jede seiner Gesten und Bewegungen, seine Haltung, seine Art zu sprechen. Die anfänglichen Fragen richten sich dahin, herauszufinden, woher er kam, wer seine Eltern sind, was seine Beschäftigung ist, was seine Lebensgeschichte ist. Was ist seine Situation betreffs Erziehung, Ehe, Geldangelegenheiten und was sind seine Interessen? Vor diesem Hintergrund fahnde ich nach den für ihn eigentümlichen Dingen. An jedem Punkt ist es notwendig, vorsichtig herauszufinden, ob das, was er beschreibt, gewöhnlich oder ungewöhnlich für seinen Hintergrund ist, und wie intensiv oder auffällig es ist. Diese Art von zwanglosem Gespräch – selbst bevor wir ihn nach seinen Hauptbeschwerden gefragt haben – bringt kaum wahrnehmbar und unbewußt die meisten seiner Geistes- und Gemütsmerkmale hervor; und langsam schälen sich Details heraus, wie er denkt und fühlt.

Gewinnen Sie Bestätigung Ihrer Eindrücke

Die Eindrücke, die wir so sammeln, müssen nicht nur einmal, sondern mehrfach, in verschiedenerlei Situationen bestätigt werden, bevor wir uns zur Arzneimittelfindung auf sie verlassen können. Wenn wir einen steilen hohen Berg besteigen, muß der Halt für unsere Füße sehr stark und fest sein, und wir müssen ihn überprüfen, nicht einmal sondern drei- oder viermal, bevor wir unser ganzes Gewicht auf ihn verlagern können. Wenn der Halt unserer Füße nicht sicher ist, und wir uns dessen nicht versichern, bevor wir unser gesamtes Gewicht auf ihn verlegen, dann kann ein falscher Schritt uns den Berg hinabrutschen machen!

Wir müssen uns deshalb der Symptome sehr sicher sein, auf die wir uns zu verlassen gedenken. Ich betone dies, weil ich früher, wenn ich etwas gefunden hatte, was sich charakteristisch anhörte, zuviel Angst hatte, mir das Symptom bestätigen zu lassen, aus Angst, es wieder zu verlieren; und deshalb habe ich das Symptom verteidigt, als ginge es um mein Leben; und nicht einmal dem Patienten erlaubt, es zu ändern oder zurückzuziehen.

Ein Symptom, das so stark bewacht werden muß, ist den Aufwand nicht wert. Lassen Sie die Symptome ungeschützt und ziehen Sie sie sogar durch Wasser und Feuer, bevor Sie sie akzeptieren. Greifen Sie die Idee selbst an, seien Sie sehr skeptisch, bestätigen Sie sie in anderen Situationen und seien Sie sehr sicher, bevor Sie sich darauf stützen.

32

EINIGE TIPS ZUR FALLAUFNAHME

1. Fragen Sie nach dem Gegenteil.

Wenn Sie bestätigen möchten, daß der Patient wirklich sanftmütig ist, fragen Sie: "Werden Sie ärgerlich?" Häufig wird selbst ein sanftmütiger Patient "Ja" sagen. Daraufhin fragen Sie ihn: "Wann sind Sie das letzte Mal ärgerlich geworden?" Ein sanftmütiger Patient wird lange nachdenken und Ihnen dann sagen: "Vor sieben Monaten". Fragen Sie ihn: "Wann sind Sie davor ärgerlich geworden?" Dann wird er sich wirklich anstrengen müssen, um sich an ein solches Beispiel zu erinnern.

Oder fragen Sie zum Beispiel einen Patienten, von dem Sie denken, daß er sehr traurig ist: "Erinnern Sie sich daran, wann Sie wirklich glücklich gewesen sind?" Eine traurige Person wird Ihnen nur zwei oder drei solcher Beispiele aus ihrem Leben nennen können. Das bedeutet, daß sie einen sehr, sehr freudigen Anlaß braucht, um glücklich zu sein. Manchmal rufen selbst solche Ereignisse keine Reaktion hervor. Wenn Sie glauben, daß eine Person ein Feigling ist, dann fragen Sie ihn nichts über seine Feigheit. Er sagt vielleicht direkt "Nein". Bitten Sie ihn Situationen zu nennen, in denen er für andere eingestanden ist oder sich gewehrt hat. Diese Situationen werden im Leben eines Feiglings sehr selten sein.

2. Lassen Sie sich immer Symptome von Verwandten oder Freunden bestätigen.

Beobachten Sie den Gesichtsausdruck der Person, die den Patienten begleitet, während der Patient seine Symptome erzählt. Sie werden öfters ein unwillkürliches, zustimmendes Kopfnicken oder ein verneinendes Kopfschütteln wahrnehmen, wenn diese Person mit der Selbstbeurteilung einverstanden ist oder nicht.

Manchmal können Sie sich umdrehen und die Begleitperson fragen, ob sie dem, was der Patient gesagt hat, zustimmt oder nicht. Das machen Sie am besten, wenn der Patient nicht im Zimmer ist.

3. Nehmen Sie nichts, was der Patient sagt, für bare Münze.

4. Achten Sie auf die versteckte Ausdrucksweise hinter den Symptomen.

Achten Sie darauf, wie ein Symptom ausgedrückt wird. Sie fragen den Patienten: "Haben Sie Angst im Dunkeln?" Er sagt: "Nein, noch nie, niemals. Ich habe noch nie in meinem Leben Angst gehabt. Ich kann in den dunkelsten und absolut verlassensten Straßen mitten in der Nacht spazierengehen und ich fürchte mich nicht im geringsten." Das sollten Sie nicht als fehlende Angst, sondern als angeberisches Verhalten auslegen.

5. Das Symptom, das spontan, deutlich und mit Intensität ausgedrückt wird, ist von höchstem Wert.

Also halten Sie Ausschau nach Symptomen, die über die direkte Beantwortung spezifischer Fragen hinausgehen.

Sie fragen zum Beispiel einen Patienten: "Weinen Sie leicht?", und er antwortet: "Ja, besonders wenn ich andere leiden sehe." Da können Sie den Hinweis bekommen, daß der Patient mitfühlend ist oder sensibel.

6. Wenn der Patient deutlich unentschlossen ist, können Sie dieses Symptom am besten aufzeigen, wenn Sie ihn nach Verlangen und Abneigung fragen. Er wird für die Antwort viel Zeit brauchen, weil er eine Entscheidung fällen und nicht einfach nur eine Tatsache benennen muß.

7. Versuchen Sie die wesentlichen Parameter des Patienten in verschiedenen Situationen seines Lebens zu bestätigen.

Wenn wir die wesentlichen Eigenschaften einer Person bestimmt haben, werden diese in jeder Situation dieselben sein. Nur ihr Ausdruck wird unterschiedlich sein. Also müssen Sie Ihre Phantasie benutzen, wie sich diese wesentlichen Merkmale manifestieren könnten.

Wenn Sie zum Beispiel glauben, daß eine Person in der Öffentlichkeit schüchtern ist, fragen Sie sie nach all den möglichen Situationen, in denen dies offensichtlich werden könnte, zum Beispiel beim Halten einer Rede, auf Parties usw.

8. Versuchen Sie – so gut es geht – zu vermeiden, den Patienten direkt nach seinem Naturell zu fragen. Versuchen Sie, ihn durch andere Fragen dazu zu bringen, dieses zum Ausdruck zu bringen, ohne daß er sich darüber bewußt ist. In Südindien gibt es ein Sprichwort, das sagt, daß wir so sanft und unauffällig vorgehen müssen, wie eine Nadel in die Banane eindringt.

9. Wenn Sie keine charakteristischen Symptome im jetzigen Zustand des Patienten ausfindig machen können, müssen Sie in die Zeit zurückgehen, in der die letzten Charakteristika bestanden. Sie können danach in drei Situationen suchen:

- Charakteristika nach einer belastenden Situation;
- Charakteristika einer Krankheit vor Arzneimittelgabe;
- wenn beides nicht möglich ist, versuchen Sie die charakteristischen Merkmale des Patienten in der Kindheit ausfindig zu machen.

10. Ich gebe einen Standardfragebogen aus mit Fragen über die frühere Anamnese des Patienten und über die Familienanamnese, über augenblickliche Beschwerden mit Modalitäten usw., sowie persönlichen und psychosozialen Hintergrund. Ich habe gesehen, daß das aus den folgenden Gründen sehr nützlich ist:

- Der Patient wird darauf vorbereitet, Ihre Art von Fragen zu beantworten;
- Manchmal kann der Patient einige Probleme schriftlich freimütiger ausdrücken;

- Es gibt Ihnen die Möglichkeit, direkt auf homöpathisch relevante Fragen einzugehen, anstatt durch irrelevante Detailfragen Zeit zu verlieren wie zum Beispiel Hauptbeschwerden, Behandlung usw.

11. Die Darstellung von Charakterzügen kann häufig leicht provoziert werden, indem man zum Beispiel den Patienten an seinem Termin warten läßt; ist er geduldig oder ungeduldig, sanft oder heftig, ist er ruhig oder ruhelos?

12. Anfänger in der Homöopathie glauben häufig, daß sie eine Frage nach der anderen stellen müßten; besonders wenn der Patient aufhört zu erzählen, stellen sie sofort die nächste Frage. Dies sollte vermieden werden.

Die meisten Patienten zeigen die besten Symptome, wenn Sie eine Pause nach der Antwort lassen. Wenn Sie eine Frage stellen, wird der Patient direkt eine Antwort geben. Danach, wenn Sie eine Pause lassen, wird er über die Antwort nachdenken und sie dann vielleicht abwandeln oder sogar völlig verändern. Manchmal kann es sein, daß er etwas sehr Spontanes sagt, und das kann höchst bedeutungsvoll sein. Eine Pause bedeutet also, daß der Arzt dem Patienten zu verstehen gibt:

- Ich versuche nicht, Antworten zu bekommen, sondern ich möchte Sie verstehen.
- Sagen Sie mir alles.
- Ich möchte es wissen und ich werde Ihnen genug Zeit geben.

13. Der Patient sollte spüren, daß der Doktor jemand ist, der sich interessiert, dem er vertrauen und dem er alles offenbaren kann, nur dann wird er sich wirklich öffnen.

14. Was der Patient Sie fragt, ist wichtiger als das, was Sie ihn fragen. Viele Symptome wie Angst um die Gesundheit, abergläubische Ängste, fixe Ideen, Mißtrauen oder Ungeduld können leicht aus den Fragen des Patienten geschlossen werden.

Sie besuchen zum Beispiel einen Patienten mit hohem Fieber, der sagt: "Doktor, wie schnell werde ich fieberfrei sein, so daß ich direkt wieder an meine beruflichen Aufgaben gehen kann." Der Patient hat hohes Fieber, Appetitmangel, ist enorm schwach, und die ganze Familie macht sich um seine Gesundheit Sorgen, und seine einzige Frage ist, wann er wieder an seine beruflichen Aufgaben gehen kann. Das ist ein höchst charakteristisches Merkmal von ihm.

15. Wenn Sie bei der Fallaufnahme in eine Sackgasse geraten und nicht mehr wissen, wie Sie den Patienten zum Erzählen bringen sollen, bitten Sie ihn einfach, einen typischen Tag in seinem Leben zu beschreiben, seinen Alltag vom Morgen bis zur Nacht. Sie werden viele Anhaltspunkte durch diese Erzählung erhalten.

33

TECHNIKEN DER FALLAUFNAHME

Die Fallaufnahme ist so einfach und doch ist sie ein höchst künstlerisches und kunstvolles Verfahren. Während der Fallaufnahme wird der innere Zustand der Person vor Ihnen nach und nach enthüllt. Das ist eine sehr interessante und faszinierende Erfahrung, genauso faszinierend wie sich selbst kennenzulernen. Es gibt wirklich keine Standardtechniken oder festgelegte Regeln bei der Fallaufnahme. Es ist einfach das Bemühen, die Person vor Ihnen zu verstehen, und man kann jede zum eignen Temperament passende Technik anwenden. Manchmal scherze ich mit Studenten und sage, daß sie notfalls mit den Patienten zum Essen ausgehen können, um alles über ihn zu erfahren! Solange Sie in der Lage sind, die Gefühle des Patienten nachzuempfinden, ist jede Technik gut genug. Aber in meiner Praxis habe ich bestimmte Techniken entwickelt, die mir enorm geholfen haben. Diese Techniken sind die praktische Anwendung all der Ideen, die in den verschiedenen Kapiteln des Buches zur Sprache gekommen sind. Ich habe versucht, sie hier alle zusammenzutragen und ihre Anwendung in der Klinik zu veranschaulichen. Für ein vollständigeres Verständnis wird dem Leser geraten, sich an die eigentlichen Kapitel selbst zu wenden. Keine dieser Techniken ist absolut oder in sich abgeschlossen. Sie sind alle miteinander verknüpft. Natürlich haben sie bestimmte Dinge miteinander gemein. Sie sollten nicht eine nach der anderen wie in einem Regelheft befolgt werden, stattdessen werden Sie häufig von der einen zur anderen überwechseln müssen. Sie können sich Ihre eigenen Techniken ausdenken. Es ist nicht in jedem Fall nötig, alle Techniken zu gebrauchen. Während wir jede einzelne dieser Techniken durchgehen, werde ich Beispiele und Erklärungen geben.

Beobachtung

Beobachtung ist die wichtigste und nützlichste Technik und die, die am meisten entwickelt werden muß. Tatsächlich ist häufig, wenn wir uns gut üben, die Beobachtung allein ausreichend, um den Patienten zu kennen.

Es beginnt gleich in dem Augenblick, in dem der Patient seinen Termin abmacht oder wenn Sie ihn außerhalb der Praxissituation treffen. Beobachtung muß vollständig unvoreingenommen sein, weswegen Hahnemann den Ausdruck "unvoreingenommener Beobachter" gebrauchte, und indem er das tat, legte er die schwierigste Voraussetzung fest.

Ich möchte sogar sagen, wenn Sie gelernt haben, ein unvoreingenommener Beobachter zu sein, dann haben Sie gelernt, zu leben und Beziehungen herzustellen, weil wir immer die Gegenwart vom Standpunkt der Vergangenheit aus beurteilen. Das ist Vorurteil. Wenn wir etwas sehen, verbinden wir es mit einer ähnlichen Erfahrung in der Vergangenheit und wir sagen, dies muß wie das sein, und so verweigern wir uns die Erfahrung von etwas total Neuem.

Die Person vor uns ist absolut einzigartig, und unsere gegenwärtigen Erfahrungen mit ihr machen wir auch zum ersten Mal. Solange wir dies im Auge behalten, müssen wir beobachten, ohne ihre Handlungen überstürzt und entsprechend eines bestimmten Arzneimittels oder einer Vorstellung zu interpretieren. An dem Tag, an dem wir anfangen, Menschen in bestimmte Kategorien (Arzneimittel) einzuordnen, und an dem wir denken, wir kennen Menschen, bevor wir wirklich beobachtet haben, an dem Tag sind wir als Homöopathen nutzlos geworden.

Also, was beobachten Sie? Im Prinzip beobachten Sie das an der Person, was sie zum Individuum macht, was ist es, was sie von anderen Leuten unterscheidet? Zum Beispiel die Art, wie sie einen Termin abspricht. Der eine Patient wird sagen: "Doktor, ich wäre Ihnen so dankbar, wenn Sie mich sehen könnten", und ein anderer wird sagen: "Doktor, ich muß Sie auf der Stelle sehen." Es besteht ein Unterschied zwischen diesen beiden Arten zu fragen, ein Unterschied, der den Geistes- und Gemütszustand zu diesem Zeitpunkt aufzeigt. Beobachten Sie, wie er sich benimmt, wie er den Fragebogen ausgefüllt hat, wie pünktlich er ist, wie er gekleidet ist, wie er eintritt, wie er sitzt – auf der Stuhlkante oder zurückgelehnt, was er mit seinen Händen macht, was er mit seinen Füßen macht, seinen Gesichtsausdruck, seine Art und Weise der Kommunikation und wie er auf die Person reagiert, mit der er gekommen ist. Wenn er medizinische Unterlagen mitgebracht hat, wie gut hat er sie geordnet, wie hat er sie mitgebracht, hat er sie überhaupt mitgebracht. Jede Einzelheit muß beobachtet werden: seine Bewegungen, seine Haltung, seine Sprache, die Art, wie er sich erklärt, und welche Atmosphäre er in dem Zimmer schafft. Nichts davon deutet wirklich auf das Arzneimittel, aber auf den Zustand und die Verfassung seines Geistes und Gemüts. Dies wird später durch weitere Information bestätigt, aber während dieser anfänglichen Beobachtung sind das Schauen und das Fühlen wichtig.

Eine interessante Art, das Interview zu beginnen, ist, Ihre Beobachtungen an den Patienten zurückzugeben und ihn zu fragen, ob er dies so empfindet. Von hier aus können Sie direkt zum Herzen des Falles kommen. Sie könnten zum Beispiel sagen: "Sie scheinen angespannt zu sein, was beschäftigt Sie?" oder: "Sie scheinen in Eile zu sein." Er wird überrascht sein, und die Antwort kommt spontan. Wenn Sie jetzt versuchen, hinter die Antwort zu schauen, werden Sie direkt etwas sehr Tiefes in seiner Persönlichkeit finden. Ich machte eine interessante Erfahrung in Deutschland, als ich dort in der Praxis einer meiner Kolleginnen war, und sie führte ein Gespräch mit einer Patientin auf Deutsch, einer Sprache, die ich nicht verstehe. Trotzdem war ich in der Lage, das Arzneimittel zu benennen. Diese Erfahrung habe ich mehrere Male, besonders in nicht Englisch sprechenden Ländern gemacht. Selbst in meiner Praxis gibt es Menschen, die eine Sprache sprechen, die ich nicht verstehe. Sie müssen nur diese Art der Beobachtung entwickeln, besonders bei Kindern spielt Beobachtung eine wichtige Rolle.

Fall

Ich werde einen Fall anführen, bei dem mir Beobachtung bei der Verschreibung geholfen hat. Das ist der Fall einer 24 jährigen, unverheirateten Frau, die als Wissenschaftlerin in einem Forschungsinstitut arbeitete. Sie kam wegen chronischem Husten. Ich beobachtete, daß ihre Hände sehr unruhig waren und daß sie von einer Seite zur anderen schaute, um zu sehen, ob noch jemand anderes im Raum war. Obwohl sie ohne Schwierigkeiten eine Menge körperlicher Symptome nannte, wurde sie still und schaute wieder umher, sagte wenig oder antwortete mit "Nein" auf die meisten Fragen zu ihrem Geistes- und Gemütszustand. Diese ganze Haltung, geheimnistuerisch, ein Blick von der einen zur anderen Seite werfend, mit ruhelosen Händen, wurde von mir wahrgenommen und machte auf mich den Eindruck, daß sie sich wie eine Kriminelle benahm. Die Rubriken sind:

— Ruhelose Hände;

— Antwortet einsilbig "Nein" auf alle Fragen; und

— Wahnidee, er hat ein Verbrechen verübt.

So kam ich auf das Mittel *Kalium bromatum*. Es gibt eine andere Rubrik, "Wahnidee, des Stehlens angeklagt zu sein", in der auch *Kalium bromatum* steht! Dann fragte ich sie: "Warum haben Sie soviel Angst, was haben Sie getan, daß Sie so beunruhigt sind?" Sie war erstaunt und erzählte mir, wie sie in einen Wissenschaftler vom selben Institut verliebt war, womit ihre Eltern nicht einverstanden waren, und so mußten sie alles geheimhalten. Dies war erstaunlich, weil beide unabhängig waren und es einfach hätten bekannt geben und heiraten können. Sie fühlte sich, als hätte sie ein Verbrechen begangen, und daß andere das herausfinden könnten. Ich gab ihr *Kalium bromatum*. Es ging ihr gut, und schließlich heiratete sie diesen Mann. Meine Beobachtung wurde bestätigt, als ich sie nach ihren Interessen und Hobbies fragte, sie strickte gerne und spielte gerne Sitar, was mit dem Gebrauch der Hände zu tun hat. Sie war gerne geistig und körperlich aktiv, besonders mit ihren Händen.

Um zusammenzufassen, die Beobachtung hat zum Ziel zu versuchen, den Geistes- und Gemütszustand einer Person zu verstehen. Die Beobachtung muß genau sein. Wenn Sie ein unruhiges Kind sehen, fragen Sie, welche Art von Unruhe das Kind zeigt– möchte es seinen Platz wechseln oder ist es eine Rastlosigkeit, Dinge berühren zu müssen, oder will es seine Beschäftigung wechseln, oder ist es die Art Unruhe, in der es herumgetragen werden möchte? Welches Gefühl könnte hinter dieser Unruhe stecken? Solch genaue und sensible Beobachtung ist das Zeichen eines guten Homöopathen. Das ist der Grund, warum Hahnemann im Paragraph 211 über Beobachtung schrieb: "Dies geht soweit, daß bei hömöopathischer Wahl eines Heilmittels der Gemützustand des Kranken oft am meisten den Ausschlag gibt, als Zeichen von bestimmter Eigenheit, welches dem genau beobachtenden Arzte unter allen am wenigsten verborgen bleiben kann." So sehr betont er die Beobachtung.

Art und Weise der Schilderung einer Beschwerde

Wenn Sie die Sensibilität entwickeln zu hören, wie der Patient seine Beschwerden schildert, werden Sie häufig in der Lage sein, aufgrund dieser Technik unter Ausschluß aller anderen zu verschreiben. Es wird seinen Geistes- und Gemütszustand und seine Haltung der Krankheit gegenüber aufzeigen. Normalerweise ist diese Haltung seiner Krankheit gegenüber repräsentativ für seine allgemeine Haltung und seinen Gemütszustand. Unterschiedliche Menschen werden auf dieselbe Krankheit in unterschiedlicher Weise reagieren, und das wird ihrem Geistes- und Gemütszustand entsprechen. Ich kann sogar sagen, daß die meisten von uns Krankheit gebrauchen, um unseren Geistes- und Gemütszustand zu fördern. Oder in anderen Worten, der Zustand, den wir fördern, entspricht unserem wahren Zustand. Nehmen wir zum Beispiel etwas einfaches wie Tonsillitis, ein Patient mit akuten Mandelschmerzen könnte auf verschiedene Arten reagieren. Seine Haltung kann eine der folgenden sein:

- Das kann sich zum Krebs entwickeln.
- Ich werde durch diesen Schmerz bei meiner Arbeit gestört.
- Ich brauche Unterstützung.
- Wieviel Pech ich habe, daß mir das passiert.
- Wie werde ich meine Aufgaben erfüllen?
- Wenn ich wegen dieser Schmerzen bei der Arbeit fehlen werde, was wird mein Chef zu mir sagen?

In den meisten dieser Haltungen ist Angst um die Gesundheit ein gemeinsames Merkmal. Aber es gäbe auch noch andere Haltungen wie: "Dies hängt mit meinem Karma in der Vergangenheit zusammen", oder: "Der Schmerz ist so schlimm, daß ich keine Lust zum Arbeiten habe", oder: "Ich werde besonders vorsichtig werden müssen, um dies in der Zukunft zu vermeiden." Um die zugrundeliegende Haltung herausfinden zu können, muß man weiter und weiter offene Fragen stellen. Besteht zum Beispiel Angst um die Gesundheit, so müssen wir herausfinden, warum diese Angst um die Gesundheit besteht. Manchmal stellt sich das durch eine beiläufige Bemerkung des Patienten von alleine heraus, aber am häufigsten durch die Fragen und die Zweifel des Patienten. Wenn wir diese Idee über die Haltung des Patienten zur Krankheit im Kopf behalten, werden wir bei solchen zufälligen Bemerkungen sehr aufmerksam sein. Wir müssen die Worte beobachten, die er benutzt, um seine Beschwerde zu beschreiben.

Fall

Ich hatte einen Fall, eine Frau, die intensive Ischiasschmerzen hatte. Sie war eine Fachhochschullehrerin und war durch ihren Vorgesetzten in verschiedener Weise in Schwierigkeiten gebracht worden, und sie hatte sich darüber beschwert. Sie war sehr ernsthaft bei ihrer Arbeit. Indem ich also die Merkmale aufnahm, nämlich: Ernsthaftigkeit, Genauigkeit und die gelegentlichen plötzlichen Wutausbrüche aus dem Gefühl der Ungerechtigkeit heraus, gab ich ihr *Staphysagria*, was nicht wirkte. Ich sah sie wieder, und diesmal sagte sie: "Doktor, dieser Schmerz belastet mich so sehr. Er erlaubt mir nicht, meine Pflicht zu erfüllen." Weil sie das Gefühl hatte, daß ihr Bein sie belastete und sie aufgrund dieser Belastung nicht in der Lage war, ihre Pflichten zu erfüllen, wofür sie sich schuldig fühlte, nahm ich die Rubriken: "Wahnidee, er ist angefeindet, gehindert und gequält", "Wahnidee, er hat seine Pflicht versäumt" und "Gewissensangst, als ob eines Verbrechens schuldig". Durch diesen Gedankenprozeß kam ich zu dem Mittel *Cyclamen*, was ihren Schmerz sofort verbesserte.

Fall

Ein anderer Fall war der eines Jungen, der stotterte und sagte: "Ich weiß einfach nicht, wie ich aus dieser Gewohnheit zu stottern herauskommen soll." Ich legte das so aus, daß dies bedeutet: "Ich sitze in einer Falle, ich strenge mich an, aus dieser Falle alleine herauszukommen, und ich muß mir selbst raus helfen." (Er hätte auch sagen können: "Doktor, diese Angewohnheit ist so peinlich, und nur Sie können mich gesund machen" oder "Doktor, wie hat das angefangen, und wie lange wird das dauern, bis es weggeht?") Ich nahm die Rubriken "Angst im engen Raum", "Wahnidee, er hat keinen Erfolg", "Wahnidee, sie ist immer alleine", "Unruhige Ängstlichkeit, zwingt ihn, sich zu bewegen" und ich kam auf *Argentum nitricum*. Dies ist die Art und Weise, wie ein *Argentum nitricum*-Patient sich normalerweise beklagt.

Fall

Ich erinnere mich, zusammen mit einem Kollegen einen Fall in seiner Klinik gesehen zu haben. Eine Frau hatte ein varicöses Ulkus, und sie wollte wissen, ob Homöopathie ihr helfen könnte. Mein Kollege sagte ihr, daß dem so wäre, aber sie war mit der Antwort nicht zufrieden. Sie sagte, daß sie wissen wollte, ob es absolut sicher ist, daß Homöopathie helfen kann. Er sagte, daß niemand eine Garantie geben kann, aber sie könnte es ja einen Monat probieren und sehen, ob es klappt. Sie hatte Angst, daß das Ulkus in einem Monat bluten würde, weil der Chirurg ihr das so gesagt und deswegen zu einer Operation geraten hatte. Mein Kollege sagte, daß sie sich besser operieren lasse, wenn sie so viel Angst vor einer Blutung habe. Dazu sagte sie dann, daß ihr Freund ihr erzählt habe, daß das Ulkus nach einer Operation wieder auftreten könne. Daraufhin fragte mein Kollege, warum sie dann nicht einfach abwarte? Sie wollte gerade antworten, als ich sah, daß mein Kollege anfing, ärgerlich zu werden, und ich griff ein. Es war für mich deutlich, daß in der Hauptsache ihr Geistes- und Gemütszustand aus ihrer Unfähigkeit, anderen zu vertrauen, bestand. Ich nahm darum die Rubriken:

— Argwöhnisch, mißtrauisch;

— ängstliche Unruhe;

— Angst um die Gesundheit;

— Angst vor dem Tod.

Arsenicum album

Was ich hier zu erläutern versuche, ist, wie uns beiläufige Bemerkungen und die Art und Weise, wie der Patient auf uns zukommt, die wesentlichen Indikationen zur Verschreibung geben können.

Typisch für das Benehmen eines *Bryonia*-Patienten, wenn er zur Konsultation kommt, ist, daß er mit dem Arzt redet, als spräche er mit seinem Finanz- oder Rechtsberater, und Sie werden den Eindruck gewinnen, daß seine Gesundheit etwas ist, was mit einer geschäftlichen Verhandlung zu tun hat. Wenn ihm zum Beispiel gesagt wird, daß er eine schlechte Prognose hat, wird er sich typischerweise mit gekreuzten Armen, ernst und steif in seinen Stuhl zurücklehnen und wird trocken und emotionslos fragen: "Also, Doktor, welche Möglichkeiten habe ich jetzt?" – als würde es sich um eine geschäftliche Krisensituation handeln.

In so einem Fall könnten wir die Rubriken nehmen:

— Delirium, spricht vom Geschäft;

— Geschäften, spricht von seinen;

— Wahnidee, Geschäfte, macht;
— entschlossen (Phataks Repertorium).

Fall

Eine Frau zwischen 30 und 35 Jahren kam mit Asthma. Sie erzählte sehr detailliert und mit vielen Ängsten von ihren Beschwerden, Angst vor Geistern, vor Hunden, usw. In ihrem Fall benutzte ich die Rubrik: "Angst bei Kindern". Warum? Weil ihre Art zu reden und ihre Ängste wie die eines Kindes waren. Auf diese Weise habe ich viele Rubriken, die mit Kindern zu tun haben, gebraucht. Ich habe bei Erwachsenen Rubriken gebraucht wie:

— Reizbarkeit bei Kindern;
— Angst bei Kindern;
— eigensinnige Kinder;
— Religiosität bei Kindern.

Bei Erwachsenen habe ich sogar die Rubrik gebraucht:
— verlangt, getragen zu werden.

Diese Rubrik bedeutet, daß jemand sein ganzes Gewicht einem anderen auflasten möchte und daß diese Person die ganze Last tragen soll. Wenn ich finde, daß eine Person alle Last jemand anderem aufbürdet, als wären seine Beine zu müde, ihn zu tragen, dann gebrauche ich diese Rubrik, auch wenn es sich um Erwachsene handelt.

Begleiterscheinungen des Leidens

Der Geistes- und Gemütszustand, der bei Schmerzen oder Leid entsteht, ist häufig der Geistes- und Gemütszustand des Patienten in unkompensierter Form. Zum Beispiel könnte ein Patient mit Hautauschlag sagen: "Dieser Schmerz ist so stark, bitte tun Sie etwas oder schneiden Sie mein Bein ab!" Hier erkennen wir Gewalt, aufschreien, Mißbrauch und Wunsch nach Unterstützung. Das ist ein *Chamomilla*-Zustand. Diese Begleiterscheinungen sind bei der Fallaufnahme enorm wichtig, weil sie uns in die Lage versetzen, ein gutes Bild vom Patienten zu erlangen. Im Westen habe ich häufig die Erfahrung gemacht, daß Leute Wörter wie Depression oder zum Beispiel Minderwertigkeitskomplex gebrauchen, ohne wirklich über ihre wahren, unverfälschten Gefühle zu sprechen; und so sind Beobachtung und Begleiterscheinungen des Leidens sehr nützlich, weil sie uns nicht täuschen.

Ein Dorfbewohner kann seine Geistes- und Gemütssymptome genauer darstellen. Er wird sagen: "Doktor, ich werde so ärgerlich, ich würde am liebsten jemanden mit einem Messer stechen", aber der Geschäftsführer eines multinationalen Konzerns mit demselben Gefühl wird untertreiben und sagen: "Ich bin etwas reizbar, aber das braucht man auch in diesem Beruf, anders würde ich meine Arbeit nicht getan kriegen."

Fall

Ich erinnere mich an den Fall eines Mädchens mit Asthma, das auf die Behandlung nicht ansprach, weil es kaum Geistes- und Gemütssymptome in der anfallsfreien Zeit hatte, und während eines Anfalls gebrauchte es allopathische Bronchodilatoren und fand Erleichterung. Ich mußte die Patientin ins Krankenhaus aufnehmen und sie in ihren Akutsituationen beobachten. Ich fand heraus, daß sie bei Anfällen, die normalerweise nachts auftraten, eine enorme Ängstlichkeit und Angst vor dem Tod durch Ersticken entwickelte. Wir fanden auch heraus, daß sie nicht sprechen wollte und sehr reserviert war. Eine der körperlichen Begleiterscheinungen, die sie entwickelte, war ausgeprägte Heiserkeit und Stimmverlust ohne augenscheinlichen Grund. Insgesamt war sie sehr sanft und ziemlich träge. Sie fühlte sich schlechter im Liegen, schlechter im Schlaf und sie stand während eines Anfalls von Atemnot aus dem Schlaf auf. Sie war schüchtern, im Anfall ruhelos und wünschte sich frische Luft. Wenn wir jetzt ihre körperlichen Beschwerden vergessen und nur ihren Geistes- und Gemütszustand in Erwägung ziehen, welche Symptome haben wir dann? Wir haben:

- Angst, nachts;
- Angst, besser durch frische Luft;
- Angst mit Furcht;
- Angst im Schlaf;
- Angst beim Erwachen;
- Furcht nachts;
- Furcht vor dem Ersticken;
- Furcht vor dem Ersticken nachts;
- erschrocken nachts;
- Sanftmütigkeit, Milde;
- Reserviertheit;
- Unruhe nachts;
- Aufschrecken;
- Aufschrecken vom Schlaf;
- Abneigung zu sprechen;
- schüchtern.

Wenn wir diese Symptome anschauen, kommt als Arzneimittel *Spongia tosta* heraus, und *Spongia* wurde durch Phataks Materia Medica bestätigt, wo er seinen Abschnitt über die Atmung beginnt mit "Heiserkeit bei vielen Beschwerden". Er gibt uns auch das Symptom "Angst zu ersticken". Dieser Fall gibt uns den Hinweis, daß, wenn diese Patientin in der Nacht Husten hat und sie dadurch Ängstlichkeit und Angst vor dem Ersticken entwickelt, dann muß sie einen Geistes- und Gemütszustand haben, der Ängstlichkeit nachts und Angst vorm Ersticken mit sich bringt.

Interessen und Hobbies

Das beinhaltet alles, was ein Patient in seiner oder ihrer Freizeit macht. Wir beziehen uns da nicht nur auf so etwas wie Briefmarkensammeln, sondern auf alles, wobei sich der Patient gut fühlt, wenn er oder sie es macht (so wie Musik, Tanzen, Lesen von Belletristik,

Malen, Stricken, Joggen, Unter-Menschen-Sein, Klatschen). Sie müssen fragen: "Was reißt Sie am meisten mit oder was macht Sie am glücklichsten? Was würden Sie am meisten genießen? Warum? Was beinhaltet dieses Interesse? Was reizt Sie an diesem Interesse so?" Das ist wichtig, weil ein Beruf häufig aufgrund von Fähigkeiten und Talenten gewählt wird, aber Hobbies aufgrund der grundlegenden Struktur eines jeden Geistes- und Gemütszustandes ausgewählt werden. Deswegen zeigen sie uns unkompensiertes Verhalten. Kompensiertes Verhalten ist wie eine aufgezogene Feder. Wenn sie sich entspannen muß, wird sie genau das Gegenteil tun. Menschen genießen es zu reisen, weil sie sich dann frei und unkompensiert fühlen. In einem anderen Land oder selbst wenn man nur in einer anderen Stadt oder einem Dorf ausgeht, kann man genau das Gegenteil von dem tun, was man bestimmt in der eigenen Stadt oder in der gewohnten Umgebung getan hätte.

Unterschiedliche Menschen kompensieren unterschiedliche Dinge, entsprechend dem Geistes- und Gemütszustand, in dem sie sich befinden. In einer Stadt wird der *Rhus toxicodendron*-Mensch Schwierigkeiten haben, weil er viel Aktivität, Bewegung und Platz zum Bewegen braucht, also geht er gerne raus und verbringt seinen Urlaub irgendwo, wo viel Platz ist, während das für eine *Calcarea*-Person nicht nötig ist. Eine Tätigkeit, die eine Person am meisten genießt, ist wahrscheinlich diejenige, in der sie sich am freiesten und am meisten unkompensiert fühlt. Daß sie so ein Interesse braucht, zeigt, daß sie bei ihren alltäglichen Aktivitäten kompensiert, und die Eigenschaften dieses Interesses zeigen Merkmale des unkompensierten Zustandes.

Fall

Ein 20 Jahre alter Junge kam wegen seines Asthmas zur Konsultation. In der zweiten oder dritten Konsultation ließ er erkennen, daß er vor einem ernsthaften Problem stand. Er konnte sich nicht entscheiden, ob er mit einem bestimmten Mädchen sprechen sollte oder nicht. Er erklärte die Situation, und ich konnte sehen, daß er unter enormer Unentschlossenheit litt. Er wollte, daß ich die Entscheidung für ihn fälle. Während ich tiefer in den Fall eindrang, fragte ich ihn nach seinen Interessen und Hobbies. Er sagte, er sähe gerne Kinofilme. Als ich nach der Art der Filme fragte, sagte er, "Horrorfilme". Er beschrieb mir einen Film, der wirklich schrecklich war. Es ging darum, daß der Bauch einer Person von einem außerirdischen Wesen aufgerissen wurde, dahinein erbrochen wurde, und dann wurde der Leichnam an jemand anderes weitergereicht, der dasselbe tat. Die Erzählung des ganzen Vorfalls war ziemlich entsetzlich, aber der Junge erzählte ihn sehr ruhig. Ich fragte ihn, ob er sich, nachdem er so einen Film gesehen hätte, nicht fürchte oder schlaflos wäre. Er sagte: "Nein, Doktor, im Gegenteil, nach solchen Filmen schlafe ich besser." Also nahm ich die Rubriken:

— gefühllos, hartherzig;

— Mangel an moralischem Empfinden;

— Unentschlossenheit;

— widersprüchiger Wille.

Ich verschrieb ihm *Anacardium*. Natürlich waren noch zwei Rubriken relevant:

— Mangel an Selbstvertrauen;

— Grausamkeit.

Dieser Fall zeigt, wie Interessen und Hobbies den unkompensierten Geistes- und Gemütszustand repräsentieren.

Kalium bromatum, zum Beispiel hält seine Hände gerne mit Aktivitäten wie Stricken, Malen oder Schreibmaschineschreiben beschäftigt, was ihn anzieht, weil diese Aktivitäten ihm helfen, die Unruhe seiner Hände nicht mehr kompensieren zu müssen. Dasjenige, das einen am meisten anzieht, kann auch das Gegenteil von einem sein, genauso wie gegensätzliche Menschen sich anziehen. Das wäre eine komplementäre Beziehung. Ein Feigling wird gerne eine Phantasiegeschichte über Mut lesen. Wer hat es nötig zu phantasieren? Eine Person, die das im richtigen Leben nicht zustande bringt. Der König liest über Bettler, und Bettler würden lieber einen Film über Könige sehen. Sie müssen aufpassen, daß Sie sich da nicht verwirren lassen.

Das Naturell des Patienten als Kind

Wir können Geist und Gemüt des Patienten in unkompensierter Form verstehen, wenn wir wissen, wie er als Kind war, weil in der Kindheit viel weniger kompensiert wird. Sie werden vielleicht in der Lage sein, in ihm jetzt noch dasselbe Naturell wie in seiner Kindheit zu finden, allerdings mehr kompensiert. Das Arzneimittel ist häufig dasselbe. Sie können sein Naturell als Kind als Hinweis gebrauchen, um sein jetziges Naturell zu verstehen.

Fall

Ein Freund von mir, ein hagerer Mann mit Glatze, war sehr gesellig, diplomatisch und kam mit jedermann gut aus. Ich schätzte, daß dieser Mann *Phosphorus* brauchte. Ich nahm die Fallgeschichte auf, und es ergaben sich Verlangen nach Spießeeis, Frösteligsein und Hilfsbereitschaft. Als ich ihn nach seinem Naturell als Kind fragte, sagte er, daß er vor Prüfungen sehr angespannt war und im allgemeinen schüchtern war. Meine gesamte Wahrnehmung von ihm veränderte sich und ich gab ihm *Silicea.* Diese Geselligkeit war eine starke Kompensation für seine Schüchternheit und sein Selbstbewußtsein. Der noch nicht kompensierte Zustand kommt heraus, indem man nach dem Naturell in der Kindheit fragt. Wenn nicht eine radikale Veränderung stattgefunden hat, können Sie sich sogar beim Verschreiben auf das Bild in der Kindheit verlassen, falls das gegenwärtige Bild nicht so klar ist. Kindheitssymptome wie dickköpfig, mutwillig, boshaft, nachgiebig, Gegen-die-Eltern-Angehen, schüchtern und mutig können auch bei Erwachsenen gebraucht werden, wenn es noch einen Hinweis auf sie gibt.

Typisches Verhalten

Es gibt bestimmte Dinge, die der Patient tut, die ihn charakterisieren. Wenn Sie einen Verwandten fragen, wird er seinen Satz mit "Vor ein paar Tagen noch..." beginnen. Diese Teile zeigen die unkompensierte Natur. Ein Patient rief mich an: "Doktor, ich möchte gerne den Zeitpunkt, zu dem ich Sie treffen kann, genau wissen, weil ich nicht warten kann." Ein Verwandter sagte, daß er so unruhig ist, daß er typischerweise in den falschen Bus einsteigt, weil er noch nicht mal warten kann, bis er sieht, ob er in den richtigen Bus einsteigt. Er geht sehr schnell. Das Arzneimittel ist *Histamine*, denn er hat die Symptome "Unruhe, beim Warten, schnelles Gehen verbessert mentale Symptome" und "Streitsüchtig".

Fall

Ein sechsjähriges Kind schaute aus dem Fenster nach unten und warf einen Kieselstein auf ein anderes Kind einen Stock tiefer. Das charakterisiert es; zu werfen, zu schlagen, zu zerstören und von Natur aus gerissen – alles paßt zu *Tarentula.*

Fall

Ein Mann sagte: "Als ich Motorad fuhr, habe ich so sehr über meine Zukunft nachgedacht, daß ich vergaß, an der richtigen Stelle abzubiegen, und ich fuhr vier oder fünf Kilometer weiter, bevor ich meinen Fehler bemerkte." Das ist *Spigelia* wegen der Rubrik: "In Gedanken versunken, um die Zukunft". Wir können also über typische Verhaltensweisen den Geistes- und Gemütszustand erkennen.

Beispiel

Nehmen wir Mutter Teresa als Beispiel. Als sie gefragt wurde, ob sie trotz Fieber weiter zur Arbeit gehen würde, antwortete sie auf eine für sie typische Weise. Sie sagte: "Ist es nicht besser, in diesem Leben zu brennen als im nächsten?" Dieser eine Satz hat so viele Komponenten:

- Wahnidee, seine Pflicht versäumt zu haben;
- gewissenhaft in Kleinigkeiten;
- fleißig, Arbeitswut;
- religiös;
- antwortet in Fragen;
- verträgt keinen Widerspruch;
- eigensinnig.

Ihr Arzneimittel könnte *Aurum metallicum* sein.

Reaktionen auf Lebenssituationen

Das heißt wie eine Person in Streßzeiten und auf Belastungen in seinem Leben reagiert. Die wahre Natur kommt zu Streßzeiten zum Vorschein; ob jemand mutig ist oder zurückhaltend, ob er flüchten möchte oder sich wehrt und kämpft, suizidal und depressiv ist oder begeistert und froh. Ich glaube, daß die Art der Reaktionen während oder nach einer belastenden Situation den unkompensierten Zustand einer Person mehr aufdeckt als zu irgend einem anderen Zeitpunkt.

Fall

Der Besitzer einer Seifenfabrik hatte vier Töchter und einen Sohn. Er kam wegen eines Diabetes mellitus, der nach dem Tod seines Sohnes durch einen Unfall angefangen hatte. Ich fragte ihn, wie er (damals) reagierte, und er sagte, daß er nicht einmal weinen konnte, weil er sich in einem Schockzustand befand. Er war jetzt besorgt um die Frage: "Was wird aus meinen Töchtern, falls ich sterbe?" Seine Reaktion auf diese Art Streß war: "Angst, um andere", "Angst um seine Familie", "Furcht, es könnte sich etwas ereignen", "Ängstliche Vorsicht". Ich kam auf *Causticum*. Er hatte Kummer und Traurigkeit, aber seine Besorgtheit um andere war sehr viel intensiver.

Genauso nach einem Verlust im Geschäft oder enttäuschte Liebe – welche Gefühle kommen dann hoch? Zu diesem Zeitpunkt können häufig die spezifischen Nicht-Wohl-Sein-Gefühle von jemandem deutlicher gesehen werden, und es wird durch sie einfacher, den Geistes- und Gemütszustand zu identifizieren. Selbstverständlich müssen Sie sicherstellen, daß der Zustand, den Sie identifiziert haben, dem Basiszustand des Patienten entspricht, und daß er andauernd persistiert, wenn auch in kompensierter Form.

Fall

Ein ungefähr 60 Jahre alter Mann, eine berühmte Persönlichkeit aus dem Radioprogramm, pflegte in die Praxis zu kommen. Er war sehr oberflächlich in seiner Einstellung, ziemlich redselig und stellte sich selber zur Schau, als würde er auf der Bühne sprechen – eine selbstbewußte Person. Dieser Mann entwickelte eine Lungenerkrankung. Man stellte die Verdachtsdiagnose Tuberkulose; also wurde zu einer Bronchoskopie geraten. Am Tag vor der geplanten Bronchoskopie rief er mich an und sprach, als würde er beinahe zusammenbrechen. Er rief an dem Tag siebenmal an. Aufgrund dieses Verhaltens entdecke ich, daß sein Mittel *Gelsemium* war, was mir vorher entgangen war, weil ich ihm *Sulfur* und andere Mittel gegeben hatte.

Die Symptome, die *Gelsemium* anzeigten, waren:
- Extreme Furcht vor Operationen, also Beschwerden in folge von Erwartungsspannung;
- Erwartungsspannung, Arzt, Zahnarzt, vor dem Gang zum;
- Furcht vor dem Tod;
- Furcht, es könnte sich etwas ereignen;
- Furcht durch Beschwerden;
- Anklammern (sieben Telefonanrufe);
- Verlangen nach Gesellschaft;
- Mangel an Selbstbewußtsein;
- Feigheit.

Gelsemium half nicht nur bei seiner Lungenerkrankung, sondern auch bei einer Gelenkbeschwerde, die sich später entwickelte.

Zentrale Gefühle des Patienten

Was sind das für Gefühle eines Patienten, die durch seine verschiedenartigen Ausdrücke zum Vorschein kommen? Der Patient sagt viel, aber woher kommt das alles?

Fall

Ein Mädchen sagt zum Beispiel: "Doktor, warum schenken Sie meinem Fall nicht besondere Aufmerksamkeit? Was habe ich getan?" Hier erkennen Sie Streitsucht und Sichbeklagen, aber welches Gefühl steckt dahinter? Sie hat das Gefühl, im Vergleich mit anderen nicht gewürdigt zu werden, ein Gefühl, vernachlässigt zu werden und Eifersucht. Ich gab ihr *Calcarea sulfurica*. Der Leser sei auf das Kapitel Wahnideen für weitere Informationen verwiesen.

Fall

Der nächste Fall ist ein sehr interessanter Fall, den ich in meiner früheren Praxis behandelt habe: Ein Junge, der bei der Fallaufnahme sagte, daß er sehr ehrgeizig sei. Zweitens liebte er es, alleine lange Spaziergänge zu machen, und drittens war er sehr faul. Ich gewann den Eindruck, daß er eine sehr schüchterne Person war. Deswegen stellte ich zuerst die vier Dinge zusammen:

- schüchtern;
- faul;
- ehrgeizig;
- geht lange allein spazieren.

Dann fragte ich mich, was eine ehrgeizige, aber faule und schüchterne Person macht, wenn sie lange spazierengeht. Dann kam mir die Idee, daß er sicherlich phantasieren oder theoretisieren würde. Aus dieser Situation schloß ich, daß sein zentrales Gefühl das einer Person ist, die nur Luftschlösser baut, aber nichts unternimmt, um ihre Träume zu erfüllen. Dann nahm ich die Rubriken:

- Theoretisiert;
- Träge;
- Schüchtern;
- Feigheit.

Das Arzneimittel, das ihm half, war *China*. Selbstverständlich ließ ich mir diese Rubriken von ihm bestätigen.

Was ich hier versuche zu zeigen, ist, daß die Symptome nicht einfach nur Symptome sind, sondern wir gewinnen sofort, wenn wir sie zusammenstellen, durch unser menschliches Verständnis einen Eindruck, was seine tiefen, unterbewußten Gedanken sein müssen.

Fall

Eine Frau bekam nach dem Tod ihres Nachbarn Schmerzen in der Schulter mit Bewegungseinschränkung. Ich hätte das für "Beschwerden durch Kummer" halten können, aber ich fand, daß diese Frau recht verschlossen und schüchtern war, und der Nachbar war die einzige Person im Gebäude, mit der sie sich unterhalten konnte, weil der Nachbar dieselbe Sprache sprach wie die Patientin.

Daraus gewann ich den Eindruck, daß der Tod des Nachbarn eine Ängstlichkeit in dieser Frau ausgelöst hatte, als hätte sie eine Krücke, eine Stütze verloren; also nahm ich die Rubriken:

— Wahnidee, er geht auf seinen Knieen;

— Wahnidee, Beine sind abgeschnitten;

— Angst vor Fremden, (weil es ihr unmöglich war, neuen Menschen zu begegnen; sie wollte nur in der Gesellschaft von Bekannten sein).

Ich nahm außerdem die Rubrik:

— Wahnidee, geliebter Freund ist krank und liegt im Sterben.

Was ist das für eine Person, die diese Wahnideen haben wird? Es ist eine Person, die sehr ausgeprägt von Freunden abhängig ist. Natürlich, in diesem Fall war der Freund wirklich gestorben, aber wenn wir den Charakter dieser Frau entdecken wollen – sie ist so abhängig von ihrem Freund, daß die kleinste Beschwerde des Freundes ihr das Gefühl geben wird: "Wenn mein Freund stirbt, was geschieht dann mit mir?" Das bedeutet:

- Angst um andere;
- Angst um Kleinigkeiten;
- Mangel an Selbstvertrauen.

Alle Gefühle, die durch diese Rubriken beschrieben werden, lassen Minderwertigkeit erkennen, ein Gefühl von Abhängigkeit. Ich gab ihr *Baryta carbonica*, was ihr half.

Träume

Diese repräsentieren unkompensierte Gefühle, weil beim Träumen eigener Wille und Moralvorstellungen am schwächsten sind, und die eigenen Gefühle zeigen sich durch Symbole. Wenn Träume neben anderen Beobachtungen am Patienten gesetzt werden, können sie einen scharfen Kontrast zeigen und in das "Bild der Person" integriert werden.

Eine Person, die nett und gut ist und anscheinend kein Wässerchen trüben kann, hat Träume über Gewalt und Blutvergießen. Der Junge, der sich in einer Falle gefangen fühlte, hatte Träume, sich in einem weit ausgedehnten Gebiet zu befinden, dessen Grenzen er nicht sehen konnte, und er rannte Hals über Kopf, um hinauszugelangen. Diese Träume repräsentieren das Grundmuster seiner Geistes- und Gemütsverfassung – Angst in kleinen Räumen (obwohl im Traum das Gebiet weit ausgedehnt war), Angst in ihnen gefangen zu sein, Ängstlichkeit, Ruhelosigkeit und das Unvermögen, heraus zu gelangen, all das paßt zu *Argentum nitricum*.

Der Geistes- und Gemütszustand der Mutter in der Schwangerschaft

Bei einer großen Anzahl von Kindern und auch bei Erwachsenen wurde der Geistes- und Gemütszustand der Mutter in der Schwangerschaft wiederholt, besonders wenn dieser sehr intensiv war.

Fall

In einem Fall von *Lyssinum* war eine schwangere Mutter zornig auf die angebetete Göttin, war aufgebracht und gewalttätig und hatte sehr schlimme Zahnschmerzen. Ihr Sohn hatte beinahe seit Geburt einen Hautausschlag. Als er zu mir kam (im Alter von zehn Jahren), war er gewalttätig gegenüber der Göttin wegen seiner Dermatitis. Der genaue Zustand der Mutter war wiederholt worden, und er reagierte gut auf *Lyssinum* (für nähere Details in diesem Fall schauen Sie bitte im Kapitel "Unangebrachte Reaktionen" nach). Gleicherweise kann der Zustand der Mutter und des Vaters zum Zeitpunkt der Konzeption viele Hinweise geben.

Intensive reale und extreme Situationen, denen der Patient im Leben gegenübersteht

Dies sind, wie ich es nenne, epidemische Situationen, da eine Epidemie durch eine intensive auslösende Ursache bedingt ist, die bei einer großen Überzahl der Bevölkerung einen ähnlichen Effekt hervorbringt. Solche Situationen haben auf die meisten Menschen denselben Effekt, unabhängig von ihrem ursprünglichen Naturell. Wenn zum Beispiel eine Bombe explodiert, werden die meisten in derselben Weise reagieren. Sie müssen in der Kindheitsgeschichte sorgfältig suchen, ob der Patient solch eine intensive Situation mitgemacht hat.

Fall

Ein junger Mann (20 Jahre alt) wuchs in seiner Kindheit im Hause seiner Tante auf. Er wurde dort sehr schlecht behandelt, aber konnte nichts dagegen tun. Er durchlebte diese Zustände zwölf Jahre lang und fühlte sich hilflos, unglücklich und gequält. Danach war er 30 Jahre lang Offizier der Luftwaffe und wurde dann pensioniert. Im Ruhestand, im Alter von 60 Jahren, zog er es vor, nichts zu tun und verbrachte seine Zeit damit, zu trinken und Bücher über kommunistische Philosophie zu lesen. Er sprach und diskutierte gerne über Politik mit Freunden. Der einzige andere Punkte in seiner Geschichte war, daß er von dem Tod seiner Mutter in sehr jungem Alter sehr getroffen war. Er weinte jetzt noch, wenn er an sie dachte. Er sagte, er wäre mit ihr sehr verbunden gewesen.

Wir haben hier genug Hinweise für *China*, nämlich:

- Trägheit, Faulheit;
- Theoretisieren;
- sentimental;
- Trunksucht;
- Schüchternheit (er kann nur über kommunistische Philosophie lesen, hat aber nicht den Mut, etwas dafür zu unternehmen).

Aber die meisten dieser Symptome hat *Sulfur* auch. Wir brauchen zusätzliche Punkte zur Befestigung. Es ist hier sehr hilfreich zu wissen, daß er in seiner Kindheit eine typische *China*-Situation durchlebt hat, mit dem Gefühl, gequält und verfolgt zu sein, Unglücksgefühl und auch mit Schüchternheit und Trägheit.

Welches Gefühl ruft der Patient in Ihnen wach

Es gibt zwei Dinge, die mit Ihnen in der Anwesenheit des Patienten passieren können. Auf der einen Ebene können Sie aus Ihrem eigenen Zustand heraus reagieren, und sie werden einiges am Patienten angenehm oder unangenehm empfinden. Sie können einiges verstehen und anderes nicht. Das alles hängt von Ihren eigenen Bedingungen ab, unter denen Sie sich gut fühlen.

Wenn Sie diese Bedingungen kennen und wenn Sie Ihren eigenen Zustand einigermaßen verstehen, dann können Sie sich fragen, was dieser Patient an sich hat, das Sie auf diese Weise reagieren läßt. Also, wenn Sie ärgerlich werden oder sich verlieben oder sich gelangweilt fühlen oder genervt, was sagt Ihnen das über den Patienten?

Die zweite Ebene besteht darin, innerlich still und ruhig zu bleiben und das Gefühl zu beobachten, das durch die Gegenwart des Patienten entsteht. Wenn Sie über Ihren eigenen Zustand und dessen Reaktion hinausschauen können, werden Sie sehen, daß Sie den Zustand des Patienten in Ihrem eigenen Geist und Gemüt widerspiegeln können, nicht durch Ihren Intellekt, sondern durch Ihre Sensibilität. Sie können die Gefühle des Patienten wahrnehmen, ein Prozeß, der als Einfühlungsvermögen bekannt ist.

Es wäre außerdem interessant zu sehen, welche Art von Patienten sich zu Ihnen als Arzt hingezogen fühlen und besonders, welche bei Ihnen bleiben. Normalerweise werden Sie sehen, daß sie Zuständen entsprechen, die zu Ihren eigenen komplementär sind, und Sie werden diese komplementäre Beziehung in der Praxis häufig beobachten.

In diesem Zusammenhang ist es interessant festzuhalten, was Sie dem Patienten unwillkürlich während oder am Ende des Aufnahmegesprächs sagen. Es ist häufig eine Widerspiegelung des Zustands des Patienten. Wenn Sie zum Beispiel zu ihm sagen: "Haben Sie keine Angst, es wird nichts passieren", könnte das bedeuten, daß der Patient Angst hat, daß etwas passiert, auch wenn er dieses Gefühl nicht mit so vielen Worten ausgedrückt haben sollte. Gleichermaßen spiegelt der Rat "Machen Sie sich keine Sorgen, ich werde Ihnen da durch helfen" das Abhängigkeitsgefühl des Patienten wider.

Abschließend darf ich sagen, daß es mindestens so lohnend ist, auf sich selbst während des Aufnahmegesprächs zu achten wie den Patienten zu beobachten.

Welche Eigenschaften können Sie bei anderen und bei sich selbst nicht ertragen oder verstehen?

Diese Fragen werden Geistes- und Gemütssymptome in ihrer unkompensierten Form hervorbringen. Wenn wir dem Patienten diese Fragen stellen, kommen einige seiner eigenen Merkmale deutlich und viel einfacher heraus, als wenn wir ihn bitten, von sich selbst zu erzählen. Lassen Sie uns herausfinden, wie wir diese Information gebrauchen können. Was wir normalerweise bei anderen Menschen nicht ertragen können, sind deren Handlungen, die uns unglücklich machen. Wenn jemand sagt: "Ich kann seine Gleichgültigkeit der Familie gegenüber nicht ertragen", bedeutet das, ich wünsche mir, es würde ihm mehr bedeuten, und dann würde ich mich gut fühlen.

Solche Fragen führen uns dazu, die Voraussetzungen zu untersuchen, die der Patient braucht, um sich wohl zu fühlen. Damit ist gemeint, wie er sein muß und wie andere sein müssen, damit er sich gut fühlt.

Sie können die Information darüber, wie er sein, muß auch durch die Frage bekommen: "Gibt es etwas bei anderen, das Sie nicht verstehen können?" Normalerweise sind die Eigenschaften, die wir bei anderen nicht verstehen können, das Gegenteil von denen, die für uns zwanghaftes Verhalten sind. Sind wir zum Beispiel peinlich genau, dann können wir nicht verstehen, wie jemand schlampig sein kann. Wir können den Patienten eine einzelne Frage stellen: "Beschreiben Sie eine Person/Freund/Verwandten und dessen Eigenschaften, die Sie nicht ertragen können oder die Sie verabscheuen." Der Patient wird Ihnen dann eine ganze Liste geben von allerlei Dingen, die er an anderen nicht ausstehen, nicht verstehen, nicht anerkennen oder denen er nicht zustimmen kann. Normalerweise sind dies genau die Dinge, die er in sich selbst nicht akzeptieren kann, und er hat ein zwanghaftes Bedürfnis nach der gegenteiligen Eigenschaft. Dieses Bedürfnis ist ein Teil seines Zustandes und daher ein unkompensiertes Symptom.

Eine Antwort könnte sein: "Ich kann eine Person, die langsam, träge, ohne Ehrgeiz und faul ist und die ihre Aufgaben nicht gut erledigt, nicht akzeptieren." Dies zeigt, daß der Zustand ursprünglich aus einer Situation heraus kommt, die das Gegenteil verlangt, nämlich höhere Intelligenz, Ehrgeiz, Gewissenhaftigkeit und Betriebsamkeit. Insgesamt ist dies eine sehr einfache Weise, einen Fall aufzunehmen, weil es einer Person die Möglichkeit gibt, andere zu kritisieren (was ihm nichts ausmacht zu tun) und nebenbei seine eigene Natur zu enthüllen.

Eine andere wichtige Frage ist: "Wann ärgern Sie sich über sich selbst?" Die Antwort stellt die Bedingungen dar, die der Patient erfüllen muß, um sich gut zu fühlen. Beide Fragen zusammen werden Ihnen alle Bedingungen für sein Wohlbefinden geben.

Alle Bedingungen, die wir uns selbst und anderen auferlegen, entstehen gewöhnlich aus unseren eigenen Gefühlen und Ängsten. Wenn wir zum Beispiel Angst haben, allein zu sein, legen wir anderen die Bedingung auf, daß Sie allzeit bei uns sein sollten, und wir können nicht akzeptieren, wenn sie weggehen würden. Wenn wir Angst haben, etwas Lebenswichtiges zu verlegen, dann werden wir übertrieben vorsichtig sein und peinlich genau. Solche Gefühle (Empfindungen) und Zwänge (Aufgaben oder Handlungen) entstehen aus unserer Wahrnehmung der Situation (zugrundeliegende Wahnidee).

Zwangsvorstellungen ——— **innere Zwänge oder Zwangshandlungen**
(fixierte Gefühle) (fixierte Handlungen)

zugrundeliegende Täuschung

Wie müssen versuchen, den Fall aus den obigen beiden Seiten zu verstehen, nämlich Empfindungen und Aufgaben, so daß wir die zugrundeliegende Wahnidee erkennen können. Zum Verständnis der Bedingungen und der inneren Zwänge wird die Frage, was jemand an andern nicht vertragen oder verstehen kann, extrem nützlich.

Es sei auch darauf hingewiesen, daß die Qualitäten, die wir an irgendeiner Person mögen oder nicht mögen, aus derselben Quelle stammen. Wir mögen zum Beispiel die Leistungen von jemandem, aber wir mögen nicht, daß er nicht sorgend und liebevoll ist. Wenn wir das genauer betrachten, sind beides die zwei Seiten einer Münze, aber wir akzeptieren nur eine Seite und haben so Probleme in Beziehungen. Was wir akzeptieren oder nicht akzepieren, ist auf unsere eigenen Bedingungen zurückzuführen.

Was zeigt der körperliche Zustand an?

Der körperliche und der Geistes- und Gemütszustand sind Teile desselben zugrundeliegenden Zustandes. Tatsächlich verschwinden letztendlich die Unterschiede zwischen dem Körperlichen und dem Geist und Gemüt, sowie wir mehr beobachten. Wenn Sie also Ihren Eindruck vom Geistes- und Gemützustand bestätigen möchten, müssen Sie herausfinden, was der körperliche Zustand anzeigt. Ist eine Person milde, weich, nachgiebig und ruhig, und Sie finden charakteristische körperliche Schmerzen, die heftig, scharf und schießend sind, und diese Schmerzen sind für den zentralen Zustand der Person bezeichnend, dann müssen Sie Ihre Beurteilung dieses milden, nachsichtigen Zustandes noch einmal überdenken. Sie können tatsächlich auch anders herum verfahren und fragen, auf welche Geistes- und Gemütsqualitäten das körperlich Charakteristische weist. Wenn Sie Heftigkeit im Körper oder Ruhelosigkeit oder Hartnäckigkeit oder akute Ausbrüche im Körper sehen, sollten diese auch als Symptome benutzt werden, die auf den Geistes- und Gemütszustand hinweisen.

Beruf einer Person und Arbeitswelt

Es ist wichtig, zu wissen, ob der Patient seinen Beruf selbst ausgewählt hat oder Umstände ihn gezwungen haben. Wie dem auch sei, wie füllt er sein Arbeitsgebiet aus und welchen Zweig hat er gewählt? Wenn er zum Beispiel ein Doktor ist, ist er ein Chirurg oder Homöopath, und welche Art Homöopathie oder Chirurgie praktiziert er? Dies weist auf seine Natur. Schauen Sie sich die Motivation an, die dabei eine Rolle spielt. Was an einer Person individuell ist, ist die wichtige Frage, die wir uns stellen müssen.

Nehmen Sie zum Beispiel Homöopathen. Sie können unter ihnen so viele Unterschiede in ihrer Art, wie sie Homöopathie machen, sehen. Manche folgen dem intuitiven Weg, sie fühlen Dinge durch beinahe außersinnliche Wahrnehmung ("Hellsichtigkeit"). Manche machen sich über sie lustig ("Tadelsüchtig") und arbeiten mechanisch, indem sie alles und jedes Symptom berücksichtigen ("Peinlich genau in Kleinigkeiten", "Wählerisch"). Manche wollen Abkürzungen ("Trägheit", "Faulheit"), andere wollen Regeln ("Unentschlossenheit"). Manche werden dauernd die Verschreibung ändern ("Launenhaftigkeit"), andere werden stur daran festhalten und darauf bestehen, daß sie nicht falsch liegen können ("Egoismus", "Eigensinnig"). Manche sind sehr sorgfältig bei der Auswahl einer niedrigen Potenz ("Vorsichtig"), andere haben nichts dagegen, direkt eine Hochpotenz zu geben ("Voreilig", "Herausfordernd"). Allein die Art, wie ein Individuum Homöopathie praktiziert, enthüllt viel über seine Natur. Welche Bücher er benutzt, welchen Lehrern er folgt, zu welchen Zeiten er arbeitet, welche Fälle er gerne sieht, was er neben seiner Praxis beruflich noch macht, welchen Gruppen er sich anschließt – rein alles enthält Komponenten seiner Natur. Dies gilt für alle Berufe.

Die Absicht von Beziehungen

Ein Mensch geht eine Beziehung zu einer Person oder Gruppe ein, die zu seiner Natur komplementär ist. Mit komplementär meinen wir, daß sie das Gegenteil seiner Natur ist und zu ihm paßt wie der Schlüssel ins Schlüsselloch. Das Schlüsselloch und der Schlüssel haben gegenteilige Eigenschaften. *Der Mensch bringt ein Gleichgewicht in ein System, und wir müssen seinen Anteil an diesem Gleichgewicht erkennen.*

Dieses Gleichgewicht ist subjektiv und individuell. Wenn ich zum Beispiel ein Seminar gebe, wird ein Gleichgewicht zwischen mir und den Zuhörern gebildet. Ich möchte sprechen und sie wollen zuhören. Ich möchte lehren und sie wollen lernen. Ich führe, und sie folgen. Krankheit ist, wenn mein Bedürfnis zu dominieren oder der Sprecher zu sein meine Bedingung ist zu meinem Wohlbefinden ist. Mutter Teresa ist verantwortungsvoll, moralisch und betriebsam. Sie bildet ein Gleichgewicht, indem sie etwas zu tun wählt, das Moral und Religion erfordert und ihr das Gefühl gibt, ihre Pflicht zu erfüllen.

Die Situation, die der Patient in seinem Leben aufgebaut hat

Welches Drehbuch schreibt er? Welche Schauspieler sucht er sich aus, um die anderen Rollen zu spielen? Normalerweise wird die Art der Verhältnisse, die der Patient aufbaut, den ursprünglichen Verhältnissen, aus denen alle seine Gefühle hervorkommen, sehr ähneln. In einem chronischen Fall wird er tatsächlich genau dieselben Lebensverhältnisse aufbauen wie die, in denen er seiner Vorstellung nach schon reagiert hat. Dies gibt ihm die Sicherheit und das Vertrauen, daß seine Wahnidee absolut korrekt ist. Ein *Lycopodium*-Mann wird eine *Pulsatilla*-Frau heiraten und sagen: "Wie kann ich überleben, wenn ich nicht dominiere, denn sie wird nichts selbständig machen. Ich muß dominieren."

Ein Grund, warum Kinder leichter zu heilen sind, liegt darin, daß sie Verhältnisse nicht so aufgebaut haben, daß diese ihren Zustand ermutigen oder verschlimmern können.

Gespräch mit Freunden und Verwandten

Es wäre nutzbringend, unseren Eindruck vom Patienten zu bestätigen, indem wir Menschen fragen,die ihn einige Zeit kennen. Es wäre ideal, das ausführlich zu tun, aber wenn die Zeit zu kurz ist, oder wenn wir glauben, schon ein akkurates Bild des Patienten zu haben, dann können wir den Freund oder Verwandten bitten, die Natur des Patienten in vier Worten zu beschreiben, um die vier wichtigsten Merkmale aufzuzeigen. Wenn wir diese Worte hören, und sie passen zu unserem Verständnis des Patienten, können wir sicher sein. Besteht aber nur der kleinste Unterschied in den Eigenschaften useres Verständnisses mit dem, was der Verwandte uns erzählt, dann müsssen wir mit ihnen auf alle Einzelheiten eingehen.

Die beste Technik

Die beste Technik ist es, keine der obigen Techniken direkt anzuwenden, sondern zu beobachten, was spontan passiert. In der Tat, die beste Fallaufnahme entsteht durch Stille, nicht durch Fragen. Die obigen achtzehn Techniken sollten nur bewußt eingesetzt werden, wenn Sie in eine Sackgasse geraten und nicht mehr wissen, wie Sie weiter fortfahren sollen.

Die Art, wie der Patient im folgenden reagiert

Wenn wir, selbst nachdem wir etwas verschrieben haben, unsere Augen offen halten, können wir viele Informationen durch die Art, wie der Patient in der Behandlung fortfährt, erhalten. Manche werden nur kommen, wenn sie Schmerzen haben. Solche Leute sagen wahrscheinlich: "Doktor, heilen Sie mich später, aber lindern Sie erst mein Leiden." ("Gleichgültigkeit gegenüber seiner Genesung" und "Furcht vor Leiden"). Manche Patienten werden kommen und sagen: "Doktor, ich glaube, die Medizin war zu stark für mich, also habe ich nach der ersten Dosis aufgehört." ("Wahnidee, der Körper sei aus Glas", "Zerbrechlich, Gefühl zu sein"). Sie werden Patienten haben, die sagen: "Doktor, ich habe nach Datum sortiert aufgeschrieben, was nach dem Mittel passiert ist" ("Sorgsamkeit"). Ich könnte mehrere Beispiele geben, aber was ich sagen möchte ist, daß der Prozeß der Fallaufnahme niemals endet. Er muß jedesmal, wenn der Patient zu Ihnen kommt, weitergehen. Selbst die Art, wie er die Reaktion auf das Mittel vorträgt, ist Teil des Prozesses der Fallaufnahme.

34

DIE ESSENZ DER FALLAUFNAHME

Im Paragraphen 83 sagt Hahnemann:

> “Diese individualisierende Untersuchung eines Krankheitsfalles (...) verlangt von dem Heilkünstler nichts als Unbefangenheit und gesunde Sinne, Aufmerksamkeit im Beobachten und Treue im Aufzeichnen des Bildes der Krankheit.”

“Unbefangenheit” (Freiheit von Voreingenommenheit) sind die wichtigsten Worte, die er gebraucht hat, und dies ist wahrscheinlich die schwierigste Bedingung, die er festgelegt hat. Ein guter Homöopath ist derjenige, der am wenigsten voreingenommen ist. Voreingenommenheit bedeutet, die Gegenwart auf der Grundlage früherer Erlebnisse zu beurteilen, was zu fixiertem und rigidem Denken führt. Voreingenommenheit entsteht aus unserer Unsicherheit und unserem Unwillen, im Augenblick zu sein, weil es sich unsicher anfühlt, in der Gegenwart zu leben. Voreingenommenheit stellt fertige Lösungen dar. Sie entsteht auch aus Trägheit und sie hindert uns, wirklich zu sehen, was existiert, und sorgfältig zu beobachten ohne vorgefaßte Meinung. Wir können Voreingenommenheit in jedem Augenblick unseres Lebens erfahren. Wann immer wir etwas ansehen, ein Objekt, eine Person oder eine Situation, haben wir schon einige Gedanken darüber. Wir schauen uns einen Aspekt der Situation an, dann klassifizieren wir ihn und zum Schluß passen wir ihn in ein Muster, das in unserem Geist besteht. Wir brauchen bloß ein oder zwei Beobachtungen zu machen, ein oder zwei Aspekte anzuschauen und schon nehmen wir an, wir wüßten alles darüber. Diese Voreingenommenheit ist bestimmt da, aber unsere Fähigkeit, im Augenblick zu leben, hängt von unserer Fähigkeit ab, Voreingenommenheit rauszuhalten.

Voreingenommenheit ist wie Dunkelheit, sie kann nicht weggeschoben werden. Sie kann nur verschwinden, indem Licht herbeigebracht wird. Licht ist Bewußtsein.

Dasselbe gilt, wenn wir uns selbst anschauen. Wieder nehmen wir vorgefaßte Vorstellungen über uns wahr, und diese hindern uns zu wissen, wer wir wirklich sind und was in uns vorgeht. In gleicher Weise hindern uns diese Vorstellungen wirklich zu sehen, was außerhalb und in anderen Menschen vor sich geht.

Unvoreingenommen zu sein fordert von uns, daß wir Dinge sein lassen, wie sie sind und beobachten, ohne sie in irgendwelche Kategorien einzupassen. Das Leben fordert dies von uns und die Homöopathie ebenso.

Was benötigen wir, um einen Fall aufzunehmen? Das Wissen über die Materia Medica und das Repertorium, über Miasmen, Psychologie und Pathologie? Eigentlich wird von uns verlangt, daß wir Dummköpfe sind, daß wir nichts wissen. Aus diesem Grund schrieb Hahnemann, daß Krankheit nach Individualisierung verlangt. Eigentlich wird Nichtsheit verlangt, was dasselbe ist wie Freiheit von Voreingenommenheit und gesunder Menschenverstand. Das bedeutet, daß alle unsere Sinne, einschließlich unseres Bewußtseins, unserer Beobachtung und die inneren Sinne in dem Augenblick an dem Ort total anwesend sein müssen. Wir müssen vollständig konzentriert sein. Wir müssen unsere Sinne, Aufmerksamkeit und Beobachtung konzentrieren. Zu beobachten bedeutet, ohne Urteil zu schauen, Zeuge zu sein ohne Analyse. Was beobachten Sie? Sie beobachten die Dinge, wie sie sind, ohne Voreingenommenheit, indem Sie sehen, was vor Ihnen ist, um Sie herum und in Ihnen. Ohne vorgefaßte Vorstellungen beobachten Sie, was in dem Augenblick vor sich geht. Das bedeutet, daß Sie wie eine Glasscheibe allem erlauben, genauso, wie es ist, zu Ihnen zu kommen, ohne es zu färben, ohne es größer oder kleiner zu machen oder etwas wegzulassen.

Die Fallaufnahme verlangt diese Art Ruhe im Geist, diese Art Offenheit und Raum. Wenn Sie in der Lage sind, das hervorzubringen, dann wird der Fall zu Ihnen kommen. Der Mensch, der vor Ihnen sitzt, ist einzigartig, es gab niemals vorher jemanden wie ihn, noch wird es jemals jemanden wie ihn in der Zukunft geben. Wie genau denkt er, was genau sind seine Gefühle? Wir müssen verstehen, wie er sein Leben und den Raum um sich herum sieht. Das wird zu Ihnen kommen, nicht durch Intellektualisieren oder Analyse, nicht durch Rationalisieren, sondern durch unvoreingenommenes Beobachten, dann können Sie seine genauen und wahren Gefühle wahrnehmen.

Es ist diese Wahrnehmung des Zustandes mit seinen Gefühlen und Ausdrücken sowohl im Körper als auch im Geist und Gemüt, die in Rubriken übersezt wird. Erst danach wird das Mittel anfangen, in Ihrem Geist zu erscheinen. Wenn diese Methode befolgt wird, werden Sie in der Fallaufnahme gut sein, und wenn sie im Leben befolgt wird, werden Sie die Geheimnisse des Lebens, der Beziehungen und des Kommunizierens gelernt haben.

Letztendlich reflektiert die Art, wie Sie den Fall aufnehmen, die Art, wie Sie leben, wie Sie denken, wie Sie fühlen und die Art, wie Sie Beziehungen herstellen.

35

ERKENNEN

Meistens versuchen wir, die Symptome des Patienten herauszufinden, und dabei ist es unser Ziel, eine Gruppe von Symptomen zu beleuchten, die uns die Totalität des Falles geben. Die Symptome, die wir zu finden versuchen, sind ziemlich dezent, sowie wir zum Beispiel die Symptome mitfühlend, peinlich genau und Verlangen nach Musik usw., haben können und daraus schließen, das Mittel sei *Carsinosinum*. In dieser Reihe bekommen wir das Symptom mitfühlend von einer Begebenheit, Verlangen nach Musik von einer anderen und peinlich genau von einer dritten. Wir fassen diese bloß noch zusammen und sind in der Lage, eine Zusammenstellung von Symptomen zu finden, die in ein bestimmtes Mittel passen. Dies ist eine Art, einen Fall zu behandeln oder man könnte sagen, dies ist die übliche Art, einen Fall zu analysieren. Die Aufgabe dieses Kapitels ist es, uns über diese willkürliche Auflistung oder Sammlung von Symptomen hinauszuführen zum Erkennen dessen, was hinter den Ausdrücken des Patienten steht; die gesamte Totalität des Falles zu erkennen. Man könnte sagen, daß hinter jedem charakteristischen Ausdruck die gesamte Totalität der Symptome liegt, wenn wir lernen, sie auf diese Art wahrzunehmen. Darüber hinausgehend darf ich sagen, daß die gesamte Totalität der Symptome eigentlich nur ein Symptom ist, das heißt daß alles von einer einzelnen Wahnidee stammt.

Beispiel 1

Den einfachsten Fall, den wir betrachten können, ist der einer Frau, die in die Praxis kommt und sagt: “Doktor, ich habe Sie vor einer Stunde angerufen, um zu sehen, ob ich kommen könnte, und Sie haben mich gebeten zu kommen. Ich bin gekommen, aber Sie haben mich so lange warten lassen. Warum verhalten Sie sich so zu mir?” Sie sagt dies mit einer sehr freundlichen Stimme, in einer Art freundschaftlichen Streit, während sie nahe bei mir sitzt. Dann fährt sie fort: “Aber wo kann ich anders hingehen? Ich habe nur Sie als Unterstützung. Wenn Sie mir sagen, ich soll kommen und warten, muß ich warten.”

Die Aufgabe dieses Kapitels ist es zu zeigen, daß Erkennen mit dem ersten Kontakt mit dem Patienten beginnt, und daß dasjenige, das aus der Beobachtung dessen kommt, was vom Patienten unbewußt ausgedrückt wird und nicht als Antwort auf Fragen besonders nach dem Geistes- und Gemütszustandes, das Allerwichtigste ist.

Bei dieser Frau können wir sehen, daß die Art, wie sie redet, eine Art Vertrautheit beinhaltet, die sie mir gegenüber annimmt. Es ist so, als spräche sie mit einem nahen Verwandten oder Freund. Hinzu kommt, daß sie sagt, sie hätte keine Wahl als das zu tun, was ich sage, und daß sie sich genau meinen Anweisungen entsprechend verhalten wird. Die Kombination von Symptomen, die wir bei dieser Patientin sehen ist “Liebevoll zugeneigt” und "Will magnetisiert werden", was auf *Phosphorus* herausläuft. Auf diese Art und Weise lassen sich zwei wichtige Elemente des Falles in diesem Ausspruch erkennen.

Wenn wir zum nächsten Fall übergehen, werden wir sehen, daß, wenn wir in der Lage sind zu erkennen, wir noch viel mehr Aussagen und Symptome oder Komponenten in jedem Ausdruck finden werden. Langsam werden wir feststellen, daß beinahe die gesamte Totalität der Symptome aus charakteristischen Ausdrücken des Patienten hervorkommt.

Beispiel 2

Beim Hinausgehen fragt die Patientin: "Doktor, ich muß etwas sehr Wichtiges fragen. Ich habe vor, eine Maschine zu kaufen, um Wolle zuhause herzustellen und ich möchte daran arbeiten. Aber vor ein paar Tagen habe ich gehört, daß jemand dadurch, daß er an dieser Art Maschine gearbeitet hat, Krebs bekommen hat. Doktor, sagen Sie mir, soll ich die Maschine kaufen oder nicht?" In diesem Ausspruch sehen wir den gesamten Fall. Auf der einen Seite sehen wir, daß die Geschichte über Krebs ihr Angst gemacht hat, also könnten wir die Rubrik in Erwägung ziehen, "Schreckliche Dinge, traurige Geschichten ergreifen sie tief". Diese schreckliche Geschichte, die ihr Angst gemacht hat, hat zu Folge, daß sie zu einer Autoritätsperson stürmt, und anstatt nur nach den Vor- und Nachteilen der Situation zu fragen, so daß sie die Entscheidung selbst fällen kann, übergibt sie ihren ganzen Willen an diese Autoritätsperson und läßt sie die Entscheidung für sich fällen. Wieder sehen wir das "Will magnetisiert werden". Wenn wir diese beiden Rubriken kombinieren, bekommen wir *Calcarea carbonica*. Wenn wir noch etwas weiter schauen, sehen wir, daß diese Angst wie die Furcht eines Kindes ist. Also können wir die Rubrik "Angst bei Kindern" nehmen. Und außerdem, so wie ein erschrockenes Kind sich an eine Autoritätsperson wendet, so haben Sie die Rubrik "Verlangen nach Gesellschaft, schlechter wenn alleine". Die Sicherheit einer Autoritätsperson suchend, fühlen sich *Calcarea carbonica*-Persönlichkeiten gerne jederzeit wie eine Auster in ihrer Schale beschützt. In einem (einzigen) Ausspruch des Patienten kann man die gesamte Totalität des Arzneimittels erkennen.

Beispiel 3

Eine Patientin erzählt, sie habe geträumt, daß sie mit der berühmtesten Schauspielerin des ganzen Landes einkaufen gegangen sei.

Hinter diesem Traum steckt viel Wesentliches. Wie interpretieren oder gebrauchen wir diesen Traum? Sehen Sie die Elemente dieses Traums. Mit jemandem einkaufen zu gehen, bedeutet, mit der Person in der Öffentlichkeit gesehen zu werden. Mit einer Schauspielerin in der Öffentlichkeit gesehen zu werden und nicht nur das, sondern mit ihr beim Einkaufen gesehen zu werden, zeugt von einer Art Klasse. Also, in ihrer Phantasie hat sie das Gefühl, sie sollte der Klasse angehören, für die es ziemlich normal ist, mit so einer berühmten Persönlichkeit einkaufen zu gehen.

Wir haben die Rubriken "Selbstüberhebung" und wir haben die Idee des Auftretens in der Öffentlichkeit und somit "Schüchternheit, beim Auftreten in der Öffentlichkeit", und dies weist auf das Mittel *Silicea*. Das alles soll das Bild vermitteln, daß sie zu der Klasse

Leute gehört, die mit den berühmtesten Menschen ausgehen und verkehren. Später werden wir sehen, daß es die ganze Idee von *Silicea* ist, eine Prinzessin zu sein. Es ist die Wahnidee, eine Prinzessin zu sein, die sehr gut zu diesem Traum paßt.

Die Aufgabe dieses Kapitels ist es, aufzuzeigen, daß wir es nicht mit Symptomen zu tun haben, sondern mit der Wahrnehmung des Patienten von der Situation, mit dem, was in jedem seiner Aussprüche enthalten ist. Es ist diese Wahrnehmung, die wir verstehen müssen. Wenn wir das verstehen, dann sehen wir die gesamte Totalität in jedem Ausdruck.

Beispiel 4

Nachdem sie mehrere Beschwerden erwähnt hat, zeigt die Patientin auf die Venen ihres Handrückens und sagt: "Doktor, sehen diese Venen nicht blauer aus als sie sein sollten?"

Dies ist ein sehr einfaches Beispiel. Die Hauptrubrik wäre, "Kann nicht ertragen, wenn nicht jeder Gegenstand an seiner Stelle ist", zusätzlich "Wählerisch, anspruchsvoll", "Sorgsamkeit" und "Vorsichtig". Die Vorstellung dahinter ist, daß, wenn sie die Venen etwas blauer sein läßt und sich darum nicht kümmert, es langsam schlimmer wird und sie umbringt. Sie ist also sehr genau in kleinsten Details, und wenn irgendetwas ein kleines bißchen nicht in Ordnung zu sein scheint, muß sie es bemerken und es sofort korrigieren. Sie haben also die Rubriken "Argwöhnisch", "Ungeduldig", "Hastig, große Eile" und "Ängstliche Unruhe". Sie sehen also die ganze Scala der *Arsenicum*-Symptomatologie in einem einzigen Ausdruck. Die Realitäts*v*orstellung von *Arsenicum* ist, als seien da nachts und unbemerkterweise Diebe, die einem ausrauben, falls man nicht wachsam ist und man sich nicht zu schützen weiß. Sie erkennen die Auffassung hinter diesem Ausdruck.

Beispiel 5

Eine neue Patientin kommt ins Sprechzimmer und bleibt in der Tür stehen und fragt: "Herr Doktor, soll ich meine Schuhe vor der Tür lassen oder kann ich sie im Zimmer anbehalten?"

In meiner ganzen Karriere hat mir bisher noch nie ein Patient diese Frage gestellt. Man nimmt natürlich an, daß man in einem Büro Schuhe tragen kann und niemand denkt auch nur daran, mich zu fragen, ob sie ausgezogen werden müssen. Dadurch wird der Ausdruck der Patientin extrem charakteristisch für sie. Es ist unsere Aufgabe zu sehen, was das für eine Wahrnehmung ist, die diesen Ausdruck möglich macht. Das erste, was wir sehen können ist, daß sie vorsichtig und sorgfältig ist, daß sie versucht, die Regeln der Praxis herauszufinden, bevor sie etwas tut. Noch tiefer sehen wir, daß sie vorsichtig und sorgfältig ist, weil sie von mir keinen Tadel kriegen will, daß sie nicht ermahnt werden will, daß sie nichts tut, was nicht korrekt wäre. Darum erkennen wir hinter ihrer Vorsicht und Sorgfalt Empfindlichkeit gegenüber Tadel und Ermahnung. Also, hinter dieser Empfindlichkeit steht, daß, wenn sie die Regeln befolgt, wie es sich gehört, sie nicht ermahnt wird. Also hat sie das Verlangen, immer korrekt und immer anständig zu sein und die Regeln zu befolgen. Darin kann man ihre gesamte Wahnidee erkennen, die darin besteht, daß sie, solange sie die Regeln des Zuständigen befolgt, in Ordnung ist. Ihre Wahrnehmung der Realität ist immer, daß sie sich jemandem unterordnet, dem sie gehorchen und folgen muß. Ins Sprechzimmer bringt sie dieselbe Wahrnehmung der Wirklichkeit, und ich, der Arzt, bin die zuständige Person, dessen Regeln sie befolgen muß. Anstatt mich also als Arzt zu sehen, sieht sie mich als ihren Chef oder eine Autoritätsperson an. Die ganze Idee dabei ist, daß sie schrecklich abhängig ist von der zuständigen Person, deren Regeln, gerecht oder ungerecht, befolgt werden müssen aus Angst, ermahnt oder bestraft zu werden. Das ist die Idee ihrer Wahnidee. Das Mittel war *Staphysagria*.

Beispiel 6

Bevor ich eine Reise nach Europa antrat, kam ein Patient und sagte: "Herr Doktor, bitte kommen Sie schnell wieder und um Himmels willen bleiben Sie nicht in Europa, wir wären doch verloren ohne Sie."

Auch in diesem Fall könnte man versucht sein, Rubriken zu gebrauchen, aber es ist besser und wichtiger, sehen zu können, wie des Patienten Sicht der augenblicklichen Situation ist, die ihn so etwas sagen läßt. Es ist offensichtlich, daß er Angst davor hat, allein gelassen zu werden wie ein Kind, das sich in der Wildnis verlaufen hat, und daß die Person, die ihn beschützen oder ihm Unterstützung geben sollte, weggeht und ihn betrügt. Sie wird nicht zurückkommen, und wenn sie nicht zurückkommt, ist er verloren und den wilden Tieren überlassen, um aufgefressen zu werden.

Es ist die Vorstellung, ängstlich und allein im Dunklen in der Nacht zu sein, im Wald mit den Tieren, in der schrecklichen Welt, daß niemand da sei an dem er sich festhalten kann, niemand, der ihn beschützt, was ihn aufschreien und fragen läßt, daß ich so schnell wie möglich wieder zurückkehren sollte. Das hört sich vielleicht etwas theoretisch oder wie eine Unterstellung an. Aber man muß den Ausdruck auf dem Gesicht des Patienten beobachten, den Ton seiner Stimme, um in der Lage zu sein, die Dringlichkeit seines Bittens und die Furcht, aus der heraus es kommt, zu bemerken. Die Rubriken die man gebrauchen könnte sind:

— klammert sich;
— beten;
— Delirium, schreit um Hilfe;
— Furcht vor dem Alleinsein nachts;
— Wahnidee, ist allein in einer Wildnis;
— bitten, flehen;
— Religiösität, auffallende;
— Wahnidee, seine Frau ist treulos (die Ehefrau, eine Gefährtin, der er vertraut, wird ihn verlassen und zu einem anderen gehen).

Auf diese Weise kann man aus einem Ausdruck die gesamte Skala der Symptome, die den *Stramonium*-Zustand charakterisieren, erkennen. Der Gedanke dabei ist nicht, auf eine Liste von Symptomen zu zeigen, die man von einem Ausdruck ableiten kann, sondern zu zeigen, daß all diese Symptome aus einer einzigen Art der Wahrnehmung der Realität heraus kommen, und daß man in der Lage sein sollte, dieselbe Art der Wahrnehmung hinter allen Symptomen und Ausdrücken sehen zu können, und daß man besonders in der Lage sein sollte, zu sehen, daß man selbst von einem einzigen Ausdruck direkt zur zentralen Wahnidee einer Person gelangen kann, zu seiner zentralen Auffassung der Wirklichkeit, was das Herz der Fallaufnahme ist.

Um das etwas weiter zu erklären, könnte man sagen, daß wir jetzt sehen können, daß alle Symptome von *Stramonium* tatsächlich ein Symptom sind; daß es keinen Unterschied gibt zwischen dem Anklammern von *Stramonium* und der Religiösität von *Stramonium*, keinen Unterschied zwischen Religiösität und Beten, Beten und Bitten, zwischen Bitten und Anflehen, zwischen Anflehen und Angst vor Dunkelheit, Angst vor Dunkelheit und Verlangen nach Licht und Gesellschaft. Die gesamte Skala der *Stramonium*-Ausdrücke ist eigentlich nur eine einzige Sache, und diese eine Sache ist es, die wir sowohl im Patienten als auch im Arzneimittel zu verstehen versuchen, und nicht das Konglomerat der Symptome, die die Totalität ausmachen.

36

DAS BILD DES PATIENTEN ZUM VORSCHEIN BRINGEN

Frage: Wie haben Sie es gelernt, das Bild zum Vorschein zu bringen? Ich habe keinen Fragebogen, also muß ich alle Geistes- und Gemütssymptome und körperlichen Symptome aufnehmen. Ich gehe bei den Geistes- und Gemütssymptomen sehr in in die Einzelheiten. Ich bekomme viele verschiedene Bilder von vielen Mitteln. Wie begreifen Sie das Bild eines Mittels? Es passiert mir, daß, je besser ich den Patienten kenne, es umso schwieriger wird, für ihn zu verschreiben. Wie haben Sie gelernt, Menschen im Sinne eines Arzneimittels zu verstehen, diese Verbindung herzustellen?

Antwort: Menschliches Verhalten kann normalerweise nicht zu einer Essenz reduziert werden. Es ist zu komplex, um auf einen Punkt gebracht zu werden. Es hat viele Aspekte, aber trotz vieler Aspekte formt es ein Bild. Wenn Sie ein Objekt verstehen möchten, zum Beispiel Eis, dann hat es viele Qualitäten. Es besitzt Kälte, Härte, Durchsichtigkeit, Farblosigkeit, die Fähigkeit zu schmelzen. Wenn Sie jetzt fragen, was ist der zentrale Punkt des Eises – Kälte, die Fähigkeit zu schmelzen usw., werden Sie sehen, daß es keinen zentralen Punkt gibt. Es gibt viele Qualitäten, die zusammen Eis formen. Diese Qualitäten kommen auf sehr zweckvolle Art zusammen, um etwas zu schaffen, daß einen bestimmten Nutzen hat, oder etwas, das zu einem bestimmten Platz oder einer bestimmten Rolle paßt. Dasselbe gilt für Menschen und Arzneimittel. Jeder Mensch und jedes Arzneimittel ist auch aus vielen unzusammenhängenden Qualitäten gemacht. Aber diese Qualitäten kommen zusammen und formen ein Bild, das zu einem bestimmten Platz oder einer Rolle paßt, das einen bestimmten Zweck erfüllt. Wir müssen das Bild verstehen. Wenn wir das Bild begriffen haben, werden die essentiellen Dinge des Bildes automatisch hervortreten und das Arzneimittel wird leicht erkannt.

Frage: Ich stimme Ihnen voll zu, aber ich habe immer noch Schwierigkeiten. Ein Mensch hat viele Aspekte. Er könnte Aspekte eines Arzneimittels haben, das mir unbekannt ist. Sie sind in der Lage, das Gefühl zu begreifen, das klar aus vielen Aspekten hervorkommt. Wie machen Sie das? Wahrscheinlich ist es in Indien einfacher als in Europa, wo ich sehe, daß mehrere Arzneimittel für dieselbe Person indiziert scheinen.

Antwort: Das Problem ist, daß Sie nach Aspekten suchen. Suchen Sie den Menschen, und die Aspekte werden kommen. Nach meiner Erfahrung mit europäischen Patienten, hatte ich keine großen Schwierigkeiten.

Frage: Selbst wenn Sie sich nur auf Geist und Gemüt beschränkten?

Antwort: Ja, keine Schwierigkeiten, keine großen Unterschiede, vielleicht ein paar, aber nichts Behinderndes, die Methode ist dieselbe. Wir müssen aufhören, Symptomsammler zu sein. Wir müssen Patienten- oder Menschenversteher sein. Der Fall muß nicht ein Konglomerat von Symptomen, sondern ein Portrait des Patienten sein. Wir müssen in der Lage sein, den Patienten zu portraitieren, und das Essentielle wird hochkommen. Wenn wir uns nicht in Fragen verlieren, erscheint das Bild von selbst.

37

AUSWAHL DES ARZNEIMITTELS

Eine Gruppe von Computerexperten in Bombay hatte mich gefragt, ob ich ein Expertensystem machen könnte. Ich war versucht, das zu tun, besonders, weil ich mich fragte, ob ich meine Methode, das Arzneimittel auszuwählen, systematisieren könnte. Das gab mir die Gelegenheit, darüber nachzudenken, was ich tue, Schrittchen für Schrittchen. Ich werde versuchen, diese Gedanken in diesem Kapitel darzulegen.

Bild des Patienten

Bei der Begegnung mit einem Patienten versuche ich als erstes, alles an ihm zu beobachten. Es geht dabei nicht nur um Beobachtung von Details, wie er sich kleidet, redet oder geht, sondern auch um den Eindruck, den er macht. Während ich mit der Fallaufnahme fortfahre, bemerke ich jede Geste oder Handlung und jede Besonderheit seiner Wesensart wie sie in seiner Geschichte erzählt wird. Langsam bilde ich mir ein Bild des Patienten in meinem Geist, und beim Formen dieses Bildes versuche ich, mich auf die unkompensierten Merkmale zu stützen. Ganz zu Beginn fällt mir seine allgemeine Erscheinung auf, ob er aufgeregt ist oder ruhig, abhängig oder unabhängig, in Eile oder langsam. Später fange ich an, Spezifisches zu bemerken. Wir müssen vom Allgemeinen zum Spezifischen gehen. Daß er eine ängstliche Person ist, ist wichtiger als wovor er Angst hat. *Ich halte mich an den Grundsatz, daß das, was ein Patient ist, ist wichtiger als das, was er hat.* Wenn wir auf diese Weise vorgehen, werden die Fehler weniger. Wir fragen: "Wann werden Sie ärgerlich?" "Ich werde nach dem Schlaf ärgerlich", antwortet der Patient. "Ärger nach dem Schlaf", ist die Rubrik, die wir hier auswählen könnten. Hier könnten wir einen Fehler begehen, denn der Ärger könnte einen Grund haben wie, daß der Nachbar am Morgen viel Krach macht und seine Hilflosigkeit darüber. In dem Fall ist "Unterdrückter Ärger" die besser passende Rubrik, weil sie die zugrundeliegende Natur des Patienten darstellt, anstatt einfach nur sein eigenes Symptom.

Ich habe ein Buch über Bachblüten gelesen. Ich habe sie nie benutzt, aber was ich interessant fand, ist, daß die Mittel nicht auf Symptome verschrieben werden, sondern auf den gesamten Zustand. Sie sind gezwungen, den gesamten Zustand erst zu definieren und dann die Symptome. In welchem Zustand die Person ist, muß erst verstanden werden und dann erst die Symptome, die er hat. Zweifellos höre ich seinen Worten zu, aber wichtiger ist sein Gebrauch von Worten, sein Tonfall und die Art, wie er sie sagt, und der Kontext, in dem sie gesagt werden. Nach und nach bildet sich ein Eindruck von der Person in meinem Geist. Dann sehe ich weiter. Zum Beispiel, bei einer ängstlichen Person versuche ich *im Wesentlichen* herauszufinden, um was es bei seiner Angst geht. Das kann spontan passieren, ich brauche diese Frage nicht zu stellen, weil es recht wahrscheinlich ist, daß Antworten auftauchen werden. Ich halte sie in einer Ecke meines Geistes fest und fahre mit der Anamnese fort. Ich achte darauf, ob irgendetwas gegen die Idee spricht, die ich in meinem Geist aufbaue. Ich bin sehr skeptisch meinem eigenen Urteil gegenüber. Das ist ein Schlüssel zum Erfolg. Der Wissenschaftler oder Arzt, der bereit ist, sich selbst zu beweisen, daß er Unrecht hat, wird erfolgreich sein. Je sicherer Sie sind, umso mehr müssen Sie versuchen, sich selbst zu widerlegen. Ich rede überhaupt nicht von Arzneimitteln. Umso mehr ich Arzneimittel aus meinem Kopf halte, umso erfolgreicher werde ich sein.

Das Geheimnis beim Verschreiben homöopathischer Mittel ist es, unvoreingenommen zu sein, jeden Fall als einen neuen Fall zu erfahren, sich in den Fall des Patienten zu vertiefen, als hätten Sie nie zuvor einen ähnlichen Fall gesehen.

Von grundlegenden Bestandteilen zur Situation

Es ist hilfreich, die Lebenssituationen der Person zu untersuchen und wie er sie sieht. Sie werden immer einen Unterschied finden zwischen dem, wie sie sind, und dem, wie er sie sieht. Ich versuche besonders, die Vorbehalte, die er aufgestellt hat, zu verstehen und mich in die Gefühle hineinzuversetzen, aus denen diese Vorbehalte hervorgehen, und finde heraus, wo er in seinem Leben Beschränkungen und Blockaden gegenübersteht. Diese Gefühle und Zwangshandlungen geben Ihnen die zugrundeliegenden Komponenten der Person, auf denen die Gesamtheit der Symptome des Geistes- und Gemütszustandes aufgebaut werden können. Jede Komponente muß bestätigt werden, und wenn sie zusammengestellt werden, werden diese Komponenten Ihnen ein gutes Bild des Geistes- und Gemütszustandes des Patienten geben. Daraus mache ich das Bild der Situation, in der er selbst glaubt, sich zu befinden und weswegen er all diese Komponenten braucht. Hier berühren wir die tiefsten, verstecktesten Gefühle der Person. Wir müssen sehr vorsichtig sein, die Person nicht in irgendwas hineinzupassen, das wir schon kennen. Der Patient selbst ist an diesem Punkt nicht sehr sicher, so daß selbst er nicht in der Lage sein könnte zu bestätigen oder zu verneinen, was Sie sagen. Sie könnten dem Patienten die falsche Idee aufdrücken, wenn Sie direkt oder suggestiv fragen. Dies ist also ein Bereich, in dem Sie sehr vorsichtig sein müssen. Wenn Sie sich nicht sehr sicher sind, ist es besser, bei den Komponenten zu bleiben. Es kann auch ein sehr dankbarer Bereich sein, wenn Sie vorsichtig vorgehen. Wenn ich das einmal getan habe, ist mein Verständnis seines Zustandes vollständig. Dann verstehe ich körperliche Allgemeinsymptome und absonderliche Symptome. Meistens bin ich in der Lage, diese körperlichen Allgemeinsymptome und absonderlichen Symptome mit dem Geistes- und Gemütszustand zu verbinden. Wenn ich jedoch herausfinde, daß einige körperliche Allgemeinsymptome oder lokale absonderliche Symptome nicht von dem Mittel, das ich erwäge, gedeckt werden, dann sehe ich die ganze Symptomatologie noch einmal durch und schaue, ob es ein Arzneimittel gibt, das die körperlichen und absonderlichen Symptome auch beinhaltet, und das einen ähnlichen Geistes- und Gemütszustand hat. Die Idee dahinter ist die, daß *Geist und Körper zwei Ausdrucksformen derselben zugrundeliegenden Störung sind und gleichermaßen vom Arzneimittel abgedeckt sein müssen*. Wenn sich dies nicht so ergibt (was selten passiert), dann ist dem Arzneimittel den Vorzug zu geben, das den Geistes- und Gemütszustand abdeckt. Gibt es ein sehr starkes körperliches Charakteristikum, dann haben wir einen guten Grund, ein Arzneimittel, das dieses abdeckt, sorgfältig in Erwägung zu ziehen. Alles zusammengenommen bilden diese Aspekte meine Totalität des Falles.

Den Patienten mit dem Arzneimittel in Einklang bringen

Ich nehme dann das Repertorium, es sei denn, ich kann das Arzneimittel ohne selbst das kleinste Fünkchen Zweifel sehen. Ich muß verschiedene Rubriken vergleichen und Verweise machen, um die exakten Rubriken zu finden. Ich interpretiere eine Rubrik vielleicht mit Phantasie, aber gleichzeitig muß ich sehr vorsichtig sein, ein Symptom nicht in einer bestimmten Rubrik unterzubringen, nur weil das Arzneimittel, das ich ausgewählt habe darin steht. Ich achte darauf, daß die wichtigen Symptome des Patienten in dem Arzneimittel, das ich auswähle, enthalten sind. Aber auch die wichtigen Merkmale des Arzneimittels sollten im Patienten gefunden werden. Mit wichtig meine ich die Symptome, die dem zugrundeliegendem Gefühl des Arzneimittels am nächsten sind. Manche dieser Symptome finden Sie vielleicht in kompensierter oder überkompensierter Form, was uns täuschen könnte, es sei denn, wir betrachten das unkompensierte Verhalten, wie es im Traum gefunden wird. Die weniger wichtigen Symptome des Patienten brauchen nicht im Arzneimittel gefunden zu werden. Gleichermaßen werden vielleicht die weniger wichtigen Symptome des Arzneimittels (wie seine Besonderheiten) im Patienten nicht gefunden.

Ich habe, basierend auf zwei Paragraphen, nämlich 164 und 211, eine Formel gemacht (ich nenne diese Formel 375!).

> 64: Die geringe Zahl der in der bestgewählten Arznei anzutreffenden, homöopathischen Symptome tut der Heilung jedoch in dem Falle keinen Eintrag, wenn diese wenigen Arznei-Symptome größtenteils nur von ungemeiner, die Krankheit besonders auszeichnener Art (charakteristisch) waren; die Heilung erfolgt dann doch ohne sonderliche Beschwerde.
>
> 211: Dies geht soweit, daß bei hömöopathischer Wahl eines Heilmittels der Gemütszustand des Kranken oft am meisten den Ausschlag gibt, als Zeichen von bestimmter Eigenheit, welches dem genau beobachtenden Arzte unter allen am wenigsten verborgen bleiben kann.

Aufgrund dieser Paragraphen nehme ich an, daß Hahnemann denselben Gedanken hatte, das heißt wir müssen nicht alle Symptome des Patienten im Arzneimittel unterbringen, aber die Symptome des Geistes- und Gemütszustandes (der sich in den körperlichen Allgemeinsymptomen widerspiegeln wird, weil sie aus derselben Quelle stammen) müssen mit dem Arzneimittel übereinstimmen, das wir auswählen.

Die Aufgabe der Auswahl des Arzneimittels, zu der ich weitgefaßt und allgemeine Richtlinien gegeben habe, ist tatsächlich ein sehr arbeitssamer, aber künstvoller Prozeß. Mit viel Umsicht, Beobachtung, Verständnis, Einfühlungsvermögen und durch den Gebrauch von Nachschlagewerken wie Materia Medica und Repertorium werden Sie immer weniger Fehler machen. Sich auf diesen Prozeß der Auswahl des Arzneimittels beziehend sagt Hahnemann in einer Fußnote zum Paragraph 148:

> "Dieses mühsame, zuweilen sehr mühsame Aufsuchen und Auswählen ist ein Geschäft, was (...) doch noch immer das Studium der Quellen selbst (...) fordert, (...)."

Fallbeispiel

Eine 28jährige Ärztin kam mit schwerer rheumatoider Arthritis, sie war in Delhi geboren, während der Schwangeschaft hatte ihre Mutter keine Probleme. Als sie fünf oder sechs Jahre alt war, zog die Familie nach Bombay, und sie pflegte Niesanfälle zu bekommen. Im zweiten Jahr ihres Medizinstudiums fing sie an, Beschwerden in einem kleinen Gelenk zu bekommen. Sie wurde dagegen behandelt, entwickelte Tuberkulose und wurde dagegen ein Jahr lang behandelt, bevor sie mich traf.

Unter anderem konnten folgende Merkmale eruiert werden: Sie wird nicht leicht ärgerlich, sondern geht in Depression. Alle ihre Gedanken bewegen sich in einer negativen pessimistischen Grundhaltung. Aufgrund ihrer Krankheit bleibt sie angespannt, fühlt sich hilflos und fürchtet, zum Krüppel zu werden. Wenn sie alleine ist, grübelt sie und fühlt sich zurückgelassen. Sie weint, wenn sie getröstet wird und fühlt sich durch das Weinen besser. Die einzigen Verlangen, die ich herausfinden konnte, waren nach Süßem und nach stark Gewürztem.

Beobachtung: Ich fand, daß ihr Tempo ziemlich langsam war, und daß sie keine Hoffnung hatte. Sie kam zu mir, um zu sehen, ob ich ihr Linderung von den Schmerzen geben könnte. Sie konnte es nicht akzeptieren, als ich ihr sagte, daß sie besser werden und geheilt werden könnte. Sie weigerte sich, mir zu glauben. Sie war früher bei einem Homöopathen gewesen, und ihr Zustand hatte sich verschlimmert. Sie sagte, daß sie als Ärztin wüßte, daß ihre Prognose sehr schlecht sei und daß auf den Röntgenbildern knöcherne Veränderungen zu sehen seien, die irreversibel wären, und mein Angebot auf Hoffnung würde keinen Sinn machen. Ich sagte ihr, daß es Hoffnung gäbe und bot an, Fälle zu zeigen wie den ihren, die sich verbessert hätten, was durch Röntgenbilder, die diese Verbesserung aufzeigten, bestätigt würde. Sie weigerte sich immer noch, mir zu glauben. Ich schickte sie ohne Medizin weg, weil ich dachte, daß es sinnlos sei zu behandeln, es sei denn, sie wäre positiv motiviert. Ich schlug ihr vor, Bücher über ganzheitliche Medizin zu lesen, und bat sie, mich nach einem Monat wieder aufzusuchen. Sie kam nach zwei Monaten wieder. Sie brachte ihre Schwester mit. Dieses Mal begann sie das Gespräch, indem sie sagte, daß sie Goldinjektionen bekommen habe, ohne Erleichterung zu erhalten, und daß der Rheumathologe Chloroquin (ein Chininpräparat) zusammen mit Cortison verschrieben habe und daß das Chloroquin geholfen habe. Sie sagte, sie sei daran interessiert, eine Stelle in einer pharmazeutischen Firma anzunehmen, weil sie an den neuesten Fortschritten in der Medizin interessiert sei. Sie hatte mehrere Vorstellungen. Einer ihrer Gedanken war es, viel Geld zu verdienen und dann im Alter von fünfunddreizig Jahren in Pension zu gehen und ein nettes Haus in einem Dorf zu kaufen. Manchmal hatte sie den Gedanken, daß sie gehen und Mutter Theresa helfen sollte oder einem anderen Sozialarbeiter. Wenn sie diese Gedanken hatte, fühlte sie sich ziemlich optimistisch im Bezug aufs Gesundwerden, aber der Rheumathologe hatte gesagt: "Wie kann Ihre Schulter besser werden, wenn der Knochen erodiert ist?" Als sie mich nach meiner Meinung fragte, sagte ich, es wäre möglich. Sie fragte, wie das möglich sein könnte, wenn wir wissen, daß knöcherne Veränderungen irreversibel sind; wie könnte das Arzneimitteln den Knochen wieder herstellen?

Seit dem Tag, an dem ihre rheumatoide Arthritis bestätigt wurde, wurde sie pessimistisch. Sie fühlte sich verkrüppelt und glaubte, daß ihr endgültiges Schicksal ein Rollstuhl war und völlig abhängig von anderen zu sein. Sie fragte sich, welchen Sinn es machte, zu leben, aber hatte nicht genug Mut, um Selbstmord zu begehen. Wieder versuchte ich, sie zu motivieren, die allopatischen Mittel langsam aufzugeben und nach vollständiger Heilung in irgendeinem System zu suchen. Sie weigerte sich, das Risiko auf sich zu nehmen. Auch dieses Mal schickte ich sie weg mit mehr Büchern über Gesamtheitsmedizin, obwohl sie mich wiederholt bat, ihr wenigstens Medizin zu geben, um die Schmerzen zu lindern. Einmal beschimpfte sie mich sogar mit senil, weil ich mich weigerte, Medizin zu geben. Aus zwei Gründen gab ich keine Medizin. Erstens wollte ich mir des Arzneimittels sicher sein, und zweitens war es sinnlos zu verschreiben, wenn sie nicht motiviert war. Von der Schwester bekam ich den Eindruck, daß sie eine milde Person war, die leichtgläubig und leicht zu täuschen war. Nach der Krankheit war sie introvertiert geworden, verzweifelt, pessimistisch und in ihr Schicksal ergeben. Sie war gefühlsmäßig nicht stark. "Ins Schicksal ergeben" kam wieder und wieder hoch. Ich sah bei ihr keine Ängste, sondern nur, daß sie festentschlossen ihre Unheilbarkeit akzeptiert hatte; sie wollte nur etwas Linderung der Schmerzen.

Sie war jung, und hier stand ich und bot ihr nicht nur Hoffnung, sondern große Hoffnung an. Ich zeigte ihr nicht nur geheilte Fälle aus meiner Praxis, um zu beweisen, daß das, was Allopathen als unheilbar betrachten, geheilt werden kann, sondern ich zeigte ihr auch Bücher, die selbst von Allopathen geschrieben waren, ja, daß sogar Krebs selbst ohne Medizin geheilt werden kann.

Sie war nicht bereit, auch nur zuzuhören. Sie war so vollständig fixiert in ihrem Gefühl der Hoffnungslosigkeit, daß sie selbst leichte Beruhigung nicht akzeptieren konnte. Sie war eine schwerfällige, langsame, pessimistische Person, in ihr Schicksal ergeben. Sie hatte nur Angst vor dem Leiden. Die Krankheit bereitete ihr Beschwerden, aber sie konnte nichts dagegen tun. Selbst mir gegenüber war die Reaktion dieselbe. Als ich sie drei- bis viermal kommen ließ, ohne ihr Medizin zu geben, verlangte sie jedesmal ein Arzneimittel von mir, und wenn ich mich weigerte, ging sie resignierend weg, als würde ich ihr das Leben schwer machen und sie könnte nichts dagegen unternehmen. Das war der Eindruck, den ich bekam. Beim vierten Gespräch gelang es mir irgendwie, sie zu motivieren, und sie konnte sehen, daß ich aufrichtig war in meinen Bemühungen und in meinem Glauben, sie gesund zu machen. Dann war sie in der Lage zu akzeptieren, daß sie, sobald meine Medizin ihr Erleichterung verschaffe, Cortison und die anderen Medikamente reduzieren könne. Aber sie dazuzubringen, war für mich eine Aufgabe für Herkules. Sie war eine sehr schwierige Patientin, weil sie Hoffnung nicht akzeptieren konnte. Sie hätte sich glücklich schätzen sollen, daß sie trotz ihrer Krankheit eine Person gefunden hatte, die ihr Hilfe zusicherte. In sein Unglück ergeben, unfähig Glück zu akzeptieren, war das wichtigste in ihrem Zustand, also nahm ich die Rubriken:

— Wahnidee, er ist unglücklich;

— Trägheit, Faulheit;
— Schüchternheit;
— Feigheit.

Sie ist langsam und faul und sie wird keinen Schritt unternehmen, weil sie das Gefühl hat, die Situation sei so schlecht, daß nichts dagegen getan werden könne. "Es ist mein Pech, daß ich zum Krüppel werde. Die Krankheit belastet mich, aber ich kann die Krankheit nicht bekämpfen."

Es gibt nur einen Moment, wo sie optimistisch ist, das ist in ihren Gedanken, entweder Geld zu erwerben, ein Haus zu bauen oder der Gesellschaft zu helfen; ideale Dinge. In solchen Momenten fühlt sie sich gut, kehrt aber auf der Stelle wieder zurück in die Realität des Unglücks, als wäre sie von einem glücklichen Traum erwacht. In ihr besteht die Notwendigkeit, große Träume, Phantasien aufzubauen. Ihre Realität war das Gegenteil von ihrer Phantasie; nur ein Bettler hat die Phantasies nötig, ein König zu sein.

Aber hat sie wirklich das Gefühl, sie könnte den Traum erfüllen? Nein! Nur die Gedanken daran machten ihr Vergnügen.

- Theorien aufstellen;
- Pläne, schmiedet viele;
- in Gedanken versunken.

Am Abend theoretisieren, das heißt nach des Tages Arbeit, wenn das Planen keinen praktischen Nutzen hat. Wenn Sie am Abend Pläne machen, dann wollen sie dafür nichts mehr unternehmen. Es ist nur Phantasie. Ihr Interesse ist es, in der Pharmazie zu arbeiten und neue Medizin zu entdecken, was wieder Theoretisieren bedeutet. Sie sehen die Bestätigung des Gefühls, daß sie unglücklich ist, schüchtern, feige, träge, nichts tun kann; und in ihrer Phantasie ist sie genau das Gegenteil: Glücklich, aktiv, mutig, hat Glück, baut Häuser.

Außerdem hat sie die Symptome:

- Selbstmord, aber der Mut fehlt;
- entmutigt;
- eigensinnig

In welcher Situation bildet sie sich ein zu sein? Die Situation ist diese, daß sie durch die Krankheit belastet und unterdrückt wird, und sie kann nichts dagegen tun. Sie kann nicht dagegen kämpfen, sie ist vollkommen hilflos. Sie muß pessimistisch, ohne Hoffnung sein, weil Hoffnung schädlich ist. Das einzige, was sie tun kann, ist dazusitzen, zu phantasieren und zu denken, daß nichts getan werden kann, um ihr zu helfen. Das ist der Grund, warum sie nicht bereit war, Hoffnung zu akzeptieren, und nicht bereit war, zu akzeptieren daß sie Glück haben könnte. Wenn wir diese Rubriken studieren, bekommen wir *China*, was bestätigt wird durch das Verlangen nach Süßem und nach scharf Gewürztem.

Interessant ist die Erleichterung, die sie durch Chloroquin bekam, obwohl empirisch gegeben und in der Rohform. Es war, als nähme sie *China* in der Urtinktur. Ich setzte

Chloroquin sofort ab und begann mit *China* 200. Ich habe sie mit *China* behandelt, was zweimal in sieben Monaten gegeben wurde. Sie hat ganz hervorragend reagiert. Wir haben ihr Cortison (wovon sie nicht eine einzige Dosis vermissen konnte) von 2 mg zweimal täglich bis auf null heruntergebracht. Nicht nur sind ihre Gelenkschmerzen besser, auch die Mobilität ihrer Schultern kommt zurück; etwas, was sie selbst in ihren wildesten Träumen nicht erhoffen konnte. Jetzt hat sie mich gefragt, ihr Bücher über Homöopathie vorzuschlagen, weil sie daran interessiert ist, es zu studieren.

Den Patienten verstehen, ist wie ein Portrait kreieren. In einem Portrait beginnen wir nicht mit der Nase und den Augen, sondern mit den Umrissen, dann fügen wir langsam die Details ein. In derselben Weise müssen wir uns der Person im Groben nähern, erst einen allgemeinen Umriß machen, und dann werden langsam alle Details wunderschön auf ihren Platz fallen.

Mir wurde auch klar, daß ein Computerexpertensystem nicht die richtige Methode zur Mittelwahl sein kann. Wir selbst müssen die Experten werden, anstatt zu versuchen, aus dem Computer einen Experten zu machen!

38

HOMÖO-PSYCHOTHERAPIE

Kürzlich kam mir die Idee, den "ähnlichen Stimulus" durch Worte und Bilder anstatt durch Medizin zu geben. Ich habe sie mit sehr ermutigenden Resultaten angewandt. Es ist die logische Konsequenz unseres Verständnis der Homöopathie. Und darüberhinaus hilft es uns, die Methoden zum Verstehen des Herzstückes eines Falles zu schärfen. Um die Idee der Homöo-Psychotherapie zu untersuchen, müssen wir uns mit fundamentalen Fragen darüber, wie Homöopathie eigentlich wirkt, beschäftigen. Was wir über die Wirkung homöopathischer Medizin wissen, ist, daß es einen SeinsZustand produziert, der dem Zustand, in dem der Patient schon ist, ähnlich ist; und solch ein Erschaffen eines ähnlichen Zustands erweist sich als heilend. Die Idee der Homöo-Psychotherapie ist, daß es möglich ist, eine heilende Reaktion der Lebenskraft zu erzeugen, dadurch, daß man einen ähnlichen Zustand durch Worte oder Bilder produziert. Wir sollten erst wissen, daß ein Geistes- und Gemütszustand, der durch homöopathische Medizin produziert wird, ebenso gut durch andere Kommunikationsmittel produziert werden kann. Wir können sehen, wie durch Geschichten, Anekdoten, Filme, Musik usw., in uns spezifische Geistes- und Gemütszustände produziert werden. Ähnlich kann ein solcher Zustand durch unser Reden kreiert werden; können wir das nicht anstelle von Medizin gebrauchen?

Um das zu tun, müssen wir den Patienten mit einem Bild seines eigenen Zustandes, welches seinem zentralen Gefühl ähnlich ist, konfrontieren, so daß die Person durch ihr geistiges Auge das Bild ihres genauen Gefühls sieht. Dies können wir tun, indem wir erst seinen Fall aufnehmen und dann sein zugrundeliegendes Gefühl auf ihn zurückwerfen. Wir wissen schon, daß ein Arzneimittel, das die zugrundeliegende Täuschung enthält, aus der der gesamte Zustand entstanden ist, heilend wirken wird. Genau die Täuschung, aus der alle seine Gefühle und Handlungen entstehen, kann dasselbe Resultat erreichen, wenn der Patient sie versteht. *Wenn eine Person einmal ihre eigene Täuschung anerkennt, beginnt dies auf ihn einzuwirken wie ein homöopathisches Mittel.*

Angewandte Homöo-Psychotherapie

Fallaufnahmen

Nun komme ich zum eigentlichen Prozeß der Ausführung dieser Therapie. Wie es in homöopathischer Praxis üblich ist, wird der Fall im größtmöglichstem Detail aufgenommen, besonders hinsichtlich des Geistes und Gemüts. Zuerst müssen wir die Situation des Patienten verstehen: Hintergrund, Beruf, Familienleben, soziale Beziehungen, den kulturellen und ökonomischen Status ebenso wie sein Kindheitsmilieu usw. Gleichzeitig beobachte ich auch, wie er auf die Umstände um ihn herum reagiert hat. Diese Beobachtungen über den Patienten, die im Verlauf des Gespräches in der Klinik selbst gemacht werden, sind sehr wichtig. Die Art, wie er seine Gefühle ausdrückt – ob er aufgeregt ist oder gedämpft, weint oder fröhlich ist, langsam antwortet oder gehetzt, milde oder vehement – sollte sorgfältig beachtet werden.

Bei all dieser Information müssen wir unser menschliches Verständnis gebrauchen und uns die folgenden Fragen stellen:

- Welches sind die Voraussetzungen des Patienten, um sich gut zu fühlen (in Frieden mit sich selbst und anderen)?
- Welches sind die zugrundeliegenden Gefühle zu sich selbst oder zu seiner Situation, die solche Voraussetzungen nötig machen?
- Welches sind die anderen Ausdrucksformen einer solchen Sicht seiner selbst, bezogen auf seine Gefühle und Handlungen?

Der ganze Prozeß, die dem Patienten zugrundeliegende Täuschung (seine Wahrnehmung der Wirklichkeit) zu finden, braucht nicht ein sehr schneller Prozeß zu sein. Selbstverständlich sollten wir zu vermeiden versuchen, zu raten, oder den Patienten in eine vorgefaßte Theorie oder ein Arzneimittelbild zu stecken. Der Prozeß sollte nach und nach durchgemacht werden, und jeder Schritt sollte vom Patienten bestätigt werden (während der Arzt die ganze Zeit offen bleibt, in dem Wissen, daß er falsch liegen könnte). Er beginnt vielleicht mit einigen Ideen, aber es sollte große Flexibilität in seinem Denken bestehen, so daß er die Ideen zu jedem Stadium verändern kann, basierend auf seinen Beobachtungen und den Antworten des Patienten.

Schritt für Schritt kommen der Arzt und der Patient voran, um herauszufinden, welche Bedingungen der Patient erfüllen muß, um sich gut zu fühlen. Was empfindet der Patient über sich selbst und seine Situation, was es nötig macht, diese Bedingungen zu haben, und wie hat dieses Gefühl sein ganzes Leben und Aktivitäten, einschließlich seiner Arbeit, Beziehungen und sozialen Aktivitäten usw., beeinflußt. An diesem Punkt wird der Patient bis zu einem gewissen Grade erkennen, daß die Bedingungen, die er aufgestellt hat, eine Antwort zu seiner Wahrnehmung der Wirklichkeit sind, und häufig ist diese Wahrnehmung der Wirklichkeit viel zu übertrieben. Er kann zum Beispiel sehen, daß seine gesamte Aktivität einem Mann gleicht, der von einem Löwen verfolgt wird, aber eigentlich ist es nur ein Hund, der ihn verfolgt. Einem solchen Bild ausgesetzt zu sein, läßt automatisch die Stimmung dieses Zustandes entstehen, der dem Zustand, in dem er sich befindet, ähnlich ist. Diese Erfahrung zeigt sich als ebenso effektiv wie ein homöopathisches Arzneimittel aus dem einfachen Grund, daß es eigentlich "homöopathische Arzneimittel in Wort-Bildern" ist.

Als Beispiel können wir den Fall einer Frau betrachten, die mit depressionsbedingten Verhaltensproblemen kam, wir ihren Ehemann zu schlagen und andere Handlungen zu begehen, die psychiatrische Behandlung notwendig machten. In diesem Fall vertiefte ich mich in die Vorgeschichte im Detail und entdeckte, daß alle diese Beschwerden nach ihrer Ehe entstanden waren. Die Situation in ihrem Zuhause war die, daß sie eine Schwägerin hatte, die mit der Schwiegerfamilie viel besser auskam. Die Schwägerin war extrovertiert, hübscher und war eigentlich ein Mannequin. Unsere Patientin fühlte sich unterlegen und entwickelte schwere Gefühle des "Sich-nicht-gut-fühlens" sich selbst gegenüber. Ich ging

Schritt für Schritt weiter, um ihre Voraussetzungen zum Sich-gut-fühlen herauszufinden. Das Hervorstechendste, was dabei herauskam, war, daß sie wie ihre Schwägerin sein wollte. Die Behauptung, die in ihrem Kopf herumging, war: "Ich werde nur gemocht und umsorgt, wenn ich wie meine Schwägerin bin." Aus diesem Gefühl heraus versuchte sie, die Schwägerin zu imitieren, war aber nicht erfolgreich, und durch diesen Fehlschlag wurde sie depressiv und entwickelte anormales Verhalten. Viel wichtiger ist, daß sie es bei diesem Prozeß versäumte, ihre eigenen Fähigkeiten zu entwickeln. Ich sprach mit ihrem Ehemann und fand heraus, daß sie ihm so, wie sie war, wichtig war, er empfand nicht die Notwendigkeit, daß sie wie ihre Schwägerin sein müßte. So war die Patientin jetzt mit ihrer eigenen Wahrnehmung/Täuschung konfrontiert (daß sei wie ihre Schwägerin sein müßte, um geliebt und umsorgt zu sein), während das in der Realität weder möglich noch notwendig war. Es war die Wahnvorstellung (falsche Wahrnehmung), die ihr keine andere Wahl ließ, als deprimiert zu sein und sich selbst zu hassen. Als sie dem Unterschied zwischen Wahrnehmung und Realität ausgesetzt wurde, stimmte die Patientin zu, daß sie zu einem gewissen Grad sehen konnte, daß ihr Gefühl viel zu übertrieben für ihre Situation war. Diese Entlarvung ihrer Enttäuschung wirkte effektiv. Danach wurde ihr eine einfache Entspannungsübung empfohlen, die sie jeden Tag ein paar Minuten ausführen sollte, und wurde ohne Medizin oder Placebo weggeschickt. Der ganze Prozeß dauerte ungefähr zwei Stunden. Eine Woche später berichtete die Patientin von einer deutlichen Verbesserung ihres Zustandes. Sie konnte nun vom Haus ihrer Eltern zum Haus ihrers Ehemanns zurückkehren und war viel besser in der Lage, sich der Situation auszusetzen. Sie konnte sich selbst positiver betrachten und beschloß, eine Arbeit aufzunehmen, die ihren Talenten entsprach. Die Veränderung war signifikant, denn wir hatten alle psychiatrische Medikationen abgesetzt. Ihr Ehemann bestätigte die Verbesserung glücklich.

Übrigens hätte ich in diesem Fall, falls ich ein homöopathisches Mittel verschreiben sollte, *Lac caninum* ausgesucht, aufgrund der folgenden Symptome:

- Verächtlich gegen sich selbst;
- Angst durch Zweifel am Erfolg;
- Wahnidee, es wird auf sie nerabgesehen;
- Wahnidee, sie ist verkleinert, kurz;
- Mangel an Selbstvertrauen;
- Wahnidee, ist verachtet;
- Traurigkeit;
- unternimmt vieles, beharrt bei nichts.

Mein zweites Beispiel betrifft einen jungen Mann von ungefähr zwanzig Jahren. Er war von einem Kollegen zu mir überwiesen worden, der ihn mit verschiedenen Arzneimitteln ohne viel Erfolg behandelt hatte. Sein Hauptproblem war eine enorme Depression. Auf dem Fragebogen schrieb er: "Ich bin eine unglückliche Person, ich weiß nicht, was Freude ist." Auf die meisten anderen Fragen antwortete er: "Ich weiß nicht." Er war zurückgezogen, völlig pessimistisch und hatte einige Selbstmordversuche gemacht. Wir untersuchten seine Lebenssituation und fanden heraus, daß er der einzige Sohn eines Geschäftsmannes war und vier ältere Schwestern hatte. Als das letzte Kind und der einzige Sohn war er sehr verwöhnt und übermäßig beschützt worden. Als er fünfzehn Jahre alt war, erlitt sein Vater einen Herzinfarkt, und der Junge wurde plötzlich dazu aufgerufen, Verantwortung auf sich zu nehmen, etwas, was er nicht gewöhnt war. Der Junge, der damals schon schüchtern war, wurde extrem nervös und fühlte sich sehr einsam. Er wurde kälteempfindlich, seine Hände wurden kalt, und er hatte mehrere Träume, daß sein Vater sterben würde oder das Geschäft zusammenbrechen würde. Mit diesen Gefühlen konnte er nichts tun und er ging in eine Depression. In diesem Fall versuchten wir sein zugrundeliegendes Gefühl oder seine zugrundeliegende Wahrnehmung der Realität hinter diesen Gefühlen zu untersuchen. Es war ein schwieriger Prozeß, weil der Junge zwischen Realität und seiner Täuschung nicht unterscheiden konnte. *Je kränker eine Person wird, destoweniger ist sie in der Lage, zwischen Täuschung und Realität zu unterscheiden. Eigentlich kann man sagen, daß dies der echte Maßstab von Krankheit ist.* Dem zum Trotz versuchte ich, den Jungen seiner eigenen Täuschung auszusetzen. Das Gefühl (Täuschung) war Unfähigkeit, sich mit den Problemen und Risiken, die zum Geschäft dazugehören, zu konfrontieren. Er fühlte, er wäre der Sache nicht gewachsen und wäre nicht mit dem nötigen Rüstzeug ausgestattet, um die Probleme und großen Hürden im Geschäftsleben angehen zu können, und darum war seine Antwort, nichts zu tun.

Weil es ihm an Vertrauen mangelte und er nichts daran ändern konnte, war der einzige Weg zu überleben für ihn, sich zurückzusetzen und nichts zu tun, depremiert zu sein und Selbstmordgedanken zu haben. Er war wie ein lahmer Mensch, der vor einem Berg steht, über den er unbedingt hinüber muß, und er weiß, daß er vollständig unfähig ist und ihm die Fähigkeit fehlt, ihn zu erklimmen: Er hat das Gefühl, daß selbst kleine Steine ihn zum Stolpern bringen können und er fallen wird. Also setzt er sich zurück, fühlt sich unterlegen, depremiert und ist zu Tode geängstigt. In der Realität war die Situation nicht so schlimm. Dem Jungen wurde deutlich gemacht, daß er sich benahm wie ein lahmer Mann vor einem Berg, aber daß er weder lahm war noch sich vor einem Berg befand. Nach dieser Diskussion wurde dem Jungen ein Placebo gegeben, und er wurde gebeten, nach einer Woche Bericht zu geben.

Nach einer Woche berichtete der Junge von einer anfänglichen Verschlimmerung seines gesamten Zustandes über zwei Tage, während der einige Erinnerungen aus der Vergangenheit zu ihm zurückkamen, und darauf folgte Erleichterung. Dies hörte sich für mich so an wie eine homöopathische Verschlimmerung, beinahe so, als hätte ich ihm eine höhere Potenz als nötig gegeben. Nach einer weiteren Woche berichtete er, daß er sich nicht so gut fühlen würde, aber als ich ihn sah, erschien er besser und dieses Mal war er meinen Worten gegenüber viel offener. Außerdem war seine Armbanduhr verschwunden. An dieser Stelle muß ich etwas über seine Armbanduhr erzählen, die mir aufgefallen war, als ich ihn zum ersten Mal sah. Es war eine ungewöhnliche Armbanduhr, die auf ihrem Ziffernblatt ein Spinnennetz hatte, und auf einem Zeiger der Uhr war eine kleine Spinne, die rund lief. Der Junge bemerkte, daß er diese Armbanduhr und die Spinne mochte, weil die Spinne für ihn ein Wesen darstellt, daß nicht aufgibt, selbst wenn etwas nicht gelingt. Als er zum dritten Mal zu mir kam, verstärkte ich das Gespräch (genauso als würde ich die Dosis wiederholen) und schickte ihn weg. Als ich ihn zum letzten Mal sah, ging es ihm bedeutend besser, trotz der situationsbedingten Probleme.

Für diejenigen, die es interessiert, meine Verschreibung für ihn wäre *Psorinum* gewesen, basierend auf den folgenden Symptomen:

- Wahnidee, er ist arm (arm sein bedeutet, etwas missen, was Geld sein kann, Kraft, Fähigkeiten, Mut, usw.);
- Furcht vor Armut (bedeutet, etwas zu verlieren);
- Furcht vor geschäftlichem Mißerfolg;
- Verzweiflung an der Genesung (Genesung bedeutet, zurückzukehren zu der ursprünglichen gesunden Position, ob im Geschäft, bei der Gesundheit oder nach einem Verlust);
- Selbstmordgedanken;
- Gefühl der Verlassenheit;
- Beschwerden durch Erwartungsspannung;
- Angst mit Furcht;
- Angst um die Zukunft;
- Wahnidee, er verlor sein Vermögen;
- Zeifeln an der Genesung;
- entmutigt;
- Furcht vor Unglück;
- Furcht vor Mißgeschick;
- Trägheit, Faulheit, Indolenz, Abneigung gegen Arbeit;
- Traurigkeit, Depression.

Homöo-Psychotherapie und die Frage der Potenz

Nirgendwo ist die Frage der Potenz deutlicher gelöst als in der Homöo-Psychotherapie. Zuerst einmal sollten wir verstehen, was wir mit Potenz meinen und was die Eigenschaften von hohen und tiefen Potenzen sind. Potenz ist die Kraft einer Substanz (oder sogar Gedankenkraft), etwas verändern zu können. Die Potenz einer Medizin ist die ihr innewohnende Fähigkeit, den Gesundheitszustand zu verändern. Die Kraft wird mit der Potenz größer. Je höher die Potenz, umso intensiver ist der Einfluß, den sie haben kann; je niedriger die Potenz, umso weniger intensiv ist der Effekt. Nun sollten wir wissen, daß je intensiver die zentrale Störung ist, umso deutlicher wird der Geistes- und Gemütszustand sein, und je deutlicher der Geistes- und Gemütszustand ist, umso intensiver wird die Täuschung sein. Je höher also die Potenz des Arzneimittels, umso größer die Kraft, so einen intensiven Zustand zu produzieren, daß der Prüfer weniger und weniger den Unterschied zwischen Täuschung und Realität auseinanderhalten kann. Je geringer die Potenz, umso milder und wager ist der Zustand, und daher hat die Person mehr Freiheit zur Verfügung, den Unterschied zwischen Täuschung und Realität zu fühlen.

Genauso können wir, wenn wir über Homöo-Psychotherapie reden, sagen, daß wir eine höhere Dosis der Therapie gegeben haben, wenn wir eine sehr spezifische und intensive Beschreibung der Täuschung geben. Wir können sagen, daß wir eine niedrige Potenz gegeben haben, wenn wir eine weniger spezifische und wagere Beschreibung oder nur eine allgemeine Idee der Täuschung abgegeben haben, anstelle einer spezifischen intensiven Erfahrung.

Dies ist offensichtlich, denn je höher per Definition die Potenz, umso intensiver ist die Veränderung im Gesundheitszustand, die sie hervorrufen kann. Während wir in diesem Therapieprozeß fortfahren, werden wir herausfinden, daß wir, abhängig von der Intensität des Zustands des Patienten, die Potenz unserer Therapie modifizieren müssen.

Eine Person in einem intensiven Zustand, wird kaum durch eine Therapie mit einer tiefen Potenz beeinflußt werden. Wir werden eine höhere und höhere Potenz gebrauchen müssen, bis wir die Schwelle erreichen, an der sich eine Reaktion zeigt. An diesem Punkt müssen wir anhalten und den Patienten gehenlassen, weil eine intensivere Erfahrung eine unnötige und manchmal eine gefährliche Verschlimmerung verursachen kann. Tatsächlich liegt das Wunderbare dieser Therapie darin:

- Wir können unsere Potenz sofort modifizieren und langsam bis zur gewünschten Schwelle ansteigen lassen.
- Die Reaktionen können umgehend beobachtet werden.

So ist diese Therapie gegenüber der traditionellen Homöopathie im Vorteil, indem die Auswahl der Potenz und die Reaktionen des Arzneimittels richtig modelliert und kontrolliert werden können und die Reaktion auf der Stelle gesehen werden kann. Wenn wir auf die zwei Beispiele, die ich gegeben habe, zurückkommen, können wir sehen, daß ich im ersten Fall kein spezifisches Bild für die Täuschung des Patienten gebrauchte. Ich brachte nur die allgemeine Idee auf, daß sie das Gefühl hatte, sie müßte wie ihre Schwägerin sein, um geliebt und umsorgt zu sein, was in der Realität nicht korrekt war. Das allein war ausreichend, weil ihr Zustand nicht so intensiv war und sie daher sofort den Unterschied zwischen Täuschung und Realität sehen konnte. Im zweiten Fall mußte ich ein sehr spezifisches und intensives Bild aufzeigen, weil dieser Junge sich ziemlich tief in seinem Zustand befand und nicht auf eine allgemeine Beschreibung wie im vorherigen Fall reagiert hätte.

Vorteile der Homöo-Psychotherapie

Ich sollte an dieser Stelle den Hauptvorteil dieser Therapie erwähnen, nämlich, daß sie angewandt werden kann, selbst wenn wir das homöopathische Mittel vielleicht nicht kennen.

Zweitens ist es möglich, daß ein Arzneimittel für den genauen Zustand nicht existiert. Zum Beispiel könnten wir bei einem Patienten einige spezifische Bedingungen fürs Sich-gut-fühlen herausfinden. Wir könnten sogar die Täuschung, das heißt seine Wahrnehmung der Wirklichkeit, die zu diesen Bedingungen geführt hat, entdecken, aber wir wissen vielleicht das Arzneimittel nicht, das diese Täuschungen enthält. Vielleicht ist ein solches Arzneimittel noch nicht genug geprüft, daß wir seine Täuschungen wissen können. Hier können wir die Therapie mit Erfolg durchführen.

Natürlich ist diese Therapie nicht so einfach; es sind Fähigkeit und Kunst gefragt. Wenn Sie die Therapie falsch verabreichen, wird der Patient sie sofort ablehnen. Schlimmer noch, er könnte sie akzeptieren und daran glauben, was sehr schwer rückgängig zu machen sein kann. Umsicht und Takt werden benötigt. *Obwohl wir von der Annahme ausgingen, Homöopathie bestehe darin, dem Patienten ein Bild zu geben, fand ich heraus, daß es ratsam ist, den Patienten nur zu sich selbst zu führen, nur seine Zwangsvorstellungen und -handlungen aufzuzeigen, nur kurze Fragen an den richtigen Stellen zu stellen, so daß der Patient Ihnen seine tiefsten Gefühle erzhält, anstatt daß Sie sie ihm erzählen. Auf diese Art werden weniger Fehler gemacht. Der Arzt hält sich zurück, unterstützt den Patienten und führt ihn zum Punkt des Bewußtwerdens.*

Bei Kindern müssen wir andere Techniken entwickeln wie Märchen oder Geschichten erzählen und ihre Reaktion beobachten. Bei viel kleineren Kindern könnten Bilder und Filme ausprobiert werden. Wir werden diese Techniken entwickeln müssen.

Jeder Homöopath wird gut beraten sein, zu versuchen, diese Therapie zu verstehen und anzuwenden. Selbst wenn er sie nicht in einem individuellen Fall anwendet, wird allein der Prozeß der Fallaufnahme und des Erreichens des Kerns des Geistes und Gemütes seine Fähigkeiten schärfen und sein Verständnis des Geistes- und Gemütszustandes der Menschen vergrößern, eine Fähigkeit, die beim Finden des Similimums essentiell ist.

Sektion IV

Materia Medica

39

DIE SITUATIONSBEZOGENE MATERIA MEDICA: IHR URSPRUNG UND IHR NUTZEN

Meine Idee der situationsbezogenen Materia Medica hat mit dem Fall des stummen Jungen (*Veratrum album*) begonnen, den ich im Kapitel "Was ist Krankheit" vorgestellt habe. Mir wurde klar, daß der Zustand, für den ich *Veratrum* gegeben hätte, eine angemessene Reaktion auf eine bestimmten Situation darstellte. Dann verstand ich, daß Krankheit selbst wie eine Haltung ist, die einer bestimmten Situation angemessen ist. Arzneimittel sind nichts anderes als künstliche Krankheiten. Jedes von ihnen muß eine einer speziellen Situation angemessene Haltung darstellen. Deshalb begann ich, die Symptomatologie der Arzneimittel zu studieren, besonders die Geistes- und Gemütssymptome, und aus den Erfahrungen meiner Praxis heraus konnte ich verstehen, aus welcher möglichen Situation dieser bestimmte Arzneimittelzustand erwächst. Dadurch lernte ich die Arzneimittel auf neue Art verstehen, und konnte den Platz für verschiedene Symptome innerhalb eines Arzneimittels verstehen. Und es wurde leichter, die Arzneimittelbilder im Gedächtnis zu behalten, sie anzuwenden und den Zustand eines Arzneimittels mit dem anderer zu vergleichen.

Anfänglich habe ich damit gearbeitet, daß ein Arzneimittel eine charakteristische Kombination von Komponenten ist, später sah ich mich veranlaßt, diese Komponenten durch die Idee der situationsbezogenen Materia Medica zu verbinden. Beachtenswert ist, daß jeder einzelne Aspekt des Patienten mit einem Zustand in Einklang zu bringen ist, weil die gesamte Haltung einen Überlebensmechanismus in einer besonderen Situation darstellt. Deshalb müssen wir verstehen, daß jedes existierende Symptom zum Muster passen muß.

Wenn irgendein Symptom nicht paßt, kann die Mittelwahl falsch sein. Die Idee der situationsbezogenen Materia Medica besteht darin, das Muster hinter ganzen Ansammlungen zu erforschen. Es zwingt uns, den Gesamtzustand des Patienten als einen Überlebensmechanismus für eine bestimmte Situation wahrzunehmen. Die Frage ist, welche Situation einen solchen Zustand braucht, um dann ein Arzneimittel zu erkennen, dessen Zustand von einer ähnlichen Situation herrührt.

Im Klartext ist die situationsbezogene Materia Medica nichts als die zugrundeliegende Täuschung jenes Arzneimittelzustandes. Aus diesem Gesichtspunkt erwachsen alle Ausdrucksformen des Zustandes mit ihren äußeren und inneren Zwängen.

Die Materia Medica wurde erdacht, um das Arzneimittel zu verstehen, nicht um zu versuchen, aufgrund der momentanen Situation des Patienten das Mittel ausfindig zu machen und auszuwählen. Wenn es innerlich eine erweckbare Wurzel gibt, kann jede Situation sie erregen, deshalb ist die aktuelle Situation des Menschen nicht wichtig. Wenn zum Beispiel ein Mensch eine *Calcarea fluorica*-Wurzel hat (mit Furcht vor Armut), wird er sich, selbst wenn seine Gesundheit schlecht ist, als erstes um sein Geld sorgen und nicht um seine Gesundheit. Obwohl er mit einem schlechten Gesundheitszustand zu tun hat, benimmt er sich, als ob Armut sein Problem wäre. *Deshalb ist es nicht wichtig aufzuzeichnen, in welcher Situation sich der Patient befindet, sondern auf welche er reagiert.* Wenn Sie das herausfinden, wird die situationsbezogene Materia Medica nützlich sein. Die Situation, auf die er reagiert, mag früher im Leben des Patienten existiert haben, während der Schwangerschaft seiner Mutter oder bei seinen Eltern. Das wird Ihre Verschreibung lediglich bestätigen, nicht Indikation für sie sein. Die Indikation besteht immer aus der Ganzheit seiner Ausdrucksformen inklusive seiner Träume und seiner Wahnideen, durch die wir eine Ahnung seiner Wahrnehmung der Situation bekommen. Sie müssen danach fragen, in welcher Situation er sich so hätte verhalten sollen. Wir haben natürlich schon erwähnt, daß ein (Geistes- und Gemüts-) Zustand versuchen wird, die Situation so zu erschaffen, daß sie der Ausgangssituation ähnlich ist; deshalb *können wir auch fragen, welche Situation er geschaffen hat, zum Beispiel* lädt *Aurum*-Verantwortung ein und *Natrium muriaticum*-Kummer.

Durch den Gebrauch der situationsbezogenen Materia Medica konnte ich Arzneimittel vergleichen, was ich später erläutern werde. Der interessante Aspekt ist, daß nachdem ich die situationsbezogene Materia Medica verstand, ich die meisten Symptome eines in der Materia Medica beschriebenen Arzneimittels voraussagen konnte, und ich konnte leicht verstehen, wie diese Symptome bei dem Mittel auftreten würden.

Der Mensch, der die situationsbezogene Materia Medica versteht, ist jemand, der das Konzept von Krankheit als Haltung durch und durch verstanden hat, als einen Seinszustand und nicht als bloße Ansammlung von Symptomen oder Pathologie.

Auf den folgenden Seiten werde ich die situationsbezogene Materia Medica einiger Arzneimittel beschreiben. Durch das Verständnis der situationsbedingten Materia Medica war ich in der Lage, mit dem Zustand eines Arzneimittels in Kontakt zu kommen. Ich kann mich oft an eine ähnliche, wenn auch harmlosere Situation aus meinem eigenen Leben erinnern, und durch die Erinnerung daran kann ich den Zustand des Arzneimittels direkt erfahren, fast als ob ich das Mittel prüfen würde. Ich habe auch erfahren, daß es bei Patienten oft wie das Mittel selbst wirkt, wenn sie der situationsbezogenen Materia Medica ihres Mittels ausgesetzt werden. Dies ist ähnlich wie Homöo-Psychotherapie.

Die auf den folgenden Seiten gegebenen Beispiele sollen erst dann gelesen werden, wenn man mit der üblichen Materia Medica des Mittels vertraut ist. Es wird nützlich sein, vor dem Durchlesen eines Arzneimittel dasselbe in M.L. Agrawal's "Materia Medica of the Human Mind" zu studieren. Dann kann man sehen, wie unterschiedliche und scheinbar nicht verbundene Symptome ein Muster bilden.

Eingangs habe ich die Methode, die ich gebrauche, um die situationsbezogene Materia Medica zu entdecken, vorgestellt, so daß der Leser die gesamte Materia Medica allein zu erforschen vermag.

Ich muß erwähnen, daß wir in Wirklichkeit nicht die gesamte Situation eines jeden Arzneimittels kennen. Wir kennen große Teile der Situation einiger Arzneimittelzustände, aber sicherlich nicht die gesamte. Jedes Mal entdecken wir immer wieder neue Aspekte der Situation unserer Arzneimittel.

40

ENTDECKUNG DER SITUATIONSBEZOGENEN MATERIA MEDICA VON ARZNEIMITTELN

Frage: *Wie entdecken Sie den zentralen Zustand eines Arzneimittels? Was ist die Methode, die Sie verwenden, um das Mittel zu verstehen?*

Dies kann am besten anhand eines Arzneimittels erläutert werden, das ich noch nie verwendet habe, weil wir uns dann ausschließlich die Materia Medica anschauen und sie von dem in Prüfungen Niedergeschriebenen allein, statt von den in klinischer Praxis gesehenen Symptomen her verstehen.

Wir nehmen das Mittel *Hura brasiliensis*, von dem ich noch nie einen Fall gelesen habe. Nicht nur, daß ich keine klinische Erfahrung damit habe, sondern es existiert kaum eine klinische Erfahrung.

Ich lese das Arzneimittel in verschiedenen Materia Medica, doch besonders benutze ich das Buch von Dr. M.L. Agrawal *Materia Medica of the Human Mind* (Materia Medica der Geistes- und Gemütssymptome eines Menschen). Dieser Arzt hat der Homöopathie einen einzigartigen Dienst erwiesen, indem er eine alphabetische Symptomenliste jedes Arzneimittels zusammengestellt hat, das in Kents *Repertorium* auftaucht. Er hat außerdem die Symptome, die nur bei einem einzigen Mittel gefunden werden (Einzelsymptome) abgesetzt. *Hura brasiliensis* hat die Einzelsymptome:

- Froh, glücklich um 8:00 Uhr morgens;
- Wahnidee, sie verliert einen Freund;
- Wahnidee, sieht Menschen einen Meter vom Boden hängen (beim Einschlafen);
- Furcht vor Fieber beim Zubettgehen;
- Furcht vor Unglück nachmittags um 14:00 Uhr;
- Lachen gefolgt von Frösteln;
- Lachen durch jeden Schmerzanfall;
- Weinen beim Singen.

Unter den Wahnideen sind:

- Wahnidee, hat die Zuneigung des Freundes verloren;
- Wahnidee, sie ist allein auf der Welt;
- Wahnidee, seine Freunde haben alles Vertrauen zu ihm verloren;
- Wahnidee, sieht tote Menschen;

— Wahnidee, verlassen, ist im Stich gelassen;
— Wahnidee, schwebt in der Luft;
— Wahnidee, er ist unglücklich;
— Wahnidee, sieht Gespenster, Geister;
— Wahnidee, ist verachtet;
— Wahnidee, sie ist verloren (Seligkeit);
— Wahnidee, er ist von Verwandten verstoßen;
— Verzweiflung an der Genesung;
— Verzweiflung, religiöse, an der ewigen Seligkeit.

Andere Gefühle sind: Angst um die ewige Seligkeit, herzlich, Todesgedanken und wünscht sich den Tod, unzufrieden, Furcht vor Unglück, Gefühl der Verlassenheit, Gefühle der Vereinsamung, Gleichgültigkeit gegen jedes Vergnügen, Traurigkeit, Schmollen, fühlt sich unglücklich, bedauernswert, tadelt sich selbst.

Unter den Handlungen sind:
- Beißt sich selbst;
- beißt Hände;
- Verlangen, Sachen zu zerschlagen, zu zerbrechen;
- Zerstörungssucht;
- Ungeduld;
- eigensinnig, starrköpfig;
- Ruhelosigkeit;
- Weinen, grundlos.

Wenn wir alle diese Symptome von *Hura brasiliensis* studieren, finden wir eine starke Konzentration auf Verlassenheitsgefühle. Es gibt ein besonderes Verlassenheitsgefühl, eine Wahnidee, daß sie im Begriff ist, ihre Freunde zu verlieren: Wahnidee, daß ihre Freunde ihr gegenüber Zuneigung verloren haben; Wahnidee, daß die Menschen sie ausgrenzen, sie nicht wollen. Deshalb ist sie allein auf der Welt; sie wird nicht gemocht, sie wird verachtet und gehaßt. Warum ist das passiert? Wegen Unglück. Sie ist unglücklich, dieses Gefühl ist stark: "Es ist mein Pech, daß mir etwas passiert ist, weshalb ich meine Freunde verloren habe und sie begonnen haben mich zu hassen."

Wenn ich jetzt darüber nachdenke, frage ich mich, in welcher Situation sind diese Gefühle gerechtfertigt? Wir haben nun die Situation eines Menschen, der die Zuneigung seiner Freunde verloren hat. Alle seine Freunde und Verwandten hassen ihn jetzt und wollen ihn nicht, sie haben ihn ausgeschlossen, und deshalb fühlt er sich links liegengelassen, verlassen, isoliert und unglücklich.

Die Rubrik "Verzweiflung über die Genesung" bedeutet, daß es für ihn schwierig ist, sich von dieser Stellung wieder zu erholen. Die Chancen, wieder zur ursprünglichen Stellung zurückzukommen, sind schlecht; deshalb gibt es Traurigkeit und seelische Niedergeschlagenheit. Er wird recht frustriert und gelangweilt. Er kann zerstörerisch werden, sogar selbstzerstörerisch. Er wird wütend auf sich selbst, beißt sich, fühlt sich unglücklich und macht sich Selbstvorwürfe.

Verschiedene Möglichkeiten tauchen auf – vielleicht hat er ein großes Verbrechen begangen. Wenn das der Fall wäre, hätten "Gewissensangst" und "Wahnidee, daß er ein Verbrecher ist" da sein sollen, aber das sind sie nicht. Was zur Verfügung steht, ist das unglückliche Gefühl, irgendein Unglück ist passiert. Was könnte daher das Unglück sein, daß seine Verwandten veranlaßt hat, ihn zu hassen, ein Unglück, von dem er sich nicht erholen kann. Wenn ich mich in dieses Gefühhl versetze, bekomme ich ganz stark den Eindruck eines Leprakranken. Ein Leprakranker ist ein Mann, der auf einen Schlag Unglück erfährt und in eine Position kommt, wo all seine Freunde ihn verlassen haben, sie hassen ihn, verachten ihn, verlieren ihre Zuneigung für ihn, und wie sehr auch immer er sich bemüht, er kann es nicht wieder wettmachen. Das alte Gefühl kann nicht wiederkehren; einmal ein Aussätziger, immer ein Aussätziger.

All das erinnert mich daran, wie Leprakranke in der Vergangenheit behandelt wurden. Selbst heutzutage sind sie isoliert, fallengelassen, niemand mag sie, und niemand kümmert sich um sie.

Im Stich gelassen, verlassen, zurückgewiesen von Angehörigen, die Zuneigung der Freunde verloren, Verzweiflung an der Genesung, beißt sich usw.; all das paßt in diese eine Situation. Ich sage nicht, daß dies die einzige Situation ist, sondern ich sage, daß *Hura brasiliensis* sich wie ein Leprakranker fühlt. Das ist das Gefühl, das man bekommt, wenn man die Totalität der Geistes- und Gemütssymptome von *Hura* liest. Es kann in jeder Situation sein. Er fühlt sich wie ein Aussätziger, fühlt sich ausgestoßen und gehaßt, ohne Chance wiederzukommen. Dies ist das Thema von *Hura brasiliensis*.

Als ich diese Idee bekommen hatte, können Sie sich meine Freude vorstellen, als ich Clarke's *Dictionary* durchstöbert habe und herausfand, daß *Hura* geprüft worden war und die besten Symptome bei Menschen hervorbrachte, die Lepra in ihrer Anamnese hatten, und *Hura* ist ein bekanntes Lepramittel. Ich sage nicht, daß *Hura* für Lepra eingesetzt werden sollte, sondern ich sage, daß Lepra eine der Ursprungssituationen ist, in der sich der *Hura*-Zustand entwickelt haben muß. Es könnte noch andere ähnliche Situationen geben. Deshalb braucht jeder, der im Alltag solche Gefühle hat, obwohl er kein Aussätziger ist, *Hura*.

Frage: *Ich kann mir vorstellen, daß Hura ein Mittel für Aids-Patienten ist, vielleicht haben sie diesselbe Gefühl.*

Es ist sogar sehr wohl möglich, daß ein Aidspatient diesselben Gefühle hat, aber wenn Sie dieses Symptom bei einem Aidskranken finden, ist es nicht wichtig. Es indiziert das Mittel nicht, es sei denn, das Gefühl wäre überwältigend.

Wenn irgendwelche dieser Symptome bei einem Aidspatienten oder Leprakranken oder bei einem Menschen in ähnlicher Situation auftreten, wird ein solcher Zustand zu einem gewöhnlichen. Deshalb müssen wir nach Symptomen suchen, die ungewöhnlich sind, außerhalb der be- und erkannten Situation. Für einen Leprakranken ist es normal, sich verachtet und gehaßt zu fühlen. Wir müssen da etwas anderes dahinter sehen. Wie fühlt er sich durch dieses Gefühl der Verachtung? Er bekommt das Gefühl: Niemand mag mich, niemand will mich, was werde ich als Broterwerb tun? Der eine Aussätzige wird sich so fühlen. Ein anderer wird fühlen: Ich werde nicht gemocht, ich bin nicht gewollt, was wird mit meiner Tochter werden? Vielleicht sagt man, daß sie die Tochter eines Leprakranken ist. Wie wird sie heiraten können? Das ist ein starkes Gefühl für den zweiten Leprakranken. Das Gefühl, ungewollt zu sein, ist häufig. Die meisten Aussätzigen werden es haben. Es tut ihrer Individualität keinen Abbruch.

Das, was ungewöhnlich, eigentümlich ist, kennzeichnet das Zugrundeliegende, nicht das, was situationsbedingt ist. Wenn dieses Gefühl bei einem Menschen vorkommt, der weder Lepra noch Aids hat, dann ist *Hura* das Mittel, weil das sein grundlegender Zustand ist, der nicht von einer Situation herrührt. Bei einem Menschen, der in einer ähnlichen Situation ist, müssen wir nach Symptomen jenseits seiner Situation forschen, nach Symptomen, die seine Individualität widerspiegeln. Bei einem Menschen, der nicht in der Situation ist, wären diese Gefühle ausgesprochen charakteristisch, und das Mittel wäre ohne Zweifel angezeigt.

Wenn wir erst einmal die Situation, die zugrundeliegenden Gefühle und Reaktionen von *Hura* verstehen, müssen wir es mit anderen Arzneimitteln vergleichen, die ähnliche Gefühle haben. *Lac caninum* hat erstaunliche Verachtung seines Selbst, er fühlt sich wertlos und hat solche Gefühle wie:

- Wahnidee, es wird auf sie (ihn) herabgesehen;
- Wahnidee, alles ist verkleinert;
- Wahnidee, ist verachtet;
- Wahnidee, er ist schmutzig;
- Mangel an Selbstvertrauen.

Deshalb kommt es dem erstgenannten Mittel verwirrend nahe. Was bei *Lac caninum* ins Auge fällt, sind sein ausgeprägter Haß, seine Boshaftigkeit, Verlangen nach Gesellschaft, Mangel an moralischem Empfinden, Angst durch Zweifel am Erfolg, unternimmt vieles, beharrt bei nichts, ist zerstreut und im Widerstreit mit sich selbst.

Was zeigt all das jetzt? Wir sehen, das *Lac caninum* auch das Gefühl hat, links liegengelassen und zurückgewiesen zu sein, ein schlechtes Selbstwertgefühl; aber sie (er) macht jemand anderes verantwortlich. Das heißt, daß jemand anderes für ihre (seine) Lage verantwortlich ist, und deshalb entwickelt sie (er) Haß und Bösartigkeit. Das Gefühl ist, ich bin verantwortlich und jemand anders ist auch verantwortlich.

Bei *Hura*	:	Ich bin nicht o.k., du bist o.k.
Bei *Lac caninum*	:	Ich bin nicht o.k., du bist auch nicht o.k.
Bei *Anacardium*	:	Mangel an Selbstvertrauen, Bösartigkeit, Haß und Grausamkeit.

Ein *Anacardium*-Patient ist jemand, der sehr stark unterdrückt ist, so daß sein Vertrauen ins Wanken gerät und er Haß und Bösartigkeit entwickelt. *Lac caninum* ist in einer sehr ähnlichen Situation. Ein Schritt weiter als *Anacardium* geht es, wenn der Mensch regelrecht aus dem Hause geschmissen wurde. Dann bekommt sie (er) das Gefühl, "Mit mir ist alles o.k., aber du bist der Teufel."

Platinum : Wahnidee, alle Menschen sind Teufel, und sie ist eine hochgestellte Persönlichkeit.

Frage: *Bei Hura ist es recht offensichtlich, daß es Wahnideen gibt. Wie verhält es sich bei Arzneimitteln wie* Calcarea sulfurica, *wo es nicht viele Wahnideen gibt?*

Dort wo es bei einem Mittel keine Wahnideen gibt, befasse ich mich mit den anderen Symptomen des Mittels. Eines ist sicher, daß alle Symptome eines Arzneimittels auf Täuschungen beruhen – jedes einzelne Symptom ohne Ausnahme. Weil Täuschung Krankheit ist und Symptome ein Ausdruck von Krankheit sind, können sie als Täuschungen Ausdruck finden. Deshalb müssen wir vom Ausdruck zur Täuschung übergehen.

Im Ausdruck selbst ist die Täuschung vorhanden, wenn Sie in der Lage sind, sie wahrzunehmen. Was werden Sie deshalb mit den Arzneimitteln anfangen, bei denen uns keine Wahnideen zur Verfügung stehen? Ich befasse mich mit den Einzelsymptomen des Mittels. Symptome, für die nur ein Mittel im Repertorium zu finden ist, sind Einzelsymptome. Wenn wir die Einzelsymptome untersuchen, sind wir in der Lage, die Einzel- Wahnideen zu finden.

Zum Beispiel, *Calcarea sulfurica* hat zwei Einzelsymptome:

- Jammern, lamentieren, klagen, weil er nicht geschätzt wird;
- Haß auf Personen, die nicht mit ihm übereinstimmen.

Aufgrund dieser beiden Symptome können wir das ganze Bild von *Calcarea sulfurica* errichten. Ich habe einige Bestätigungen von diesem Mittel in meiner Praxis. Lassen Sie uns diese eine nach der anderen analysieren.

- *Jammern, weil er nicht geschätzt wird.* Was sind die Symptome? Als erstes das Jammern, das heißt sich beschweren. Was ist der Unterschied zwischen sich beschweren und jammern? Beschwerde – Äußerung des Grolls. Jammern – leidenschaftlicher Ausdruck von Kummer. Deshalb ist es viel ausgeprägter als eine Beschwerde. Beschwerde meint bloß, etwas zu sagen, und jammern bedeutet, dasselbe mit einer Menge Leidenschaft oder Kraft dahinter zu sagen.

Die Situation ist die eines Mannes, der nicht geschätzt wird, der spürt, daß jemand anderes geschätzt wird. Es ist die Situation von jemandem, der eifersüchtig ist und jammert. "Ich muß mich leidenschaftlich über meinen Kummer beklagen, daß sich niemand um mich kümmert, niemand tut mir wohl." Es zeigt eine Situation von Abhängigkeit. Er trennt sich nicht und geht, sondern ist abhängig und hat Angst wegzugehen, deshalb finden wir die Rubriken:

- Schüchternheit;
- Furcht nachts;
- Furcht vor Dunkelheit.

Er ist ein Mensch, der einer Familie angehört, von der er abhängig ist. Die Eltern haben drei Kinder, und er ist das zweite oder das dritte Kind. Er hat noch nicht gelernt, sich selbst durchzukämpfen, kann nicht unabhängig sein, aber die Eltern schätzen die anderen Kinder mehr als ihn. Deshalb jammert er leidenschaftlich, so daß sie Bescheid wissen, wie er sich fühlt. Aber sie hören nicht immer zu, wie wir aus der Situation erfahren. Deshalb haben wir Traurigkeit, Depression, und zeitweilig tut er nichts als ruhig dazusitzen und zu meditieren; sitzt recht steif und meditiert. Da gibt es ein unzufriedenes Gefühl, Gereiztheit und Verzweiflung.

Menschen kommen zu ihm und sagen ihm: "Nein, nein. Du redest Unfug. In Wahrheit wird jeder fair behandelt." Aber das hört sich für ihn nicht ehrlich an, und diesen Menschen gegenüber entwickelt er Haß: "Haß auf Personen, die nicht mit ihm übereinstimmen". Deshalb wird er eigensinnig, streitsüchtig und auch bösartig genannt. Das ist das Bild von *Calcarea sulfurica*. Man kann sagen, daß *Calcarea sulfurica* die dritte Tochter ist, und die zweite Tochter ist viel hübscher als sie. Die ganze Aufmerksamkeit der Familie wird ihr entgegengebracht, die so hübsch aussieht. Alle Kleider gibt man ihr. Allen Schmuck gibt man ihr. Sie heiratet sogar als erste. Dieses Mädchen kann sich nicht trennen, und deshalb versucht sie, jedem zu sagen, daß sie nicht fair behandelt wird, aber niemand hört ihr zu, oder man sagt, daß sie sich das nur einbildet. Deshalb entwickelt sie Haß auf diese Menschen.

In dem Kapitel über Täuschungen (Wahnideen) habe ich Ihnen von dem Mädchen erzählt, das in meine Praxis kam und sagte: "Herr Doktor, ich bin hergekommen, um mit Ihnen zu streiten. Warum schenken Sie all ihren Patienten Aufmerksamkeit außer mir? Sie müssen mir gegenüber irgendein ungutes Gefühl haben. Sie mögen mich nicht so wie die anderen." Wieder dasselbe Jammern, daß sie nicht geschätzt wird, Haß, Boshaftigkeit, eigensinnig, streitsüchtig, leicht beleidigt, Traurigkeit, Depression, Schüchternheit und Abhängigkeit.

Deshalb sagte ich ihr: "Warum sollte ich einen Unterschied zwischen dir und den anderen Patienten machen? Ich bin nicht dein Vater." Alles beruhigte sich; sie fing an zu lachen. Ich gab ihr *Calcarea sulfurica*.

Wir müssen die Materia Medica sorgfältig durchstudieren, Symptom für Symptom, und zu verstehen suchen, woher die Symptome kommen, was sie heißen, und worin die Täuschung besteht. Es kann sein, daß wir die Täuschungen nicht explizit erwähnt finden. Zum Beispiel hatte ich eine Patientin, bei der alles zu *Baryta carbonica* paßte. Sie fühlte sich, als ob sie keine Freunde hätte. Ich nahm die Rubrik "Wahnidee, er ist ohne Freunde", aber *Baryta carbonica* war nicht zu finden. Dann schaute ich unter "Verlassenheitsgefühl" nach – kein *Baryta carbonica*.

Wo kommt es also vor? Sie werden "Geht alleine weg und weint, als ob sie keine Freunde hätte" unter "Weinen" finden. Das ist natürlich eine Täuschung, aber es ist nicht die zugrundeliegende Täuschung. Warum fühlt sie sich ohne Freunde? Weil sie ohne einen Freund nicht existieren kann, was Abhängigkeit zeigt. Dieser Gesichtspunkt kommt heraus bei "Wahnidee, sein liebster Freund ist krank und stirbt". Wie überlebe ich ohne den Freund? Das ist die Angst. Sie fühlt sich, als ob ihre Beine abgeschnitten sind, und sie geht auf ihren

Knieen, das ist wieder Abhängigkeit.

- Verlangen nach Gesellschaft;
- Unentschlossenheit in Kleinigkeiten;
- Angst um Kleinigkeiten;
- kann nichts alleine tun;
- Gefühl, als ob Menschen ihn auslachen.

Das ist *Baryta carbonica* – wie leicht man den abhängigen Mann verstehen kann. Der Lahme ist *Baryta carbonica*, wörtlich, ein Mann, dessen Beine abgeschnitten sind, ein Zwerg, ein Einmeterdreißig-Mann. Besonders ein normaler Mensch, der sich so fühlt.

Es gibt viele Methoden, Arzneimittel zu verstehen. Durch Wahnideen und Rubriken ist eine. Dann gibt es viele andere Methoden. Ich glaube, daß eine der besten Methoden, ein Mittel wirklich zu verstehen, ist, es selbst zu prüfen, dann bekommen Sie genau das Gefühl und können die Rubriken fast vergessen. Das einzige Problem ist, daß Sie im Leben nicht viele Mittel prüfen können. Deshalb wird Ihre Materia Medica begrenzt sein, wenn Sie sich nur darauf verlassen. Jürgen Becker aus Freiburg tut das. Er prüft das Mittel an sich selbst und einigen Freiwilligen, hört ihnen dann zu und versucht, die Erfahrung mit dem Mittel zu erspüren, die Situation des Mittels, besonders durch Träume. Unglücklicherweise ist das Kapitel "Träume" im Repertorium nicht so gut. Der Grund dafür ist, daß sie das Traumthema in Rubriken gefaßt haben, aber nicht die Abfolge des Traumes. Wenn sie die genaue Traumsequenz und das Gefühl des Träumers gegeben hätten, wäre es nützlicher gewesen. Deshalb versucht Jürgen Becker, die genaue Abfolge und das dem Traum innewohnende Gefühl zu bekommen, und darüber versucht er, das Arzneimittel zu verstehen. Er gebraucht das Repertorium nicht so sehr, nicht einmal die Materia Medica. Seine Mittelbeschreibungen sind sehr eindrucksvoll, von der direkten Erfahrung herkommend.

Meine Methode ist analytischer, aber auf einer bestimmten Stufe kann ich die Mittel auch erspüren. Ich kann die Unterschiede zwischen Mitteln fühlen und sie auf Rubriken reduzieren und sie so standardisieren, daß es nicht nur meine Meinung ist, sondern so wie es sich in den Büchern wiederfindet. Als Becker und ich Aufzeichnungen verglichen haben, stellten sich unsere Ideen als sehr ähnlich heraus. Es war phantastisch. Er kannte viele Rubriken nicht, und ich kannte überhaupt keine Träume, und wir haben beide sehr ähnliche Dinge gesagt.

Frage: *Für mich ist diese Art, ein Mittel über die situationsbezogene Materia Medica zu studieren, sehr aufregend; sonst kopiert man nur Ideen, kopiert Verschreibungen. Wenn wir die Idee verstanden haben, wie ein Mittel erfaßbar ist, können wir selbst ein Mittel entdecken. Können Sie uns einige Richtlinien geben?*

Einige Mittel waren sehr schwer zu begreifen, andere ziemlich leicht. Hier sind einige Richtlinien. Die Situationen, über die wir sprechen, sollten nicht sehr ungewöhnliche Situationen sein. Sie sollten eigentlich so häufig sein, wie das Mittel vorkommt. Wir sollten nicht fordern, daß *Sulfur* ein König ist, der sein Reich verloren hat. Es gibt heutzutage nicht mehr viele Könige, wir müssen auf etwas häufigerem einen Bezug herstellen. Der hilfreichste

Führer ist unser Gefühl. Wenn wir uns das Mittel anschauen und die Geistes- und Gemütssymptome bei den Quellen nachschlagen, werden wir den Zustand in uns erspüren können, und es wird sich eine Verbindung herstellen zu einer ähnlichen Situation in unserem Leben. Die situationsbezogene Materia Medica wird eine ähnliche Situation sein, nur viel schwerwiegender.

Haben wir uns nicht unbeachtet und ungewürdigt in unserem Leben gefühlt? In welcher Situation wollten wir rufen: "Oh! Warum schätzen sie mich nicht?" In dieser Situation waren wir von jemandem abhängig, und der hat jemandem anders Beachtung geschenkt. Er hat uns vernachlässigt und uns gesagt, daß das gar nicht der Fall sei. Es muß in unserem Leben eine solche Situation gegeben haben. Die meisten Situationen sind also häufig. Situationen der einen oder anderen Art müssen wir alle erfahren haben.

Die Täuschung selbst (wie wir in dem Kapitel über "Täuschungen" gesagt haben) ist eine symbolhafte Darbietung unseres eigenen Gefühls. Deshalb gibt es kaum eine Täuschung, die wir nicht am eigenen Leib erfahren haben. Wir haben alle symbolisierten Gefühle erfahren.

Einer meiner Kollegen, den ich gut kenne, hat mir gesagt: "Rajan, ich möchte all meine homöopatischen Aktivitäten aufgeben. Ich möchte mich jetzt zur Ruhe setzen und nichts tun. Es wäre am besten, wenn du die Verantwortung für alles übernimmst, was ich jetzt tue. Ich will aufgeben. Ich fühle mich völlig am Ende. Ich bin völlig erschöpft." Wie war es dazu gekommen? Wir waren der Tatsache auf die Spur gekommen, daß er eine Menge an geistiger Arbeit geleistet hatte, sich geistig überanstrengt hatte und in diesem Zustand gelandet war. Ich gab ihm *Acidum picricum*. Damit hat er sich sehr schön erholt. Zu dieser Zeit hatte ich eine Studentin, und wir begannen, *Acidum picricum* zu studieren.

Was sind die Symptome von *Acidum picricum*? Hauptsächlich finden wir:

- Konzentration schwierig;
- Verwirrung des Geistes durch geistige Anstrengung;
- Stumpfheit;
- unfähig, lange zu denken;
- Verschlechterung durch geistige Anstrengung;
- Gleichgültigkeit;
- Faulheit, Indolenz;
- Gedächtnisschwäche;
- geistige Erschöpfung;
- Neigung zum Sitzen;
- fehlende Willenskraft, etwas zu unternehmen;
- geistige Arbeit ist unmöglich.

Dies ist mehr oder weniger das Bild der Geistes- und Gemütssymptome von *Acidum picricum*. Es gibt nun zwei Wahnideen, die nur zu *Acidum picricum* gehören:

— Wahnidee, Arme reichen bis zu den Wolken (beim Einschlafen);

— Wahnidee, Zunge scheint die Wolken zu erreichen (beim Einschlafen).

Was bedeutet das? Zu der Zeit habe ich in einem anderen Zusammenhang die Gedichte von Rabindranath Tagore erwähnt, wo er in einer Strophe beschreibt, wie er seine Nation haben will. Er sagt:

> Wo unermüdliches Streben seine Arme nach Vollendung ausstreckt.

Die Studentin bekam durch diese Strophe einen Hinweis. Was bedeutet also Zunge, und was bedeutet Hand? Dann las sie im Original Prüfungsprotokoll der Materia Medica: "Stirn scheint sich bis zu den Wolken zu erstrecken." Was bedeutet also Zunge, was Hand und was Stirn?

Die Stirn ist da zum Denken, die Hand zum Schreiben und die Zunge zum Sprechen. Dies sind die drei Organe der geistigen Fähigkeiten, und sie fühlen sich bis an ihre Grenzen gedehnt an; sie scheinen ganz bis zu den Wolken zu reichen. Das ist, was der deutsche Prüfer zu vermitteln sucht. "Ich habe das Gefühl, daß meine geistigen Kapazitäten und die Organe, die diese ausdrücken, bis über die Grenzen hinaus gedehnt sind, so daß ich jetzt ruhen und sie wieder gesundenlassen muß."

Das ist die Idee. Das ist die Situation von *Acidum picricum*, wie ein Mensch über seine Grenzen gegangen ist, seine Organe über Gebühr beansprucht hat, so daß sie bis jenseits der Wolken gedehnt sind, und nun muß er Feierabend machen, alles abbrechen und sich Ruhe gönnen. Und ihm dabei zu helfen, bekommt er stärkere sexuelle Gedanken, was dem Intellekt entgegengesetzt ist.

So haben wir langsam einige der Bedeutungen der Wahnideen / Täuschungen herausbekommen und haben Täuschungen als nichts anderes als ein Ausdruck des Patienten in einer symbolischen und übertriebenen Art zu verstehen begonnen.

Das Arzneimittel *Piper methysticum* hat mich einmal interessiert. Ich habe es niemals jemandem verschrieben, aber als ich es genauer studiert habe, fand ich, daß es für eine große Anzahl Menschen nützlich sein könnte.

Die Symptome von *Piper methysticum* sind:

- Vergnügen, Verlangen nach (einziges Mittel neben *Lachesis*);
- froh, guten Mutes, glücklich;
- Stumpfheit, Geistesträgheit;
- Unterhaltung bessert;
- Erregung, Aufregung bessert;
- Phantasietätigkeit verstärkt;
- Furcht vor Leiden (sehr kleine Rubrik);
- Hast beim Essen;
- Faulheit nach dem Schlaf;
- fleißig;
- Gereiztheit durch Geräusche;
- gutes Gedächtnis;

- Heiterkeit abends;
- Beschäftigung bessert;
- reden, Abneigung zu;
- Denken an Beschwerden verschlechtert.

Dies sind die einzigen Symptome, abgesehen von "Heiterkeit nach Samenerguß", was ein Einzelsymptom ist.

Was sehen wir jetzt? Wir sehen zwei Dinge. Verlangen nach Vergnügen, Unterhaltung und Anreizen; und Denken an Beschwerden verschlimmert. Das heißt, es ist eine Situation, in der er nicht über seine Beschwerden nachdenken sollte, das heißt über seinen Beschwerdengang. Er sollte nicht über seine Beschwerden nachdenken, weil sie zu schmerzhaft sind und nichts daran geändert werden kann. Deshalb vermeidet er, darüber nachzudenken, und er hält sich den ganzen Tag geschäftig.

- Fleißig;
- Beschäftigung bessert.

Am Abend langweilt er sich und sucht Unterhaltung und Anreize. Da gibt es ein Gefühl der Langweile, verbunden mit Leiden.

- Furcht vor Leiden;
- Denken an die Beschwerden verschlechtert.

Es besteht Schmerz – Probleme können nicht gelöst werden, gesundheitliche, finanzielle, emotionale oder spirituelle Probleme, und statt darüber nachzudenken ist es besser, durch Unterhaltung und Vergnügen zu entfliehen oder beschäftigt und fleißig zu bleiben. Arbeit tagsüber und abends – ohne eine einzige Minute zu verschwenden – in irgendeine Art von Unterhaltung zu hechten bis zum Schlafengehen.

- Heiterkeit abends, Beschäftigung tagsüber;
- Vergnügen abends, fleißig am Tage.

Er kann ohne müde zu werden eine Menge arbeiten und ist recht lebendig und froh, aber innen ist die Furcht vor Schmerz, vor Leiden; und aus dieser Furcht heraus sucht er Beschäftigung oder Zeitvertreib und will wahrscheinlich nicht reden.

Es gibt lebhafte Phantasien, lebendige und abenteuerliche Träume, was der langweiligen Routine im Alltag entgegengesetzt ist, ohne Erleichterung und jegwede Möglichkeit der Entspannung.

Nehmen Sie einen Mann, der finanziell arm dran ist. Er hat im Leben nichts Gutes. Er arbeitet den ganzen Tag hart und braucht das Fernsehen und nächtliche Unterhaltung – etwas Radio, etwas Tanz, ein wenig Musik – das ist alles, er will über nichts anderes nachdenken. Im Westen jedoch gibt es emotionale und spirituelle Armut, keine materielle, aber es handelt sich um dasselbe. Im Osten ist es die materielle Armut, deshalb eilen alle ins Kino. In Indien sind Filme extrem beliebt. Warum? Die Menschen wollen die Schmerzen und das Leiden vermeiden, das aus dem Nachdenken über ihre eigene Situation resultieren würde.

Jeder Mensch ist in einem gewissen Stadium in diesem Zustand, und wir können den Eindruck gewinnen, daß die Hälfte der Menschheit sich darin befindet. Aber wir sollten vorsichtig damit sein, nicht zuviel Gebrauch von dem Mittel zu machen. Es sollte nur dann verschrieben werden, wenn wir finden, daß es mit großer Intensität auftritt, oder wenn es ein Mensch ist, der überhaupt nicht in der Situation ist, dessen Leben weder schmerzlich noch eintönig ist, sondern der sich so verhält, als ob es so sei.

Ob das Problem geistig oder körperlich ist, wenn jemand es nötig hat, das Nachdenken über den Schmerz zu vermeiden und seine Gedanken daran fern hält aus Angst, es zu fühlen und darunter zu leiden, dann gibt uns das die Gelgenheit, *Piper methysticum* zu verschreiben.

41

SITUATIONSBEZOGENE MATERIA MEDICA EINIGER ARZNEIMITTEL

ANACARDIUM

Anacardium hat zwei Gefühle, die seine Hauptkomponenten sind. Das sind "Grausamkeit" und "Mangel an Selbstvertrauen". Beide sind extrem wie die Situation, aus der der *Anacardium*-Zustand entsteht. Es ist eine Situation, in der der Mensch beherrscht und unterdrückt ist. *Anacardium* könnte der Sohn eines sehr ausgeprägten *Lycopodium*-Mannes sein, der notorisch dominiert und die Menschen um ihn herum unterdrückt. Der, der durch diese Unterdrückung geprägt ist, entwickelt einen Mangel an moralischem Empfinden und Grausamkeit; er wird der Autoritätsperson gegenüber bösartig und ungehorsam. In einer Situation starker Unterdrückung wird ein Mangel an Empfindung gebraucht. Um ein grobes Beispiel zu geben, starke Unterdrückung durch eine religiöse Autorität kann das entstehen lassen; wenn die Wünsche und natürlichen Gefühle eines Menschen gebrochen werden, wird er gegenüber der Moral gleichgültig und nimmt eine unsoziale Einstellung ein.

Meinem Verständnis nach ist das eine Situation von Kindesmißhandlung; wenn Eltern zu streng mit ihren Kindern umgehen,wenn sie alle ihre Wünsche ihren Kindern gewaltsam aufdrängen und ihnen weder erlauben, eigenständig zu denken, noch zu handeln.

Das schafft einen Zustand von Kindesmißhandlung wie den, den wir bei *Anacardium* kennen. In solch einem Fall werden die Wünsche des Kindes nie erfüllt, es kann keine Entscheidungen treffen bis zu dem Ausmaß, in dem es nicht mehr die Kleidung anziehen kann, die es will, weil auch das von den Eltern entschieden wird. Es ist eine Situation übermäßig strenger, beherrschender, sich aufdrängender Eltern (oder anderer Autoritätspersonen).

Wenn jetzt dieses Kind (oder später, der Erwachsene) anfängt, Entscheidungen zu treffen, wird es bestraft werden. Das Elternteil oder die Autoritätsperson wird ihm gegenüber streng sein. Deshalb wird der Mensch nervös. Es nützt ihm, unentschlossen zu sein, weil Entschlossenheit Leiden zur Folge hat. Unentschlossenheit wird ihn retten. Darum entwickelt er Mangel an Selbstvertrauen und Unentschlossenheit.

Gleichzeitig wird er wiederum leiden, wenn er sich weiterhin diese Dominanz gefallen läßt. Aus diesem Grund reagiert er mit Grausamkeit, Boshaftigkeit, Mangel an moralischem Empfinden und unsozialem Verhalten. *Anacardium* kann sehr hart und grausam sein und gleichzeitig Mangel an Selbstvertrauen haben.

Diese Kombination finden wir bei *Anacardium*-Patienten, wenn sie situationsbedingt zu sehr dominiert und gequält werden. *Anacardium* könnte die Frau eines selbstsüchtigen Tyrannen sein, der mit eiserner Faust regiert und ihr keinerlei Freiheit, selbst kleine Entscheidungen selbst zu treffen, zugesteht. Was immer sie entscheidet, ist falsch, deshalb ist ihr Überleben daran gebunden, nichts zu entscheiden. Deshalb gibt es eine enorme "Unentschlossenheit", "Immer zwei Willen", "Mangel an Selbstvertrauen", "Gedächtnisschwäche", "Stumpfheit" und "Verwirrung". Ihr Selbstvertrauen ist völlig durch Angst vor Menschen zunichte gemacht, deshalb mag sie kindlich, idiotisch und schüchtern erscheinen. Solche Schüchternheit und Furcht kann ihr Denken lähmen, was sich zeigt, wenn sie zu einer Prüfung erscheint.

Dies sind Menschen, die gequält und verletzt sind durch Kritik, Strafen und Beschimpfungen. Sie verhärten und werden "Gewalttätig" mit einer "Tendenz zu Selbstmord oder Mord". Sie werden "Beleidigend" und "Dickköpfig" und vermeiden Gesellschaft. Einerseits ist da diese Angst vor Strafe, die ihnen Gutes zu tun rät, und andererseits Härte und Grausamkeit, die sie zu Schlechtem verleitet. Dies führt uns zu einem wichtigen Merkmal, nämlich dem Gefühl, als ob ein Engel auf der einen und ein Teufel auf der anderen Schulter ist. Der Engel ruft Schuldgefühle und der Teufel Gefühle von Grausamkeit und einem Mangel an religiösem und moralischem Empfinden hervor. Der Engel läßt Ordentlichkeit aufkommen, ("Gewissenhaft", "Kann nicht ertragen, wenn nicht jeder Gegenstand an seiner Stelle ist"), und der Teufel verleitet dazu, "Dinge zu zerbrechen". Bei einem Fall habe ich diese beiden Symptome zusammen auf sehr besondere Art gefunden. Eine Frau mit Lähmungen erzählte das Symptom, daß sie nach dem Tod ihres Mannes nichts fühlen konnte. Es war sogar so, daß sie nach Ende der Beerdigung das ganze Haus gesäubert hat. Die Grausamkeit von *Anacardium* wird man häufiger in einer weniger offensichtlichen Form finden: Normalerweise wird sie versteckt oder kompensiert sein.

ARGENTUM NITRICUM

Ein Patient, dessen Fall durch einen Studenten aufgenommen war, hatte so viele Symptome, daß ich mir keinen Reim darauf machen konnte. Der Patient erzählte dann einen Traum, den er wiederholt hatte.

Er war in einer großen, leeren Gegend. Alles sah alt und kaputt aus, und er war alleine. Die Bäume sahen verbrannt aus, und tote Tiere lagen herum, was dem Ort eine gespenstische Atmosphäre verlieh. Nichts war lebendig. Es war ein großer offener Ort, und es sah so aus, als ob die Tiere tot seien und etwas erlitten hätten; überall lagen Skelette herum. Er will von diesem weiten offenen Platz entkommen, aber es ist endlos. Er fühlt sich gefangen, gefangen durch den Platz. Er kann über den großen, offenen Platz nicht hinaussehen. Will heraus, versucht es, aber kann nicht. Es ist jenseits seiner Fähigkeit. Niemand hat diese Ruinen überlebt.

Ein anderer Traum – er wird von hinten von einer Höhe heruntergestoßen. Bevor er auf dem Boden aufkommt, wacht er auf. Er wird dann von Männern verfolgt, die ihn töten wollen, sie werfen Speere, und er rennt schnell. Der Patient ist ein 18jähriger Junge, der

"Stottert" (besonders in Situationen mit Menschen), Schüchternheit beim Auftreten in der Öffentlichkeit hat, viel stottert und sehr nervös ist.

Hauptthemen:
- Gefühl der Isolation;
- Gefühl von Katastrophe und Gefahr;
- gefangen und unfähig herauszukommen;
- erfolglose Anstrengungen.

Rubriken:
- Verlassenheitsgefühl, Gefühl der Vereinsamung;
- Wahnidee, fehlschlagen, alles wird;
- Wahnidee, Erfolg haben, er kann nicht, macht alles falsch;
- Furcht, engem Raum, in;
- Folgen von Furcht und Schreck;
- Stottern;
- Erwartungsspannung, Lampenfieber;
- Angst, beim Gehen im Freien.

"Das Stottern ist etwas, aus dem ich herauskommen will, aber es nicht kann", sagt der Junge. Die situationsbedingte Materia Medica von *Argentum nitricum* ist eine Situation, aus der er sich herauskämpfen muß, aber niemand wird ihm helfen; er versucht es, aber erfolglos. Wenn die Situation ein Niveau erreicht, an dem er nichts mehr ändern kann, kommt er in den Zustand von *Gelsemium*. Deshalb sind *Argentum nitricum* und *Gelsemium* komplementär. Bei *Argentum nitricum* haben wir Ruhelosigkeit, Aktivität, Eile, impulsive Tat. *Gelsemium* ist langsam, träge, dumpf, gelähmt und will nicht gestört werden.

Das ist der Grund, warum geschlossene Räume, hohe Orte, eine jegliche solche Situation *Argentum nitricum* verschlechtern kann, und sie können in einer impulsiven Art handeln, um aus dieser Falle hinauszukommen. Welche Situation im Leben auch immer an eine Falle erinnert, sie wird einen *Argentum nitricum*-Menschen verschlimmern. Solche Situationen können sein:
- Menschenmengen;
- geschlossene Räume;
- Brücken;
- Tunnel;
- hochgelegene Orte – zum Beispiel ein brennendes Gebäude;
- Flugzeuge; Orte, an denen der Ausgang versperrt ist.

Der Ausdruck, den sie sehr oft gebrauchen ist: "Es gibt keinen Ausweg", oder: "Ich sehe keinen Ausweg". Die Kompensation besteht darin, immer den Ausweg zu sehen. Deshalb werden sie sich niemals in eine Situation begeben, aus der sie keinen Ausweg sehen können. Sie werden nie eine Reise antreten können, ohne die Rückfahrkarte gebucht zu haben.

Das heißt, daß der Ausweg das Problem ist. Wenn sie ins Kino oder Theater gehen, sitzen sie nah an der Tür. Wenn sie in ihrem eigenen Leben etwas planen, werden sie den Ausweg sehen. Sie können Ungewißheit nicht ertragen. Phatak: "Sie können Spannung nicht ertragen." Wenn ein Zeitpunkt festgelegt ist, haben sie wieder dieses Gefühl, von etwas, das begrenzt ist, daß der Ausweg blockiert ist. Es ruft große Angst hervor, weil sie in zeitlichem Rahmen gefangen sind. Sie sind immer auf eine isolierte Art gefangen, immer allein. Sie wissen nicht, wie sie da herauskommen können. Eine andere Situation ist die Bühne. Sie sind bange, auf die Bühne zu gehen, und wenn sie dazu überredet werden, fühlen sie sich isoliert und gefangen. Sie sind alleine, und der Ausweg ist verstellt. Wenn der Zeitpunkt festgelegt wird, ruft es Spannungen hervor, und sie haben das Gefühl: Ich möchte, daß das vorübergeht, weil die Zeit zu langsam vergeht (Hast, um die verabredete Zeit einzuhalten). Immer in Eile und ungeduldig. Deshalb sehen Sie dieses ruhelose Umhergehen: "Muß umhergehen" (Phataks *Repertorium*), "Ruhelosigkeit, ängstliche, zwingt zu schnellem Gehen", "Gehen ziemlich hastig".

Sie vermeiden es Dinge zu tun, unternehmen nichts wegen dieser Angst, gefangen zu sein. Wenn sie sich gefangen fühlen, tun sie fast selbstmörderische, impulsive Dinge. Auf ihren Körper bezogen heißt das, daß sie sich aus dem Fenster stürzen, aber auf der psychologischen Ebene heißt das, daß sie impulsiv aus Situationen herauszukommen versuchen, in denen sie sich gefangen fühlen. Wenn sie sich geschäftlich zum Beispiel ängstlich oder angespannt fühlen, können sie sogar plötzlich impulsiv alles fallen lassen und das Geschäft aufgeben, obwohl sie dadurch eine Menge verlieren. Deshalb haben wir die Rubrik, "Gleichgültigkeit gegen seine geschäftlichen Angelegenheiten". Sie haben den Blick eines gefangenen Tieres. Selbst wenn sie über ihre Gesundheit reden, fühlen sie sich, als ob es keinen Ausweg gäbe und sie in Gefahr seien, als ob sie sterben müßten. Dann treffen sie plötzlich impulsiv die Entscheidung, die Behandlung, in die sie sich begeben haben, aufzugeben und stürzen sich in irgendeine andere Behandlung. Alles ist schlimmer wenn sie alleine sind, weil dann das Gefühl der Isolation verschlechtert ist.

In jedem Ausdruck, in jeder Geste, in jedem Satz, in jeder Tat eines Menschen drückt sich seine Krankheit aus. Es ist an uns, sie zu sehen. Zum Beispiel sagte der *Argentum nitricum*-Patient: "Ich versuche mit aller Kraft, aus diesem Stottern herauszukommen, und es gelingt mir nicht." Ich versuche mit aller Kraft – Ich muß es allein versuchen; Gefühl der Vereinsamung. Aus der Gewohnheit zu stottern herauszukommen – er ist darin gefangen. "Und es gelingt mir nicht" – Gefühl, alles wird fehlschlagen.

Es ist wichtig, daß das Stottern etwas ist, das ihn stört. Stottern hat mit Lampenfieber und dem Auftreten von Menschen zu tun, und dies stört ihn auch. Deshalb ist es das Bild eines klaustrophoben/gefangenen Menschen, der nicht herauskann; das ist der Zustand von *Argentum nitricum*.

CALCAREA SILICATA

Dies ist ein sehr nützliches Arzneimittel. Einige der Hauptsymptome:

– Angst um die Gesundheit;

- Angst um Geldangelegenheiten;
- Furcht vor Armut;
- empfindlich gegen Verweise;
- Nachgiebigkeit;
- spricht mit toten Menschen;
- ängstliche Ruhelosigkeit;
- leicht erschreckt;
- Ängstlichkeit;
- Streben nach Unterstützung, das heißt Verlangen, magnetisiert zu werden;
- besser in Gesellschaft;
- feige;
- geistige Verwirrung nach geistiger Anstrengung;
- glaubt, daß seine Krankheit unheilbar sei;
- grundlose Depression;
- schüchterne Zaghaftigkeit;
- in Hast, ungeduldig;
- gereizt durch Trost.

Die verwandtesten Mittel sind:

Arsenicum, *Staphysagria*, *Calcarea*, *Silicea*, *Gelsemium*, *Stramonium*, *Baryta carbonica*.

Körperlich:
- Zittern;
- kalte schwitzige Handfläche;
- blaue Linien am Zahnfleischrand;
- kalte schwitzige Fingerspitzen.

Angst in Geldangelegenheiten und Furcht vor Armut zeigen, daß der Mensch aus einer armen Familie kommt (situationsbedingt). *Silicea* hat das nicht, sondern stattdessen ein egoistisches Auftreten. *Calcarea silicata* hat keinen Egoismus, sondern Schüchternheit. Armut ist wie ein Nachteil von Anfang an.

Silicea verhält sich wie eine Prinzessin, *Calcarea silicata* eher wie ein Armer. Er muß vorsichtig mit dem Ausgeben von Geld sein, weil Armut ihm zum Nachteil gereicht. Deshalb muß er nachgiebig werden, er kann niemals zu bestimmt auftreten, sondern flieht, er kann nicht für sich selbst eintreten. *Calcarea silicata* ist nicht so eigensinnig wie *Silicea*. *Silicea* hat Rigidität zusammen mit Gewissenhaftigkeit, was bei *Calcarea silicata* fehlt. Deshalb ist es mit *Staphysagria* vergleichbar. Beide haben eine hohe Empfindsamkeit.

Empfindlichkeit gegenüber Tadel ist ein Vorteil. Wenn Sie mit einem Nachteil anfangen, dann sorgt Empfindlichkeit für Sicherheit. Wenn Sie zum Beispiel für einen cholerischen Chef arbeiten und seinem Tadel gegenüber empfindlich sind, werden Sie jegliche Diskussionen vermeiden und dadurch einer Kündigung vorbeugen. *Calcarea silicata* ist deshalb ein Mann, der arm ist und im Nachteil. Er ist Tadel gegenüber empfindlich und nachgiebig und außerdem zaghaft und schüchtern, weil ihm das hilft.

Dies ist eine Situation, wo Unterstützung zu haben ist, nicht wie bei *Psorinum*, das Angst vor Armut, aber keine Unterstützung hat und deshalb verzweifelt ist. Bei *Calcarea silicata* steht Unterstützung zur Verfügung, deshalb wendet er sich an Menschen, um Unterstützung zu bekommen, vertraut anderen Menschen, geht zum Psychotherapeuten, das heißt Verlangen, magnetisiert zu werden (*Silicea*, *Calcarea*).

Das Abweichen von anderen Mitteln kommt durch die Angst um die Gesundheit. Es ist keine normale Angst, sondern eine schwerwiegende. Man sieht es bei Teenagern, die das Leben genießen sollten, aber in die Praxis kommen, ihre Zeit dort verbringen, sich Gedanken machen über ein Niesen oder eine Erkältung oder die Wahnidee haben, herzkrank zu sein. Es ist die Furcht, unheilbar krank zu sein. Es ist nicht eine einfache Furcht. Es ist eine Furcht, die sie lähmt und die sie davon abhält, im Leben vorwärts zu gehen. Der einzige Vorteil dieser Furcht ist, daß es sie zu Leistungsverweigerern macht, noch abhängiger. Es gibt ihnen eine Entschuldigung für Leistungsverweigerung und Abhängigkeit, und genau das ist der Punkt, in dem es sich von *Staphysagria* und *Silicea* unterscheidet.

Staphysagria	ist der Konkurrent.
Calcarea silicata	ist der Unterlegene, der Verlierer.
Silicea	ist ein Mensch, der hohe Ideale zu erreichen versuchen wird.
Calcarea silicata	findet Ausreden dafür, daß er nichts zu erreichen sucht.

Es scheint so, daß sie mit der Hoffnung zum Arzt kommen, daß sie eine ernste Krankheit haben, als ob sie gerne eine hätten. Sie erscheinen verängstigt; man sieht die Angst vor der Krankheit auf ihrem Gesicht, aber unbewußt nutzen sie diese Ängste, um nichts zu tun. Wenn Sie ihnen in diesem Stadium sagen, daß ihnen nichts fehlt, können sie sehr gereizt reagieren (Trost verschlechtert). Völliger Mangel an Selbstvertrauen existiert bei diesem Arzneimittel. Auch *Silicea* reagiert auf Trost gereizt und will magnetisiert werden.

Dies erscheint widersinnig. *Calcarea silicata* will Unterstützung, aber würde es nicht gerne hören, daß ihm nichts fehlt. Diese große Abhängigkeit von Menschen, besonders in finanzieller und sozialer Hinsicht, rückt es in die Nähe von *Baryta carbonica*. Wenn solch ein Mensch (Unterstützer) stirbt, kann das *Calcarea silicata* vernichten. Er kann in einen Schockzustand kommen – Automatieverhalten. Er sitzt still und tut nichts oder stellt sich als Überlebensmechanismus vor, daß diese Menschen nicht tot sind, spricht mit Verstorbenen (Kent). Eine Frau bildet sich ein, daß ihr Mann im nächsten Zimmer ist. Es sind Frauen, die emotional und finanziell von anderen abhängig sind.

Calcarea silicata ist ein Mensch, der finanziell und emotional von jemand anders abhängt, und durch einen Nachteil – sei er nun real oder irreal – nicht in der Lage ist, einer von Konkurrenz bestimmten Welt gegenüberzutreten, und deshalb vermeidet er die Welt. *Calcarea silicata* verhält sich, als ob er der behinderte Sohn eines nicht so reichen Vaters wäre.

Die ursprüngliche Situation entsteht aus einem Zustand der Behinderung, das heißt, einer nicht so reichen Familie. *Baryta carbonica* ist sehr ähnlich.

Baryta carbonica ist in anderer Weise behindert. *Calcarea silicata* ist behindert auf eine Art, daß er das, was seine Eltern von ihm wollen, nicht errreichen kann. Deshalb braucht er dafür eine Ausrede. Ein wirklich behinderter Mensch braucht keine Entschuldigung, aber *Calcarea silicata* sucht bewußt nach einer Ausrede, nichts leisten zu müssen. Die einfache Tatsache, daß er diese Ausreden finden muß, zeigt, daß er weiß, daß er Leistung bringen muß. Üblicherweise will die Familie, daß er Geld einbringen soll. Eltern der armen Klasse erwarten, daß ihr Sohn ein hohen Stand erreichen soll, aber der Junge findet, daß er unmöglich ihre Erwartungen erfüllen kann. So wie es ist, bedeutet Armut einen relativen Nachteil. Er findet die durch seine Eltern gesteckten Ziele zu hoch. Deshalb muß er finanziell abhängig sein, und deshalb wird er mild und nachgiebig.

Calcarea silicata ist der Junge, dessen nicht so reiche Eltern von ihm erwarten, Dinge jenseits seiner Fähigkeiten zu erreichen. Das ist die Situation von *Calcarea silicata*. Es erklärt drei Dinge.

- Warum sind die meisten *Calcarea silicata*-Patienten männlich? Weil in Indien vom Mann erwartet wird, daß er es zu etwas bringt.
- Warum sind die meisten *Calcarea silicata*-Patienten Teenager oder gerade etwas älter? Weil dies das Alter ist, wo die Erwartungen der Eltern am höchsten sind.
- Warum sind die meisten *Calcarea silicata*-Patienten wirklich Versager? Weil sie aus einer fordernden, jedoch unterstützenden Familie kommen.

Baryta carbonica-Situation – der Mensch ist wirklich behindert und fühlt sich deshalb unfähig. *Calcarea silicata* fühlt bewußt die Notwendigkeit, etwas zu leisten, was *Baryta carbonica* nicht fühlt.

Bei *Staphysagria* hängt sein Überleben von Leistung ab, genauso wie bei *Silicea* und *Lycopodium*, während *Calcarea silicata* fast alle Anstrengungen, Leistungen zu erbringen aufgegeben hat, und sein Überleben hängt davon ab, Entschuldigungen zu finden, warum er keine Leistungen erbringen kann. *Calcarea silicata* sind nicht totale Versager (Leistungsverweigerer). Sie erreichen etwas, aber viel weniger als das, was von ihnen erwartet wird.

Kurz gesagt hat *Calcarea silicata* mit Geld (relative Armut), Erwartungen und Neurosen zu tun. Kein Wunder, daß es eins der am häufigsten indizierten Arzneimittel in Indien ist, da es mit Armut und Erwartungen zu tun hat.

CARCINOSINUM

Carcinosinum wird von Brustkrebsgewebe hergestellt. Es wurde zuerst durch D.H. Foubister für die hauptsächlich klinische Indikation von Schlaflosikeit verwendet. Anfänglich wurde es nur klinisch gebraucht für das Vorkommen von Krebs in der Anamnese, und später hat man es geprüft.

Situationsbezogene Materia Medica:

Die Situation von *Carcinosinum* ist die eines Kindes mit einer strengen Erziehung. Die Eltern beharren darauf, daß das Kind perfekt sein soll. Deshalb zeigt es sich "Empfindlichkeit gegen Verweise". Es wird noch "Gewissenhafter" und unterdrückt seine Wünsche. Es hat eine künstlerische Ader und liebt die Musik. Beim "Tanzen" kann es sich selbst ausdrücken, und deshalb wird das zu seinem Überlebensmechanismus.

Aus dieser Kontrolle heraus hat *Carcinosinum* das Gefühl, perfekt sein zu müssen, und dadurch entsteht "Erwartungsangst". Wenn diese Menschen ein Fest organisieren, sind sie um die Stimmung nicht so sehr besorgt wie darum, daß alles perfekt sein soll. Manchmal kann das so extrem werden, daß sie "Suizidal" werden.

Staphysagria ist das naheliegendste Komplementärmittel, aber die Situation von *Staphysagria* kommt daher, daß er von der Person, von der er abhängig ist, beleidigt wird. Die *Carcinosinum*-Situation dagegen ist dadurch geprägt, daß jemand von dem Menschen, von dem er abhängig ist, stark kontrolliert wird. *Carcinosinum*-Patienten sind häufig die Kinder oder Partner von entweder *Lycopodium*, *Aurum metallicum* oder *Nux vomica*.

Carcinosinum sind Kinder, die kontrolliert sind und gute Manieren haben; sie sitzen und benehmen sich und machen keinen Unfug. Eines der auffälligsten Verhaltensmerkmale von *Carcinosinum* ist seine wählerische Ader. Es sind gutgekleidete Leute mit gutem Geschmack, nicht wie *Lachesis*-Menschen, die sich sehr knallig anziehen. Dieses Merkmal von *Lachesis* kann man bei Frauen beobachten, die in die Menopause kommen und und ihr Aussehen aufrechtzuerhalten versuchen. *Carcinosinum* richten ihr Augenmerk auf guten Geschmack und wollen in allem perfekt sein. Sie können mit ihrer Perfektion zwanghaft werden. Ordentlichkeit und Sauberkeit sind nicht genug für sie, sie müssen perfekt sein; die Möbel müssen der Umgebung angepaßt sein, alles andere dazu passen. *Arsenicum*-Patienten wollen Ordnung. *Nux vomica*-Patienten wollen alles am Platz. Aber *Carcinosinum* verlangt nach "Perfektion".

Carcinosinum-Menschen können sehr mild und empfindlich sein, wie *Pulsatilla* und *Ignatia*. Sie sind sehr liebevoll, warm und mitfühlend. Dies ist ähnlich wie bei *Phosphorus*, aber *Phosphorus* verlangt Trost und Zuneigung, während *Carcinosinum* eine Abneigung gegen Trost hat und leicht beleidigt ist ("Beschwerden infolge von Tadel"). Sie sind einfühlsam und besorgt um andere; sie sind freundliche, gesellige und fröhliche Menschen, die immer lächelnd auf Sie zukommen. Sie werden dem Arzt sagen, daß sie sich besser fühlen, obwohl es ihnen schlechter geht (anders als bei *Kalium carbonicum* und *Arsenicum*), weil sie Mitgefühl mit dem Arzt haben und ihn nicht kränken wollen (*Staphysagria*)

Obwohl sie empfindlich und leicht zu verletzen sind ("Empfindlich gegen Verweise", "Leicht beleidigt"), zeigen sie es nicht. Sie haben eine Tendenz zur Unterdrückung wie *Ignatia*, aber hysterisches Weinen und unwillkürliches Seufzen fehlt bei *Carcinosinum*. Sie akzeptieren alles mit einer Art Resignation, und es sammelt sich alles innen an, ohne einen Ausdruck zur Außenwelt zu finden. Sie haben eine Menge Kummer in sich angesammelt, aber sie sind sehr nachgiebig. Deshalb leben sie ohne irgendeinen Ausdruck ihrer Empfindlichkeit, obwohl sie enttäuscht sind und dominiert werden. Sie haben eine Tendenz, alles zu unterdrücken. Sie haben eine unermeßliche "Angst um ihre Gesundheit" mit großer Furcht und Schrecken vor Krankheit, speziell vor Krebs. Eine andere Seite ist ihre sehr künstlerische Ader. Sie lieben Musik, Tanz, Malen, Literatur und Dichtung (*Staphysagria*, *Phosphorus*, *Lachesis*; entgegengesetzt *Bryonia*, *Arsenicum*, *Calcarea*, die materialistisch sind). Sie sind besser durch Tanzen (*Tarentula*). Sie lieben die Natur und sind besser am Meer und durch Gewitter und Blitz (entgegengesetzt *Phosphorus*). Deshalb können sie trotz dieses Kummers und so vieler Enttäuschungen immer noch die Natur, das Meer und ein Gewitter genießen.

Es gibt sechs auffällige Elemente von *Carcinosinum*, die miteinander verbunden sind:

Wählerisch	:	Verlangen nach Perfektion.
Empfindlich	:	Gegenüber Verletzungen, Verweisen und Beleidigung.
Nachgiebig	:	Tendenz zur Unterdrückung und zum Erdulden aller Gefühle ohne jeglichen Protest.
Künstlerische Züge	:	Empfindlich für Natur, Musik und Tanz.
Ängstliche Natur	:	Immer in Erwartungsspannung, da besetzt von der Idee von Perfektion – nicht besorgt um Erfolg oder Versagen, Angst um die Gesundheit, Furcht vor Krankheit, speziell vor Krebs.
Liebevoll	:	Warm und mitfühlend.

Körperliche Elemente:

- Blaue Skleren;
- Schlaflage – Bauch;
- Verlangen nach Eiern, Fett, Schokolade, Milch;
- Pigmentflecken auf der Haut;
- Anamnese oder Familienanamnese von Infektionskrankheiten, wie:
  - Tuberkulose;
  - Masern;
  - Mumps;
  - Windpocken;
  - Malaria;
  - Typhus;
- Anamnese bzw Familienanamnese von Krebs.

CAUSTICUM

Die situationsbedingte Materia Medica von *Causticum* ist die eines Menschen, der einer Bedrohung von außen gegenübersteht. Um dieser Bedrohung entgegenzutreten, braucht er, daß die ganze Gruppe zusammen kämpft. Da er das stärkste Mitglied dieser Gruppe ist, derjenige, welcher am ehesten eine Auseinandersetzung anführen kann, betrachtet er die Bedrohung gegen irgendein Mitglied dieser Gruppe als eine Bedrohung seiner selbst. Wenn er der Bedrohung nicht zuvorkommt, betrifft es die ganze Gruppe, und er ist geschwächt.

Es ist die Situation eines Mannes, der das einzig gebildete Mitglied einer Gruppe von analphabetischen Arbeitern ist, auf die die Betriebsleitung ungerechtfertigten Druck ausübt. Die ganze Gruppe muß dagegen ankämpfen, und wenn einer der Arbeiter bedroht ist, schlägt sich der Mann auf dessen Seite, kämpft für ihn, weil, wenn er das nicht tut und dem Arbeiter etwas passiert, die Gruppe demnächst als ganzes bedroht ist. Da er das stärkste Mitglied dieser Gruppe ist, muß er sich um den Rest der Gruppe kümmern, und er wird sehr besorgt, wenn jemand in Schwierigkeiten ist. Seine Stärke liegt in der Stärke der Gruppe, und er ist der, der sich um sie kümmert. Dies kann auch in einer Familie passieren. Einer der Partner, der Mann oder die Frau, realisiert, daß der Rest der Familie sehr schwach ist, unfähig, einer Bedrohung von außen entgegenzutreten und er/sie muß für die Familie sorgen, um sie in Sicherheit und zusammenzuhalten. Das Überleben der Familie hängt davon ab. Wenn jemand ausgegangen ist und ein bißchen später zurückkommt, wird *Causticum* sehr beunruhigt und ist enorm ängstlich um dessen Sicherheit ("Angst um andere"). Dies ist die mitfühlende Seite von *Causticum*.

Nitricum acidum ist auch sehr mitfühlend. Im Repertorium sind *Nitricum acidum* und *Causticum* beide zweiwertig aufgeführt; sie sind genauso "Mitfühlend", weil *Nitricum acidum* aus einer sehr ähnlichen Situation entsteht. Der einzige Unterschied ist, daß *Nitricum acidum* wirklich einen sehr schweren Kampf mit einem Feind führt. Es kämpft nicht bloß gegen Ungerechtigkeit wie *Causticum*, sondern mit einem Menschen, der ihn verletzt hat, und *Nitricum acidum* kämpft einen langen und unversöhnlichen Kampf mit ihm. Für diesen Kampf braucht er die Unterstützung von allen seinen Freunden. Deshalb ist *Nitricum acidum* sehr mitfühlend mit allen seinen Unterstützern. Er ist um sie sehr besorgt. Er kann für sie alles tun; und seinem Feind gegenüber kann er hart und grausam sein. *Nitricum acidum* ist ein Mann, der seinen Kampf kämpft, er ist sehr mitfühlend seinen Freunden gegenüber und haßt seine Feinde. Die Härte kombiniert mit seinem Mitgefühl. Deshalb sagt er: "Wenn ich ein Freund bin, bin ich der beste Freund, und wenn ich der Feind bin, bin ich der größte Feind." Deshalb ist die Rubrik von *Nitricum acidum*, die "Wahnidee, in einen Prozeß verwickelt zu sein", was "Bösartig", "Eigensinnig", "Unversöhnlich", "Haß" und andere Qualitäten erklärt.

Das dritte Arzneimittel, das unter "Mitfühlend" aufgeführt ist, ist *Phosphorus*. *Phosphorus* ist das einzige Arzneimittel, das dreiwertig in der Rubrik steht, während *Causticum* und *Nitricum acidum* zweiwertig sind. Das heißt de facto, daß hinter dem Mitgefühl von *Causticum* und *Nitricum acidum* eine Art Selbstsüchtigkeit steckt. Sie wollen durch ihr Mitgefühl gewinnen, während *Phosphorus* ein aufrichtig mitfühlendes Arzneimittel ist. *Causticum* ist mitfühlend, das heißt er hat Angst um andere, aber *Phosphorus* fühlt die Angst von anderen. Deshalb gibt es aufrichtiges Mitgefühl bei *Phosphorus*. Wenn das Kind ausgeht und ein zu wenig zu spät nach Hause kommt, fühlt es sich wohl, aber *Causticum* ist besorgt. *Phosphorus* ist nicht so. *Phosphorus* spürt die Angst des anderen. *Nitricum acidum* ist bedingt mitfühlend. Solange du mein Freund bist, bin ich mitfühlend. Sobald du mich beleidigst, werde ich dich töten. Deshalb ist das kein aufrichtiges Mitgefühl – es ist ein Mitgefühl unter Vorbehalt. Bei *Causticum* gibt es auch Mitgefühl unter Vorbehalt. Aber bei *Phosphorus* gibt es dieses bedingungslose Mitgefühl. Er fühlt wirklich das Leiden der anderen. Er ist sehr aufrichtig und hat ein "Verlangen nach Gesellschaft" und "Mitgefühl von anderen". *Nitricum acidum* oder *Causticum* haben das nicht so sehr. Sie haben kein Verlangen nach

Gesellschaft oder Mitgefühl so wie *Phosphorus*. *Phosphorus* hat eine aufrichtige Beziehung zum Geben und Nehmen wie jemand, der schnell Freunde gewinnen kann. Man kann mit *Phosphorus* sehr leicht kommunizieren; nicht so leicht mit *Nitricum acidum* und *Causticum*. Beide werden sich um dich kümmern. Aber man kann mit ihnen nicht so gut kommunizieren.

CHINA

China ist der Mann, der den Ehrgeiz hat, etwas zu tun, ein Vermögen zu machen, sich das Leben einzurichten wie *Sulfur* oder *Lachesis*. Aber man hat ihm nicht erlaubt, mit seiner Arbeit Fortschritte zu machen, man stört und behindert ihn die ganze Zeit ("Wahnidee, er ist an seiner Arbeit gehindert"), und deshalb hat er es zu nichts gebracht.

Er fühlt sich sehr frustriert, ärgerlich und verfolgt ("Wahnidee, angefeindet, er ist") und entwickelt eine verächtliche Haltung gegenüber jedem. Er läßt andere nicht in Ruhe. Er hat nicht den Mut, sich zu trennen und ist gleichgültig und verzweifelt. Er fühlt sich suizidal, hat aber nicht den Mut, es zu tun. Er ist frustriert in seinem Ehrgeiz und phantasiert darüber in seiner Freizeit. Er baut Gedankenschlösser, wird König oder Kaiser. Er plant Schritt für Schritt genau, wie er in seiner Karriere vorankommen wird. In seiner Phantasie tut er das, was er getan hätte, wenn man ihn nicht gehindert hätte, aber er weiß, daß sowohl Theoretisieren als auch Planen nutzlos sind.

China ist in uns allen. Wir alle haben Pläne und Ziele, und irgendwie kommen Menschen in den Weg und behindern uns. Wir sind frustriert, aber wir wissen, daß nichts getan werden kann. Wir phantasieren darüber, was hätte passieren können, wenn die Umstände günstig gewesen wären, wenn wir Glück gehabt hätten. Wir fühlen uns so unglücklich. Welch Unglück! *China* ist vermutlich das Arzneimittel für China selbst: Die Studenten sind durch die Regierung so frustriert und ihren Phantasien überlassen worden, was wohl passiert wäre, wenn sie Glück gehabt hätten.

ACIDUM FLUORICUM

Die Komponenten von *Acidum fluoricum* sind wie folgt:

- unmoral;
- Abneigung gegen Verantwortung;
- gesteigertes Sexualverlangen;
- Abneigung gegen seine Frau;
- Gleichgültigkeit gegen geliebte Personen, hingezogen zu Fremden;
- erhöhte Energie;
- er braucht wenig Schlaf.

Wie können wir diese Komponenten nun verbinden? Was erfordert unmoralisches Verhalten? Wann muß ein Mensch unmoralisch sein, unverantwortlich und auf Sexualität ausgerichtet?

Es ist eine Situation, in der er leiden würde, wenn er moralisch wäre. Es ist eine Situation, in der er zuviel Angst um seine Familie haben müßte, wenn er verantwortlich wäre, und dann muß er leiden. Was ist daher die Situation, in der er unter moralischem Empfinden, Verantwortungsgefühl und Sorge leidet?

Nach meinem Verständnis ist es eine Situation, in der es eine Unvereinbarkeit der Charaktere in einer Ehe gibt, die ihn leiden läßt. Er muß sich von seiner Ehe trennen. Deshalb muß er unverantwortlich werden, er muß unmoralisch werden, er muß sein Sexualverlangen steigern. Er muß mit Fremden angenehm reden und zur selben Zeit seiner eigenen Familie gegenüber gleichgültig werden. Dieser Zustand führt dazu, daß er sich von dieser unvereinbaren Ehe oder Beziehung trennt.

Wenn wir deshalb die Rubriken im Synthetischen Repertorium lesen: "Wahnidee, muß seine Ehe lösen" und "Wahnidee, Verlobung muß aufgelöst werden", finden wir *Acidum fluoricum* dort als einziges Mittel.

Deshalb ist die Situation von *Acidum fluoricum* die Situation einer nicht zueinanderpassenden Beziehung.

Es ist jetzt wichtig, sich an Folgendes zu erinnern: *Bitte suchen Sie nicht nach dem Grund bei einem Patienten.* Wenn Sie einen *Acidum fluoricum*-Patienten sehen, denken Sie nicht, daß er notwendigerweise eine unvereinbare Beziehung hat. Verschreiben Sie nicht *Acidum fluoricum,* nur weil jemand eine solche Beziehung hat. Sie müssen nur daran denken, daß wir ein Arzneimittel besser verstehen können, wenn wir den verursachenden Faktor und das Bild, das sich daraus entwickelt, zu verstehen suchen. Es hilft uns nur, die Materia Medica von verschiedenen Arzneimitteln viel besser und leichter zu verstehen, wenn wir versuchen, die Komponenten eines jeden Arzneimittels logisch zu verbinden.

Bei einem *Veratrum album*-Fall sahen wir zum Beispiel einen Patienten, der sich wie ein König benimmt, obwohl er arm ist; wie ein König, der seine soziale Stellung verloren hat. Es ist ein Mensch, der nicht wirklich etwas verloren hat und der keinen Grund hat, sich in dieser Art zu benehmen. Er brauchte *Veratrum album*, weil er sich unangemessen und unverhältnismäßig zu der realen Situation verhalten hat.

Wenn es keinen Grund gibt, wird der Zustand umso charakteristischer. Aber der Same der Situation, die den Zustand des Arzneimittels ursprünglich verursacht hat, ist irgendwo in früheren Generationen gesät worden. Dies ist den folgenden Generationen dann als "Wurzeln" übergeben.

Zum Beispiel können wir in einem *Veratrum album*-Fall verstehen, daß jemand in vorangegangenen Generationen seine soziale Stellung verloren haben muß und den *Veratrum*-Zustand geschaffen hat. Dieser Zustand wurde anschließend als Wurzel diesem Patienten weitergegeben. Häufig kann man eine solche Geschichte aufspüren.

Jedes Arzneimittel kommt ursprünglich von einem solchen Zustand, der von früheren Generationen geschaffen wurde. Eine solche Ursache muß nicht notwendigerweise beim Patienten gefunden werden. Aber der Inbegriff der Symptome des Patienten zeigt an, daß er sich verhält, als ob er auf eine bestimmte Ursache reagiert, oder um in einer bestimmten Situation zu überleben.

Wenn wir die besondere Situation verstehen, wird das ganze Arzneimittelbild sehr klar, und wir können Arzneimittelbilder auch leicht unterscheiden.

Diese Idee nenne ich "situationsbedingte Materia Medica" – ein Arzneimittel durch die Ursprungssituation verstehen, durch die der Zustand begründet sein könnte.

GRAPHITES

Es gibt zwei auffällige Merkmale bei *Graphites*, die miteinander verbunden sind. Lassen Sie mich eins nach dem anderen beschreiben, dann werden wir sehen, wie sie zusammenhängen.

Das erste Merkmal ist, daß der *Graphites*-Patient sehr aufgeregt ist. Er regt sich aus dem geringsten Grund auf. Aufgeregt kann heißen ängstlich, sentimental, verzweifelt, gereizt, traurig. Der kleinste Grund reicht aus, um ihn in Aufruhr zu bringen. Rubriken aus dem synthetischen Repertorium:

— Angst um Kleinigkeiten;
— Peinlich genau in Kleinigkeiten;
— Verzweiflung wegen Kleinigkeiten;
— Gereiztheit durch Kleinigkeiten;
— Lachen über Kleinigkeiten – dieses Lachen über Kleinigkeiten zeigt, daß *Graphites* ziemlich leicht auch glücklich werden kann.
— Traurigkeit um Kleinigkeiten;
— Kleinigkeiten scheinen wichtig;
— Weinen, ängstliches;
— Weinen nach Angst;
— Erregung, aufgeregt;
— Heiterkeit;
— leicht erschreckt;
— mitfühlend;
— leicht beleidigt;
— Feigheit, besitzt keinen Mut zur eigenen Meinung.

Diese Art von Erregbarkeit macht den *Graphites*-Patienten sehr ruhelos und ängstlich. Es gibt eine "Angst um die Zukunft", "Gewissensangst" und "peinliche Genauigkeit in Kleinigkeiten".

Die Idee ist, daß jedes dieser Gefühle eine Art Ruhelosigkeit und Aufregung hervorruft, die leicht zu sehen sind. Es sind die Art Menschen, die sich von kleinen Dingen schnell aufbringen lassen. Dies erklärt auch ihre "Gewissenhaftigkeit".

Es kommt wie gerufen in einer Situation, wo Ruhe nicht helfen wird und man aufgeregt sein muß, um zu überleben. Eine solche Situation könnte die sein, in der die anderen Familienmitglieder es auf die leichte Schulter nehmen; sie kümmern sich um nichts. Das Haus ist in Unordnung, nichts funktioniert richtig, die Arbeit eines jeden ist unerledigt, und der Mann und die Kinder vergnügen sich. Sie sorgen sich nicht um das Haus. Deshalb wird die Frau enttäuscht und aufgeregt. Eine *Graphites*-Frau hat wahrscheinlich einen *Calcarea carbonica*- oder *Sulfur*-Ehemann. Sie sind zaghafte Menschen, denen es an Selbstvertrauen fehlt. Sie sind auf eine feige Art unentschlossen, und zweifeln immer an sich selbst, was Angst hervorruft. Einige Merkmale sind ähnlich wie bei *Baryta carbonica*. Sie finden es schwierig, sich zu konzentrieren, und sind dumpf, träge und geistesabwesend und können verwirrt werden. Sie können nicht planen. Sie haben ein starkes Gefühl von Unzulänglichkeit. Es ist eines der Hauptmittel für Beschwerden infolge von Erwartungsangst. Sie fühlen sich immer unsicher und beunruhigt, durch das Gefühl, daß das Unglück um die Ecke wartet oder etwas passieren wird; ein kleines Unglück kann sie in große Traurigkeit und sogar Verzweiflung bringen.

Beim Reden sind sie ziemlich aufgeregt, und ihr Tun ist hastig und sehr ruhelos. Sie können nicht lange an einem Ort sitzen. Sie wissen, daß etwas getan werden muß, aber wissen nicht was. Zappelig, ruhelos, während er bei der Arbeit sitzt. Diese Ruhelosigkeit im Sitzen besteht wegen mangelnder Konzentration. Abstrahieren, Theoretisieren oder Analysieren ist sehr schwierig für sie ("Müdigkeit durch wissenschaftliche Arbeit"). Für sie ist es unmöglich, in einer Konferenz zu sitzen und zu denken. Sie sind damit beschäftigt zu zeichnen oder zu kritzeln, und wenn man sie später fragt, um was in der Konferenz ging, wiederholen sie Wort für Wort, aber sie können nicht zusammenfassen, weil eine Zusammenfassung Denken und Begriffsvermögen involviert. Dies kommt *Baryta carbonica* sehr nahe; beide haben sie die Unfähigkeit, abstrakt zu denken. Aber *Graphites* hat viel mehr Aufregung: "Verzweiflung wegen Kleinigkeiten".

Stellen Sie sich eine Frau vor, deren Mann einen großen geschäftlichen Verlust hatte, deren Tochter durchgebrannt ist und deren Sohn mit seinem Vater streitet. Wenn Sie sie fragen, was sie am meisten stört, wird sie sagen, daß ihr Enkel nicht vernünftig ißt. Das ganze Haus fällt zusammen, und was sie stört, ist etwas so belangloses wie das. Große Probleme sind jenseits ihres Horizontes. Wenn sie redet, ist sie so aufgeregt und wird das winzigste Detail erwähnen.

Pulsatilla in der Pubertät entspricht *Graphites* in der Menopause. *Pulsatilla* ist auch abhängig, aber sehr beschützt und muß sich nicht um Kleinigkeiten kümmern. Sie weint und macht ihre Sachen. Aber wenn sie heiratet und ihr Ehemann sie nicht wie ein Kind behandelt, sondern stattdessen von ihr erwartet, daß sie sich um all diese Dinge kümmert, gerät sie in einen *Graphites*-Zustand, aber das Gefühl der Unfähigkeit bleibt.

Es ist hauptsächlich ein Frauenmittel. Ein vielbeschäftigter Manager kann sich nicht leisten, *Graphites* zu sein. Wenn er es ist, muß er kräftig kompensieren. Deshalb finden wir bei Männern *Graphites* selten. Was sie verrät, selbst die, die kompensiert haben, ist die Art, in der sie ihre Beschwerden oder ein Ereignis beschreiben. Dies wird in den winzigsten Details geschehen, und dahinter ist kein Denken. Wenn zum Beispiel ein Mann Brennen im Brustkorb hat, besser durch Trinken von kaltem Wasser, wird *Lycopodium* sagen: "Ich habe

Brennen in meinem Brustkorb, daß sich durch kaltes Wasser bessert." Aber *Graphites* wird sagen: "Herr Doktor, als ich nachts aufstand, habe ich dieses Brennen in meinem Brustkorb empfunden, Brennen wie Feuer, und als ich dann kaltes Wasser getrunken habe, ging es mir besser, viel besser." Wenn ein *Graphites*-Medizinstudent über einen Fall sprechen soll, wird er den ganzen Fall detailiert erzählen, genau in den Worten des Patienten, wird alles das sagen, was der Patient gesagt hat, aber er wird keine Zusammenfassung oder ein Verständnis geben.

Er wird mit einer Menge Mitgefühl erzählen, es kann sogar sein, daß er anfängt zu weinen. Der *Graphites*-Patient erscheint ziemlich aufgeregt und freundlich in der Praxis. Er ist warm und mitfühlend, lacht leicht und laut, ist gesprächig, ausdrucksvoll und ängstlich.

Das andere Merkmal von *Graphites* ist:

– Weinen bessert.

Die Rubriken sind:

— Angst, Weinen bessert;
— Traurigkeit, Weinen bessert;
— Weinen um Kleinigkeiten (Allens *Handbuch*);
— Befürchtungen und Neigung zu Weinen (Allens *Handbuch*);
— Weinen bessert Symptome;
— Niedergeschlagenheit, sie muß weinen (Allens *Handbuch*).

Dieses Merkmal sieht ein wenig wie *Pulsatilla* aus, aber es gibt einen großen Unterschied, den Sie in Ihrer klinischen Praxis beobachten können. Dieses Weinen ist ein Ausdruck, und der *Graphites*-Patient ist viel, viel besser, dadurch, daß er seine Gefühle ausdrückt. Er wird ganz ruhig und entspannt, und nichts anderes als der Ausdruck seiner Gefühle kann ihm diese Erleichterung verschaffen. Dementsprechend ist er aufgeregt, ängstlich, voller Befürchtungen, traurig, verzweifelt und niedergeschlagen, bis er sich ausdrückt. Sein Geist ist ganz zittrig oder vibriert, aber sobald er sich ausdrückt, wird er sanft und ruhig. Er kann kaum etwas für sich behalten, seine Meinungen, Zweifel, Ängste, Liebe und Haß, ob sie nun gut oder schlecht sind.

Diese beiden Merkmale verbinden sich, und es entsteht eine außergewöhnliche Persönlichkeit. Eine Hausfrau zum Beispiel, deren Ehemann zur Arbeit gegangen ist, und es passiert etwas im Haus. Vielleicht hat sie einen Brief bekommen mit der Nachricht, daß jemand krank ist, oder es gibt eine Auseinandersetzung mit dem Geschäftseigentümer, oder eines der Kinder hat eine leicht erhöhte Temperatur, sie ist ganz aufgeregt, beunruhigt und ruhelos.

Sie kann ihre Arbeit nicht tun, sie kann nicht bei ihrer Arbeit sitzen. Sie ist auf eine ängstliche Art ruhelos und wartet, daß ihr Ehemann heimkommt. Sobald sie ihm dann die Tür aufmacht, und bevor er überhaupt hereinkommen kann, beschreibt sie ihm aufgeregt und im Detail alles, was passiert ist. Sie macht bis zum Ende so weiter, dann ist sie ruhig und entspannt.

Diese schnelle Wechselhaftigkeit von Launen können Sie in den Rubriken sehen:
— Stimmung veränderlich;
— Weinen nach Angst;
— Frohsinn gefolgt von Melancholie.

Am ehesten ist dies mit einer Stimmgabel vergleichbar. Ein kleiner Ruck wird die Stimmgabel veranlassen, aufgeregt zu vibrieren, und nur, wenn sie diese Schwingung an etwas anderes weiter zu geben vermag, wird sie sofort ruhig werden.

IGNATIA

Das Wesen von *Ignatia* ist wie das einer Frau, die ihr gesamtes emotionales Gleichgewicht in ein Individuum investiert hat. Sie reagiert sehr empfindsam auf das Verhalten dieses Individuums; jedes Mißverhalten oder Unhöflichkeit seinerseits trifft sie tief und verursacht Kummer oder Leiden. Die einzige Art, mit der diese sanfte Frau das Gefühl hat, zu einem guten Verhalten zurückzuführen (und ihr Gleichgewicht wieder herzustellen), sind hysterische Ausbrüche ihrerseits. Wenn sie verstört ist, verschlechtert jeglicher Trost nur ihren Zustand. Sie ist wie eine junge, verliebte Frau, deren Zukunft von der Ehe mit diesem Mann abhängt. Sie hat in der Beziehung zu diesem Mann so viel von sich selbst hineingesteckt, es ist, als ob sie schon mit ihm verheiratet ist. Deshalb das Einzelsymptom "Wahnidee, verheiratet, er ist". Sie ist so sehr in diesen Mann verliebt, daß sie sich verhält, als ob sie schon mit ihm verheiratet sei.

Wenn Sie eine Hausfrau ist, hängt ihr Überleben von ihrer Familie ab, und sie hat keine anderen Interessen. Sie hat alle ihre Wünsche und Wege zur Erfüllung ihrer "Träume" geopfert. Kurz gesagt, hat sie alle ihre Gedanken, Hoffnungen und Interessen in ihre Familie investiert.

Wenn es natürlich unter diesen Umständen eine Enttäuschung oder einen Verlust durch Tod der ihr nahen und lieben Person gibt, ruft das ein Gefühl hervor, ruiniert zu sein ("Wahnidee, ruiniert, er ist"). Es führt zu erstaunlichem Kummer, Angst, Brüten und Schock. Dieses Element macht *Ignatia* zu dem Akutmittel für die meisten Menschen, die mit dem Verlust eines lieben Menschen konfrontiert sind, mit dem sie gefühlsmäßig sehr verbunden waren.

Die Zeichen einer solchen gefühlsmäßigen Bindung sind:

- Sie versucht, niemanden zu verletzen; sie unterdrückt sogar ihre eigenen Gefühle und erträgt ihr Leiden still. Sie ist mitfühlend, liebevoll, fürsorglich ("Beschwerden infolge von Sorgen"), gewissenhaft und pflichtbewußt ("Wahnidee, er hat seine Pflicht versäumt"); sie ist außerdem nachgiebig und fröhlich mit zurückgehaltenem Kummer.
- Der zweite Aspekt ist aufmerksamkeiterregendes Verhalten: Hysterisch – Krämpfe, Schmerzen, Kloßgefühl, Spasmen, Würgen, Seufzen, kindliches Verhalten,

Selbstsucht usw. Sie weint also, schluchzt oder schreit um Hilfe. Diese Art von Traurigkeit und Weinen sind wichtig für sie, weil es bedeutet, daß die Aufmerksamkeit anderer auf sie gezogen wird. Deshalb widersteht sie Trost oder jedem Versuch, ihre Traurigkeit zu mildern. Sie genießt die Traurigkeit (Phataks Rep.).

Weitere Symptome:
- Beschwerden infolge von schlechten Nachrichten;
- Mangel an Selbstvertrauen (was von Abhängigkeit zeugt);
- Unentschlossenheit;
- Monomanie (alle Gedanken auf ein Subjekt konzentriert);
- sentimental;
- will getragen werden;
- fleißig;
- Lachen;
- still/verschwiegen;
- unwillkürliches Weinen.

Die Situation von *Ignatia* ist die einer Frau, die von Menschen abhängt, die von ihr erwarten, daß sie die ideale Frau ist. Sie wird deren Umsorgung und Unterstützung nicht dadurch erhalten, daß sie direkt darum bittet (wie *Pulsatilla*), sondern dadurch, daß sie sich in dieser stillen, selbstaufopfernden Art verhält; dadurch, daß sie eine Frau ist, die sich auf Kosten ihrer selbst, um andere kümmert. Das ist das, was andere von ihr erwarten: religiös, gewissenhaft, warm und umsorgend zu sein. Ihre Familie gibt ihr diese Rolle. Die junge Frau verhält sich, als ob ihr Freund dies von ihr erwarten würde (in der wirklichen *Ignatia*-Situation tut er das); und sie versucht, diese Rolle zu erfüllen, dadurch, daß sie das stille Opfer ist und alle Verletzungen und Schmerzen schluckt. Auf diese Art zieht sie indirekt Mitgefühl an. Wenn all das versagt, muß sie hysterisch werden – die Hintertür zu seiner Aufmerksamkeit.

Im Osten findet man diese Qualitäten bei einer Frau, von der die Familie eine Menge an Opfern erwartet. Im Westen ist das die Situation einer Frau, die von einem Mann abhängig ist, der von ihr erwartet, daß sie die ideale, sich aufopfernde Frau ist. Im Fall eines Kindes werden Sie die folgenden Antworten auf verschiedene Situationen finden, die nach *Ignatia* verlangen.
- empfindlich gegen Grobheit;
- still (reden, Abneigungen zu);
- Seufzen;
- Weinen wegen Ermahnungen;
- empfindlich gegen Verweise;
- Brüten;
- Ermahnung verschlechtert;
- stille Disposition.

In der Rubrik "Peinlich genau in Kleinigkeiten", kommen sowohl *Ignatia* wie *Silicea* vor. Beide diese Arzneimittel müssen nach einem bestimmten Bild leben und haben beide Monomanie. Sie denken über bestimmte Dinge nach, auf Kosten von etwas anderem. Der Unterschied ist, daß das Bild, welchem *Silicea* gerecht werden muß, mit Ego zu tun hat. Bei *Silicea* haben Sie Schüchternheit beim Auftreten in der Öffentlichkeit und Prüfungsangst. Während das Bild, dem *Ignatia* gerecht werden muß, daraus besteht, liebevoll und mitfühlend zu sein, was nicht zu *Silicea* gehört.

Aurum muß auch eine Rolle spielen, aber *es* hat ein hohes Verantwortungsgefühl, was *Ignatia* nicht hat. Deshalb ist *Aurum* diktatorisch, während *Ignatia* nachgiebig ist.

Wenn eine junge *Ignatia*-Frau wieder und wieder in ihren Hoffnungen enttäuscht wird, wird sie keine Beziehung mehr eingehen, in der sie möglicherweise enttäuscht wird. Dies ist *Natrium muriaticum*. Wenn *Ignatia* in eine Situation gerät, wo es keinen Zweck mehr hat zu versuchen, muß sie unempfindlich und apathisch werden, weil jetzt ihre Empfindlichkeit keinen Sinn mehr hat – sogar Hysterie hat keinen Sinn mehr – dann ist dieser unempfindliche Zustand ("Gleichgültigkeit") der Zustand von *Acidum phosphoricum*.

Wenn die *Ignatia*-Frau sehr schlecht behandelt wird und ihr warmes und liebevolles Wesen oder ihre Qualitäten keine Anerkennung finden, entwickelt sie schließlich Abneigung gegenüber ihrer Familie – der Zustand von *Sepia*.

Deshalb finden Sie als Komplementärmittel von *Ignatia*: *Aurum metallicum*, *Natrium muriaticum*, *Acidum phosphoricum* und *Sepia*.

KALIUM BROMATUM

Einzelsymptome:

- Wahnidee, Bruder fiel vor ihren Augen über Bord;
- Wahnidee, will ein Verbrechen verüben;
- Wahnidee, sie wird Mann und Kind ermorden;
- Wahnidee, sie ist des Raubes angeklagt;
- Wahnidee, er ist bestimmt, göttliche Rache auszuführen;
- Wahnidee, Haus seiner Mutter ist überfallen von liederlichen Frauen.

Diese Wahnideen geben uns ein gutes Bild von der Situation von *Kalium bromatum*. "Mißtrauisch; schaut sich nach allen Seiten um; hat Angst vor Menschen" schreibt Phatak in seiner Materia Medica. Eine der Ängste ist, daß er etwas Falsches tun wird.

Die Ausdrucksform dieses Gefühles ist:

- Ruhelosigkeit.

  zappelige Hände – ruhelose Hände,
  sich auf allen Seiten umschauen – argwöhnisch,
  Furcht vor Menschen.

Moral, Verbrechen und Schuld sind die Hauptmerkmale des *Kalium bromatum*-Zustandes.

In dieser Situation muß er extrem wachsam sein, um nichts falsches zu tun. Es ist, als ob sein Überleben davon abhängt; als ob er ausgestoßen wird, wenn etwas schief geht. Die Rubriken sind :

— Verlassenheitsgefühl;

— Furcht vor dem Alleinsein;

— Furcht, es könnte sich etwas ereignen;

— Furcht vor Menschen.

Wie ein Dieb: "Beantwortet keine Fragen", oder "Antwortet einsilbig", oder "Nein auf alle Fragen".

Als Kind ist die Situation eine Familie, in der die Eltern moralisch sehr streng sind. Die Mutter sagt: "Ich mag dich, ich liebe dich. Es ist nicht wichtig, daß du perfekt bist, aber wenn du dich nur einen Zentimeter von der Moral wegbewegst, werde ich dich nicht akzeptieren; die kleinste Lüge, Diebstahl, Unaufrichtigkeit sind sehr große Verbrechen."

Wahnidee, er ist bestimmt, göttliche Rache auszuführen.

Für ein Kind ist die Mutter wie Gott. Rache ist Bösartigkeit. Das Kind spürt, daß, wenn es das geringste falsch macht, Gott (die Mutter) ihm nie vergeben wird. Es ist enorm furchtsam und hat Angst, daß es etwas falsches tun könne. Seine kindlichen Instinkte führen dazu, daß es Dinge tut, die nicht gänzlich in Ordnung sind; und für die Mutter ist alles falsch. Deshalb fühlt es sich immer wie ein Dieb.

Wahnidee, Bruder fiel vor ihren Augen über Bord.

Das heißt, daß sie zugeguckt hat, und sie hat es geschehen lassen! Sie fragt sich, warum sie so unverantwortlich oder so pflichtverletzend sein konnte.

Wahnidee, Haus seiner Mutter ist überfallen von liederlichen Frauen.

Das bedeutet, daß die Frauen, die zu ihm nach Hause kommen, unanständig sind, und daß die Mutter diese Unmoral herausfinden wird. Dies vermittelt die Idee der Sexualität bei *Kalium bromatum*.

Beim Herannahen der Pubertät kommen sexuelle Gefühle hoch, und das ist in seinem Haus streng verboten; deshalb entwickeln sich die üblichen Probleme von *Kalium bromatum* ungefähr zum Zeitpunkt der Pubertät.

Laszive Phantasien.

Es kommt zur Masturbation, verbunden mit einem enormen Schuldgefühl, und dann beginnt *Kalium bromatum* über diese unmoralischen Dinge zu brüten. Je mehr er brütet, desto mehr Schuld hat er, und desto mehr hat er Angst, daß die Leute seiner inneren Phantasien gewahr werden. Wenn er an diese Dinge denkt, schaut er sich um, weil er glaubt, daß die Menschen seine "schmutzigen Gedanken" bemerken, die er im Sinn hat.

Bei *Kalium bromatum* ist die Religion nicht ein so großes Thema wie die Moral. Bei *Thuja* ist die Religion sehr wichtig, religiöser Fanatismus. Religion ist wie eine Art Gruppenmoral, ein ethischer Code einer Gruppe.

Thuja stammt aus einer Situation von religiöser Ordnung in der Gesellschaft. Einige arabische Länder würden dieses Mittel benötigen; sehr fixe Ideen. Auch "Angst vor Fremden" – alles Fremde ist nicht akzeptabel. Es herrscht die Angst, bloßgestellt zu werden, und diese fixe Idee ist kombiniert mit Zerbrechlichkeit. Furcht vor Gedanken, Werten, daß sein eigenes Bild zerbricht, und deshalb fühlt man sich so zerbrechlich; und je zerbrechlicher man sich fühlt, desto härter wird man.

LAC CANINUM

Das zentrale Gefühl von *Lac caninum* ist: "Ich bin nicht gut genug, ich hasse mich selbst. Ich bin fett und häßlich, ich fühle mich dreckig und schrecklich. Wie ist es dazu gekommen? Niemand mag mich oder kann mich mögen. Ich bin nicht klug genug, alles was ich sage ist dumm und töricht." – "Selbstverachtung"; "Wahnidee, es wird auf sie herabgesehen".

Es ist die Situation eines Kindes in Indien, in der es wichtig ist, hellhäutig zu sein, und sie ist ein dunkles Kind in einem hellhäutigen Zuhause. Sie versucht mit allen Mitteln, hellhäutig zu werden, aber sie weiß, daß sie versagen wird. Sie haßt sich selbst und leidet im Vergleich mit anderen. Die Leute bringen nur ihren Schwestern Kleider, niemand hört ihr zu. Niemand kümmert sich um sie und sie wird vernachlässigt, weil sie häßlich aussieht. Sie wäscht sich selbst häufig. Menschen stören sie wie Schlangen und Ungeziefer ("Wahnidee, sieht Schlangen"). Sie traut sich selbst nicht mehr. Sie ist völlig unentschlossen und hat einen "Mangel an Selbstvertrauen"; "Glaubt, daß alles, was sie sagt, eine Lüge ist". Sie "Verabscheut das Leben" und verfällt in eine enorme "Depression". Nichts kann getan werden, um ihren Zustand zu verbessern. Sie fühlt sich wertlos und ekelt sich vor sich selbst. Sie glaubt, daß sie keine Rolle spiele und daß es für andere besser sei, wenn sie nicht da wäre. Sie ist die Unberührbare. Sie ist unwichtig, nicht moralisch, sondern als Mensch. Sie möchte Selbstmord begehen, um dem Leiden ein Ende zu bereiten. Manchmal wird sie ärgerlich auf andere, weil sie sie so behandeln. Sie kann ziemlich grob und streitsüchtig werden. Innerlich weiß sie, daß es keinen Zweck hat, sie ist sowieso dunkelhäutig, und nichts kann daran etwas ändern. Sie reagiert mit "Zorn" und "Haß". Sie fühlt sich unterdrückt, ist bekümmert und gibt anderen die Schuld dafür. Sie hat das Gefühl, eine unheilbare Krankheit zu bekommen und zu sterben ("Wahnidee, hat eine unheilbare Krankheit"). Sie wird gemein. Sie spürt, daß sie stiefmütterlich behandelt worden ist, und schreibt ihren Bekannten garstige Briefe ("Schreibt Gemeinheiten an ihre Freunde"). In einer Ehe könnte es so sein, daß Mann und Frau gleich sind, wenn sie heiraten, aber jetzt nach der Heirat ist sie zuhause und bekommt Kinder; sie wird dick und bekommt Falten in ihrem Gesicht. Ihr Mann bleibt aktiv, ist berühmt und beliebt. Sie gehen zusammen auf ein gesellschaftliches Treffen, dort schenkt ihr niemand Beachtung. Sie fühlt sich ausgeschlossen und haßt sich selbst und auch ihren Mann dafür, daß er sie in diese Situation gebracht hat. Selbst ihre Kinder halten sie nicht für wichtig.

Im Grunde ist *Lac caninum* ein Gefühl in uns allen. Unzufriedenheit mit unseren natürlichen Gaben und der Versuch, den Abstand zwischen dem, was wir sind und was wir sein wollen, am besten zu überbrücken. Uns selbst und anderen die Schuld geben und uns wegen unserer Mängel ungeliebt fühlen. *Lac caninum* steht für das bedingungslose nicht-okay. Es ist ein Gefühl, daß nichts getan werden kann, weil wir sowieso Nicht-okay sind. Wir alle haben dieses Element, aber die meisten von uns können sich okay fühlen, wenn andere Verhältnisse eintreten, deren Bedingungen wir erfüllen können.

LACHESIS

Lachesis, das ist eine Frau, die unter dem Vergleich leidet, die sich vorstellt, daß sie die Schwiegertochter ist, die zu ihren Ungunsten mit der anderen Schwiegertochter verglichen wird. Intensives Gefühl von Konkurrenz. Glaubt auch, daß die Menschen hinter ihr her sind und sich gegen sie verschwören. Ihnen gegenüber sehr "Argwöhnisch". Das einzige Gefühl von Wert erreicht sie durch "Egoismus" und "Geschwätzigkeit", Satire, "Sichlustigmachen", Scherzen und durch das Gefühl, daß sie "Unter übermenschlicher Kontrolle ist". Wenn das versagt, wendet sie sich an Spiritualität als ihre Rettung. All diese Konkurrenz hat mit den persönlichen Beziehungen zu tun, deshalb muß sie sich zum gegebenen Zeitpunkt von der Arbeit ausschließen, "Geschäften abgeneigt", und muß sich darauf konzentrieren, ihr Problem zu lösen. Es sind dieses Konkurrenzgefühl und die "Eifersucht", das *Lachesis* von *Platinum* und *Palladium* unterscheide. Das Arzneimittel, das *Hyoscyamus* nahekommt. Der Unterschied ist, daß *Hyoscyamus* durch verrücktes Verhalten und Possenspielen Aufmerksamkeit zu erregen versucht und *Hyoscyamus* durch Gewalttätigkeit und Schlagen ziemlich bedrohlich werden kann, während *Lachesis* lebendiger ist, klüger und mehr dahinterher, zu beweisen, daß sie besser ist als andere. *Lachesis* kann die Geschichte eines Mädchens oder einer Frau sein, die von ihrem Verlobten oder ihrem Mann zugunsten von jemandem, der besser ist als sie, verlassen wurde. Dies ist die Situation, bei dem sie im Vergleich mit dem anderen Vorsicht walten lassen und zur gleichen Zeit ihre eigene Überlegenheit durch ihr egoistisches Gerede beweisen muß. Wenn dies nicht funktioniert, muß sie sich von der Idee von Ehe trennen und sich spirituellen Dingen zuwenden, genau wie ein Mensch, dessen Tod naht.

Eine andere *Lachesis*-Situation ist die einer Schwiegermutter. Nachdem ihre junge Schwiegertochter in das Haus kommt, verliert sie ihren Platz an die andere Frau, die gebildeter, jünger und attraktiver ist, und sie gibt sich alle Mühe, um mit ihr zu wetteifern. Sie wird "Egoistisch", und wenn das nicht funktioniert, wird sie religiös oder spirituell und fühlt, daß der Tod nahe ist, und daß sie sich auf spirituelle Dinge konzentrieren sollte. Sie beginnt zu meditieren, glaubt, daß sie "Unter übermenschlicher Kontrolle ist". Das ist der Grund, warum es die Rubrik gibt: "Vermeidet Gesellschaft, um sich ihrer Phantasie hinzugeben".

LYCOPODIUM

Einige der herausragenden Komponenten von *Lycopodium* sind:

- Mangel an Selbstvertrauen;

- Selbstüberhöhung;
- Sentimentalität;
- Gedächtnisschwäche;
- Reizbarkeit;
- Feigheit; Furcht vor Menschen;
- Verlangen nach Gesellschaft;
- Widerspruch, verträgt keinen;
- Hast/Ungeduld/Ruhelosigkeit;
- lasziv;
- Launen veränderlich;
- Geiz;
- peinlich genau in Kleinigkeiten.

Jeder *Lycopodium*-Patient wird eine Kombination von einigen dieser Eigenschaften haben. Welche dieser Eigenschaften am deutlichsten ist, hängt vom Alter, Geschlecht und der gesellschaftlichen Situation ab. Die Eigenschaften, die in der Gesellschaft, in der er sich bewegt, Anklang finden, werden ausgeprägt sein. Während die, die mit Stirnrunzeln betrachtet werden, in einer abgemilderten oder kompensierten Form auftreten werden.

In einer Gesellschaft, in der Laszivität als eine Sünde betrachtet wird, werden Sie zum Beispiel bemerken, daß der Patient sie auf irgendeine Art und Weise kompensiert hat. Oder dort, wo Egoismus mit Stirnrunzeln betrachtet wird, wird der Patient diese Qualität nicht gerade zeigen. Manchmal verleugnet er sich sogar absichtlich, so daß er nicht einmal rein zufällig egoistisch klingt.

Um es nochmals zu sagen, bei einem Erwachsenen kann die Feigheit durch eine nach außen gespielte Tapferkeit versteckt sein. Das wird notwendig, um sein Ego zu schützen. Hin und wieder mag der *Lycopodium*-Patient Zuflucht in großen Reden suchen, mit falschem Draufgängertum prahlen. Dies ruft schließlich ein Schuldgefühl hervor mit Angst, entdeckt zu werden.

Eine Art Ableger von diesem Egoismus ist die kritische Haltung anderen gegenüber. Der *Lycopodium*-Patient ist nicht unglücklich mit anderen, nichtsdestotrotz kritisiert er sie, um seine eigene Überlegenheit herzustellen. Zur selben Zeit wird seine "Gewissenhaftigkeit" ihm nicht erlauben, andere übermäßig zu kritisieren. Er wird seine Kritik jedoch begründen und sagen und fühlen, daß es seine Pflicht ist, im Interesse der von ihm kritisierten Person. Deshalb kann *Lycopodium* sehr subtil in seiner Kritik anderer sein.

Der "Egoismus" wirkt sich außerdem so aus, daß er "Keinen Widerspruch verträgt". Seine Ansichten herrschen unangefochten und wollen akzeptiert werden. Dies schafft eine Vielzahl von Verletzungen des Gefühls bei denen, die um ihn herum sind, und auch für den *Lycopodium*-Patienten selbst. Im Repertorium ist "Egoismus" auch zu vergleichen mit Rubriken wie "Hochmut", "Verächtlich", "Anmaßend" usw. Der Egoismus gibt schließlich vielen Symptomen von *Lycopodium* ihre Form.

Das *Lycopodium*-Kind hat die Symptome: "Furcht vor neuen Bekanntschaften", "Furcht vor Männern", "Furcht vor Fremden", "Feigheit", "Schüchternheit" usw., deshalb bleibt es neuen Situationen und Menschen fern und hält sich immer an die ihm Vertrauten und Bekannten. Ein Erwachsener mag diesen Mangel kompensieren bzw. sogar überkompensieren.

Das Ego von *Lycopodium* erlaubt ihm seine "Feigheit", seinen "Mangel an Selbstvertrauen", seine "Angst vor Männern und Menschen" nicht. Aus diesem Grund schafft er sich eine Welt innerhalb einer Welt, wo er sich mit Menschen umgibt, die er nicht fürchten muß, sondern, die ihn sogar fürchten. Er wählt sich eine sanfte Frau, die nie ihre Stimme erhebt, und die wird er heiraten. *Pulsatilla*-Wesen sind das Beste für ihn, vermute ich. In seiner Arbeit, beim Spiel und in seiner gesellschaftlichen Situation wird er nur solche Menschen um sich scharen, die er beherrschen kann und die er nicht zu fürchten braucht. Solche Menschen werden ihn auch loben und sein Ego stärken. Sie werden ihm niemals widersprechen. In so einer Umgebung wird *Lycopodium* beherrschend sein, den Ton angeben und mit eiserner Hand regieren. Aber außerhalb der Sicherheit seines Bereiches bleibt er weiterhin ängstlich und zaghaft. Er wagt sich nie aus diesem Bereich heraus; gleichzeitig wird er ihn sogar zu vergrößern suchen und immer mehr Menschen in seine Macht bringen. Diese Situation findet sich unter der Rubrik "Machtliebe".

Diese "Machtliebe" macht *Lycopodium* sehr ehrgeizig. Er wird eine Position zu erreichen versuchen, in der er anderen Vorschriften machen und ihm nicht widersprochen werden kann. Sei es politische Macht oder eine wissenschaftliche Autorität oder sogar ein leitender Posten als Chef einer Institution: *Lycopodium* sucht Macht überall und nirgends.

Frustrierter Ehrgeiz, Versetzung und sogar seine Pensionierung können einen ernsthaften Schlag für *Lycopodium* bedeuten. Er wird nicht so leicht aufgeben, trotzdem gibt es Zeiten, in denen er von dem ganzen Geschehen tief mitgenommen ist.

Lycopodium repräsentiert den ständigen Kampf eines Mannes zwischen "Feigheit" und "Egoismus", zwischen "Mangel an Selbstvertrauen" und "Hochmut", zwischen "Schüchternheit" und einer "Diktatorischen Haltung". Die frühesten Zeichen dieses Kampfes kann man in der Kindheit sehen. Das Kind ist normalerweise dünn. Es ist schüchtern, speziell in der Anwesenheit fremder Menschen. Es wäre zum Beispiel schwierig für ihn, einen Ladenbesitzer auf irgendetwas anzusprechen. Er möchte auf der Bühne vor einem Publikum reden, bekommt aber Lampenfieber. Deshalb badet er sich in kindlichen Phantasien und Theorien und muß damit für einige Zeit zufrieden sein. Er stellt sich vor oder träumt, daß er jemand Großes sei, ein Anführer von Menschen, ein sehr respektierter und mächtiger Mann. Rubrik, "Wahnidee, hat kindische Phantasien".

Lycopodium bleibt ein Einzelgänger; er kann nicht leicht Freundschaft schließen und spielt nicht gern. Diese "Abneigung zu spielen bei Kindern" entsteht aus ihrer Schüchternheit und auch ihrer körperlichen Schwäche. Er hat außerdem Angst, weil sein Geist besser entwickelt ist als sein Körper. Er hat Angst vor Autoritätspersonen, vor seinem Vater, vor dem Schuldirektor, aber nicht seiner Mutter. Er dominiert also zuhause, herrscht wie ein Tyrann, heißt andere zu tun, was er will, befiehlt ihnen; aber in der Schule mag er ein Engel sein, der Lieblingsschüler seines Lehrers. Er ist denen gegenüber grob und verächtlich, bei denen er es sich erlauben kann – "Verächtlich, hart gegen Untergebene und gegenüber Vorgesetzten und denen, die er fürchten muß, leicht nachgiebig".

Einmal wurde ein Kind von sechs oder sieben Jahren in die Ambulanz gebracht. Die Eltern beschrieben das Wesen des Kindes, und ich beobachtete den Jungen. Er war sanft, zurückhaltend, ängstlich, zaghaft und feige, während die Eltern sagten, daß er sehr reizbar, grob und diktatorisch sei. Der Kontrast zwischen dem, was das Kind in vertrauten Umständen und dem, was es in der Anwesenheit fremder Menschen tat, war auffällig für mich und versetzte mich in die Lage, *Lycopodium* mit Erfolg zu verschreiben.

Dieser Kontrast tritt auch da zutage, wo er über seinen Beruf, seine Zukunft entscheiden muß. Seine beiden Hauptüberlegungen in dieser Angelegenheit sind erstens Sicherheit und zweitens eine Machtposition und ein herausfordernder Beruf. Deshalb wird er bei der Berufsauswahl sehr unentschieden sein, weil er ja diese beiden Bedürfnisse erfüllen muß. Letztlich wird die Sicherheit gewinnen, aber er wird darauf hinarbeiten, in Zukunft eine bessere Position zu haben.

Auf dem Hintergrund dieser grundlegenden Überlegungen lassen Sie uns nun die anderen Aspekte der *Lycopodium*-Persönlichkeit untersuchen.

Verlangen nach Gesellschaft: Erstens hat *Lycopodium* Angst, allein in einer feindlichen Welt zu sein, inmitten nicht vertrauter Menschen. Er sucht nach bekannten Menschen, will jemanden die ganze Zeit um sich, selbst wenn im nächsten Zimmer, oder um ihn zu begleiten. Deshalb wird er abhängig von diesen wenigen Beziehungen, die er entwickelt, und er wird ängstlich, wenn diese durch Krankheit oder Tod bedroht sind oder den Wohnort wechseln. *Lycopodium* wirkt gefühlsbetont, gesellig, liebevoll und mitfühlend, und diese Qualitäten lassen *Lycopodium* wie *Phosphorus* erscheinen, aber der große Unterschied ist, daß *Lycopodium* es nicht mag, wenn andere von ihm abhängen. Er möchte Verantwortung soweit wie möglich vermeiden. Deshalb die Rubriken:

— Entfremdet ihrer Familie, meidet ihre eigenen Kinder;

— entfliehen, versucht zu, der Familie, den Kindern.

Als nächstes kommt die "Laszivität" von *Lycopodium*, welche zusammen mit seinem Verlangen nach Gesellschaft zu Liebesaffären führt. Seine Angst vor Neuem führt dazu, daß er sie anfänglich meidet, aber sobald er diese Angst überwunden hat, plant er seine Liebesaffäre mit großer Sorgfalt und sehr durchdacht. Das ist der für *Lycopodium* charakteristische Umgang mit allen seinen Problemen.

Er ist willig zu geben und zu teilen, aber nicht, sich festzulegen. Am Höhepunkt einer Affäre steigt er deshalb aus. Aus diesem Grund hat eine ganze Reihe von Liebesbeziehungen, bevor er sich schließlich entscheidet, ein geregeltes Leben zu führen. *Lycopodium* heiratet normalerweise spät. Er plant jetzt, seine Frau ernsthaft zu suchen – eine, auf die er sich verlassen kann, an die er sich anlehnen kann, die sein ständiger Begleiter sein kann, die relativ unabhängig sein kann, aber seine Wärme und seine Fürsorglichkeit erwidern kann, und die ihm erlauben kann zu dominieren. Wenn er eine solche Partnerin findet, heiratet er.

Das dritte Merkmal von *Lycopodium* ist sein starkes Pflichtgefühl. Wenn er sich einmal festgelegt hat, übernimmt er volle Verantwortung, da er sich verpflichtet hat. Kurz gesagt, wenn er sich festgelegt hat, ist er nicht verantwortungslos.

Ein anderes Merkmal der *Lycopodium*-Persönlichkeit ist, daß hinter seiner Reizbarkeit nach außen viel Herzliches, Gefühlvolles und Emotionales stecken kann. Daher die Rubrik: "Kurz angebunden, rauh, aber herzlich". Den sentimentalen und emotionalen Teil von *Lycopodium* sieht man selten, er ist oft versteckt. Er kann weinen beim Anblick von sentimentalen Szenen, sowohl vor Freude wie vor Kummer. Nostalgische Gefühle, angenehme Erinnerungen, Beziehung zu seinen Eltern, Erinnerungen an seine Verwandten – diese können Tränen hervorrufen. Daher die Rubrik: "Weinen, wenn ihm gedankt wird". Er kann auch durch Szenen in Romanen und im Kino sentimental werden.

All diese Widersprüche in seinem Wesen, seine Reizbarkeit, sein Mitgefühl, seine Feigheit und seine Liebe zur Macht, sein Mangel an Selbstvertrauen und seine diktatorische Tendenz – all das führt natürlich zwangsläufig zu einer Spaltung seiner Persönlichkeit und läßt zwei Symptome auftreten: "Unentschlossenheit" und "Launen, veränderlich". Ich möchte jetzt zwei weitere Aspekte von *Lycopodium* ansprechen, nämlich Hast bzw. Ungeduld und Ruhelosigkeit.

Hast ist ein Anteil, der üblicherweise nicht kompensiert werden muß, da er durch gesellschaftliche Standards gefördert wird und dort Anerkennung findet. In unserer schnellen Welt kann Hast ein Vermögen wert sein. Deshalb findet sich dieses *Lycopodium*-Symptom sofort in den meisten Patienten. Sie tun die Dinge schnell, aber nicht notwendigerweise in einer ordentlichen Art. Sie essen schnell, und sie kauen das Essen nicht. Sie arbeiten schnell, aber tun es nicht genau. Sie sind ungeduldig und können auf nichts warten (wie *Histamine*). Während der Befragung in der Praxis, speziell während der Folgekonsultationen, sind sie ziemlich ungeduldig und wollen schnell wegkommen. Zusammen mit ihrem schwachen Gedächtnis ist diese Ungeduld für viele Fehler verantwortlich. Deshalb machen sie Fehler beim Sprechen, beim Schreiben, usw. Ihr Geist arbeitet zu schnell und jagt immer nach vorne (*Natrium muriaticum* lebt in der Vergangenheit, während *Lycopodium* in der Zukunft lebt).

Ein anderer Aspekt von *Lycopodium* ist seine Gedächtnisschwäche und seine Fehler beim Sprechen, Schreiben. Diese Gedächtnisschwäche besteht speziell für die richtigen Ausdrücke; sie weitet sich auch auf Verabredungen, Ereignisse und die Dinge, die er zu tun hat, aus. Seine Gedächtnisschwäche ist ein großes Handicap für *Lycopodium*.

In einigen Aspekten ähnelt *Lycopodium Nux vomica*, mit der Reizbarkeit, Ungeduld und dem diktatorischen Wesen. Diese beiden Arzneimittel können sich sehr nahe kommen. Aber der Hauptunterschied ist, daß *Nux vomica* innerlich nicht so feige ist; er ist voreiliger und wagemutig. Er ist energischer und ausdrucksstärker, impulsiver und explosiver. Vom früher Kindheit an können wir diesen Unterschied sehen. *Lycopodium* hat eine schüchterne und introvertierte Kindheit, während *Nux vomica* eine waghalsige und spitzbübische hat.

Wenn *Nux vomica* im Erwachsenenalter eine Aufgabe bekommt, wird er sie auf Biegen und Brechen ausführen, und er wird alle Hindernisse auf seinem Weg wie eine Straßenwalze durchbrechen. Er kann oft gewalttätig werden. *Lycopodium* ist nicht so leidenschaftlich und waghalsig; er wägt jeden Schritt ab und stürtzt sich nicht in dieEreignisse. Wenn das Hindernis zu groß ist, wird er zögern und kann sich sogar zurückziehen. Andere vergleichbare Mittel sind *Aurum metallicum*, *Staphysagria*, *Chelidonium*, *Acidum phosphoricum*, *Platinum*, *Medorrhinum*, *Sulfur* (*Lycopodium* wird das pflanzliche *Sulfur* genannt), *China*, *Silicea*, *Argentum nitricum*, *Bryonia*, *Calcarea carbonica* (das genaue Gegenteil von *Lycopodium*, dahingehend, daß *Calcarea carbonica* langsam und träge ist, während *Lycopodium* von schnellem Schritt und emotional ist).

Lycopodium ist ein Mann, dem man gesagt hat, daß er so, wie er ist, nicht geliebt wird, sondern nur, wenn er in seinem Leben etwas erreicht. Deshalb hängen seine Gefühle mit Leistung zusammen. Er glaubt, daß er etwas erreichen muß, um geliebt zu werden. Eine Mutter sagt zu ihrem Sohn: "Sieh her, mein Sohn, du mußt eine bedeutende Position erreichen, damit ich für dich sorge, dir wohlgesonnen bin und dich schätze." Er bekommt die Botschaft, daß er Leistung erbringen muß, um ihre Liebe zu erlangen, etwas erreichen muß, was nicht leicht ist, sondern schwierig, weil die Umstände um ihn herum erschwerend sind. Als die Mutter von Shivaji ihm sagte: "Du mußt dieses Fort erreichen und erobern", hatte er keine Armee, und das Fort gehörte dem Kaiser, somit hatte er eine mühselige Aufgabe. Er mußte eine Armee um sich scharen, um zu erobern und das zu erreichen, was seine Mutter von ihm wollte; und als er sagte: "Mutter, es ist vollbracht", antwortete sie: "Erobere ein anderes Fort." *Lycopodium* ist der Sohn einer Mutter, die Leistung fordert, die Frau eines Mannes, der Leistung fordert, der Sohn eines Vaters, der Leistung fordert.

Um zu erobern und etwas zu erreichen, braucht er Menschen, über die er bestimmen kann, er braucht eine Armee um sich herum, er hat Angst, daß er das Ziel nicht erreicht, daß es zu schwierig ist. Aufgrunddessen hat er "Erwartungsangst" und "Mangel an Selbstvertrauen". Einerseits hat er "Egoismus", "Ehrgeiz", "Machtliebe" und "Dominanz", und andererseits fühlt er sich ohne Leistung unwohl. Es ist das Gefühl von Unterlegenheit, was seines Egoismus bedarf. *Lycopodium* ist pflichtbewußt, weil er glaubt, daß es seine Pflicht ist, den Menschen zufriedenzustellen, der Forderungen stellt. Er denkt, daß seine mageren Verhältnisse seine Fähigkeit, etwas zu erreichen, vermindern, deshalb die Rubrik "Furcht, das Ziel nicht zu erreichen".

Dieses Wesensmerkmal von Macht, Liebe und Leistungsdenken verläßt einen *Lycopodium*-Patienten nie, selbst wenn er nach einer Frau Ausschau hält; er glaubt, daß eine Frau ihn nur lieben kann, wenn er etwas leistet. Wann immer er einer Frau nahe ist, will er, daß sie ihn nicht deshalb liebt, weil er ist, was er ist, sondern wegen seiner Leistungen. Er mag keine Frau, die ihn dafür liebt, was er ist. Er spürt die Notwendigkeit, ihr zu zeigen, daß er es zu etwas bringt, er betont immer wieder, daß er ein toller Hecht ist. In dem Moment, wo er weiß, daß es nicht so ist, bricht die ganze Beziehung auseinander. Er steht immer gern auf einem Podest; wenn er von dem Podest heruntersteigt, ist er klein/kurz. Er muß auf einem Podest stehen. Er muß jemand sein, der es zu etwas bringt.

Wenn eine Frau einen *Lycopodium*-Mann verläßt, hat er das Gefühl, daß sie ihn verlassen hat, weil er es zu nichts gebracht hat. Dann wird er noch mehr beschäftigt sein, etwas anderes zu erreichen. Deshalb ist sein zentraler Gedanke auf Leistung ausgerichtet; er hat keine Bindung an seine Kinder.

Rubriken:

— Kinder, flieht von seinen eigenen;

— Gleichgültigkeit gegenüber ihren Kindern;

— entfremdet, ihrer Familie, meidet ihre eigenen Kinder;

— entfliehen, versucht zu, der Familie, den Kindern.

LYSSINUM

Im Kapitel "Unangemessene Reaktionen" habe ich einen *Lyssinum*-Fall vorgestellt. In diesem Kapitel werde ich die situationsbedingte Materia Medica weiter untersuchen und sie mit der Situation anderer Arzneimittel vergleichen.

Das Hauptgefühl von *Lyssinum* ist das Gefühl, gefoltert zu werden.

— Wahnidee, er wird gefoltert (*China*, *Lyssinum*);

— Beten;

— Heftigkeit;

— Kränkung, Demütigung;

— Impuls zu töten;

— Impuls, sich mit dem Messer, was er hält, zu stechen;

— Verlassenheitsgefühl;

— Wahnidee, hat Unrecht erduldet;

— Zorn abwechselnd mit schneller Reue (*Crocus sativus*);

— Raserei gefolgt von Reue (*Crocus sativus*).

Mit diesen fundamentalen Rubriken lassen Sie uns nun die Situation von *Lyssinum* entwickeln.

Raserei im Wechsel mit schneller Reue (*Crocus sativus*, *Lyssinum*).

Was ist die Bedeutung dieser Rubrik?

Raserei ist heftiger Ärger, fast wie wahnsinnige Gewalttätigkeit. Man braucht sie in einer Situation, wo jemand gegen jemand anderen zum Schlag ausholen muß, weil er weiter belästigt würde, wenn er sich still verhalten würde. Aber diese Raserei muß von Reue gefolgt sein, weil es, wenn sie zu lange anhält, nicht gut für ihn ist. Er muß bereuen, und dies vermittelt die Idee, daß der Zorn gegen jemanden gerichtet ist, von dem er abhängt, aber der ihn auch quält. Dies ist die Situation von *Lyssinum* als auch von *Crocus sativus*. Aber dies ist das einzig gemeinsame Merkmal der Situation. Sonst gibt es einen Unterschied zwischen den beiden Situationen; denn *Crocus sativus* hat andere Komponenten:

- Singen;
- Tanzen;

- Fröhlichkeit;
- anziehendes Verhalten (*Tarentula*).

Lyssinum hat dieses anziehende Verhalten nicht. *Crocus sativus* hat also das Bedürfnis anzuziehen, im Wechsel mit dem Bedürfnis nach Zorn. Das heißt, übersteigerte Fröhlichkeit im Wechsel mit Streitsucht. *Crocus sativus* ist die Situation einer Frau, die von ihrem Mann vernachlässigt wird, der sie gleichzeitig beherrscht. Es steht die Bedrohung im Raum, daß er weggeht, weil er sie nicht mehr anziehend findet, und zur selben Zeit dominiert er. In dieser Situation hält die Kombination von attraktivem Verhalten ihrerseits ihn in ihrer Nähe, und die Wut hindert ihn daran, zu dominierend und lästig zu sein.

Lyssinum ist die Situation einer Frau, die beleidigt, gequält und durch ihren eigenen Mann verletzt wird, von derselben Person, von der sie abhängt, und sie reagiert mit Zorn. Bei *Lyssinum* ist der Zorn ziemlich heftig. Es ist ein wildes Verhalten, mit dem Impuls zu schneiden, beißen, stechen und töten. Das kommt daher, daß *Lyssinum* nicht bloß belästigt wird, sondern wirklich gefoltert. Es besteht eine Bedrohung, und deshalb wird sie sehr empfindlich und ein hundeartiges Verhalten setzt ein:

— Wahnidee, er ist ein Hund;

— Knurren wie ein Hund.

Wenn Sie einen Hund zu sehr verletzen und ihn dann berühren, wird er knurren, wild werden und beißen. Wann immer Menschen ihn jetzt wieder belästigen, wird er heftig und gerät in Zorn. Später kühlt er ab. Er ist nicht immer im Zorn, sondern nur, wenn er belästigt wird. Er ist wie ein Hund, der wegen des Essens von seinem Herrn abhängig ist.

Die erhöhte Empfindlichkeit von *Lyssinum* gegenüber Licht und Geräuschen ist ein charakteristisches Wesensmerkmal seiner Wachsamkeit. *Lyssinum* wird in jeglicher Situation auf diese Art reagieren. Wenn das Dach zum Beispiel leckt, wird er es einige Zeit hinnehmen, aber wird dann so ärgerlich werden, daß er einen Hammer nimmt und den Verputz runterhaut. Nach ein paar Minuten legt sich sein Ärger, und dann holt er Zement und füllt das Loch wieder.

Ich erinnere mich an den Fall eines Homöopathen, der sein Kentsches Repertorium in Stücke zerrissen hatte und dann wieder zusammenklebte. Als ich ihn fragte, warum, sagte er, daß, wenn er nicht die richtige Rubrik findet, er einfach das Repertorium zerreißt. Nachdem er es zerrissen hat, bereut er es und klebt das ganze Buch wieder vorsichtig zusammen. Wenn er einen Nagel in die Wand hauen will, und dieser nicht reingeht, wird er die Wand kaputtmachen. Es gab einmal in einem Zimmer über ihm Bodenlegearbeiten, die eine Menge Lärm verursachten. Er wurde so wütend, daß er mit der Faust in eine Glasvitrine in seiner Praxis schlug und sich dabei schnitt. Er bereute es sofort und ging zu einem anderen Arzt, der die Wunde nähte.

Auch wir können in einigen Situationen ähnliche Gefühle bekommen. Zum Beispiel, wenn wir mit einem Auto fahren, und uns das viele Probleme bereitet. Es bleibt stehen, wir schieben es in der heißen Sonne, steigen hinein, wieder ist da ein komisches Geräusch, irgendein Qualm, und nach einiger Zeit wollen wir aus dem Auto steigen und es treten oder kaputtmachen. Wir mögen sogar so etwas tun, dennoch müssen wir es bereuen, weil wir von diesem Auto abhängig sind. Deshalb steigen wir wieder ein und lassen es in die nächste Werkstatt abschleppen. Die Situation von *Lyssinum* ist deshalb die, *von etwas gequält zu werden, von dem wir abhängig sind*, und diese Quälerei ist nicht bloß eine Beleidigung, sondern verusacht in der Tat körperliche und geistige Schmerzen. Es geht nicht nur darum, schlecht oder ungerecht behandelt zu werden. Es ist viel schlimmer; es ruft eine Situation von Raserei hervor, von unbändiger Raserei, Wildheit, Rage, Beißen oder Knurren wie ein Hund, angreifen und sich dann zurückziehen.

Die *Staphysagria*-Situation ist ähnlich, aber auf einer viel schwächeren Ebene. Es ist die Situation, ungerecht von einem Menschen behandelt zu werden, von dem man abhängt, und deshalb gibt es:

- das Bedürfnis nach Gerechtigkeit;
- Egoismus;
- das Gefühl von Beleidigung;
- Demütigung;
- unterdrückten Ärger;
- gelegentliche heftige Ausbrüche von Ärger; aber das ist nicht wie die Wut von *Lyssinum* mit dem Beißen und Treten. Es ist nicht die Situation des Gequältwerdens wie bei *Lyssinum*, sondern nur, unfair behandelt zu werden, gedemütigt und beleidigt. Es ist nichts Aktives, nicht einen Stock aufzunehmen und in den Rippen herumzustechen.

Gesagt zu bekommen, daß man verschwinden soll, ruft einen *Staphysagria*-Zustand hervor, während dreimal am Tage mit einem Stock in die Rippen gestochen zu werden, *Lyssinum* hervorruft. Die beiden sind sehr ähnlich, starke Komplementärmittel, da sie sich, wenn auch in unterschiedlichem Grade, in der gleichen Situation befinden.

China fühlt sich auch gequält wie *Lyssinum*, aber ihm fehlt die Gewalttätigkeit und das ungestüme Verhalten, der Ärger mit schneller Reue und die Raserei von *Lyssinum*. Die Qual ist bei *China* fortwährend, während sie bei *Lyssinum* episodisch, periodisch und plötzlich ist. *China* hat lang andauernde Qual, lang andauernde Verfolgung, Behinderung bei der Arbeit; etwas, das schon lange so passiert, chronisch ist, und aus dem allem heraus wird er träge, will nichts tun, sitzt nur herum und hat Tagträume. Das ist die Situation von *China*. Er hat auch ein unglückliches Gefühl, Selbstmordneigung und Traurigkeit.

Deshalb kann man sagen, daß *China* die gleiche Situation hat in einer mehr in die Länge gezogenen und weniger intensiven Art. Wenn wir von Verfolgung sprechen, kommt *Drosera* mit hinein. Dessen andere Komponenten sind:

- Angst, wenn allein;
- Verlangen nach Gesellschaft.

Die *Drosera*-Verfolgung geschieht nicht durch Menschen, von denen er abhängt. Es gibt Menschen, auf die er sich verlassen kann, und er sucht ihre Gesellschaft. Es sind andere

Instanzen, die ihn verfolgen, und er kann sich an niemanden für Hilfe und Sicherheit wenden – das fehlt in der *Lyssinum*-Situation.

Das Arzneimittel, welches *Lyssinum* am nächsten kommt, ist *Stramonium*. *Stramonium* hat auch das wilde Verhalten, dieses geisteskranke, hundeartige Verhalten und die Raserei, die ihn wie einen Hund angreifen läßt. Aber die Wahnidee, zu Unrecht zu leiden, gibt es nicht bei *Stramonium*. Die Situation von *Stramonium* ist Bedrohung. Er ist von jemandem draußen bedroht und er rennt und sucht Licht und Menschen. Er will aus der bedrohenden Position entfliehen, während es bei *Lyssinum* kein Entkommen gibt, deshalb ist *Lyssinum* in der Rubrik: "Entfliehen, Verlangen zu" nicht verzeichnet, in der *Stramonium* das Hauptmittel ist. *Stramonium* ist bedroht und hat Angst, er reagiert mit Gewalttätigkeit im Versuch, da herauszukommen, sich hilfesuchend an jemanden zu klammern, und sucht nach einem sicheren und geborgenen Platz. *Stramonium* hat Angst vor Fremden, deshalb sucht er das Vertraute. Er wird durch das Unvertraute in Panik versetzt, während *Lyssinum* durch jemanden Vertrautes gequält wird, und deshalb kommt Klammern bei *Lyssinum* nicht in Frage.

Hyoscyamus hat auch das Gefühl, zu Unrecht behandelt und verletzt zu sein, aber er hat nicht das gequälte Gefühl von *Lyssinum*. Es gibt das Verlangen zu entfliehen wie bei *Stramonium*. Was ihn auch von *Lyssinum* unterscheidet, ist die Angst, vergiftet zu werden. *Lyssinum* ist deshalb kein mißtrauischer Mensch, während *Hyoscyamus* eines der mißtrauischsten Mittel unserer Materia Medica ist Bei *Hyoscyamus* gibt es auch attraktives Verhalten:

- Lasziv;
- Singen;
- Spaßen, Scherzen;
- Schamlosigkeit;
- sexuelle Verlockung.

All das findet man bei *Lyssinum* nicht.

Eifersucht und Mißtrauen seinem Partner gegenüber sind die stärksten Merkmale von *Hyoscyamus*, während plötzlicher Ärger mit schneller Reue das Hauptmerkmal von *Lyssinum* ist. Die *Hyoscyamus*-Situation besteht darin, daß er einen untreuen Partner hat, den er liebt, aber der ihn sogar umbringen kann. Es ist deshalb eine Situation von Bedrohung, ein Gefühl, daß ihm Unrecht getan wird. *Hyoscyamus* versucht einerseits, die Beziehung aufrechtzuerhalten, aber er ist auch vorsichtig und mißtrauisch andererseits. Er muß attraktiv sein. Dies ist deshalb keine Situation, in der jemand gequält wird, sondern in der jemand verletzt und unrecht behandelt wird.

Lyssinum ist eine Situation, von einem Menschen gequält zu werden, von dem sie abhängt. Die Qual ist episodisch oder periodisch, und der Mensch muß darauf notwendigerweise mit Raserei reagieren, auf die schnelle Reue folgt. Dies ist die Situation von *Lyssinum*, aber sie kann bei einem Kind, einem Mann oder einer Frau verschiedene Formen annehmen. Es kann nicht nur in einer Beziehung zu Menschen existieren, sondern auch in der Beziehung zwischen einem Mann und seinem Haus oder seiner Maschine usw. Wenn Abhängigkeit und Qual zusammen auftreten, und die Qual episodisch oder periodisch in ihrem Verlauf ist, wird man an *Lyssinum* erinnert.

Auch wenn sich jemand so verhält, als ob er in einer solchen Situation wäre, dann braucht er *Lyssinum*.

NATRIUM CARBONICUM

Natrium carbonicum ist der Außenseiter. Sie ist die, die nicht in die allgemeinen Normvorstellungen paßt und deshalb immer Beschimpfungen empfängt ("Leicht beleidigt"). Die meisten in der Gesellschaft haben sich "zusammengerottet", um sie zu verfolgen, um ihr das Gefühl zu vermitteln, daß sie nicht normal oder kein Teil der Gruppe ist. Sie isolieren sie, schaffen eine Trennung zwischen ihr und den anderen, was ihre Familie und ihre besten Freunde einschließt. Sie entwickelt eine "Furcht vor Menschen" und eine "Empfindlichkeit auf bestimmte Menschen", speziell auf die, die gegen sie sind. Zur gleichen Zeit entwickelt sie eine mitfühlende und empfindsame Haltung gegenüber denen, die in ähnlicher Weise von der Gesellschaft ausgeschlossen sind. Sie reagiert auf diese Art von Kritik mit "Streitsucht", Angst und Mut. Sie wird "Mißtrauisch", "Gewalttätig", entrüstet und rücksichtslos und wähnt sich selbst krank und sieht keine Hoffnung in dieser Situation, in der nichts zu gewinnen ist (deshalb untröstlich). Sie erfährt Traurigkeit, Weinen, "Selbstmordgefühl" und "Gleichgültigkeit". Bestimmte Situationen verschlimmern ihr Problem, nämlich Gesellschaft und Menschenmengen. Ein Gewitter versinnbildlicht das Zusammenkommen von schwarzen Wolken in Vorbereitung auf einen Sturm und Wolkenbruch. Es symbolisiert die Art, in der Menschen zusammenkommen, um sie mit Beschimpfungen zu überschütten.

Auf dieses sehr starke Wetter reagiert sie mit Angst und Furcht. Dies passiert jedesmal, wenn ein plötzlicher Temperaturwechsel das Herannahen eines Gewitters ankündigt.

Musik bedeutet für einen *Natrium carbonicum*-Patienten, daß verschiedene individuelle Noten zusammenkommen, um einen bedeutungsvollen Klang oder eine Harmonie zu bilden. Das Klavier ist das Instrument, durch das ein Zusammenkommen von individuellen Tönen am offensichtlichsten ist. Es erinnert sie an eine Situation, in der völlig verschiedene Individuen aus dem einzigen Grunde zusammenkommen, um ihr zu schaden. Dieser Musik muß sie begegnen, und sie wird ängstlich und traurig, sogar suizidal, wenn sie das tut. In dieser Situation, in der es nichts zu gewinnen gibt, entstehen Angst und Furcht um die Zukunft. Sie ist verwirrt, und diese Verwirrung wird durch längeres Nachdenken über das Problem nur verschlechtert. Es ist nichts, was durch Denken gelöst werden kann, und deshalb muß sie aufhören. Es bestehen "Stumpfheit", "Geistige Erschöpfung", "Gleichgültigkeit", "Entmutigung" und "Verzweiflung". In solchen Zeiten vermeidet sie es sogar, ihre besten Freunde zu sehen. Sie wendet sich an jemanden, der Mitleid hat, um Hilfe in Form von "Magnetismus" (Vorschläge). Indem ihr die Dinge entgehen, wird sie "Geizig" und entwickelt eine "Furcht vor Einbrechern". All das hält sie natürlich in einem unzufriedenen, unwohlen und traurigen Zustand, der manchmal in Fröhlichkeit, Singen und Geschwätzigkeit endet. Solch ein trauriger Mensch ist unfähig, sich übermäßige Freude zu gönnen und reagiert deshalb darauf. Die Hauptrubrik von *Natrium carbonicum* ist: "Wahnidee, Kluft zwischen sich und anderen".

Andere beachtenswerte Rubriken sind:

— Abgetrennt von der Gesellschaft;
— Beschwerden infolge von Zorn, Ärger;
    – mit Angst,
    – mit Schrecken,
    – mit stillem Kummer.

Es ist interessant, daß *Natrium carbonicum* keine Angst vor oder Wahnideen von Tieren hat. Es besteht nur Angst vor Männern und Menschen. Das, wovor sie Angst haben, ist nicht die Angriffsweise der Tiere, sondern die Eigenschaft von Menschen, eine Gruppe zu bilden und Menschen auszuschließen, die nicht in die erwartete Gruppennorm passen. Die Erschaffung solcher Normen von Urteil und Kritik und das "Sichzusammenrotten" gegen ein paar wenige Individuen ist eine Qualität der menschlichen Rasse, vermutlich einzigartig beim Menschen.

So verstanden, hat *Natrium carbonicum* ein Problem mit menschlichen Qualitäten. Es ist deshalb eines der Hauptmittel für "Furcht vor Männern und Menschen".

OPIUM

Morphium ist ein *Opium*-Derivat. In der Medizin wird es für einen bestimmten Zustand verwendet, nämlich einen Zustand von zuviel Schmerzen, von extremem körperlichen oder geistigen Leiden.

Die Komponenten von *Opium* sind:

- Gleichgültigkeit gegen Schmerz und Leiden;
- voreilig, unüberlegt;
- kühn, mutig;
- beschwert sich nicht;
- Wahnidee, sagt, er sei gesund, wenn er krank ist.

Die Situation von *Opium* kommt durch folgende Wahnideen heraus:

— Wahnidee von schrecklichen Tieren: das heißt, die Menschen um ihn herum erscheinen ihm schrecklich wie Tiere;
— Wahnidee, sieht entsetzliche Gesichter;
— Wahnidee, ist von zu Hause fort;
— Wahnidee, daß er ermordet würde,
— Beschwerden durch Schrecken;
— leicht erschreckt;
— Furcht, ermordet zu werden;
— Furcht vor Annäherung anderer;

— Furcht vor dem Tode;
— Wahnidee, sieht Soldaten;
— Wahnidee, daß Menschen kämpfen.

Es ist eine Kriegssituation. Bevor ein Soldat in den Krieg zieht, mag er *Opium* gebrauchen, weil er kühn, unbesonnen, wagemutig und gleichgültig gegenüber Leiden und Schmerzen sein muß. Er sollte sich nicht beschweren, obwohl er Menschen sehen wird, die ihn wie Tiere angreifen werden, um ihn zu töten, oder es kann sein, daß er entsetzliche Gesichter sieht. Seine eigenen Leute werden sterben, und es wird viel Blutvergießen und Schmerz geben. Wenn der Mensch auf all das empfindlich ist, wird er zusammenbrechen.

Dies alles ist gut in der *Bhagavad Gita* dargestellt, wo Krieg herrscht. Der Krieger fragt Gott, was er in einer solchen Situation tun soll, wo um ihn herum Schmerz und Leid existieren. Gott antwortet: "Wenn der Mensch alle Wünsche des Geistes und sein Selbstgefallen aufgibt, dann nennt man ihn einen Menschen von beständiger Weisheit. Der unerschütterlich im Elend und frei von Wünschen inmitten des Vergnügens ist, der alles Festhalten, Furcht und Ärger verleugnet hat – dieser ist im Zustand beständiger Weisheit. Der, der überall frei von Gefühlen ist, und, wenn er mit Gut oder Böse konfrontiert ist, sie weder willkommen heißt noch haßt, hat beständige Weisheit, und wenn er seine Sinne komplett von den Sinnesobjekten zurückzieht, wie es eine Schildkröte mit ihren Beinen tut, dann ist er weise. Von dem Enthaltsamkeit verkörpernden Wesen fallen die Sinnesobjekte ab, aber nicht der Gefallen, aber selbst dieser Gefallen eines Menschen mit beständiger Weisheit hört auf, wenn dieses höchste Sein realisiert wird."

Gleichgültigkeit, Angst und Ärger verlieren und ruhig bleiben inmitten des Leidens, das sind die Wesensmerkmale, die ein Krieger braucht. Wahnidee, Menschen wollen ihn hinrichten. Es ist eine schmerzhafte Situation, die nach solcher Gleichgültigkeit verlangt.

Der *Opium*-Zustand erleichtert die Angst und macht einen Menschen wagemutiger. Ein zaghafter Mensch wird unter seinem Einfluß kühn. *Baryta carbonica* ist komplementär zu *Opium*, eines der zaghaftesten, abhängigsten und ängstlichsten Individuen der Materia Medica. *Opium* produziert einen anästhesierenden Effekt – eine Taubheit und Schmerzlosigkeit und ein angenehmes Gefühl. Es macht den Menschen auch träge, träumerisch, stumpf und nichtswollend.

Opium kommt von einem Zustand von so großem Leiden, Bedrohung und Schrecken, daß der Mensch taub wird, gefühllos und gleichgültig, um zu überleben, weil die Situation für ihn zu schwer zu ertragen ist. Im Gegensatz dazu steht ein anderes Halluzinogen, *Cannabis indica*.

Opium:

- Es hat Halluzinationen, die in keinem Zusammenhang zur Realität stehen.
- Der Mensch ist dumpf und in seiner eigenen Welt verloren.
- Gefühllos dem Geschehen gegenüber.
- **Unwillkürliches Lachen.**

Cannabis indica:

- Sieht die Dinge schöner, nicht im Verhältnis zur Realität.
- Die Menschen sind aktiver, lachen viel.
- Sieht Dinge klarer, Farben sind heller, und Musik klingt lauter.
- **Lacht unbeherrscht.**

Cannabis indica:

Der Mensch wird empfindlicher der Außenwelt gegenüber, was das Gegenteil von einem *Opium*-Zustand ist. Die Außenwelt ist langweilig. glanzlos, nicht aufregend und ohne Interesse, deshalb sucht er Aufregung.

— Wahnidee, ein Pflanzendasein zu führen.

Diese Individuen finden in allem Nervenkitzel und Gefallen. Sie lachen und reden viel.

Opium

Sie sind Menschen, die in ihrer eigenen Welt verloren sind, die sanftmütig und milde sind und ohne Angst und Furcht. Nichts scheint sie zu berühren.

Anhalonium:

Diese Menschen haben sich völlig aus der Realität zurückgezogen und sind gedankenverloren in ihrer eigenen Welt von phantasievollen Täuschungen, in denen sie Farben, Gestalten, Formen und Geräusche sehen, die völlig verzerrt sind und nichts mit der Wirklichkeit zu tun haben. Sie leben in einer Welt von Licht, Farbe, Klang und Glückseligkeit. Das ist die Spaltung des Selbstes:

- eine Seite real;
- eine Seite, die in Halluzinationen existiert. "Geistige Spaltung" kommt in einigen Fällen von Schizophrenie vor, und dieses Mittel hat einen schizophrenieartigen Zustand.

Dieses Mittel ist für Menschen, die die spirituelle Erfahrung schlechthin suchen, die nach einer außerweltlichen Erfahrung suchen.

Situation: Die, die alles haben und nichts wollen, das heißt, die materiell reich sind, so daß materielle Dinge keine Herausforderung für sie sind. Sie haben das Beste der Realität, wie sie ist, gesehen, und mehr davon wäre nur eine Wiederholung, deshalb suchen sie den Nervenkitzel einer außerweltlichen Erfahrung. Obwohl sie in einigen Symptomen übereinstimmen, bestehen große Unterschiede in der ursprünglichen Situation, aus der die Zustände von *Opium*, *Cannabis indica* und *Anhalonium* entstehen.

PSORINUM

Psorinum ist ein Mann, der versucht hat, einen Berg zu besteigen, aber irgendwo auf dem Weg steckengeblieben ist und weder hoch- noch heruntergehen kann, da beides zu riskant ist. Er hat schreckliche Angst, sich zu bewegen. Hier ist ein Element von enormer Furcht mit im Spiel. Furcht und Verzweiflung. Nicht nur, daß er an seinen Fähigkeiten zweifelt, sondern er hat furchtbare Angst vor dem Berg selbst. Es ist eher das Gefühl äußerer Gefahr als das Gefühl von innerer Unfähigkeit. Diese Furcht entstammt einer Situation, in der er merkt, daß er die mit eingeschlossenen Risiken nicht richtig eingeschätzt hat. Während *Sulfur* zum Beispiel sehr optimistisch ist und glaubt, daß er groß ist, daß er alles tun kann, und *Tuberculinum* ein starkes Verlangen nach Reisen und Abenteuern hat, wird *Psorinum* in Abenteuer geraten, wo er einen bestimmten Punkt erreicht, von dem aus es schwierig ist, sich vorwärts zu bewegen. *Sulfur* und *Tuberculinum* sind komplementär zu *Psorinum*.

Ich erinnere mich an eine Begebenheit, als ich mit einem Freund im Himalaya war. Wir sahen einen fast unerklimmbaren Berg, und wir waren abenteuerlustig. Deshalb begannen wir hochzusteigen. Es war ein steiler Berg ohne einen Pfad. Wir erreichten einen bestimmten Punkt, etwa auf halber Strecke, wo es fast unmöglich wurde, weiter hochzusteigen. Als wir zurückschauten, gab es keinen Weg herunter, nicht einmal Spuren unserer Fußtritte. Das war eine Erfahrung, dem Tode nahe. Ich hing fast, hielt mich am Ast eines Baumes fest, hatte nur einen Fuß sicher zur Unterstützung. Zu diesem ganz bestimmten Zeitpunkt in meinem Leben fühlte ich mich völlig hoffnungslos, ich hatte große Angst, daß dies der letzte Moment meines Lebens sei, und wenn das so wäre, warum es verlängern? Deshalb gab es einerseits völlige Hoffnungslosigkeit, ein Gefühl, daß es besser sei, den Ast loszulassen und das Leben loszulassen – ein völlig pessimistischer Zugang – und andererseits waren da eine große Unentschlossenheit, Erwartung und Vorahnung. Obwohl ich mit einem Freund zusammen war, fühlte ich mich völlig verlassen. Es begann zu regnen, und meine Unruhe wurde stärker. Schließlich fand ich dadurch einen Ausweg, daß ich mir große Mühe gab und mich Zentimeter um Zentimeter bewegte. Ich glaube, daß ich damals in einem *Psorinum*-Zustand war. Die Rubriken sind:

— Verzweiflung;
— Furcht vor Mißgeschick;
— Furcht vor Unglück;
— Unentschlossenheit;
— Beschwerden durch Erwartungsspannung;
— Angst, Vorahnung;
— Hoffnungslosigkeit;
— Pessimismus;
— Verlassenheitsgefühl;
— Gefühl der Entfremdung;
— Ruhelosigkeit, verschlechtert beim Sturm;
— Angst beim Abwärtsfahren oder -reiten.

Die Idee vom *Psorinum* ist, daß er im Leben, der Gesundheit, dem Geschäft usw., einen sehr riskanten Punkt erreicht hat. Es entstehen nervöse Vorahnungen, Verzweiflung und die Angst vor Mißgeschick.

Die Rubrik "Verzweiflung an der Genesung in der Rekonvaleszenz" heißt, daß es bis zur letzten Stufe eine Gefahr gibt. Er hat an einer so gefährlichen Krankheit gelitten, daß er es sich nicht leisten kann, selbst die geringste Hoffnung zu haben. Deshalb hat er Verzweiflung, bis er sich vollständig erholt hat.

Acidum phosphoricum ist die Situation eines Mannes, der die Anstrengung unternommen hat, den Berg zu ersteigen, und der so müde geworden ist, daß er an seiner Fähigkeit zweifelt, höher zu steigen. Er versucht es, aber der Berg scheint eine harte Aufgabe für ihn zu sein. Er möchte sich gerne ausruhen und hinlegen. Er ist völlig erschöpft und hat keine Energie übrig. Deshalb sitzt er traurig herum und grübelt über sein unerreichtes Ziel nach.

- Teilnahmslos durch seinen Kampf mit Umständen, denen er nicht gewachsen ist;
- Grübeln über seine Lage;
- Verlangen, sich hinzulegen.

RHUS TOXICODENDRON

Die Komponenten von *Rhus toxicodendron* sind:

- Ängstliche Ruhelosigkeit;
- Furcht vor Unglück;
- Furcht vor Unheil;
- Verlassenheitsgefühl;
- Furcht, ermordet zu werden;
- Angst, schlimmer im Haus und besser durch Gehen im Freien;
- Angst wegen ihrer Kinder;
- Angst durch gebeugtes Sitzen;
- Ruhelosigkeit der Füße;
- Abergläubische Furcht.

Die o.g. Komponenten machen deutlich, daß *Rhus toxicodendron* eine enorme Angst hat, daß etwas passieren wird. Ruhelosigkeit der Füße steht für eine ungewisse Angst, eine innere Unruhe, die nicht erklärt werden kann.

Zincum hat Furcht, als ob er ein Verbrechen begangen hätte, aber er weiß nicht welches. *Medorrhinum* hat Furcht vor Unglück, als ob etwas passieren wird, und ist hellsichtig. *Rhus toxicodendron* hat nervöse Befürchtungen, einen Schrecken, aber weiß nicht genau warum.

Diese drei Arzneimittel mit Ruhelosigkeit der Füße müssen vorsichtig und auf der Hut sein. Diese Arzneimittel sind auch abergläubisch - es ist eine Art unerklärlicher Angst.

Rhus toxicodendron hat:

- Furcht vor Menschen;
- Furcht, vergiftet zu werden;

– Furcht, ermordet zu werden;
– Furcht, abergläubisch.

Es besteht immer eine Furcht, daß etwas Schlimmes passieren wird, daß jemand ihn töten wird – eine Bedrohung innerhalb des Hauses. Sie fühlen sich besser durch das Gehen im Freien. Die Bedrohung geht von etwas innerhalb des Hauses aus, deshalb muß er immer auf der Hut sein. Wenn diese Bedrohung von außen wäre, könnte er sich an jemanden wenden, um Hilfe zu bekommen, aber das findet sich nicht bei *Rhus toxicodendron*; da gibt es kein Sichklammern und Verlangen nach Gesellschaft.

Bei *Rhus toxicodendron* geht deshalb die Bedrohung von seinen eigenen Leuten aus. Er kann sich an niemanden wenden, um Hilfe zu bekommen, und muß ruhig bleiben.

– Reden, abgeneigt zu;
– verweilt bei vergangenen unangenehmen Ereignissen nach Mitternacht.

Mit Voranschreiten der Nacht wächst die Angst. Jemand im Haus wird ihn nach Mitternacht ermorden, wenn er nicht rufen kann, niemand anders Bescheid sagen kann, und es keine Hilfe gibt:

– Weinen, unwillkürlich;
– Weinen, grundlos, ohne zu wissen warum;
– nervöser, trauriger Mensch;
– vorsichtig besonders nach Mitternacht;
– kann es niemandem erzählen;
– Verlassenheitsgefühl.

Das ist die Situation einer Frau, die kleine Kinder hat und mit ihrem Mann allein im Hause ist, dem es zuzutrauen ist, daß er sie umbringt. Er ist vermutlich betrunken, und man kann nicht sagen, was er tun wird; deshalb muß sie auf der Hut sein, sie ist wachsam, nervös, gespannt und traurig usw. Sie grübelt, weint und ist nicht in der Lage, ihren Ängsten Ausdruck zu geben. Sie ist abhängig von ihrem Mann und besorgt um ihre Kinder.

Ich habe herausgefunden, daß die Frau eines Alkoholikers gewöhnlich *Rhus toxicodendron* braucht, und daß ihre Kinder üblicherweise *Rhus toxicodendron*-Eigenschaften entwickeln. Die Situation von *Rhus toxicodendron* ist die Bedrohung einer Frau durch ihren eigenen Ehemann, der trinkt oder gewalttätig ist, wobei er die Kontrolle verlieren kann.

Rhus toxicodendron ist Komplementärmittel von *Calcarea carbonica*. Eine Frau, die angespannt und nervös ist und die Bedrohung spürt, getötet zu werden, was in keinem Verhältnis zu ihrer Situation steht, würde *Calcarea carbonica* sein, die aus einer von Sicherheit bestimmten Welt kommt und keine schrecklichen Dinge oder jedwede Grausamkeit ertragen kann. Wenn eine solche Frau in einer sicheren Umgebung aufgewachsen ist und dann einen gewalttätigen Menschen oder einen Trinker heiratet, kann sie einen *Rhus toxicodendron*-Zustand sehr leicht entwickeln. Selbst wenn ihr Mann nicht gewalttätig ist, wird ein wenig Ärger seinerseits enorme Nervosität, Zappeligkeit und *Ruhelosigkeit* bei ihr auslösen.

Genauso, wie *Calcarea carbonica* durch eine Bedrohung von außen in einen *Stramonium*-Zustand übergehen kann, kann *Calcarea carbonica* durch die Bedrohung von ihrem eigenen Mann in einen *Rhus toxicodendron*-Zustand übergehen. Man hat beobachtet, daß Frauen, die *Rhus toxicodendron* benötigt haben, irgendwann *Calcarea* brauchen. Genauso, wie Kinder mit enormer "Ruhelosigkeit", Zappeligkeit, "Verlangen nach kalter Milch" und nach heißen Bädern und ähnlichen anderen Eigenschaften normalerweise in einen *Calcarea carbonica*-Zustand kommen, nachdem sie dieses Mittel erhalten haben.

Es kann sein, daß man die konkrete Situation nicht im Leben des Patienten oder seiner Eltern findet. Wenn er zu einem früheren Zeitpunkt in der Situation des entgegengesetzten oder Komplementärmittels war, reicht der kleinste Auslöser, um den Menschen in den neuen Zustand zu bringen.

SILICEA

Das Wort "Zappeligkeit" ist in Phataks *Repertorium* über *Silicea* erwähnt. *Silicea* ist angespannt, besonders in der Anwesenheit anderer. Das wichtigste von *Silicea* ist das Gefühl: "Was denken andere über mich".

Es ist nicht wichtig, daß die Menschen ihn für einen guten oder netten Menschen halten, sondern daß er für ganz besonders gehalten wird, ein fixes Verhalten. Er will keine gute Meinung, sondern eine fixe, eindeutige Meinung. Er will zum Beispiel nicht, daß andere sagen: "Dieser Mann ist ein sehr hilfreicher, sympathischer Mensch", sondern, wenn er den Eindruck hat, er sei ein großer Wissenschaftler, ist er darum bemüht, daß andere das von ihm denken. Deshalb bekommt man den Eindruck, daß *Silicea* ein O.K.-Gefühl hat, was davon abhängt, *ein sehr spezifisches Image zu haben.*

Der Zustand von *Silicea* entsteht daher aus einer Situation, wo die Akzeptanz von Menschen durch Erfüllen eines spezifischen Images eine notwendige Bedingung darstellt. Zum Beispiel wird einem Kind gesagt, daß es akzeptiert und geliebt wird, wenn es in einer ganz besonderen Art Leistung erbringt. Gemeint sein könnte zum Beispiel, besonders gut im Sport zu sein oder ein großer Kricket-Spieler zu werden. Deshalb ist es sehr wichtig für dieses Kind, daß andere Menschen ihn für einen guten Kricket-Spieler halten, sogar für besser, als er in Wirklichkeit ist. Das schafft die Spannung und die Zaghaftigkeit in der Anwesenheit anderer.

- Schüchternheit beim Auftreten in der Öffentlichkeit;
- Monomanie;
- fixe Ideen;
- fixe Handlungen;
- zählt Nadeln;
- rigides Denken;
- Egoismus;

- Folgen von Egoismus;
- Zappeligkeit.

Unterschied zu anderen Mitteln

Palladiums Wohlgefühl (O.K.-Sein) ist von der guten Meinung anderer abhängig, aber nicht von einer bestimmten Meinung. Da ist *Verlangen nach der guten Meinung anderer*. Das bedeutet, daß man sagen muß: "Was für ein netter Mensch dies ist", oder: "Was für ein guter Mensch er ist." Von *Silicea* bräuchte man das nicht zu sagen.

Palladium kommt aus der Situation, wo das Kind die gute Meinung anderer braucht, sonst wird es vernachlässigt und nicht wertgeschätzt. Die Situation von *Carcinosinum* ist ähnlich. Das Kind muß in jeder Hinsicht perfekt sein: Seine Arbeit, seine Kleidung usw., und sein Wohlgefühl hängen davon ab, daß es perfekt und kontrolliert ist. Deshalb sind die Rubriken:

- Wählerisch, anspruchsvoll;
- empfindlich gegen Tadel;
- leicht beleidigt;
- Verlangen zu reisen (*Tuberculinum*).

Die *Tuberculinum*-Situation ist die, daß die Eltern das Kind zwingen, ihre Normen anzunehmen, und deshalb versucht das Kind zu rebellieren ("Ungehorsam") und wegzugehen ("Verlangen zu reisen"). Dies ist die Verbindung zwischen *Carcinosinum* und *Tuberculinum*. Das veranschaulicht, wie die situationsbedingte Materia Medica Arzneimittel miteinander verbindet. Wir kamen von *Silicea* zu *Palladium*, von *Carcinosinum* zu *Tuberculinum* – alle haben ähnliche Situationen; aber bemerken Sie die unterschiedlichen Schattierungen in der Situation eines jeden Arzneimittels. Der Unterschied ist im Ausdruck und im Seinszustand. Wir haben gesagt, daß *Silicea* von einer Situation herrührt, wo er ein spezifisches Image bekommen muß, weil er nur dann akzeptiert sein wird; deshalb ist das Bedürfnis nach Akzeptanz ein Teil der Situation:

- Nachgiebigkeit;
- Milde.

Silicea erfüllt in der Tat ein Image, das andere für ihn erschaffen haben. In diesem Sinne gibt er jenem Image nach, aber er wird darauf auch fixiert und ist deshalb "Dickköpfig". Diese Kombination von dickköpfig und nachgiebig findet man bei *Silicea* in einer besonderen Art und Weise. Einerseits besteht das Verlangen, "Magnetisiert zu werden", das heißt, er möchte vollständig unter dem Einfluß von jemandem anderen sein, andererseits ist er so fixiert in seinen Ansichten, daß, wenn man ihm widerspricht, er gewalttätig werden kann: "Verträgt keinen Widerspruch", "Muß sich zurückhalten, um nicht heftig zu werden" (*Aloe, Silicea*). *Silicea* rebelliert nicht offen, sondern hält sich an die einmal gefaßte Meinung. Samuel Butler sagte immer: "Gegen ihren Willen überzeugt, aber immer noch derselben Meinung." Deshalb wird sie schließlich ja sagen und es nicht aufbauschen, aber innerlich fühlen, "Nein, das ist alles falsch." *Silicea* ist "Abhängig". Sie ist unfähig zu rebellieren, aber wenn sie völlig nachgibt und ihre Ziele und ihr Image aufgibt, dann wird der, von dem sie abhängig ist, sie nicht mehr zu mögen beginnen. Dies ist ein eigentümlicher Widerspruch.

Situation: Ein Mann hat eine Frau geheiratet, die nicht sehr gebildet ist, und sie entdeckt bald, daß ihr Mann nur eine gebildete Frau will, eine Frau mit einer bestimmten Bildung. Wenn sie dies nicht erfüllt, wird ihr Mann beginnen, sie nicht zu mögen. Deshalb beginnt sie, Literatur zu studieren, und das mit aller Kraft, und versucht, perfekt zu werden. Deshalb gelten die Rubriken:

— Beschwerden durch Furcht vor Erwartungsspannung;
— Angst vor Prüfungen;
— Furcht vor Mißerfolg;
— Wahnideen, alles wird fehlschlagen.

Deshalb konzentriert sie sich völlig auf Literatur und versucht, so ihr Image aufzubauen – sie ist sehr nervös, wenn Menschen zu Besuch kommen, weil ihr Unwissen herauskommen könnte.

Sie ist abhängig von dem Mann und ihm gegenüber nachgiebig. Sie wird gleichzeitig auf stur schalten, wenn der Mann sagt: "Vergiß das mit der Literatur, laß uns ausgehen", weil, wenn sie das aufgibt, er den Respekt für sie verlieren wird. Der Mann will, daß sie nachgiebig ist, und gleichzeitig, daß sie ihre Individualität hat, deshalb bedrängt er sie mit beiden Botschaften und sie antwortet in dieser Art. Sie kann nicht zu nachgiebig sein, gleichzeitig nicht zu stur; das ist ihre Situation. Ihr Überleben hängt davon ab, den anderen ständig zu beweisen, daß sie auf eine ganz spezifische Art sehr gut ist.

Lycopodium ist *Silicea* ähnlich. Das Überleben von *Lycopodium* hängt davon ab, ein bestimmtes Ziel zu erreichen, eher als ein bestimmtes Image zu erfüllen. Deshalb findet man *Lycopodium* in Rubriken:

— Schüchternheit beim Auftreten in der Öffentlichkeit;
— Monomanie.

Eine der Situationen von *Silicea* ist die des ältesten Kindes in der Familie. Das älteste Kind ist der Fahnenträger, der, der den Familiennamen weiterträgt, der Kronprinz. Der Kronprinz muß ein schreckliches Image aufrechterhalten. Man mag das zweite oder dritte Kind bedrängen, aber im Zentrum der Aufmerksamkeit aller ist der Kronprinz. In dieser Art kommt *Silicea*, *Aurum metallicum* nahe, weil *Aurum metallicum* auch der älteste Sohn ist. Der Unterschied ist, daß *Silicea* imagegebunden ist, während *Aurum* pflichtgebunden ist. *Silicea* hat nicht die Verantwortung für die ganze Familie.

Aurum metallicum: Die situationsbedingte Materia Medica ist eine, in der sein Überleben von der Erfüllung seiner Pflicht abhängt. *Aurum* ist das älteste Kind der Familie, und der Vater ist tot. Die Gesellschaft wird *Aurum* die Schuld zuschieben, wenn er nicht die Verantwortung für seine Geschwister übernimmt. Das Überleben von *Aurum* hängt von seiner Moral ab. Er opfert seine Interessen den Interessen der Familie. Er bringt die Familie durch. Er ist der pflichtbewußte Sohn, der in seinen Ansichten rigide sein kann, sehr moralisch und gewissenhaft. Das Pflichtgefühl von *Aurum* fehlt bei *Silicea* völlig. *Aurum* ist mehr damit beschäftigt, wie er vor sich selbst erscheint. Er überprüft immer, ob das, was er getan hat, richtig ist, und sein Überleben hängt davon ab und nicht, wie er anderen Menschen vorkommt. Folglich findet sich keine Schüchternheit beim Auftreten in der Öffentlichkeit. Solange, wie er aufrecht ist und seine Aufgabe erfüllt, ist er sicher. Deshalb sind alle Gefühle von Schuld, Moral und Religion stark bei *Aurum*. "Wenn ich meine Aufgabe erfülle, kann mir niemand etwas nachsagen." Das ist der Zustand von *Aurum*. *Aurum* ist außerdem viel unerbittlicher, was Prinzipien anbetrifft. Sein Wertesystem ist sehr streng, und er drängt die gleichen Werte anderen auf, was in der Rubrik "Diktatorisch" Ausdruck findet.

Ein anderes Arzneimittel, das *Silicea* ähnelt, ist *Baryta carbonica*. *Baryta carbonica* ist das genaue Gegenteil von *Silicea*, und zwar deshalb, weil *Baryta carbonica* jemand ist, der sich um sein Image nicht kümmert. Er ist ein Narr und er weiß es, und er weiß, daß die anderen das auch wissen. Das stört ihn jedoch nicht. *Baryta carbonica* ist das abhängige Kind der Familie. Er ist das Kind, um das sich jeder kümmert und bei dem es niemanden stört, ob er sich macht im Leben oder nicht. Es ist akzeptiert, daß er ein Dummkopf ist, daß er nicht zurecht kommt und daß er Unterstützung braucht. Das ist *Baryta carbonica*, das genaue Gegenteil von *Silicea*, und deshalb sind die beiden komplementär. *Baryta carbonica* spürt seine Minderwertigkeit:

- Wahnidee, Beine sind abgeschnitten;
- Wahnidee, geht auf seinen Knien;
- nimmt die Hilfe anderer an.

Silicea hat:

- Widerspruch, verträgt keinen;
- Hochmut;
- Egoismus.

Ein weiteres ähnliches Mittel ist *Sulfur*, das bereits eine gute Meinung von sich selbst hat. Deshalb taucht *Sulfur* in den entgegengesetzten Rubriken auf: "Gleichgültigkeit gegen sein Äußeres".

Der Unterschied zwischen *Silicea* und *Sulfur* ist wie folgt:

Silicea	**Sulfur**
– kalte, feuchte Handflächen und Fußsohlen;	– brennende Handflächen und Fußsohlen;
– verfroren;	– heiß;
– sauber;	– dreckig;
– sehr besorgt über sein Image.	– nachlässig in seiner äußeren Erscheinung.

Diese Art von Fixierung gibt es bei *Lycopodium* nicht. *Sobald er ein Ziel erreicht hat, nimmt er sich ein anderes vor*, aber bei *Silicea* ist es ein sehr spezifisches Image, welches sie nie erreicht. Die Idee vom Image findet sich außerdem in den Rubriken:

— gewissenhaft in Kleinigkeiten;

— Gewissensqual über Kleinigkeiten (wo *Silicea* das Hauptmittel ist).

Es muß ihr auf jede Kleinigkeit ankommen, so daß sie ihr wahres Selbst nicht enthüllt, was dem Image entgegengesetzt ist. Sie bemüht sich um Perfektion in einer besonderen Art.

Silicea ist die Prinzessin. Eine Prinzessin ist von königlicher Abstammung, und ihr Überleben hängt von der Erfüllung eines besonderen Images ab. Sie muß in einer besonderen Art in der Öffentlichkeit reden, gehen, sitzen, stehen usw. Dieses Image muß aufrechterhalten werden, das verlangt die Öffentlichkeit von ihr. Wenn sie in eine Diskothek geht, wird sich niemand mehr um sie kümmern, niemand sie lieben.

Wann immer andere verlangen, daß ein Image erfüllt wird, um akzeptiert zu werden, geht es auch um *Silicea.* Es ist kaum eine Überraschung, daß die Kindheit, eine Zeit, in der diese Art von Image noch nicht aufgebaut ist, die Zeit ist, die *Silicea* am meisten genießt. Sogar in den Träumen finden sie: "Träume von der Jugend". Dies ist der herausragendste Traum von *Silicea.*

Ich sah einen Arzt aus der Schweiz, der auf die Frage: "Erzählen Sie mir über Ihren Vater!", geantwortet hat: "Mein Vater war der Chefarzt" einer ganz besonderen Einrichtung. Er sah wieder die Notwendigkeit für ein Image. Warum mußte er betonen, daß sein Vater der Chefarzt war? Durch seine Angst, ein Image aufrechtzuerhalten (ein fixiertes Image, welches die ganze Zeit über bedroht ist), ist *Silicea* auf sich konzentriert . Wenn es eine Rubrik gäbe wie: "Angst nur über sich selbst", wäre das eine gute Rubrik für *Silicea. Silicea* fehlen Emotionen. Ihre Gefühle sind abgestumpft. Das schließt ihre Kommunikationsfähigkeit ein, ihre Zärtlichkeit und ihre Wärme. Diese Eigenschaften fehlen, wenn sie nicht zu ihrem Image gehören. Ich kenne *Silicea*-Menschen, die Sozialarbeiter sind und in den Slums arbeiten, aber das ist ein Teil von ihrem Image.

Silicea braucht keine Gesellschaft, es ist keine Vorbedingung für ihre Situation. *Silicea* ist auch von Trost nicht angetan, deshalb wird sie nicht sehr dankbar oder liebevoll und manchmal schwierig im Umgang sein. *Silicea* mag brechen, wird sich aber nicht beugen. Das führt langsam zu einem anderen Phänomen: Sie können Liebe weder hin- noch annehmen, so wie sie sie auch nicht geben können. Sie können nur Lob annehmen, die Anerkennung, daß sie in ihrem Bereich exzellent sind. Aber wenn Sie ihnen sagen: "Ich mag dich, wie du bist", werden sie von Ihnen wegrennen, weil sie selbst sich so, wie sie sind, nicht akzeptieren können. So wie sie sind, sind sie nicht o.k., und wenn Sie sie o.k. finden, wie sie sind, nehmen sie an, daß etwas mit ihnen nicht stimmt.

Silicea-Menschen können spät damit sein, Beziehungen zu entwickeln und zu heiraten. Sie werden sich mit Büchern beschäftigen. Man kann sie ewige Studenten nennen. Deshalb ist *Silicea* mit 60 Jahren immer noch an der Universität eingeschrieben, um mehr Titel zu seinem Namen hinzuzufügen.

Einige Ausdrucksformen von *Silicea*

Wenn ein *Silicea*-Mädchen Sie mag, kann es sein, daß sie Ihnen das nicht sagt, weil es unter ihrer Würde ist; das ist kein Teil von ihrem Image. Die Prinzessin kann nicht einfach hergehen und irgendjemandem sagen: "Ich mag dich." Deshalb wird sie mit einer Arbeit auf

Sie zukommen, die mit ihrem Image zu tun hat. Wenn sie zum Beispiel ein Student ist oder eine Kollegin, wird sie mit einem Artikel kommen und Ihre Meinung darüber erfragen. Auf diese Art trifft sie Sie dreimal, einmal um Ihnen den Artikel zu geben, das nächste Mal, um ihn abzuholen, und dann wieder, um darüber zu diskutieren. Das gibt ihr auch die Möglichkeit zu zeigen, wie gut sie ist.

Die Fixierung im Denken, die Schwierigkeit, Dinge von außen zu akzeptieren und die Heftigkeit gegen alles, was ihren fixen Ideen entgegensteht, all das findet seinen körperlichen Ausdruck in der Form von Asthma, Unverträglichkeit von Impfungen und Fremdkörpern und auch eine starke chronische Abwehr dagegen.

Silicea arbeitet mit großer Präzision, genauer Berechnung und großer Exaktheit, aber mit wenig Gefühl. Mit viel Analyse, aber keiner Synthese. Mit Fakten und Zahlen, aber keiner Philosophie. Die Arbeit wird hauptsächlich theoretischen Wert haben.

Der *Silicea*-Homöopath gebraucht einen Computer, weil dieser Exaktheit darstellt. Man kann eine große Anzahl von Symptomen nehmen, eine sehr detailierte Analyse durchführen (welches Arzneimittel hat wieviele Punkte und wo ist es mehr vertreten als die anderen Arzneimittel usw.), aber mit sehr wenig Gefühl. Die Art, in der der Homöopath seine Patienten analysiert, ist sehr ähnlich. Ich habe beobachtet, daß meine *Silicea*-Studenten sehr stur darüber diskutiert haben, warum ich ein bestimmtes Arzneimittel gewählt habe, wenn doch andere Arzneimittel die gleiche Punktzahl (und manchmal sogar mehr) hatten. Wenn ich zu erklären versucht habe, daß das zentrale Gefühl des Arzneimittels, das ich gewählt habe, genau im Buch beschrieben wird, haben sie gesagt: “Mag sein, aber was ist mit dem Rest der Symptome?”

Sie können einen Briefkopf lesen und einen *Silicea*-Menschen daran festmachen, daß er so viele Titel vor seinem Namen trägt, von verschiedenen Universitäten in der ganzen Welt, und darunter werden all die wichtigen Posten, die er innehatte, aufgelistet sein. Drei Viertel des Briefbogens wird mit Referenzen vollgeschrieben sein, und es gibt nur wenig übrigen Platz, um den Brief zu schreiben.

Wie er auftritt, ist sehr wichtig. Wenn zum Beispiel ein Arzt eine Vorlesung über *Silicea* halten soll, wird er sagen: “Meine lieben Kollegen, ich erinnere mich an die Zeit, als ich mit der Königin von England zu Abend gegessen habe und sie sich mir zuwandte und sagte: “Dr. Soundso, Sie sind einer der größten Homöopathen der Welt, und ich würde gerne wissen, was Ihr Lieblingsmittel ist.” Ich habe ihr *Silicea* geantwortet”, und dann folgt der Rest der Vorlesung, nachdem seine Referenzen hinreichend dargelegt sind.

Die Vorlesung wird Wort für Wort vorbereitet sein. Sie wird getippt, gedruckt und an alle Teilnehmer verteilt sein. Sie wird von großer Exaktheit sein, mit Buchzitaten und einer großen Bibliographie und einem Nachschlagewerk am Schluß. Alles wird fein säuberlich unterstrichen sein, aber der Artikel wird nichts Neues vermitteln, keine neuen Offenbarungen, keine eigene Phantasie. Es wird eine absolut trockene Kopie dessen sein, was alle anderen vorher gesagt haben, aber in einer sehr schönen, perfekten und beeindruckenden Art vorgetragen.

STRAMONIUM

– Jagt eingebildeten Dingen nach.
Jagt – vertreibt;
eingebildet – nicht real oder etwas, das nur in der Vorstellung existiert;
Dinge – materielle Dinge oder etwas, auf das man seine Aufmerksamkeit lenkt.

Bedeutung:
Jagt nach eingebildeten Dingen, auf die seine Aufmerksamkeit gerichtet ist.

Ausdruck:
Patient: Ich bekomme diese Erkältungen. Ich bin fest entschlossen, die Wurzel zu finden und sie zu beseitigen.

Dies hat auch andere Elemente: Die Erkältungen sind lästig ("Wahnidee, verletzt werden"); will herausfinden ("Verlangen nach Licht", "Furcht vor Dunkelheit"); fest entschlossen (hinterherrennen, jagen); Wurzel (eingebildeter Gegenstand); beseitigen (töten).

Rubriken:
— Sich zu verstecken, Verlangen;
— Furcht vor glitzernden Gegenständen;
— Traurigkeit im Sonnenlicht;
— Abneigung gegen Licht;
— Wahnidee durch helle Gegenstände;
— Furcht, in den Spiegel zu schauen;
— Furcht vor Annäherung anderer;
— Furcht vor Spiegeln im Zimmer.

Wo immer es eine Furcht gibt, bloßgestellt zu sein, gibt es ein Verlangen nach Dunkelheit. Sie fühlen sich einem Angriff sehr ausgesetzt. Wenn sie andererseits etwas finden müssen oder etwas offenbaren oder offen darlegen möchten, wollen sie Licht. Das ist Furcht vor dem Unbekannten.

Europa ist in zwei Teile geteilt, ein Teil begraben, der andere lebendig.

Eltern trennen sich. Das Kind ist geteilt, bleibt bei einem Elternteil. Eine Seite lebendig, die andere begraben, man darf nicht darüber reden.

Jagt eingebildeten Gegenständen nach – philosophische, psychologische Teufel. Tut so, als ob alles glücklich und gut wäre.

Jeder Mensch wählt seine eigene Bibel, die alte Bibel gerät ins Wanken, neue Bibeln (Kulte) kommen auf; jede Gruppe spricht eine eigene Sprache.

Ungeschützt, einer Verletzung, einer Verwundung, selbst dem eigenen Anblick ausgesetzt zu sein, kompensieren sie mit Psychotherapie. Es ist das Gefühl, "Allein in der Wildnis zu sein".

Manische Reaktionen, wildes Tanzen, laute Musik, gespaltene Persönlichkeiten, die Empfindung, doppelt zu sein.

- Wahnidee, gewohnte Dinge erscheinen sonderbar;
- fühlt sich verlassen;
- heftig, wenn man ihm zu nahe kommt und ihn provoziert.

Kompensation: Meditation, Entspannung, Yoga, Spiritualität.

In Europa gibt es eine Subkultur, wo einige hundert Menschen in abbruchreifen Häusern zusammenhocken, schwarz tragen, gewalttätig auf jeden Versuch reagieren, sie zu entfernen. Sie reagieren gut auf laute Musik, sitzen in dunklen Räumen mit rhythmischen Lichtblitzen, die dem Ganzen einen unheimlichen, befremdlichen Effekt geben. Sie klammern sich an die Drogen ihrer Kultur.

Menschen, die sich gespalten fühlen (einerseits lebendig, andererseits begraben). Sie trennen sich von der Gesellschaft, die sie für lebendig begraben halten, und ihre andere Seite ist dann mehr als lebendig. Der Teil, den sie begraben haben, ist ihre Verbindung mit der Gesellschaft, die orthodoxe, traditionelle Seite. Der Teil, der lebendig ist oder sogar mehr als lebendig, ist unorthodox, neu, anders (Rubrik: "Wahnidee, alles ist neu").

Gewohnte Dinge erscheinen sonderbar

Sie können kein Gleichgewicht herstellen und zerbrechen nur in eine lebendige und eine begrabene Seite. Die extremste Form davon ist vermutlich ein Terrorist, dessen eine Seite komplett begraben und dessen andere Seite wahnsinnig lebendig ist.

Jeder Mensch kann das verjagen, was in seiner Vorstellung die Symbole der Gesellschaft sind, gegen die er kämpft. Wenn sie deshalb die Fenster einer Bank einschlagen, greifen sie bloß eine Vorstellung und nicht die Realität an.

Aus dem Bett springen: Plötzlich von seiner Ruhestätte wegspringen. Dies geschieht wegen des Gefühls einer bevorstehenden Bedrohung der Ruhestätte.

Das Gefühl bei *Stramonium* ist, daß das vertraute Bett und Haus zu erdrückend werden und ihn fast zu ersticken drohen ("Furcht vor dem Ersticken"). Es besteht ein Gefühl von Klaustrophobie ("Furcht vor engen Plätzen"), Verlassenheitsgefühl, ein Gefühl, daß er dort nicht hingehört ("Verloren"), vertraute Dinge erscheinen fremd. Er springt plötzlich aus seinem Haus, der Gesellschaft, seiner Familie, einer Beziehung usw., heraus. Er entflieht nur, um eine andere Gemeinschaft, Familie, Gesellschaft zu finden.

TARENTULA HISPANICA

Tarentula hispanica ist eine faszinierende Studie der situationsbedingten Materia Medica. Es hat die folgenden Elemente:

- Verlangen nach Musik;
- Verlangen zu tanzen;

- Verlangen nach Farben;
- Verlangen zu malen;
- sehr aktiv;
- sehr fleißig;
- sehr betrügerisch;
- sehr verschlagen;
- mutwillig, boshaft.

Wann muß ein Mensch Zeichen setzen und tanzen? Welche Situation verlangt, daß ein Mensch tanzen und bunte Kleider tragen muß, um zu überleben? Ein Mensch, der tanzt und bunte Kleider trägt, tut das, um gesehen und bemerkt zu werden; um Aufmerksamkeit anzuziehen. Also, wann muß ein Mensch Aufmerksamkeit erregen?

Ein Mensch muß Aufmerksamkeit erregen in einer Situation, wo er bemerkt werden möchte, aber es nicht ist. Solch eine Situation entsteht, wenn ein Mensch die Aufmerksamkeit des entgegengesetzten Geschlechtes auf sich ziehen möchte. Zum Beispiel ist eine Person A an einer Person B interessiert, aber Person B schaut Person A nicht an. Es ist nicht eine Situation, wo Person A zu Person B hingegangen und zurückgewiesen worden ist, sondern wo Person A, die sehr an Person B interessiert ist, jede Taktik versuchen wird, die andere Person zu gewinnen.

Solch eine Situation ist nicht die von enttäuschter Liebe, es ist die Situation von unerwiderter Liebe. Phatak beschreibt in seiner Materia Medica als Auslöser von *Tarentula hispanica*: Krankmachende Auswirkungen von unerwiderter Liebe.

THUJA

Thuja kommt aus einer Situation, die Rigidität des Denkens verlangt. Dies tritt da auf, wo die Religion sehr streng wird. Soziale Sicherheit liegt darin, sich strikt an religiöse Normen zu halten oder wenigstens so zu tun. Innerlich hat der Mensch indes das Gefühl, als ob sein wahres Selbst bloßgestellt wird; er fühlt sich deshalb spröde oder zerbrechlich. In seinem Auftreten erscheint er aufrecht und fixiert, und seine Ideen und Ansichten erlauben keine Freiheit im Denken. Dennoch hat er innerlich immer Angst, aß er bloßgestellt wird und daß seine ganze Fassade zusammenbricht; das macht ihn steif und vorsichtig in der Anwesenheit von Fremden. Das Aus-der-Gnade-fallen ist versinnbildlicht in "Träumen vom Fallen", aus denen er mit einem Schrecken erwacht. Das Thema Religion ist repräsentiert durch die Rubriken: "Religiöser Fanatismus" und "Fanatismus" im allgemeinen. Das fixe Ideengebilde ist durch die Rubrik "Monomanie" erkenntlich. Die Schuld wird ausgedrückt durch die Rubriken: "Gewissensangst, als ob eines Verbrechens schuldig", "Wahnidee, sieht jemanden im Raum" und "Anwesenheit von Fremden verschlechtert". Das zerbrechliche Gefühl im Geistes- und Gemütsbereich findet sich im Körper auch vertreten und zeigt sich in der "Wahnidee, der Körper sei aus Glas".

VERATRUM ALBUM

Das schönste Symptom von *Veratrum album*, das sich im synthetischen Repertorium findet, ist *Verzweiflung an seiner sozialen Stellung*. Wenn wir dieses Symptom richtig verstehen, wird es sehr leicht sein, das Bild von *Veratrum album* zu verstehen. Der Zustand eines Arzneimittels kann als eine Reihe von Komponenten, als eine charakteristische Kombination von Komponenten verstanden werden. Die wichtigen Komponenten von *Veratrum album* sind wie folgt (Rubriken aus dem synthetischen Repertorium):

— Lügner;
— trügerisch, hinterlistig;
— mutig;
— verschwendet Geld;
— Extravaganz;
— Beten;
— religiös;
— schamlos;
— Lächeln;
— Lachen;
— kühn, verwegen;
— hochmütig.

Jetzt werden wir zu verstehen versuchen, wie diese Komponenten miteinander verbunden sind. Wir können dadurch eine Verbindung herstellen, indem wir verstehen, daß dieser Mann sich so verhält, als würde er auf den Verlust einer gesellschaftlichen Stellung reagieren. Es ist die Situation eines Königs, der plötzlich arm geworden ist. Wenn dieser Mensch überleben will, muß er Lügen erzählen und so tun, als ob er reich sei. Er muß Geld verschwenden und groß über sich selbst reden. Er muß einen Anstrich von Größe erschaffen. All diese Komponenten von *Veratrum album* können deshalb miteinander verbunden werden, wenn wir uns vorstellen, daß dieser Zustand aus einem Überlebensmechanismus in dieser bestimmten Situation entstanden ist.

42

DER VERGLEICH VON ARZNEIMITTELN UNTER ANWENDUNG DER SITUATIONSBEZOGENEN MATERIA MEDICA

Apis, Lachesis, Hyoscyamus

Wir vergleichen die Eifersucht von *Apis* mit der Eifersucht von *Hyoscyamus* und *Lachesis*. *Apis*, *Hyoscyamus*, *Lachesis* und *Nux vomica* sind unter den eifersüchtigsten Mitteln zusammen mit *Calcarea sulfurica*, *Medorrhinum*, *Pulsatilla*, *Staphysagria* und *Stramonium*. Wie unterscheiden wir zwischen den Arzneimitteln in dieser Rubrik? Es sind die Komponenten eines jeden Arzneimittels, die sie voneinander unterscheidbar machen.

Dies ist eine sehr einfache Art, es zu erklären. *Apis* wird geschäftig und ruhelos sein, *Lachesis* sarkastisch, *Hyoscyamus* schamlos und töricht, *Nux vomica* streitsüchtig, jeweils zusammen mit der Eifersucht. Dies ist eine praktische Art, in der wir üblicherweise den Unterschied erklären. Aber es gibt auch einen anderen Weg, und der ist, zu verstehen suchen, warum und wie die Eifersucht von *Apis* oder *Hyoscyamus* auftritt. Wenn wir den Zusammenhang bei jedem Arzneimittel verstehen, aus dem die Eifersucht entsteht, werden wir auch in der Lage sein, die anderen Komponenten zu verstehen. Zuerst ist es notwendig, alle anderen Komponenten zu betrachten.

Eine der Komponenten von *Apis* ist Gewalttätigkeit; da sind Schreien und gewalttätige Aktivitäten. Gewalttätigkeit wird zum Ausgleich dort gebraucht, wo eine Situation von Bedrohung besteht. Wenn jemand sich bedroht fühlt, wird er gewalttätig. *Apis* wird in einer Situation von Bedrohung gebraucht. Die Art von Bedrohung hat etwas mit Tod zu tun, weil eine Vorahnung von Tod und eine Angst, vergiftet zu werden, bestehen. Der Tod und diese Angst haben etwas mit Alleinsein zu tun, weil es eine Angst vor dem Alleinsein und Verlangen nach Gesellschaft gibt. Es ist daher eine Situation, wo eine Bedrohung von außen besteht. Sie finden außerdem viel Weinen. Weinen ist üblicherweise die Reaktion auf Kummer. In dieser bedrohlichen Situation handelt es sich um Kummer. Das ist eine Situation, die sowohl Schrecken wie Kummer beinhaltet. Wir haben außerdem Eifersucht und geschäftigen Fleiß. Es gibt also sowohl Schrecken als auch Kummer, die Person muß geschäftig sein, und sie muß eifersüchtig sein. Sie muß außerdem lasziv sein. Wenn Sie alle diese Eigenschaften kombinieren, ist die Situation, zu der Sie kommen, die einer jungen Witwe oder einer Person, die ihren Partner verloren hat. Alleingelassen fühlt sich diese Witwe bedroht, verspürt Kummer, fühlt sich erschreckt und muß die Gesellschaft eines Menschen vom anderen Geschlecht finden, deshalb muß sie lasziver werden. Sie muß sich außerdem mit der Stellung anderer Menschen vergleichen. Sie muß denen gegenüber Eifersucht empfinden, die sicher sind. Wenn sie keine Eifersucht gegen deren Stellung empfindet, wird sie sich nicht um Sicherheit bemühen. *Apis* ist ein bekanntes Mittel für Witwen. All diese Komponenten kommen zusammen, um die Situation zu bilden, die *Apis* ausmacht. Wenn Sie einmal die Situation einer bedrohten Witwe verstanden haben, die *Apis* ist, verstehen Sie, wie es zu all diesen Komponenten in diesem Zustand kommt. Wir müssen uns daran erinnern, daß die Zustände, über die wir sprechen, häufig vorkommen. Wir müssen uns nicht die Vorstellung machen, daß sie in einer sehr speziellen und seltenen Situation auftreten. Dann werden Sie um sich herum keine *Apis*-Menschen erkennen. Sie werden ein Arzneimittel so häufig indiziert finden, wie diese Situation im menschlichen Leben vorkommt. Wenn die Streßsituation, die den Zustand des Arzneimittels verursacht, häufig vorkommt, dann wird dieses Arzneimittel oft in Ihrer Praxis vorkommen. Je seltener die Streßsituation, die für die Verursachung eines Zustandes jenes Arzneimittels notwendig ist, desto seltener findet sich dieses Arzneimittel in der Praxis. Das ist der Grund, warum *Sulfur* häufig indiziert ist. Was die meisten von uns in der heutigen Welt brauchen, ist Hoffnung, ein gutes Bild von sich selbst und eine gute Philosophie, um den Streß zu überleben. *Sulfur* hat diese drei Qualitäten. Es ist ein häufig benötigter Zustand, und deshalb ist es ein sehr häufig indiziertes Arzneimittel.

Wenn Sie die Komponenten von *Hyoscyamus* betrachten, werden wir, wie bei *Apis*, Gewalttätigkeit finden, was wiederum eine bedrohte Situation bedeutet. Es gibt außerdem Eifersucht wie bei *Apis*, das heißt die Notwendigkeit zu konkurrieren. Drittens sehen wir Fröhlichkeit, Lachen, Witze machen, Lächeln usw. Lüsternheit ist auch da wie bei *Apis*, genauso wie Mißtrauen. Wenn wir diese Komponenten zusammennehmen, können wir sehen, daß die Situation *Apis* ähnlich ist, aber es gibt keinen Kummer. Dies ist kein Mensch, der etwas verloren hat. Fröhlichkeit, Lachen und Singen sind üblicherweise Wege, Aufmerksamkeit zu erregen. Das heißt, daß jemand ihm nicht genug Aufmerksamkeit widmet oder jemand weggeht. Gleichzeitig ist er sehr mißtrauisch, weil dies auch eine bedrohliche Situation ist. Er ist also bedroht und hat es notwendig, Aufmerksamkeit auf sich zu ziehen. Es ist die typische Situation eines Mannes, der seine Frau liebt, aber sie hat eine außereheliche Affäre. Hier ist es der Mann, der mißtrauisch und eifersüchtig ist. Er hat Angst und fühlt sich bedroht, daß seine Frau ihm etwas antut, und er kann gewalttätig werden. Gleichzeitig liebt er sie und hat es deshalb nötig, ihre Aufmerksamkeit durch Lachen, Schamlosigkeit und sexuelles Verhalten auf sich zu ziehen. Die Eifersucht von *Hyoscyamus* ist das, was er braucht, um auf den anderen eifersüchtig zu sein, um etwas zu tun, sodaß er seine Frau zurückgewinnt.

Die *Lachesis*-Situation unterscheidet sich von *Apis* und *Hyoscyamus* in verschiedenen Komponenten, weil *Lachesis* betrügerisch und egoistisch ist. *Lachesis* redet immer von sich selbst und verleumdet andere. Die Eifersucht von *Apis* bessert sich nicht dadurch, daß sie andere verleumdet, egoistisch oder betrügerisch ist, noch wird *Hyoscyamus* durch diese Art von Verhalten geholfen, sondern dieser Zustand hilft jemandem, der sehr stark unter Konkurrenzdruck steht. Es gibt nur einen Platz, und auf diesen Platz kommt der fähigste Mensch. Dieser Mensch muß beweisen, daß er besser als andere ist, um diesen einen Platz zu bekommen. Man könnte sagen, daß *Lachesis* ein Mensch in einem Wettkampf ist.

43

DIE BEZIEHUNGEN DER ARZNEIMITTEL UNTEREINANDER

In diesem Kapitel werden wir den Grund für komplementäre und feindliche Beziehungen zwischen Arzneimitteln untersuchen.

Komplementärmittel

Komplementärmittel sind die, die am häufigsten eines nach dem anderen indiziert sind, und wir werden herauszufinden versuchen, warum das so ist. Ein *Staphysagria*-Zustand ist zum Beispiel einer, in dem sich jemand gedemütigt und beleidigt fühlt. Natürlich wird dieser Zustand leichter bei dem auftreten, der ursprünglich Stolz und Egoismus hatte, als bei jemandem, der das nicht hatte. Wir wissen, daß *Staphysagria* oft auf *Sulfur* folgt. In anderen Worten schafft ein *Sulfur*-Zustand von Egoismus die Voraussetzung für einen *Staphysagria*-Zustand von Demütigung. Wenn wir deshalb *Staphysagria* bei einem Menschen sehen, würde es sich lohnen zu untersuchen, ob ein *Sulfur*-Zustand dahinter besteht und deshalb auf *Staphysagria* folgen könnte. Ein bestimmter Zustand kann natürlich unabhängig von allem existieren, aber es ist gar nicht so abwegig, daß er wegen der Prädisposition, die durch einen anderen Zustand im Hintergrund verursacht ist, existiert, und dieser Hintergrund ist üblicherweise das Gegenteil.

Um ein anderes Beispiel zu nehmen: *Stramonium* hat einen Zustand von panischer Angst und Gewalttätigkeit, der aus dem Gefühl entstanden ist, an einem gefährlichen Ort verloren und verlassen zu sein. Die notwendige Prädisposition, um diesen Zustand zu entwickeln, mag sehr wohl eine von sehr großer Sicherheit sein, wie zum Beispiel das Leben in einer Muschel. Solch ein Bedürfnis nach Sicherheit findet sich bei *Calcarea carbonica*, und es ist diese Art von Person, die durch nur einen geringfügigen Auslöser für Angst leicht einen *Stramonium*-Zustand entwickelt. Wir müssen deshalb verstehen, daß es bei einem *Calcarea carbonica*-Menschen leicht zu einem *Stramonium*-Zustand kommen kann. Deshalb können Sie einen *Calcarea carbonica*-Hintergrund vermuten, wenn Sie einen *Stramonium*-Zustand sehen.

In dem Kapitel über unangemessene Haltungen haben wir auch über die Vererbung von Wurzeln von einer Generation auf die andere gesprochen. Es ist möglich, daß, wenn eine *Stramonium*-Wurzel vererbt wird (was wahrscheinlich heißt, daß der Vater oder die Mutter in einem starken *Stramonium*-Zustand waren), die Wurzel von *Calcarea carbonica* auch vererbt wird, da das der Zustand im Hintergrund ist. In dieser Weise bilden diese Arzneimittel ein Paar, genau wie *Staphysagria* und *Sulfur*. Eine andere Beziehung, die ich aus der Praxis ersehen habe, ist die zwischen *Hyoscyamus* und *Staphysagria*. *Staphysagria* ist ein Zustand von unterdrückter Feindseligkeit und unterdrückter Sexualität. Wenn er zusammenbricht, kann der *Staphysagria*-Patient einen Zustand ähnlich der manisch-depressiven Psychose entwickeln, und in der Manie wird es offene Sexualität und ausgedrückte Feindseligkeit geben. Dies ist der *Hyoscyamus*-Zustand. Vor einigen Jahren sah ich einen Patienten, der mit einer Manie kam, die *Hyoscyamus* benötigte; was sofortige Besserung brachte. Dahinter war ein *Staphysagria*-Zustand, und mit diesem Mittel hat es bisher keinen Rückfall gegeben (der Fall ist im Kapitel "Akute Prozesse" erwähnt).

So sehen wir einen Zustand, der die Prädisposition für einen anderen schafft. Beide bilden ein Paar und sind gewöhnlich auf irgendeine Weise einander entgegengesetzt.

Ein anderes wohlbekanntes Paar sind *Natrium muriaticum* und *Ignatia*. Wenn unserer Beobachtung nach *Ignatia* als ein Akutmittel auftritt, wird es üblicherweise gefolgt von *Natrium muriaticum*. Sie scheinen wiederum in einem entgegengesetzten Zustand zu sein, da *Ignatia* ständigen und aktiven Kummer hat, während *Natrium muriaticum* den passiven, chronischen und darunterliegenden hat. In ähnlicher Weise haben Sie *Thuja*, wenn Sie die unbewußte, zurückgehaltene und nicht ausgedrückte Angst nehmen, und das Komplementärmittel ist *Arsenicum* mit offenbarer Angst, enormer Ruhelosigkeit und ausgedrückter Furcht. Ein anderes gutes Beispiel ist die Beziehung zwischen *Aconitum* und *Sulfur*. Der Unterschied bei diesem Paar ist ziemlich verblüffend. *Sulfur* ist gleichgültig, philosophisch, nachlässig, fröhlich und erfindungsreich. Er macht sich um nichts wirkliche Sorgen. Aber wenn dieser Mensch einen plötzlichen Schrecken erfährt oder Fieber hat, verwandelt sich sein Zustand in enorme Angst und Erregung mit Hitze und Ruhelosigkeit. Wenn also der Gleichgültigkeit ein plötzlicher Schlag versetzt wird, wird sich ein *Aconitum*-Zustand entwickeln.

Wenn ein Mensch schon sehr ängstlich ist, wie jemand, der in einem *Arsenicum*-Zustand ist, dann würde ein plötzlicher Streß nicht bewirken, daß er in einen *Aconitum*-Zustand gerät.

Lassen Sie uns ein Beispiel auf körperlicher Ebene nehmen. Ein Mensch ist träge, fett, blond und schlaff und an Bewegung nicht gewöhnt. Wenn dieser *Calcarea*-Patient plötzlich etwas Schweres hebt, wird er sich eine Zerrung holen. Deshalb macht ihn seine Trägheit für einen *Rhus toxicodendron*-Zustand anfällig. Diese beiden Arzneimittel sind komplementär, das eine mit enormer Ruhelosigkeit und das andere mit Trägheit

Wenn wir komplementäre Arzneimittel auf diese Art und Weise untersuchen, finden wir viele Paare mit einander entgegengesetztem Zustand. *Nux vomica* und *Sulfur* zum Beispiel. *Nux vomica* ist so sauber und *Sulfur* so dreckig, *Nux vomica* so verfroren und *Sulfur* so heiß, *Nux vomica* ist leidenschaftlich und vehement, während *Sulfur* nachlässig und faul ist. Deshalb prädisponiert *Sulfur* zu *Nux vomica* und *Nux vomica* zu *Sulfur*. *Lachesis* und *Lycopodium* sind ein anderes Paar von Komplementärmitteln. Hier ist wiederum der Kontrast augenscheinlich. *Lachesis* konkurriert immer mit anderen, er will besser sein als andere, und *Lycopodium* konkurriert mit sich selbst und zweifelt an seiner eigenen Fähigkeit. Jemand, der seine eigene Fähigkeit immer wieder anzweifelt, ist prädisponiert, sich mit anderen zu vergleichen, und der, der sich immer wieder mit anderen vergleicht, ist dazu prädistiniert, einen Mangel an Selbstvertrauen zu entwickeln. *Lachesis* prädisponiert zu *Lycopodium*, und *Lycopodium* prädisponiert zu *Lachesis*. Sie sind so unterschiedliche Zustände, daß *Lachesis* linksseitig und *Lycopodium* rechtsseitig ist; *Lachesis* mag keine heißen Getränke und *Lycopodium* verlangt danach; *Lachesis* geht es morgens nach dem Schlaf schlechter und *Lycopodium* am Abend vor dem Schlaf.

Wir können eine andere berühmte Arzneimittelbeziehung betrachten: die zwischen *Pulsatilla* und *Silicea*. *Silicea* ist so dickköpfig und *Pulsatilla* so milde, *Silicea* ist rigide in seinen Ansichten, während *Pulsatilla* unentschlossen ist; *Silicea* hat eine Abneigung gegen Trost, und *Pulsatilla* verlangt ihn; *Silicea* ist so egoistisch und *Pulsatilla* so demütig; *Silicea* ist hart, *Pulsatilla* ist weich; *Silicea* ist verfroren, *Pulsatilla* ist warm; *Silicea* kann keine Zugluft ertragen, und *Pulsatilla* kann ohne diese nicht leben. Diese beiden einander entgegengesetzten Zustände vervollständigen einander. Härte prädisponiert zu Weichheit und Weichheit prädisponiert zu Härte, genauso wie eine philosophische Haltung zu Angst prädisponiert und Angst zu einer philosophischen Haltung.

Wir können noch viele Beispiele geben, aber dies reicht aus, um zu vermitteln, daß, wenn wir bei einem Patienten ein Arzneimittel sehen, wir untersuchen müssen, ob es unabhängig besteht oder wegen einer Disposition, die durch irgendeinen Arzneimittelzustand verursacht ist. Wenn wir das tun, ist es notwendig, die Arzneimittel zu bedenken, deren Natur auf irgendeine Art dem Gegenwärtigen entgegengesetzt ist. Es kann sein, daß wir nach Gabe des ersten Mittels Symptome des Komplementärmittels auftauchen sehen.

Wechsel des Arzneimittels oder Wechsel innerhalb eines Arzneimittels

Dasselbe Arzneimittel, aber verschiedene Facetten

Wenn wir im Leben eines Patienten einen Symptomwechsel sehen, besonders einen Wechsel im Geistes- und Gemütszustand, sollten wir nicht immer sofort schlußfolgern, daß sein Arzneimittel sich geändert hat. Es ist genausogut möglich, daß er eine andere Seite des gleichen Arzneimittels zeigt. Ein Arzneimittel stellt kein fixes Bild für immer und ewig dar, sondern kann viele Formen annehmen. Ein Mensch kann sich von einer Form desselben Arzneimittels zu einer anderen verändern, abhängig von der Situation und auch der Stärke der inneren dynamischen Krankheit. Wir könnten zum Beispiel eine *Staphysagria*-Mann treffen, der nett und angenehm ist, aber in einer anderen Situation ärgerlich und heftig werden kann. Dies sind bloß verschiedene Facetten des gleichen Zustandes, da sie beide von der gleichen Quelle genährt werden.

Zu den grundlegenden Komponenten vordringen

Wir müssen deshalb jedes Mal zu den grundlegenden Komponenten des Menschen vordringen und untersuchen, welches Arzneimittel indiziert ist. Die Ausdrucksformen der Facetten können variieren, aber wir müssen die Quelle dieser Ausdrucksform aufspüren, um zu dem grundlegenden Gefühl zu kommen, das sie verursacht hat. Nur eine Änderung von einem solchen grundlegenden Gefühl rechtfertigt den Wechsel eines Arzneimittels.

Ein solcher Wechsel wird außerdem unweigerlich von eindeutigen Änderungen der körperlichen Allgemeinsymptome des Patienten begleitet sein, seinem Verlangen und

Abneigungen, seinen Modalitäten und auch den charakteristischen Besonderheiten und Begleitsymptomen.

Nur diese Bestätigung würde uns berechtigen, den Schluß zu ziehen, daß es sich in der Tat um einen Wechsel des Zustandes handelt und ein anderes Arzneimittel gebraucht wird, die Wirkung des früheren zu vervollständigen. Ein *Lycopodium*-Patient kann zum Beispiel mit einem eigentümlichen Zustand kommen von großer Angst davor, wie er eine bestimmte Aufgabe erfüllen wird. Aber sobald die Aufgabe erfüllt ist, wird die Situation weniger zu einer Herausforderung, die Angst nimmt ab, er wird fröhlich und redet sogar in einer egoistischen Art. Das macht ihn noch nicht zu *Sulfur*. Wenn er sich nach *Sulfur* hin geändert hat, müssen wir Zeichen eines völligen Wechsels sehen. Er müßte völliges Vertrauen und einen wirklichen Egoismus ausstrahlen, ein Gefühl, daß er großartig ist, nicht bloß zeigen oder beweisen, daß er großartig ist. *Lycopodium* hat es oft nötig, sich und anderen zu beweisen, daß er jemand mit Fähigkeiten ist. Dieser Wunsch, sich zu beweisen, zeigt, daß der *Lycopodium*-Zustand von Mangel an Selbstvertrauen noch besteht, wenn er auch nicht so offensichtlich sein mag.

Wann können wir sagen, daß ein *Staphysagria* sich verändert hat und jetzt in einem *Causticum*-Zustand ist. Der Wechsel muß in grundlegenden geistigen Parametern bestehen. *Staphysagria* ist um seine Ehre besorgt, die leicht verletzbar ist (Folgen von verletztem Ehrgefühl). Der *Causticum*-Zustand hat diesen grundlegenden Parameter nicht. Solange also verletzte Ehre und die Empfindlichkeit, verletzt zu werden, die Hauptparameter sind, bleibt *Staphysagria* sein Mittel, egal welche Änderungen im Ausdruck aufgetreten sind. Aber an dem Punkt, an dem sich das ändert und der Mensch eher an andere denkt als an sich selbst, wenn er eher um die Ungerechtigkeit besorgt ist, die anderen angetan wird, als um diejenige gegen ihn selbst, und wenn Mitgefühl und Angst um andere die beherrschenden Parameter werden, ist *Staphysagria* nicht mehr das Arzneimittel und *Causticum* jetzt indiziert (Angst um andere, mitfühlend).

Wie Zustände wechseln

Ein Patient sagt: "Herr Doktor, ich habe es immer wieder auf der Brust, ich nehme allopathische Medikamente, aber ich verliere an Gewicht und an Kraft wegen dieser Mittel."

Interpretation in Rubriken:

— theoretisieren (seine Theorie, die Wirkung der Medikamente betreffend);

— Wahnidee, wird verletzt (von den Medikamenten);

— Wahnidee, sie wird dünn (Verlust an Gewicht und Kraft);

— Egoismus ("Ich weiß alles, ich habe keinen Zweifel, daß das so ist!").

Das Mittel, das auftaucht, ist *Sulfur*. Bei der Fallaufnahme erfahren wir, daß er, als er jung war, fett war und von Klassenkameraden beleidigt wurde und oft weinend nach Hause ging.

Rubriken (aus dieser Zeit):

— Demütigung;

— Folgen von unterdrücktem Ärger;
— Weinen aus Ärger;
— Zaghaftigkeit.

Das Arzneimittel dieser Zeit: *Staphysagria*. Seine Mutter sagt, daß er zu einem Zeitpunkt in seiner Jugend einen großen Wechsel vollzogen und nach diesem Wechsel die folgenden Charakteristika entwickelt hat:

- Gefühl, daß er überlegen ist;
- das Bedürfnis, daß andere diese Tatsache wissen;
- großer Macher;
- Ärger, gefolgt von schneller Reue;
- Trunksucht, Alkoholismus.

Das Arzneimittel nach diesem Wechsel: *Sulfur*. Wie und warum kam es zu diesem Wechsel seines Zustandes (von *Staphysagria* zu *Sulfur*)? Es kam deshalb dazu, weil zu einem Zeitpunkt die Situation zu intensiv wurde und der *Staphysagria*-Zustand sich als unfähig erwies, damit fertig zu werden. Deshalb wurde ein Wechsel in den entgegengesetzten Zustand erforderlich (*Sulfur*).

Stellen Sie sich den Fall eines Mannes vor, der vor einem Löwen davonrennt, der ihn einholt; deshalb muß sein Zustand in einen wechseln, der den früheren Zustand vervollständigt.

Erster Zustand (währenddessen man davonrennt):

- Zaghaftigkeit;
- Furcht;
- Verlangen wegzurennen;
- fühlt sich dem Löwen unterlegen.

Zweiter Zustand (wenn der Löwe ihn einholt), dem ersten Zustand entgegengesetzt:

- Mut;
- glaubt, er sei dem Löwen überlegen;
- Verlangen zu kämpfen (eher als entfliehen).

Wenn ein Zustand wegen der Situation ein Extrem erreicht und der Mensch dennoch nicht in der Lage ist, mit dieser Situation fertig zu werden, dann wechselt der Zustand in einen anderen, der zu dem ersten komplementär ist und auf eine Weise auch gegensätzlich ist. Um noch ein anderes Beispiel zu nennen, nämlich das von *Gelsemium* und *Argentum nitricum*. Der *Gelsemium*-Zustand ist nun der eines Mannes, der in einem abstürzenden Flugzeug sitzt; er klammert sich an seinen Sitz, unbeweglich, unfähig, irgendetwas zu tun, der kleinste Ruck bringt ihn aus der Fassung, er sieht die Katastrophe voraus.

Wenn dieses Flugzeug irgendwie auf der Landebahn landet, muß er sobald als möglich aus dem Flugzeug heraus. Sein Zustand hat sich jetzt in einen *Argentum nitricum*-Zustand verändert, mit dem Verlangen zu entfliehen, Gefangenengefühl, Impuls zu rennen, Verlangen nach Frischluft. Da ist kein Klammern, keine Unbeweglichkeit mehr; eher das Gegenteil: Verlassenheitsgefühl und das Verlangen zu rennen.

Wir haben die situationsbedingte Materia Medica schon studiert. Jetzt können wir leicht verstehen, daß Komplementärmittel aus Situationen kommen, die komplementär sind, das heißt, die Situation zweier komplementärer Arzneimittel wird so sein, daß die eine der anderen sehr nahe ist oder auf die andere folgt.

Feindliche Arzneimittel

Bis jetzt haben wir Arzneimittel untersucht, die einander komplementär sind und gesehen, daß sie auf eine Weise einander entgegengesetzt sind. Wegen dieses Unterschiedes scheint eines zum anderen zu prädisponieren. Wir können diese Idee bestätigt finden, wenn wir die andere Beziehung zwischen Arzneimitteln untersuchen, nämlich die Beziehung von Unverträglichkeit. Von einigen Arzneimitteln ist es bekannt, daß sie einander unverträglich sind, was bedeutet, daß sie aufeinander nicht gut folgen. Das bedeutet wahrscheinlich, daß, wenn ein Zustand existiert, der andere nicht dahinter existieren kann. Das heißt, daß diese beiden Zustände auf eine Art einander sehr nahe sind, sehr ähnlich, so daß einer zu dem anderen nicht prädisponieren kann. Es ist die gleiche Idee wie oben, aber in der entgegengesetzten Richtung angewandt. Wenn Arzneimittel, die auf eine Art einander entgegengesetzt sind, natürlicherweise zueinander prädisponieren, dann werden Arzneimittel, die ähnlich sind, einander natürlich abstoßen. Das am meisten bekannte Beispiel von Arzneimittelunverträglichkeit ist das von *Causticum* und *Phosphorus*. Diese beiden Mittel sind einander sehr nahe, beide sind mitfühlend und haben Angst um andere. Sie sind beide verfroren, haben beide ein Verlangen nach kalten Getränken und eine Abneigung gegen Süßes. Beide können eine Lähmung der rechten Gesichtshälfte haben. Sie sind einander so nahe, daß, wenn ein *Causticum*-Zustand besteht, nur sehr selten eine Situation entstehen kann, die in diesen Menschen einen *Phosphorus*-Zustand erwachsen läßt. Deshalb werden *Causticum*- und *Phosphorus*-Zustände nur sehr selten in ein und demselben Menschen zu finden sein.

Es ist interessant zu bemerken, daß *Causticum* als ein nebeneinanderliegendes (ähnliches) Mittel zu *Phosphorus* aufgeführt wird, und sie dennoch unverträglich sind, und daß es unwahrscheinlich ist, daß sie für ein und denselben Menschen benötigt werden. Es ist eine ähnliche Geschichte mit *Bryonia* und *Calcarea*. Hier sind wiederum die Arzneimittel so ähnlich im Wesen: Beide haben Abneigung gegen Bewegung und Bedürfnis nach Sicherheit, beide haben Furcht vor Armut und verlangen deshalb Stabilität. *Bryonia* und *Calcarea* können kaum zusammen in demselben Menschen bestehen, und es ist von ihnen bekannt, daß sie unverträglich sind.

Ich werde noch ein Beispiel von Unverträglichkeit zwischen Arzneimitteln erwähnen, nämlich *Chamomilla* und *Nux vomica*. Beide sind so extrem reizbare Arzneimittel, so empfindlich, gewalttätig und vertragen keine Schmerzen, daß wir sie leicht verwechseln könnten. Wenn wir die Arzneimittelunverträglichkeit untersuchen, finden wir heraus, daß die, die auf eine Weise ähnlich sind, ähnliche auslösende Faktoren und ähnliche Folgen haben.

Eheliche Beziehungen

In einer ehelichen Beziehung (oder wo zwei Menschen in Harmonie zusammenleben) wird jeder gewöhnlicherweise zu einem verschiedenen Arzneimittelzustand gehören, und diese Zustände werden komplementär sein, das heißt, sie sind einander auf eine Weise entgegengesetzt.

Dies passiert, weil jeder von uns Wurzel von verschiedenen Arzneimitteln in sich trägt. Wenn durch einen auslösenden Faktor, der das Verhalten eines Partners sein kann, die Notwendigkeit entsteht, wird eine bestimmte Wurzel im anderen Partner dazu angeregt, in einen Zustand überzugehen. Wenn zum Beispiel der Ehemann nachlässig und gleichgültig gegenüber Details von Haushaltsproblemen ist (*Sulfur*), dann wird die *Graphites*-Wurzel ("Besorgnis um Kleinigkeiten") in der Ehefrau angeregt. Wenn der Ehemann für extravagante Dinge Geld ausgibt, muß die Frau geizig werden. Wenn einer der Partner dominiert (*Lycopodium*), muß der andere nachgiebig sein (*Pulsatilla*), wenn die Beziehung überleben soll. Anfangs tun Menschen das willentlich, aber nach einiger Zeit wird es ein ungewollter Zustand, besonders, wenn der Mensch schon eine solche Wurzel hat.

Dies ist auch der Grund, warum ein Kind häufig mit den Wurzeln von zwei Komplementärmittel geboren wird, zum Beispiel den Wurzeln von *Arsenicum* und *Sulfur*, *Lycopodium* und *Pulsatilla* usw. Diese Arzneimittel können als Paar bei dem Kind auftreten, weil es von einem Elternteil eine Wurzel bekommt und die komplementäre Wurzel von dem anderen Elternteil stammt. Wenn beide Wurzeln ziemlich stark und erregbar sind, können bei dem Kind die Zustände alternieren.

Dies lehrt uns, die Natur von beiden Ehegatten (oder Eltern des Patienten) zu studieren. Das richtige Verständnis dieses Ansatzes kann nützlich für die Verschreibung sein.

Wenn Sie eine typische *Graphites*-Frau sehen, erkundigen Sie sich nur nach der Natur ihres Mannes, und wenn Sie bei ihm sehr deutlich *Sulfur* erkennen, ist Ihr Arzneimittel doppelt bestätigt.

Wenn Sie einen deutlichen *Lycopodium*-Mann haben, können Sie fast voraussagen, daß der Partner *Pulsatilla* sein wird – besonders, wenn sie sich aneinander angepaßt haben und harmonisch miteinander leben!

44

WENIGER GEBRAUCHTE ARZNEIMITTEL

Einleitung

Sinn und Zweck dieses Kapitels ist es, die Aufmerksamkeit des Lesers auf die Notwendigkeit zu richten, bei der Fallaufnahme vorurteilsfrei vorzugehen. Die meiste Zeit sind wir versucht, den Patienten in eines der Mittel zu pressen, die wir gut kennen. Wir überreden uns selbst, daß der Patient dieses oder jenes Gefühl haben muß, und daß der Patient dieses oder jenes Arzneimittel braucht. Irgendwie sind wir sogar klug genug, diese Idee zu bestätigen. Die Hauptfalle eines Homöopathen ist, eine bestimmte Gruppe von Arzneimitteln immer wieder zu verschreiben und alle Patienten für diese Gruppe zurechtzuschustern. Die Idee dieses Kapitels ist daher, die Notwendigkeit zu zeigen, sich für alle Eigenheiten offen zu halten, seien sie geistig oder körperlich. Wir müssen uns erlauben, den Patienten so zu sehen, wie er ist, ohne ihn in eine bestimmte Idee zu pressen. Wenn wir das tun, erweitern wir nicht nur unsere Kenntnisse der Materia Medica, sondern es ist die einmalige Möglichkeit, neue Arzneimittel zu erkennen und sie wirken zu sehen.

Ich stimme nicht dafür, auf ein oder zwei Symptome hin zu verschreiben, selbst wenn es eigentümliche Symptome sind. Wenn Sie jedoch über irgendeine Eigenheit stolpern, sollten Sie ihre Nachschlagewerke öffnen und genau dieses Symptom zu finden versuchen, anstatt es zur Seite zu kehren, weil es nicht in ihre vorgefertigte Idee über das Arzneimittel des Patienten paßt.

Ich hoffe, daß die hier beschriebenen Fälle Sie von der Nützlichkeit überzeugen, Ihre Bücher häufiger aufzuschlagen, speziell Ihre Repertorien. Ich muß gestehen, daß ich wahrscheinlich am meisten vom Lesen dieses Kapitels profitieren werde, weil ich oft in dieselbe Routine verfalle. Mein Kopf wehrt sich, sich in irgendein neues Territorium zu begeben, weil es so leicht ist, bei dem Alten und Bekannten zu bleiben. Bei den hier beschriebenen Fällen stelle ich nur die Hauptcharakteristika dar, nicht den ganzen Fall. Sie können davon ausgehen, daß es nichts weiter auffälliges in diesem Fall gab.

Fall A

Dies ist der Fall eines neunmonatigen Jungen. Er kam wegen Verstopfung und rezidivierenden Husten und Erkältung. Ich beobachtete, daß er sehr ruhelos war und selbst für kurze Zeit nicht in der gleichen Haltung bleiben konnte. Eins seiner eigentümlichen Merkmale war, daß er sehr eigensinnig war. Wenn er etwas Bestimmtes wollte, bestand er darauf, es ohne Verzug zu bekommen, und war mit nichts anderem zufrieden. Er fragte nie vorsichtig danach, sondern schrie immer und forderte es ungeduldig.

Eine andere Eigenheit dieses Kindes war, daß er mit sehr wenig Schlaf auszukommen schien. Obwohl er vielleicht nur zwei Stunden Schlaf bekommen hatte, war er erfrischt. Er forderte nie Essen. Trotz der Tatsache, daß er lange Zeit nicht gefüttert worden war, weinte er nicht und zeigte Hunger auch auf sonst keine Weise an. Er hatte reichlich Schweiß, speziell Kopfschweiß, der gelbe Flecken hinterließ. Aus der Familienanamnese konnte ich nicht viel herausbekommen, außer daß beide Eltern arbeiteten, und daß das Kind in den ersten Monaten sich selbst überlassen war. Aus diesen Symptomen kam ich zu den folgenden Rubriken:

- — Verlangen nach bestimmten Dingen (Phataks Repertorium);
- — Bedürfnis zu Schlafen, wenig (Phataks Repertorium);
- — Verlangen zu Essen, wenig (Phataks Materia Medica);
- — voller Verlangen, ungeduldig verlangt das Kind mancherlei, mag nur sein Lieblingsspielzeug nicht (Synthetisches Repertorium);
- — verlangt Dinge mit großer Ungeduld und Schreien (Clarkes Wörterbuch der Materia Medica);
- — Schweiß, hinterläßt gelbe Flecken (Kents Repertorium).

Durch diese Symptome kam ich zum Arzneimittel *Rheum*, was wunderbar half. Nebenbei bemerkt habe ich durch diesen Fall vieles über *Rheum* gelernt, das wichtigste ist, daß *Rheum* in der Materia Medica zwischen *Magnesium carbonicum* und *Chamomilla* steht. *Magnesium carbonicum* ist Waisenkind, das nach nichts verlangt, sehr wenig Schlaf und Essen braucht. Dem *Chamomilla*-Kind dagegen wird durch seine Eltern, die sich im Hause befinden, keine Aufmerksamkeit zuteil. *Rheum* ist das Kind, das manchmal verwaist ist und zu anderen Zeiten Aufmerksamkeit fordern muß. Es ist wie ein Kind, dessen Eltern arbeiten sind, aber die auch manchmal im Haus sind; wenn sie zuhause sind, verlangt das Kind ihre Aufmerksamkeit. Das war mehr oder weniger die Situation des Kindes. Dieser Fall lehrte mich einiges über die situationsbedingte Materia Medica von *Rheum* und seine Beziehung zu den anderen zwei Arzneimitteln.

Fall B

Ein Kollege aus der Schweiz, Dr. Hansjörg Hée, erzählte mir während seines Indienaufhaltes einen Fall. Dies war der Fall eines acht- bis neunjährigen Mädchens, das zwei schwere Probleme hatte. Eines war ein Gesichtsekzem, das andere war, daß sie völlig zurückgezogen, verstummt und psychisch verstört war. Eine Eigenheit ihres Ekzemes war, daß es nicht juckte, obwohl es ein feuchtes Ekzem mit Absonderung und Bildung von Krusten war. Ihre psychischen Probleme fingen ein paar Jahre früher an, als ihr Vater ihr eine Geschichte von einem Mädchen, einem Engel, erzählte, den vom Vater (oder von anderen Männern) in einen Sarg gesteckt wurde, als er noch lebendig war. Der Sarg wurde beerdigt, und das Mädchen wachte auf und fand sich von lauter kriechenden Kreaturen umgeben. Nachdem das Mädchen diese Geschichte gehört hatte, war sie zutiefst verstört, und von dem Zeitpunkt an änderten sich ihr gesamtes Verhalten und ihre Laune. Ich schlug vor, daß sie *Cicuta virosa* bekommen sollte:

- Schreckliche Dinge, traurige Geschichten ergreifen sie tief;
- Traurigkeit von traurigen Erzählungen;

- Reden, Abneigung zu, möchte schweigen, wortkarg;
- meidet die Albernheiten von Männern;
- empfindlich auf traurige Geschichten;
- Abneigung gegen Gesellschaft, vermeidet den Anblick von Menschen;
- stilles Wesen;
- Stumpfheit, Geistesträgheit.

Phataks Repertorium gibt außerdem nur zwei Mittel für Ausschläge ohne Juckreiz an, von denen *Cicuta virosa* eines ist. Beim Lesen der Hauptsymptome von *Cicuta virosa* fand ich eine große Ähnlichkeit mit denen der Patientin. Ich hörte von Dr. Hée später, daß es ihr mit *Cicuta* sowohl geistig wie körperlich viel besser ging.

Fall C

Ein Geschäftsmann gab mir ein Symptom, das einem psychischen Problem ähnelte. Er sagte, daß er nicht lange mit mir reden könne, da es in ihm das Bedürfnis erzeuge, aufzuhören und wegzugehen. Ähnliche Gefühle bekam er, wenn er rechnete, las oder sich in Konversation befand. Er hatte einfach das Bedürfnis, den Ort zu verlassen. Ich wußte nicht, wie ich dieses Symptom werten sollte, und versuchte, ihn auf verschiedene Weisen zu befragen, um herauszubekommen, was genau sein Symptom sei. Ich fragte ihn, ob etwas passieren könnte oder kaputtgehen würde oder was genau los sei, wenn er das weitermachte. Er verneinte alle Fragen, aber wiederholte immer wieder, daß er in einer der oben angegebenen Situationen den Ort sofort verlassen müsse. Nach einigem Nachdenken öffnete ich das Repertorium und fand die Rubrik "Ruhelosigkeit, geistiger Arbeit, bei und nach". Eines der Hauptmittel war *Kalium phosphoricum*. Durch das Hinzuziehen seiner anderen Symptome konnte ich die Mittelwahl bestätigen, und es half ihm gut.

Fall D

Ein Schweizer Geigenspieler kam zu mir mit schlimmer Erwartungsangst und Nervosität vor Konzerten. Er hatte verschiedene Arzneimittel inklusive *Argentum nitricum* und *Gelsemium* bereits dafür bekommen; diese hatten aber keinen Erfolg gehabt. Beim Studium seiner Symptome stach am meisten hervor, daß er absolut keine Gefühle zu haben schien. Er wurde nie ärgerlich, war nie traurig oder zu glücklich. Auf die Frage warum, sagte er, daß er keine Notwendigkeit sehe, Gefühle zu haben, da alles sowieso nach der Bestimmung geschehen würde; zum Beispiel: "Warum sollte ich ärgerlich mit einem Mann werden, der sich mir gegenüber schlecht verhält? So ist sein Wesen. Warum sollte ich mich davon stören lassen? Deshalb werde ich nicht ärgerlich." Er hatte eine sehr strenge Erziehung. Zuhause waren Popmusik und andere moderne Musik ein Tabu, da sie für intellektuelle Menschen als nicht angemessen galt. In seiner Jugend tat er nichts Abenteuerliches, was er schmerzlich bedauert. Aus dem Synthetischen Repertorium wählte ich die Rubrik "Gefühle beherrscht durch den Intellekt" und fand das Arzneimittel *Viola odorata*. Nebenbei bemerkt ist *Viola odorata* das einzige Arzneimittel der Rubrik "Empfindlich gegen Musik, gegen Geigenspiel". Ich gab ihm *Viola odorata* und hörte, daß es ihm besser ging.

Fall E

Im Fall einer 50jährigen Frau konnte ich zwischen zwei Arzneimitteln nicht entscheiden, was ihre Geistes- und Gemütssymptome anbetraf. Sie hatte viel Angst um die Familie, was wie *Kalium carbonicum* aussah. Trotzdem war sie ziemlich sanft und nachgiebig, was wie *Pulsatilla* aussah. Als ich zwischen diesen beiden Arzneimitteln hin und her überlegte, schaute ich mir ihre körperlichen Symptome an. Sie hatte Schmerzen in fast allen Gelenken und nahm deshalb Aspirin. In den letzten zwölf Jahren hatte sie jeden Tag fünfzehn oder sechszehn Aspirintabletten genommen! Aspirin war das einzige, was ihr Erleichterung verschaffte. Es erleichterte nicht nur ihre Schmerzen, sondern führte auch zu einem besseren Gefühl im allgemeinen und beruhigte sie emotionell. Ich war neugierig. Ich las das Arzneimittel *Acidum salicylicum* in Clarkes Wörterbuch der Materia Medica nach und fand zu meiner Überraschung, daß die ersten Geistes- und Gemütssymptome "Angst; Sorgen, ruhelos, dennoch sanft" waren.

Bei Betrachtung ihrer körperlichen Symptome fand ich eine Bestätigung dadurch, daß sie durch Bewegung stark verschlechtert waren wie bei *Bryonia* und besser durch trockene Hitze wie bei *Rhus toxicodendron.* Mit potenziertem *Acidum salicylicum* konnte sie nicht nur das Aspirin sehr schnell weglassen, sondern erfuhr eine große Erleichterung ihrer Beschwerden.

Fall F

Vor einigen Jahren wurde ich zu einer jungen, frisch verheirateten Frau gerufen. Sie hatte sich schichtenweise mit Daunendecken bedeckt – es mögen wohl zwölf oder dreizehn Lagen gewesen sein. Und sie lag unter allen und zitterte. Sie hatte kein Fieber. Sie sagte, daß sie trotz all dieser Daunendecken fror, und daß diese Kälte in Wellen kam, die von überall zu ihrem Kopf aufstiegen. Ich verschrieb ihr das Arzneimittel *Heloderma horridus* (von der Gila-Echse) und damit erholte sie sich sofort von einer Krankheit, die ihre Ärzte nicht einmal hatten diagnostizieren können. Die Beschreibung dieses Mittels findet sich in Boerickes Materia Medica, und ich fand es durch die Repertorien.

Fall G

Mein Lehrer, Dr. Sarabhai Kapadia, hatte verschiedene Fälle von dem wenig bekannten Arzneimittel *Taxus baccata.* Er kam per Zufall auf dieses Arzneimittel. Wir fragen die Patienten routinemäßig, was bei Hunger passiert und wie lange sie Hungergefühl ertragen können. Einer der Patienten sagte, daß er Hunger nicht länger als zwei Stunden aushalten würde, und wenn er nichts äße, er alle Arten von Geräuschen im Magen bekommen würde. Man könnte ein solches Symptom leicht übersehen; Dr. Sarabhais Liebe zum Detail veranlaßte ihn jedoch, das Repertorium und die Rubrik "Abdomen, Gurgeln während Fasten" und "Magen, Appetit, heißhungrig, zwei Stunden nach dem Essen" aufzuschlagen. Unter beiden Rubriken gibt es nur ein Mittel: *Taxus baccata.* Auf diese beiden einzigen Symptome hin hat Dr. Sarabhai für verschiedene Fälle und mit gutem Erfolg *Taxus* verschrieben.

Fall H

Eine Patientin wurde in das homöopathische Krankenhaus mit schweren Bauchschmerzen aufgenommen. Ein hinzugezogener Chirurg diagnostizierte ein Ulkus und riet zu einem chrirurgischen Eingriff. Als ich die Patientin sah, lag sie auf ihrem Bauch und sagte, daß dies die einzig bequeme Lage für sie sei. Als ich sie nach der Auswirkung von heißen und kalten Getränken fragte, sagte sie, daß sie kalte Getränke sehr angenehm finde, und fuhr fort zu sagen, daß wenn sie etwas Kaltes trinken würde, sie die Kälte durch ihre Speiseröhre bis hin zum Magen spüren könne, der sich sehr kalt anfühle. Der ganze Akt des Trinkens von etwas Kaltem führte zu Erleichterung. Diese Beschreibung fiel mir auf, und ich öffnete das Repertorium für die Rubriken:

— Magen, Kälte, wie Eis, nach kalten Getränken;

— Magen, Kälte, nach kalten Getränken;

— Brustkorb, Kälte, innerlich, als ob Eiswasser durch einen zylinderförmigen Schlauch hochstieg und heruntersackte;

— Magen, Schmerz, Bauchlage bessert.

Das gefundene Arzneimittel war *Elaps*. Sie hatte eine dramatische Erleichterung ihrer Beschwerden nach Einnahme dieses Mittels.

Fall I

Ein junger, 20jähriger Mann kam wegen verschiedener, hauptsächlich funktioneller Beschwerden in meine Behandlung. Er fühlte sich ab und zu schwindelig und kam zu mir geeilt, um seinen Blutdruck gemessen zu bekommen. Er litt unter Schmerzen im Brustkorb und eilte zu mir, um sofort ein EKG zu bekommen. Er hatte schon verschiedene EKGs und sogar ein Echokardiogramm gehabt. Es überraschte, daß ein Mann seines Alters fast täglich Stunden in meiner Praxis verbrachte, während er das Leben hätte genießen können. Ein anderes Merkmal war, daß er ein sehr kleinlicher Mensch war und das Taschengeld sparte, das ihm seine Eltern gaben. Dies ist auch ein Alter, in dem ein Mensch Geld stiehlt, um es auszugeben, und dieser Junge sparte Geld. Er hatte sogar verhindert, daß seine Eltern freizügig mit Geld umgingen. Die zwei Hauptsymptome dieses Falles waren:

- Angst um die Gesundheit; und
- Angst in Geldangelegenheiten.

Das einzige Arzneimittel, das aus diesen Rubriken im Synthetischen Repertorium hervorgeht, ist *Calcarea silicata*. In Kents *Vorlesungen und kleineren Schriften* fand ich eine große Übereinstimmung, und diesem jungen Mann ging es mit *Calcarea silicata* gut, er gewann viel mehr Selbstvertrauen. Ich benutzte diesen Fall für einige Beobachtungen über *Calcarea silicata*.

- Mager, verfroren;
- Kälte, speziell der Fingerspitzen;
- schwitzende Handflächen;
- Verlangen nach Saurem und Milch;

- blaue oder dunkle Linie an den Zahnfleischrändern wie *Plumbum;*
- Träume von Gesprächen mit toten Verwandten.

Diese Symptomengruppe konnte ich immer wieder bestätigen, speziell bei jungen Menschen, die mit ängstlichem Gesichtsausdruck aus relativ nichtigem Anlaß kamen.

Im Kapitel über situationsbezogene Materia Medica habe ich dieses Arzneimittel ausführlicher beschrieben. Ich erwähne es hier, um die Notwendigkeit aufzuzeigen, Beobachtungen über die weniger bekannten Mittel zu machen und diese Beobachtungen zu bestätigen, so daß wir dem Informationsspeicher etwas hinzuzufügen haben.

Fall J

Ein 35jähriger Mann mit Kniegelenksschmerzen. Ich versuchte ein oder zwei Arzneimittel, die auf mein Verständnis des Falles gegründet waren, hatte aber keinen Erfolg. Schließlich berichtete er von einem weiteren Problem, für das er Behandlung wünschte. Dies hatte mit seinem Bart zu tun. Er hatte einige kahle Stellen im Bart, und an diesen kahlen Stellen erschien etwas flauschiges, weißes Haar. Ich schaute dieses Symptom nach und fand es wie folgt in Kents Repertorium: "Kopf, Haar, Ausfall, in Flecken, und wächst erneut weiß". Das einzige Mittel in der Rubrik war *Vinca minor.* Mit großem Vorbehalt verschrieb ich *Vinca minor* und zu meiner Überraschung verschwanden nicht nur die kahlen Stellen, auch seine Knieschmerzen besserten sich.

Fall K

Ich behandelte einen Geschäftsmann aus einer großen Familie. Er lebte mit seinem alten Vater, seiner Mutter und seinen Geschwistern zusammen. Er hatte einen bitteren Gesichtsausdruck. Aus seiner Geschichte konnte ich erkennen, daß er sich von der ganzen Familie schlecht behandelt fühlte und daß ihm viel Unrecht angetan worden war. Er hatte das Gefühl, daß niemand ihn oder seine Anstrengungen wert schätzen würde. Er war besonders zornig auf seine Eltern, und das seit langer Zeit. Sehr traurige Musik verschaffte ihm die einzige Erleichterung. Mit dieser Art von Musik fühlte er sich irgendwie im Einklang, was ihn besserte. Ich nahm die Rubriken:

— Verbittert;

— Traurigkeit, traurige Musik bessert.

Durch diese Rubriken tauchte das Mittel *Manganum* auf, was ihm gut tat.

Fall L

Dies ist der Fall eines Arztes, der von einem meiner Kollegen, Dr. Praful Barvalia, behandelt wurde. Er hatte hauptsächlich psychische Probleme. Trotz der stärksten Beruhigungs- und Schlafmittel war er seit vielen Nächten schlaflos. Als Praful ihn sah, wollte er nicht reden, und er war den ganzen Tag und die ganze Nacht ruhelos auf und ab gegangen. Das einzige, was Praful beobachtete, war eine Fotografie des Vaters des Patienten, auf die er häufig einen mitleidigen Blick warf. Aus der Geschichte ergab sich, daß der Arzt zweimal verheiratet war, und beide Ehen waren schiefgegangen. Er hatte gegen den Wunsch seines Vaters geheiratet. Der Arzt war auch ein sehr einfallsreicher Mann, der in Bombay mit ausländischem Geld ein großes Krankenhaus zu bauen plante. Er arbeitete hart, und all dieser Streß hatte in einem akuten peptischen Ulkus Ausdruck gefunden, für das ihm zu einem sofortigen chirurgischen Eingriff geraten worden war.

Praful nahm die Rubriken:

— Gewissensqual;
— Pläne, schmiedet viele;
— Schlaflosigkeit durch Gedanken und geistige Aktivität, derselbe Gedanke wiederholt sich;
— fleißig.

Durch diese Rubriken kam er auf das Arzneimittel *Coffea*, was dem Arzt zu sofortigem Schlaf verhalf. Außerdem war er sein Magenulkus los.

Durch Ausführung dieser Fälle, möchte ich die Notwendigkeit betonen, jeden Fall genau so zu betrachten, wie er ist, ohne an Arzneimittel zu denken. Der zweite Punkt, der nicht oft genug betont werden kann, ist die Erfordernis der Aufmerksamkeit auf die kleinsten Details. Sie können einen Hinweis auf das Arzneimittel von egal wo bekommen, und Sie müssen diesem gegenüber offen sein. Der dritte Punkt ist der, daß unsere Repertorien und Materia Medica verläßlich sind, unsere Prüfungssymptome sind genau aufgeschrieben worden. Wir sollten daher nicht zögern, ein neues Arzneimittel zu verschreiben, wenn dessen wichtige und eigentümliche Symptome auf die des Patienten passen. Man kann diesen kleinen Arzneimittel genauso viel Vertrauen schenken, wie man das den besser bekannten Arzneimitteln der Materia Medica auch schenkt.

In anderen Kapiteln dieses Buches habe ich verschiedene weniger bekannte Arzneimittel und auch Aspekte von wohlbekannten Arzneimitteln beschrieben, die bisher nicht so bekannt sind. Zum Beispiel *Calcarea sulfurica*, *Chelidonium*, der Geistes- und Gemütszustand von *China*, *Graphites*, *Magnesium muriaticum* und *Kalium iodatum*. Ich wäre nie auf diese Arzneimittel gekommen, wenn ich weiterhin nur die wenigen Arzneimittel verschrieben hätte, die ich gut kannte.

Der letzte Punkt ist, daß die eigentümlichen Körpersymptome bei der Mittelwahl wohl mitbedacht sein wollen. Man sollte nicht zu sehr auf den Körper fixiert sein, sondern versuchen, den Zustand hinter Geist und Körper durch die eigentümlichen Ausdrücke in beiden Bereichen zu verstehen. Es ist sehr hilfreich, diese weniger gebrauchten Arzneimittel durch Fälle zu verstehen, und langsam werden sie unter den wichtigsten Arzneimitteln eingeordnet werden. Durch Arbeit mit Fällen habe ich mehr über Arzneimittel wie *Graphites* oder *Calcarea sulfurica* verstanden und ich gebrauche sie heute häufiger.

Es ist auch nützlich, das Wissen über diese weniger gebrauchten Arzneimittel in Zeitschriften, Seminaren und Fallkonferenzen zu teilen.

GLOSSAR

Ich gebe hier einige der im Text auftauchenden Begriffe und ihre Bedeutung wider.

Begleitsymptom
Etwas, das zusammen mit einem Symptom existiert, ohne offensichtliche Verbindung zu ihm (concomitant).

Einzelsymptome
Symptome, für die nur ein Arzneimittel bekannt ist, wie im Repertorium beschrieben (single symptoms).

Epidemische Ursache
Eine Ursache, die einen ähnlichen Effekt in der großen Mehrheit der Bevölkerung erzeugt (epidemic cause).

Grundlegende Parameter
Ein Wesensmerkmal eines Menschen, das für ihn grundlegend und nicht durch irgendein anderes Wesensmerkmal erklärbar ist (basic parameter).

Kompensation
Ein willentlicher Akt, der gegen unsere grundlegende Gefühle oder Impulse gerichtet ist (compensation).

Komponenten
Grundlegende Wesensmerkmale eines Menschen, die seinen Zustand bilden (components).

Krankheit
Eine Störung des allgemeinen Gesundheitszustandes des Organismus, ein Seinszustand, der der gegenwärtigen Situation schlecht angepaßt ist (disease).

Pathologie
Organische Veränderungen in den Organsystemen (pathology).

Periphere Störung
Die Störung der Organsysteme, die von der zentralen Störung herrührt (peripheral disturbance).

P-N-E-I
Siehe unter Zentrale Störung (ausgeschrieben Psycho-Neuro-Endokrino-Immunologisch).

Ruhender Zustand
Ein Zustand, der existiert, ohne der dominierende Zustand zu sein, eher wie ein stiller Partner in einer Partnerschaft oder eine Minderheitspartei in einem Parlament (silent state).

Situationsbedingte Materia Medica
Die Beschreibung eines Arzneimittels im Hinblick auf die Ursprungssituation, durch die ein Arzneimittelzustand wahrscheinlich als Überlebensmechanismus entstanden ist (situational Materia Medica).

Täuschung
Falsche Wahrnehmung der Realität, die Wahrnehmung der Dinge, wie sie zu sein

scheinen und nicht, wie sie sind (delusion).

Wurzel der Krankheit
Ein Eindruck von einem vergangenen Zustand, der die Tendenz des Organismus hervorruft, durch eine erregende Ursache in denselben Zustand zu gehen (root of disease).

Vorherrschender Zustand
Der momentane Körperzustand, der all die Effekte erzeugt (dominating state).

Zentrale Störung
Die funktionelle Störung des zentralen Kontrollsystems des Körpers, nämlich der Psyche, des Nervensystems, des hormonellen Systems und des immunologischen Systems. Zusammengenommen heißen sie P-N-E-I System (central disturbance).

Zugrundeliegende Täuschung
Das grundlegendste Gefühl eines Menschen, seine falsche Sichtweise der Situation, welche alle anderen Gefühle und Ausdrucksformen erklärt (basic delusion).

Anmerkung der Übersetzung

Zum besseren Verständnis hier ein paar englische Begriffe aus dem Originaltext und ihre deutsche Bedeutung (hoffentlich im Buch durchgängig):

Posture	:	Haltung
State	:	Zustand
Expression	:	Ausdruck(sform)
Obsession	:	Zwangsvorstellung
Compulsion	:	Zwangshandlung
Nature	:	Wesensart
Attitude	:	Verhalten(smuster)
Basic theme	:	Grundthema
Feature	:	Wesensmerkmal
Trait	:	Charakterzug
Awareness	:	Bewußtwerdung
Predisposition	:	Prädisposition, Anfälligkeit
Transmission	:	Vererbung, Übertragung
Susceptibility	:	Anfälligkeit
Case taking	:	Fallaufnahme, Anamnese
basic	:	grundlegend
original	:	ursprünglich
essential	:	wesentlich
suitable	:	angemessen
special	:	besonders
uncommon	:	ungewöhnlich
characteristic	:	charakteristisch
peculiar	:	eigentümlich
particular	:	besonders
unsuitable	:	unangemessen
excitable	:	erregbar
situational	:	situationsbedingt oder situationsbezogen

mental :
In Verbindung mit symptoms übersetzt als Geistes- und Gemütssymptome – sonst hauptsächlich mit psychisch übersetzt, da das Wort Geist am ehesten dem englischen Begriff spirit ähnelt - je nach Bedeutung auch manchmal mit intellektuell übersetzt.

Die manchmal etwas holprige Sprache zeugt von dem Versuch, möglichst genau am Text zu bleiben. Dieser war in vielen Fällen eine nachträgliche Niederschrift der gesprochenen Sprache. Daraus erklären sich auch viele Wiederholungen.

AN DEN LESER

An den LESER,

Nach dem Lesen dieses Buches mögen Sie verschiedene Ideen haben und neue Erfahrungen machen. Sie können das, was ich gesagt habe, mit dem in Verbindung bringen, was Ihnen schon vertraut ist. Ich wäre dankbar, wenn wir über das folgende in Austausch treten könnten:

- Die Übereinstimmung oder Abweichung Ihrer Meinungen und Erfahrungen von dem, was hier im Buch behauptet wird.
- Beispiele aus Ihrer Praxis oder Ihrem Leben in bezug auf Anamnese-Technik, Gebrauch des Repertorium, imaginativem Gebrauch der Rubriken, Homöo-Psychotherapie usw.
- Ihre Ideen der situationsbezogenen Materia Medica von verschiedenen Arzneimitteln, selbst wenn sie in diesem Buch nicht erwähnt werden.
- Ähnlichkeit oder Unterschied der Sichtweisen (wie in dem Buch ausgedrückt), die sie in jedweder Literatur gefunden haben, selbst wenn es keine homöopathischen Bücher waren.
- Fälle aus Ihrer Erfahrung, wo Wahnideen, Träume, Wahrnehmungen usw. geholfen haben.

Bitte schicken Sie mir Ihre Beiträge. Gesetzt den Fall, ich füge Ihren Beitrag irgendeiner künftigen Ausgabe dieses Buches zu, werde ich mich bei der Quelle bedanken. Ich bin sicher, daß ich persönlich aus Ihrer Mitteilung Nutzen ziehe. Vielen Dank.

20, Station Road
Santacruz West,
Mumbai - 400 054
INDIEN

Rajan Sankaran

INDEX